腫瘍病理鑑別診断アトラス

# 皮膚腫瘍I

角化細胞性腫瘍,付属器系腫瘍と
皮膚特有の間葉系腫瘍

編集:
**真鍋俊明**
[滋賀県立成人病センター研究所所長
京都大学名誉教授]

**清水道生**
[埼玉医科大学教授]

監修:**腫瘍病理鑑別診断アトラス刊行委員会**
坂本穆彦・深山正久・真鍋俊明・森永正二郎
編集協力:日本病理学会

文光堂

## 執筆者一覧 (五十音順)

| | |
|---|---|
| 新井 栄一 | 埼玉医科大学病理学教室准教授 |
| 安齋 眞一 | 日本医科大学皮膚科准教授 |
| 泉　美貴 | 東京医科大学医学教育学講座教授 |
| 大原 國章 | 虎の門病院副院長兼皮膚科部長 |
| 小川 史洋 | 東大宮総合病院病理診断科部長 |
| 加島 健司 | 大分大学医学部附属病院病理部助教授 |
| 木村 鉄宣 | 札幌皮膚病理診断科院長 |
| 古賀 佳織 | 福岡大学病院病理部 |
| 小谷 泰一 | 京都大学大学院医学研究科医学部法医学講座 |
| 桜井 孝規 | 埼玉医科大学国際医療センター病理診断科准教授 |
| 清水 道生 | 埼玉医科大学国際医療センター病理診断科教授 |
| 信藤　肇 | 広島大学病院 医歯薬学総合研究科皮膚科学 |
| 瀬戸山 充 | 宮崎大学医学部皮膚科学教室教授 |
| 駄阿　勉 | 大分大学医学部分子解剖学助教授 |
| 多田 豊曠 | 名古屋市立大学看護学部病理学研究室教授 |
| 田中 麻衣子 | 広島大学医歯薬総合研究科皮膚科 |
| 玉田 伸二 | 日本皮膚病理研究所 |
| 筑後 孝章 | 近畿大学医学部病理学講師 |
| 永田 耕治 | 埼玉医科大学国際医療センター病理診断科講師 |
| 福永 真治 | 東京慈恵会医科大学附属 第三病院病理部教授 |
| 福本 隆也 | 奈良県立医科大学皮膚科・形成外科学教室講師 |
| 真鍋 俊明 | 滋賀県立成人病センター病理診断課長・研究所所長, 京都大学名誉教授 |
| 三浦 圭子 | 東京医科歯科大学医学部附属病院病理部 |
| 宮川(林野) 文 | 京都大学医学部附属病院病理診断部講師 |
| 横山 繁生 | 大分大学医学部診断病理学講座教授 |
| レパヴーアンドレ | 虎の門病院皮膚科 |

# 序文

　皮膚腫瘍は，臨床的に気づかれやすく，生検されやすい位置にあるため，病理に提出される材料は多く，組織学的にその種類も多彩である．また，他臓器に同様の腫瘍があるとしても，その生物学的特性は皮膚特有で，取扱いも異なることが多い．それは，その発生母体となる細胞の種類が多いことに加え，様々な成分が混在する腫瘍が多いことにもよる．そのため，腫瘍概念も多彩で，これまで様々なものが提唱されてきた．同一の腫瘍でありながら，名称の異なるものもある．近年，これらを統廃合し，もっと発生学的に理解しやすい皮膚腫瘍分類を作る試みがなされてきたが，いまだ十分に合意の得られたものはない．2006年に提出されたWHO分類は様々な問題点を内包しているものの，すでに確立された概念を選び出しまとめたため，ある程度多くの研究者に支持され得る分類となっていると言えよう．一方，日本皮膚悪性腫瘍学会による「皮膚悪性腫瘍取扱い規約」は組織分類を提示するよりも，皮膚原発悪性腫瘍の診断へのアプローチの仕方と，病期分類や治療内容を正確に記載するための基準を指し示すにとどまっている．

　そこで，本書では，WHO分類を中心としながらも，その矛盾点を少し訂正した形で組織分類を提示し，それぞれを解説していくこととした．しかし，かなり整理された分類であるといっても，すべての腫瘍を網羅しようとすると1冊の本にまとめることが困難となる．したがって，本皮膚腫瘍病理アトラスを2分冊として編集させて頂くことにした．第一編では角化細胞性腫瘍，付属器系腫瘍と皮膚特有の間葉系腫瘍を取り上げ，メラノサイト系腫瘍とリンパ・組織球・造血系腫瘍を第二編として別に取り扱うこととした．そのため，基本的な領域に関しては多少重複させ，それぞれまとまった形で提示し，持ち歩きやすく使いやすいように配慮した．各分冊とも「検鏡前の確認事項」，「組織型と診断の実際」，「鑑別ポイント」，「臨床との連携」の4部に分かれている．それぞれの病変での病理検体の取り扱いから，組織分類に沿った各腫瘍の解説，類似病変とその鑑別法，知っておくべき臨床上の取扱いと治療法など，多くを記載した．それに加え，分類や概説では表せない必要事項や最近の知見を「トピックス」として随所に盛り込むことにした．本編は「Ⅰ．角化細胞性腫瘍，付属器系腫瘍と皮膚特有の間葉系腫瘍」を取り扱ったものである．

　皮膚病理の分野では，いまだに臨床と病理との間でお互い理解の及びがたいところが存在している．本書が，皮膚科医と病理医にとって皮膚腫瘍に関するひとつの"共通語"を提供し，相互理解を促進するとともに，研修医にとっても役立つ病理学的ガイドラインとなることを期待している．

平成22年11月

真鍋　俊明
清水　道生

　この「腫瘍病理鑑別診断アトラスシリーズ」は日本病理学会の編集協力のもと，刊行委員会を設置し，本シリーズが日本の病理学の標準的なガイドラインとなるよう，各巻ごとの編集者選定をはじめ取りまとめをおこなっています．

**腫瘍病理鑑別診断アトラス刊行委員会**
坂本穆彦，深山正久，真鍋俊明，森永正二郎

腫瘍病理鑑別診断アトラス

# 皮膚腫瘍 I
角化細胞性腫瘍，付属器系腫瘍と皮膚特有の間葉系腫瘍

## 目次 CONTENTS

### 1　第1部　検鏡前の確認事項
- Ⅰ．角化細胞性腫瘍，付属器系腫瘍と皮膚特有の間葉系腫瘍の分類 …… 2
- Ⅱ．病理標本の取扱い方 …… 10

### 15　第2部　組織型と診断の実際
- Ⅰ．角化細胞性腫瘍 …… 16
  - 総論 …… 16
  - 各論 …… 19
    - 1．良性腫瘍 …… 19
      - （1）疣贅 …… 19
      - （2）棘細胞腫 …… 25
    - 2．悪性腫瘍 …… 34
      - （1）扁平上皮癌 …… 34
      - （2）Bowen病 …… 38
      - （3）日光角化症 …… 41
- Ⅱ．皮膚付属器系腫瘍 …… 44
  - 総論 …… 44
  - 各論 …… 50
    - A．腺および導管系腫瘍（アポクリン・エックリン系腫瘍） …… 50
      - 1．良性腫瘍 …… 50
        - （1）汗嚢腫 …… 50
        - （2）汗管腫 …… 52
        - （3）汗孔腫 …… 54
        - （4）エックリン汗管線維腺腫 …… 57
        - （5）汗腺腫 …… 59

（6）らせん腺腫 ————————————————— 61
　　　（7）円柱腫 —————————————————— 63
　　　（8）腺管腺腫・腺管乳頭状腺腫 ———————— 65
　　　（9）乳頭状汗管嚢胞状腺腫 ——————————— 67
　　　（10）乳頭状汗腺腫 ——————————————— 69
　　　（11）混合腫瘍 ————————————————— 71
　2．悪性腫瘍 ————————————————————— 73
　　　（1）管状癌 —————————————————— 73
　　　（2）小嚢胞状付属器癌 ————————————— 75
　　　（3）悪性混合腫瘍 ——————————————— 77
　　　（4）汗管癌 —————————————————— 80
　　　（5）らせん腺癌 ———————————————— 82
　　　（6）汗腺癌 —————————————————— 83
　　　（7）粘液癌 —————————————————— 85
　　　（8）指趾乳頭状癌 ——————————————— 87
　　　（9）腺様嚢胞癌 ———————————————— 89
　　　（10）アポクリン癌 ——————————————— 91
　　　（11）Paget病および乳房外Paget病 ——————— 93
B．毛包系腫瘍 ———————————————————— 95
　1．良性腫瘍および腫瘍類似病変 ——————————— 95
　　　（1）毛芽腫 —————————————————— 95
　　　（2）毛母腫 —————————————————— 98
　　　（3）外毛根鞘腫 ———————————————— 100
　　　（4）毛包腫 —————————————————— 102
　　　（5）毛包棘細胞腫 ——————————————— 104
　　　（6）毛包漏斗部腫瘍 —————————————— 106
　　　（7）線維毛包腫/毛盤腫 ———————————— 108

# 皮膚腫瘍 I 目次

　　　　2．悪性腫瘍 —————————————————————————— *110*
　　　　　（1）基底細胞癌 ————————————————————————— *110*
　　　　　（2）毛母細胞癌（悪性毛母腫）————————————————————— *117*
　　　　　（3）増殖性外毛根鞘性腫瘍 ————————————————————— *119*
　　C．脂腺系腫瘍 ———————————————————————————— *121*
　　　1．良性腫瘍 —————————————————————————— *121*
　　　　　（1）脂腺腺腫 ——————————————————————————— *121*
　　　　　（2）脂腺腫 ———————————————————————————— *123*
　　　　　（3）囊胞状脂腺系腫瘍 ——————————————————————— *125*
　　　2．悪性腫瘍 —————————————————————————— *126*
　　　　　（1）脂腺癌 ———————————————————————————— *126*

## III．皮膚特有の間葉系腫瘍 ———————————————————————— *129*
　　総論 ———————————————————————————————————— *129*
　　各論 ———————————————————————————————————— *137*
　　A．血管系・リンパ管系腫瘍 ————————————————————————— *137*
　　　1．良性腫瘍および腫瘍類似病変 ————————————————————— *137*
　　　　　（1）乳児性血管腫 ————————————————————————— *137*
　　　　　（2）サクランボ様血管腫 —————————————————————— *140*
　　　　　（3）洞様毛細血管腫 ———————————————————————— *141*
　　　　　（4）鋲釘血管腫 —————————————————————————— *142*
　　　　　（5）房状血管腫 —————————————————————————— *144*
　　　　　（6）糸球体様血管腫 ———————————————————————— *146*
　　　　　（7）微小細静脈血管腫 ——————————————————————— *148*
　　　　　（8）好酸球増加随伴性血管類リンパ組織増殖症 ————————————— *149*
　　　　　（9）紡錘形細胞性血管腫 —————————————————————— *151*
　　　　　（10）桿菌性血管腫症 ———————————————————————— *153*
　　　　　（11）反応性血管内皮細胞腫症 ——————————————————— *155*

　　　　（12）疣贅性血管腫 ——————————————— *157*
　　　　（13）化膿性肉芽腫 ——————————————— *158*
　　　　（14）海綿状血管腫 ——————————————— *160*
　　　　（15）被角血管腫 ————————————————— *161*
　　　　（16）動静脈血管腫 ——————————————— *163*
　　　　（17）限局性リンパ管腫 —————————————— *164*
　　　　（18）進行性リンパ管腫 —————————————— *166*
　　　　（19）リンパ管腫症 ——————————————— *167*
　　2．悪性腫瘍 ————————————————————— *168*
　　　　（1）皮膚血管肉腫 ——————————————— *168*
　　　　（2）Kaposi 肉腫 ——————————————— *175*
　　　　（3）類上皮血管内皮腫 —————————————— *178*
B．平滑筋・横紋筋腫瘍 ——————————————————— *180*
　　1．良性腫瘍および腫瘍類似病変 ———————————————— *180*
　　　　（1）平滑筋過誤腫 ——————————————— *180*
　　　　（2）立毛筋平滑筋腫 —————————————— *182*
　　　　（3）横紋筋腫様間葉系過誤腫 ——————————— *184*
　　2．悪性腫瘍 ————————————————————— *186*
　　　　（1）皮膚平滑筋肉腫 —————————————— *186*
C．線維，線維組織球性および組織球性腫瘍 ————————————— *188*
　　1．良性腫瘍および腫瘍類似病変 ———————————————— *188*
　　　　（1）ケロイド瘢痕 ——————————————— *188*
　　　　（2）肥厚性瘢痕 ————————————————— *188*
　　　　（3）皮膚線維腫（線維性組織球腫） ——————————— *188*
　　　　（4）皮膚筋線維腫 ——————————————— *190*
　　　　（5）乳児筋線維腫症 —————————————— *190*
　　　　（6）硬化性線維腫 ——————————————— *191*
　　　　（7）指の粘液嚢胞 ——————————————— *191*

# 皮膚腫瘍Ⅰ　目次

　　　　（8）指の線維角化腫　　　　　　　　　　　　　　　　192
　　　　（9）多形性線維腫　　　　　　　　　　　　　　　　　　192
　　　　（10）巨細胞線維芽細胞腫　　　　　　　　　　　　　　193
　　2．悪性腫瘍　　　　　　　　　　　　　　　　　　　　　　　195
　　　　（1）隆起性皮膚線維肉腫　　　　　　　　　　　　　　　195
　　　　（2）異型線維黄色種　　　　　　　　　　　　　　　　　197
　D．神経系腫瘍　　　　　　　　　　　　　　　　　　　　　　　199
　　1．良性腫瘍および腫瘍類似病変　　　　　　　　　　　　　　199
　　　　（1）柵状被包性神経腫と外傷性神経腫　　　　　　　　　199
　　　　（2）神経鞘粘液腫/神経莢腫　　　　　　　　　　　　　202
　　　　（3）顆粒細胞腫　　　　　　　　　　　　　　　　　　　205
　　2．悪性腫瘍　　　　　　　　　　　　　　　　　　　　　　　207
　　　　（1）原始神経外胚葉性腫瘍/骨外性 Ewing 肉腫　　　　 207
　　　　（2）Merkel 細胞癌　　　　　　　　　　　　　　　　　209

## 第3部　鑑別ポイント

Ⅰ．角化細胞性腫瘍で問題となる疾患の鑑別　　　　　　　　　　212
　　1．ケラトアカントーマと扁平上皮癌　　　　　　　　　　　　212
　　2．扁平上皮癌と汗孔癌　　　　　　　　　　　　　　　　　　214
　　3．Bowen 病，Paget 病，表皮内黒色腫　　　　　　　　　　216
　　4．扁平苔癬と扁平苔癬様角化症　　　　　　　　　　　　　　218

Ⅱ．皮膚付属器系腫瘍で問題となる疾患の鑑別　　　　　　　　　220
　　1．らせん腺腫と円柱腫　　　　　　　　　　　　　　　　　　220
　　2．毛芽腫と基底細胞癌　　　　　　　　　　　　　　　　　　222
　　3．脂腺増生症，脂腺腺腫と脂腺腫　　　　　　　　　　　　　224

4．脂腺癌，脂腺分化を伴う基底細胞癌，毛包癌（外毛根鞘癌） ─────── 226
　　　5．扁平上皮癌，増殖性外毛根鞘性腫瘍 ──────────────────── 228

Ⅲ．皮膚特有の間葉系腫瘍および腫瘍類似病変で問題となる疾患の鑑別 ─── 230
　　　1．肥厚性瘢痕とケロイド ────────────────────────── 230
　　　2．皮膚線維腫と隆起性皮膚線維肉腫，異型線維黄色腫 ─────────── 232
　　　3．Kaposi 肉腫様血管内皮腫と Kaposi 肉腫 ──────────────── 239
　　　4．Kaposi 肉腫と血管肉腫 ───────────────────────── 241
　　　5．好酸球増加随伴性血管リンパ組織増殖症と木村病 ──────────── 243
　　　6．血管様扁平上皮癌と血管肉腫 ────────────────────── 245

Ⅳ．皮膚にみられる紡錘形細胞腫瘍の鑑別 ────────────────── 247
　　　1．紡錘細胞型扁平上皮癌，紡錘細胞型悪性黒色腫，
　　　　　異型線維黄色種と平滑筋肉腫 ────────────────────── 247

## 第4部　臨床との連携

Ⅰ．角化細胞性腫瘍における病期の判定と病期別治療指針 ──────────── 252

Ⅱ．皮膚付属器悪性腫瘍における病期の判定と病期別治療指針 ────────── 262

Ⅲ．皮膚特有の間葉系悪性腫瘍における病期の判定と病期別治療指針 ─────── 273

Ⅳ．固形癌の化学療法の効果判定基準 ───────────────────── 282

Ⅴ．病理診断報告書の記載 ──────────────────────── 290

# 第1部
# 検鏡前の確認事項

# Ⅰ. 角化細胞性腫瘍，付属器系腫瘍と皮膚特有の間葉系腫瘍の分類

## はじめに

皮膚は，表面から表皮 epidermis，真皮 dermis，皮下組織 subcutaneous tissue の 3 層よりなり，このうち表皮は重層扁平上皮で，角化細胞（ケラチノサイト）keratinocyte，メラノサイト melanocyte，ランゲルハンス細胞 Langerhans cell，メルケル細胞 Merkel cell の 4 種類の細胞で構成される．真皮は，乳頭層，網状層からなり，血管，神経，皮膚付属器を含み，皮下組織は脂肪織からなる．皮下組織の下部には筋膜，筋層が存在する．したがって，これらの種々の組織から皮膚の腫瘍が発生することになる．

皮膚腫瘍を 2 大別すると，皮膚原発の腫瘍と転移性腫瘍に分けられるが，前者の皮膚原発の腫瘍は，上皮性腫瘍，メラノサイト系腫瘍，間葉系腫瘍の 3 つに大きく分けられる．そして，上皮性腫瘍はさらに角化細胞性（ケラチノサイト系）と皮膚付属器系に分けられる．メラノサイト系腫瘍は，母斑細胞母斑などの良性病変と悪性病変の悪性黒色腫に分けられる．間葉系腫瘍は，血管系・リンパ管系腫瘍，平滑筋・横紋筋腫瘍，線維，線維組織球性および組織球性腫瘍，神経系腫瘍，リンパ・組織球・造血系腫瘍に分類される．転移性腫瘍の場合は悪性腫瘍に限られるが，その大部分は癌である．原発巣としては，乳腺，消化管，肺，腎臓，卵巣などがあげられる．多くは原発癌の末期症状として認められる皮膚転移である．それ以外には悪性黒色腫，平滑筋肉腫などの肉腫でも皮膚転移がみられる．表 1 は上記の皮膚腫瘍の分類を簡潔にまとめたものである．

**表 1 ｜ 皮膚腫瘍の分類**

1. 原発性腫瘍
    1) 上皮性腫瘍：
        a) 角化細胞性腫瘍
        b) 皮膚付属器系腫瘍
            ・腺および導管系腫瘍（アポクリン・エックリン系腫瘍）
            ・毛包系腫瘍
            ・脂腺系腫瘍
    2) メラノサイト系腫瘍
        a) 良性腫瘍および腫瘍類似病変：母斑細胞母斑
        b) 悪性腫瘍：悪性黒色腫
    3) 間葉系腫瘍
        a) 血管系・リンパ管系腫瘍
        b) 平滑筋・横紋筋腫瘍
        c) 線維，線維組織球性および組織球性腫瘍
        d) 神経系腫瘍
        e) リンパ・組織球・造血系腫瘍
2. 転移性腫瘍
    癌（乳腺，消化管，肺など）
    悪性黒色腫
    平滑筋肉腫など

ここではこのうちのメラノサイト系腫瘍，リンパ・組織球・造血系腫瘍，転移性腫瘍を除いた，角化細胞性腫瘍 keratinocytic tumors と付属器系腫瘍 appendageal tumors と皮膚特有の間葉系腫瘍 soft tissue tumors（mesenchymal tumors）の分類について，良性腫瘍，悪性腫瘍に分けて概説する．

表2 | WHO histological classification of keratinocytic skin tumors

Keratinocytic tumors
1. Basal cell carcinoma
    ・Superficial basal cell carcinoma
    ・Nodular (solid) basal cell carcinoma
    ・Micronodular basal cell carcinoma
    ・Infiltrating basal cell carcinoma
    ・Fibroepithelial basal cell carcinoma
    ・Basal cell carcinoma with adnexal differentiation
    ・Basosquamous carcinoma
    ・Keratotic basal cell carcinoma
2. Squamous cell carcinoma
    ・Acantholytic squamous cell carcinoma
    ・Spindle-cell squamous cell carcinoma
    ・Verrucous squamous cell carcinoma
    ・Pseudovascular squamous cell carcinoma
    ・Adenosquamous carcinoma
3. Bowen disease
    ・Bowenoid papulosis
4. Actinic keratosis
    ・Arsenical keratosis
    ・PUVA keratosis
5. Verrucas
    ・Verruca vulgaris
    ・Verruca plantaris
    ・Verruca plana
6. Acanthomas
    ・Epidermolytic acnathoma
    ・Warty dyskeratoma
    ・Acantholytic acanthoma
    ・Solar lentigo
    ・Seborrheic keratosis
    ・Melanoacanthoma
    ・Clear cell acanthoma
    ・Large cell acanthoma
    ・Keratoacanthoma
    ・Liken planus-like keratosis

## 1. 角化細胞性腫瘍の分類

### 1) WHO分類とその概要

皮膚腫瘍 skin tumors の WHO 分類(2006年)では，角化細胞性腫瘍として大きく基底細胞癌 basal cell carcinoma，扁平上皮癌 squamous cell carcinoma，Bowen 病，日光角化症 actinic keratosis，疣贅 verrucas，棘細胞腫 acanthomas が取り上げられている[1](表2)．しかし，本書では basal cell carcinoma は皮膚付属器系腫瘍のうちの悪性の毛包系腫瘍として取り上げている．これは basal cell carcinoma の組織像が胎生期の毛芽細胞に類似しており，最近では毛包系腫瘍，すなわち trichoblastic carcinoma という範疇でとらえるべきであると考えられるためである[2,3]．この点については，WHO 分類(2006年)の Appendageal Tumors の巻頭の部分で，"今回 keratinocytic tumor の章に basal cell carcinoma を含めたのは伝統的なカテゴリーを反映したもので，付属器系腫瘍ということを否定しているということではない"という但し書きが記載されている[1]．また，squamous cell carcinoma の日本語名としては，皮膚科医は"有棘細胞癌"を好んで用いる傾向にあるが，本書では通常，病理総論で用いられる用語である"扁平上皮癌"に統一した．

皮膚病理の教科書では，epidermal tumor として囊胞 cyst を含めて記載しているものが多い[4-6]．疾患としては，表皮囊腫 epidermal cyst，稗粒腫 milium，外毛根鞘囊腫 trichilemmal cyst (pilar cyst)，増殖性外毛根鞘性囊腫 proliferating trichilemmal cyst (proliferating trichilemmal tumor)，脂腺囊腫症 steatocystoma，発疹性毳毛(ぜいもう)囊腫 eruptive vellus hair cyst，皮様囊腫 dermoid cyst，皮膚線毛囊腫 cutaneous ciliated cyst，陰茎縫線囊腫 median raphe cyst of the penis などがあるが，WHO 分類ではこれらの疾患を角化細胞性腫瘍に含めていないため，本書においてもそれに準じて記載していない．これ以外にも表皮母斑 epidermal nevus や炎症性線状疣贅状表皮母斑 inflammatory linear verrucous epidermal nevus，面皰(めんぽう)母斑 nevus comedonicus などを epidermal tumor として記載している教科書もあるが[5,6]，本書では WHO 分類に準じたため，角化細胞性腫瘍の疾患リストには記載していない．また，Paget 病を epidermal tumor として記載している皮膚病理の教科書もあるが[4,5]，本書では WHO 分類に従い，Paget 病は皮膚付属器系腫瘍の悪性腫瘍に分類している．

### 2) 角化細胞性腫瘍の疾患リスト

角化細胞性腫瘍のうち，これまで述べてきた種々の囊胞や表皮母斑などを除いた疾患が本書で取り上げる角化細胞性腫瘍に相当する．これらの疾患リストを示したものが表3である．この疾患リストはほぼ WHO 分類に準じているが，ここでは良性腫瘍と悪性腫瘍に分けて記載している．良性腫瘍としては

表3 | 角化細胞性腫瘍の主な疾患リスト

1. 良性腫瘍
    1) 疣贅 verrucas
        - 尋常性疣贅 verruca vulgaris
        - 足底疣贅 verruca plantaris
        - 扁平疣贅 verruca plana
    2) 棘細胞腫 acanthomas
        - 表皮剝脱性棘細胞腫 epidermolytic acnathoma
        - 疣状異常角化腫 warty dyskeratoma
        - 棘融解性棘細胞腫 acantholytic acanthoma
        - 日光色素斑 solar lentigo
        - 脂漏性角化症 seborrheic keratosis
        - 黒色棘細胞腫 melanoacanthoma
        - 澄明細胞性棘細胞腫 clear cell acanthoma
        - 大細胞性棘細胞腫 large cell acanthoma
        - ケラトアカントーマ keratoacanthoma
        - 扁平苔癬様角化症 lichen planus-like keratosis
2. 悪性腫瘍
    1) 扁平上皮癌 squamous cell carcinoma
        - 棘融解型扁平上皮癌 acantholytic squamous cell carcinoma
        - 紡錘形細胞扁平上皮癌 spindle-cell squamous cell carcinoma
        - 疣贅状扁平上皮癌 verrucous squamous cell carcinoma
        - 偽血管様扁平上皮癌 pseudovascular squamous cell carcinoma
        - 腺扁平上皮癌 adenosquamous carcinoma
    2) Bowen 病 Bowen disease
        - Bowen 様丘疹症 Bowenoid papulosis
    3) 日光角化症 actinic keratosis
        - 砒素角化症 arsenical keratosis
        - PUVA 角化症 PUVA keratosis

## TOPICS：Paget 病の由来細胞

　Paget 病は，mammary Paget disease（MPD）と extramammary Paget disease（EMP）に分けられる．MPD は，乳腺の排出管の細胞から発生した癌が乳頭・乳輪部の表皮内に進展したものと考えられ，ほとんどの症例で下床に乳癌が認められるが，表皮細胞由来とする説もある．EMP は，外陰部，腋窩，肛囲に好発し，アポクリン腺由来の表皮内癌と考えられている．一方，WHO 分類では，MPD および EMP は，いずれも Paget 細胞で特徴づけられる表皮内腺癌と定義され，primary EMP は Toker 細胞由来の apocrine adenocarcinoma in situ で，secondary EMP は基盤となる内臓癌（直腸癌，膀胱癌，Bartholin 腺癌，前立腺癌，腟癌，子宮頸癌など）が表皮内に migration（移動）したものとしている．2000 年前後より，MPD および EMP の由来細胞として Toker 細胞（免疫組織化学的に CK7 陽性）が注目を浴びているが，最近の報告では Toker 細胞のみで一元的に説明できないとする報告もあり，結論は出ていない．

　大きく疣贅と棘細胞腫に分けられ，悪性腫瘍は扁平上皮癌，Bowen 病，日光角化症に分けられる．

　このうち黒色棘細胞腫 melanoacanthoma は，脂漏性角化症 seborrheic keratosis の亜型と考えられているが，通常の色素性脂漏性角化症 pigmented seborrheic keratosis を意味するのではない．樹枝状突起を有するメラノサイト dendritic melanocyte を多数認め，色素沈着が著明な脂漏性角化症（extremely heavily pigmented acanthotic type of seborrheic keratosis）を指して，melanoacanthoma と呼称している．

　また，棘細胞腫に分類されているケラトアカントーマは，WHO 分類（2006 年）の記載をみると，同義語として well-differentiated squamous cell carcinoma（keratoacanthoma type）が挙げられてはいるが，squamous cell carcinoma の亜型としては記載されていない[1]．ただし，米国では医療訴訟の問題もあり，keratoacanthomatous squamous cell carcinoma と keratoacanthoma を同義とみなして病理報告書を書いている皮膚病理医も増えつつあるとのことである．

　扁平上皮癌の亜型である棘融解型扁平上皮癌 acantholytic squamous cell carcinoma は，adenoid squamous cell carcinoma や pseudoglandular squamous cell carcinoma とも呼ばれる．また，adenosquamous carcinoma は，mucin-producing squamous cell carcinoma, mucoepidermoid carcinoma などの名称で報告されている症例もあるが，mucoepidermoid carcinoma とは区別すべきであると記載されている[1]．

　日光角化症に関しては，皮膚病理の教科書によっては表皮異形成 epidermal dysplasia として位置づ

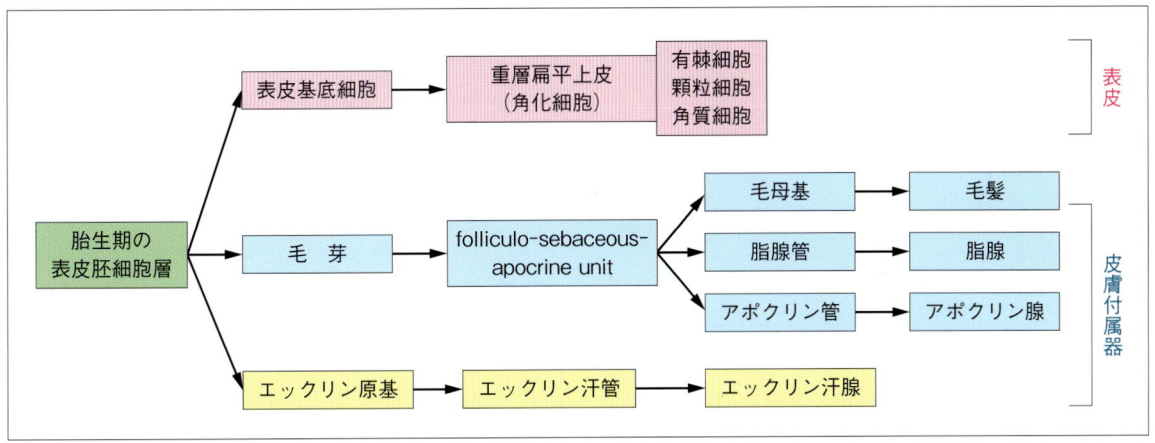

図1 | 表皮と皮膚付属器の発生

けているものもある[6]．ちなみに，WHO分類（2006年）では日光角化症は epidermal dysplasia, Bowen病は squamous cell carcinoma in situ あるいは intraepidermal carcinoma として位置づけている[1]．一方，Ackermanらは日光角化症を de novo の扁平上皮内癌とみなし，扁平上皮癌に進展する前癌病変とはみなさないという考え方を提唱している[7-9]．本書では後者のAckermanらに近い考え方に基づき，日光角化症を悪性腫瘍として分類している．

### 3）前癌病変，組織診断

全悪性皮膚腫瘍の90％以上は角化細胞性腫瘍が占めるとされているが，これは基底細胞癌を角化細胞性腫瘍に含めた場合である．基底細胞癌に次ぐ頻度の高い腫瘍としては，扁平上皮癌が挙げられる．また，日光角化症を扁平上皮癌に含めればその頻度はさらに高くなる．

皮膚腫瘍における扁平上皮癌は，若干他の臓器における扁平上皮癌とニュアンスが異なる．通常，表皮内に限局する病変には扁平上皮癌という用語は用いない．表皮内に限局するものは表皮内癌 intraepidermal carcinoma あるいは扁平上皮内癌 squamous cell carcinoma in situ と呼称されるが，この中に日光角化症やBowen病が含まれ，前癌病変あるいは癌前駆症と呼称されることもある．皮膚において表皮内癌という用語がそれほど浸透しない理由としては，日光角化症やBowen病が特徴的な臨床像あるいは組織像を呈することなどが考えられる．

扁平上皮癌という場合は，腫瘍細胞が表皮基底膜を破壊して，真皮内に浸潤した浸潤癌のみを指す．ただし，どのような組織像をもって真皮内への浸潤とするかという病理診断基準に関しては，同じ扁平上皮癌であっても臓器によって若干異なる点があるので，注意が必要である．例えば食道癌などでは芽出 budding と称するような所見は粘膜固有層への浸潤を意味することが多いが，皮膚ではこのような所見がみられても真皮への浸潤とはとらないのが一般的である．

## 2．皮膚付属器系腫瘍の分類

### 1）古典的な分類

まず，古典的な皮膚付属器系腫瘍の分類であるが，基本的には皮膚付属器系腫瘍が正常皮膚付属器のどの成分，すなわち毛包，脂腺，アポクリン汗腺，エックリン汗腺のどれに由来するのかで分類する．次いで，それぞれその腫瘍が良性なのか，悪性なのかを分類する．この際，知っておくべき知識として folliculo-sebaceous-apocrine unit という発生学上の名称がある．図1に表皮と皮膚付属器の発生を示すが，発生学的には全ての皮膚付属器は胎生期の表皮胚細胞層に由来する．そして，脂腺，アポクリン腺，毛髪を毛包に由来した一つの単位としてとらえたものが，folliculo-sebaceous-apocrine unit である[10]．一方，エックリン汗管・汗腺は，図1に示すように folliculo-sebaceous-apocrine unit とは別個に発生する．この考え方に従えば，皮膚付属器系腫瘍は大きく，①folliculo-sebaceous-apocrine tumors，②eccrine tumors の2つに分けられることになる．毛包系腫瘍でアポクリン腺や脂腺への分化をしばし

**表4 | 皮膚付属器腫瘍の古典的な分類**

1) Hair follicle tumors（毛包系腫瘍, tumors with follicular differentiation）
2) Sebaceous tumors（脂腺系腫瘍, tumors with sebaceous differentiation）
3) Apocrine tumors（アポクリン系腫瘍, tumors with apocrine differentiation）
4) Eccrine tumors（エックリン系腫瘍, tumors with eccrine differentiation）
5) Complex adnexal tumors（tumors with mixed features of adnexal differentiation）

**表5 | WHO histological classification of appendageal tumors**

1) Tumors with apocrine and eccrine differentiation
   Benign tumors
   ・Hidrocystoma
   ・Syringoma
   ・Poroma
   ・Syringofibroadenoma
   ・Hidradenoma
   ・Spiradenoma
   ・Cylindroma
   ・Tubular adenoma
   ・Tubular papillary adenoma
   ・Syringocystadenoma papilliferum
   ・Hidradenoma papilliferum
   ・Mixed tumor（chondroid syringoma）
   Malignant tumors
   ・Tubular carcinoma
   ・Microcystic adnexal carcinoma
   ・Porocarcinoma
   ・Spiradenocarcinoma
   ・Malignant mixed tumor
   ・Hidradenocarcinoma
   ・Mucinous carcinoma
   ・Digital papillary carcinoma
   ・Adenoid cystic carcinoma
   ・Apocrine carcinoma
   ・Paget disease of breast
   ・Extramammary Paget disease
2) Tumors with follicular differentiation
   Benign tumors
   ・Trichoblastoma
   ・Pilomatricoma
   ・Tricholemmoma
   ・Multiple tricholemmomas
   ・Trichofolliculoma
   ・Fibrofolliculoma/trichodiscoma
   Malignant tumors
   ・Pilomatrical carcinoma
   ・Proliferating tricholemmal tumor
3) Tumors with sebaceous differentiation
   ・Sebaceous adenoma
   ・Sebaceoma
   ・Cystic sebaceous tumor
   ・Sebaceous carcinoma

ば伴う点などは，この考え方に基づけば理解しやすいといえる．このように皮膚付属器腫瘍は正常の皮膚付属器のどの細胞や組織構築に由来するのかに基づくことが基本であるが，図1の最も分化が進んだ構造により分類した場合には，少なくとも以下の4つに分類されることになる．すなわち，①毛包系腫瘍（hair follicle tumors, tumors with follicular differentiation），②脂腺系腫瘍（sebaceous tumors, tumors with sebaceous differentiation），③アポクリン系腫瘍（apocrine tumors, tumors with apocrine differentiation），④エックリン系腫瘍（eccrine tumors, tumors with eccrine differentiation）の4つである．実際の診断にあたっては，上記のいずれにも明瞭に分類できない症例も存在する．その場合には，⑤complex adnexal tumors（tumors with mixed features of adnexal differentiation）を加えることになる[6,11,12]．この古典的な皮膚付属器系腫瘍の分類を表4に示す．また，実際の診断にあたっては，mixed features を示す症例では優勢像に基づいて分類されることも多い．

### 2）WHO分類

　WHO分類では皮膚付属器系腫瘍を，①腺および導管系腫瘍（アポクリン・エックリン系腫瘍, Tumors with apocrine and eccrine differentiation），②毛包系腫瘍（Tumors with follicular differentiation），③脂腺系腫瘍（Tumors with sebaceous differentiation）の3つに大きく分類している[1]．ここで注目すべき点は，アポクリン系とエックリン系を区別せずに1つにまとめている点である．これは実際の診断においてどちらに分類するのかが困難である点や，これまでエックリン系と考えられてきた腫瘍の多くが，Ackerman らによって組織学的にアポクリン系腫瘍に再分類されたという内容などを加味しての分類ともいえる．実際この両者を区別する組織学的な指標は少なく，免疫組織化学においても有用なマーカーは現時点ではないと言わざるを得ない．しかしながら，アポクリン系とエックリン系を厳密に区別する臨床的な意義もそれほどあるとはいえない．したがって，現時点ではこの両者を明確に分類できない症例が数多く存在するということを認識しておくことが大切である．表5に皮膚付属器系腫瘍のWHO分類を示す．

　なお，角化細胞性腫瘍の分類のところでも少し触れたが，WHO分類の付属器系腫瘍の前書きに，WHO

Working Group は「basal cell carcinoma は trichoblastic carcinoma の名称のもとで，付属器系腫瘍として扱うべき疾患である」という最近の動向について熟知していると記載している[1]．

## 3．皮膚特有の間葉系腫瘍の分類

### 1）軟部腫瘍と間葉系腫瘍について

　一般に，軟部組織 soft tissue とは非上皮性の骨格以外の組織を意味し，代表的なものとして，脂肪，線維性組織，平滑筋，骨格筋，血管，末梢神経などが挙げられる．軟部腫瘍とは，これらの軟部組織から発生し，その組織への分化傾向を示す腫瘍である．一方，間葉組織 mesenchymal tissue とは，間葉細胞 mesenchymal cell（胎生期の組織や臓器における実質細胞の間隙を埋める幼若な胎児性結合組織を構成する細胞で，線維芽細胞，脂肪細胞，骨細胞，軟骨細胞，筋細胞など種々の細胞に分化する）とその産物である細胞外基質よりなる組織をいい，間葉系腫瘍はこれらの間葉組織への分化を示す腫瘍を総称した用語である．広義には軟部腫瘍と間葉系腫瘍はほぼ同義と考えてよいが，WHO 分類では，神経系腫瘍である schwannoma, neurofibroma, perineurinoma, malignant peripheral nerve sheath tumor (MPNST) は WHO Classification of Tumours of Soft Tissue and Bone には記載されておらず，これらの疾患は WHO Classification of Tumours of the Nervous System の Tumours of peripheral nerves の項目に記載されている[13,14]．本書では，このような点も考慮して「皮膚特有の間葉系腫瘍」という項目を用いている．

　皮膚に発生する間葉系腫瘍は，通常，真皮と皮下組織に存在する結合組織，線維性組織，血管，リンパ管，線維芽細胞，筋線維芽細胞，平滑筋細胞，骨格筋細胞，末梢神経などへの分化を示す細胞からなるが，その数は多い．一般に，間葉系腫瘍あるいは軟部腫瘍の大部分は良性であり，良性腫瘍と悪性腫瘍の比はおよそ 1：100 と考えられている．軟部肉腫では 50 以上の組織型があり，その多くは 2 つ以上の亜型を有している[1]．生物学的な悪性度は組織型，組織学的 grade などにもよるが，全体でみると肉腫における 5 年生存率は約 65〜75％ といわれている[1]．

表6 | WHO histological classification of soft tissue tumors

1) Vascular tumors
　・Hemangioma of infancy
　・Cherry hemangioma
　・Sinusoidal hemangioma
　・Hobnail hemangioma
　・Glomeruloid hemangioma
　・Microvenular hemangioma
　・Angiolymphoid hyperplasia with eosinophilia
　・Spindle cell hemangioma
　・Tufted angioma
　・Arteriovenous hemangioma
　・Cutaneous angiosarcoma
2) Lymphatic tumors
　・Lymphangioma circumscriptum
　・Progressive lymphangioma
3) Smooth and skeletal muscle tumors
　・Pilar leiomyoma
　・Cutaneous leiomyosarcoma
4) Fibrous, fibrohistiocytic and histiocytic tumors
　・Dermatomyofibroma
　・Infantile myofibromatosis
　・Sclerotic fibroma
　・Pleomorphic fibroma
　・Giant cell fibroblastoma
　・Dermatofibroma (fibrous histiocytoma)
　・Dermatofibrosarcoma protuberans

### TOPICS：syringomatous carcinoma という言葉

　もともと 1969 年に basal cell tumor with eccrine differentiation として報告された疾患概念で，その後 eccrine epithelioma, syringoid eccrine carcinoma あるいは eccrine syringomatous carcinoma と呼称されるようになった．その組織像は sryringoma に類似するものの，細胞密度や浸潤様式などから悪性と診断される．WHO 分類では microcystic adnexal carcinoma の同義語として，syringomatous carcinoma が取り上げられている．なお，syringoid eccrine carcinoma, syringoid carcinoma, eccrine carcinoma の名称で microcystic adnexal carcinoma とは別項目で記載している皮膚病理の教科書もあるが，最近の傾向としては，microcystic adnexal carcinoma の variant とみなす傾向にある．

## 表7 | 皮膚の血管系・リンパ管系腫瘍の主な疾患リスト

1. 良性腫瘍および腫瘍類似病変
    1) 乳児性血管腫 hemangioma of infancy
    2) サクランボ様血管腫 cherry hemangioma
    3) 洞様毛細血管腫 sinusoidal hemangioma
    4) 鋲釘血管腫 hobnail hemangioma
    5) 房状血管腫 tufted angioma
    6) 糸球体様血管腫 glomeruloid hemangioma
    7) 微小細静脈血管腫 microvenular hemangioma
    8) 好酸球増加随伴性血管類リンパ組織増殖症 angiolymphoid hyperplasia with eosinophilia
    9) 紡錘形細胞性血管腫 spindle cell hemangioma
    10) 桿菌性血管腫症 bacillary angiomatosis
    11) 反応性血管内皮細胞腫症 reactive angioendotheliomatosis
    12) 疣贅状血管腫 verrucous hemangioma
    13) 化膿性肉芽腫 pyogenic granuloma
    14) 海綿状血管腫 cavernous hemangioma
    15) 被角血管腫 angiokeratoma
    16) 動静脈血管腫 arteriovenous hemangioma
    17) 限局性リンパ管腫 lymphangioma circumscriptum
    18) 進行性リンパ管腫 progressive lymphangioma
    19) リンパ管腫症 lymphangiomatosis
2. 悪性腫瘍
    1) 皮膚血管肉腫 cutaneous angiosarcoma
    2) カポジ肉腫 Kaposi sarcoma
    3) 類上皮血管内皮腫 epithelioid hemangioendothelioma

## 表8 | 皮膚の平滑筋・横紋筋腫瘍の主な疾患リスト

1. 良性腫瘍および腫瘍類似病変
    1) 平滑筋過誤腫 smooth muscle hamartoma
    2) 立毛筋平滑筋腫 pilar leiomyoma
    3) 横紋筋腫様間葉系過誤腫 rhabdomyomatous mesenchymal hamartoma
2. 悪性腫瘍
    1) 皮膚平滑筋肉腫 cutaneous leiomyosarcoma

## 表9 | 皮膚の線維，線維組織球性および組織球性腫瘍の主な疾患リスト

1. 良性腫瘍および腫瘍類似病変
    1) ケロイド瘢痕 keloid scar
    2) 肥厚性瘢痕 hypertrophic scar
    3) 皮膚線維腫 dermatofibroma
    4) 皮膚筋線維腫 dermatomyofibroma
    5) 乳児筋線維腫症 infantile myofibromatosis
    6) 硬化線維腫 sclerotic fibroma
    7) 指の粘液囊腫 digital mucous cyst
    8) 指の線維角化腫 digital fibrokeratoma
    9) 多形性線維腫 pleomorphic fibroma
    10) 巨細胞線維芽細胞腫 giant cell fibroblastoma
2. 悪性腫瘍
    1) 隆起性皮膚線維肉腫 dermatofibrosarcoma protuberans
    2) 異型線維黄色腫 atypical fibroxanthoma

## 2) 間葉系腫瘍の分類

WHO分類（2006）では皮膚にみられる軟部腫瘍を，1) 血管系腫瘍 Vascular tumor，2) リンパ管系腫瘍 Lymphatic tumor，3) 平滑筋・骨格筋系腫瘍 Smooth and skeletal muscle tumor，4) 線維性，線維組織球性，組織球系腫瘍 Fibrous, fibrohistiocytic and histiocytic tumor の4つに大きく分類している．表6にSkin TumoursのWHO分類に掲載されているsoft tissue tumorsを示す．これらの疾患は，WHO Classification of Tumours of Soft Tissue and Boneで記載されていない疾患が選ばれている[1,13]．

皮膚の間葉系腫瘍の分類としては，これ以外にAFIPの教科書では，1) Fibrous tissue tumors，2) Vascular tumors，3) Tumors showing neural, nerve sheath, and adipocytic differentiation，4) Tumors with muscle, cartilage, and bone という分類が用いられている[4]．また，第10版のLever's Histopathology of the Skin では，1) Tumors of fibrous tissue involving skin，2) Vascular tumors，3) Tumors with fatty, muscular, osseous, and/or cartilaginous differentiation，4) Tumors of neural tissue に分類されている[5]．基本的には両者ほぼ類似の分類であり，WHO分類との相違点は，血管系腫瘍とリンパ管系腫瘍を vascular tumor として一つにまとめている点と，神経系腫瘍（前述したように神経系腫瘍はWHO分類では別個の項目で扱われている）が加えられている点である．これらの点を考慮した上で，本書では間葉系腫瘍として神経系腫瘍も含めた立場で疾患リストを作成した．表7は血管系・リンパ管系腫瘍，表8は平滑筋・横紋筋腫瘍，表9は線維，線維組織球性および組織球性腫瘍，表10は神経系腫瘍の本書で取り上げた疾患のリストである．疾患数としては，WHO分類よりもかなり多くなっているが，皮膚領域における重要な軟部腫瘍はほぼ網羅していると思われる．

## おわりに

本項では皮膚の組織像から始まり，皮膚腫瘍の分類のうち，角化細胞性腫瘍の分類，皮膚付属器系腫瘍の分類，さらに皮膚特有の間葉系腫瘍の分類について概説した．本書では，角化細胞性腫瘍として表皮囊胞，外毛根鞘囊腫，増殖性外毛根鞘性囊腫などの囊胞や，表皮母斑，炎症性線状疣贅状表皮母斑などを epidermal tumor として取り上げていないが，これらの疾患を含めて記載している教科書もある．WHO 分類（2006）における皮膚付属器系腫瘍では，これまでのアポクリン系腫瘍，エックリン系腫瘍として分類されてきた腫瘍を Tumors with apocrine and eccrine differentiation という一つのカテゴリーとしてとらえる立場を取っているが，今後これらを鑑別する有用なマーカーが出現すれば分類が変更されるかもしれない．また，basal cell carcinoma も trichoblastic carcinoma として記載される時代が出現するかもしれない．皮膚特有の間葉系腫瘍に関しては，通常の軟部腫瘍とオーバーラップする疾患が存在する．また，WHO 分類では神経系腫瘍が軟部腫瘍とは別個に扱われているということを知っておく必要がある．これまで述べてきた間葉系腫瘍以外に，炎症などによる腫瘍様病変 tumor-like condition というような疾患も存在する．さらに，最近では IgG4 関連全身硬化性疾患などにおける皮膚病変の報告もみられる[15]．このように，一見すると間葉系腫瘍を思わせる組織像を呈する疾患を含めると，間葉系腫瘍には極めて多数の疾患が存在することになる．このことがこの領域の診断を困難にしている一因とも考えられる．皮膚腫瘍の診断において，HE 染色標本における病理診断の重要性はいうまでもないが，免疫組織化学のみならず，今後は染色体解析，遺伝子変異解析など種々の方法を用いた総合的な診断が要求される時代になると思われる．特に皮膚の間葉系腫瘍の診断においてはその必要性が増すものと思われる．

（清水道生）

### 表10 | 皮膚の神経系腫瘍の主な疾患リスト

1. 良性腫瘍および腫瘍類似病変
   1) 柵状被包性神経腫 palisaded encapsulated neuroma と外傷性神経腫 traumatic neuroma
   2) 神経鞘粘液腫 nerve sheath myxoma/neurothekeoma
   3) 顆粒細胞腫 granular cell tumor
2. 悪性腫瘍
   1) 原始神経外胚葉性腫瘍 primary malignant peripheral primitive neuroectodermal tumor（PNET）/骨外性ユーイング肉腫 extraskeletal Ewing sarcoma（ES）
   2) メルケル細胞癌 Merkel cell carcinoma

### 文　献

1) LeBoit PE, Burg G, Weedon D et al (eds)：World Health Organization Classification of Tumours, Pathology & Genetics, Skin Tumours. IARC Press, Lyon, 2006, pp9-47, pp121-163, pp229-275
2) Ackerman AB, Gottlieb GJ：Fibroepithelial tumor of Pinkus is trichoblastic (basal-cell) carcinoma. Am J Dermatopathol 27：155-159, 2005
3) Sellheyer K, Krahal D：Basal cell (trichoblastic) carcinoma common expression pattern for epithelial cell adhesion molecule links basal cell carcinoma to early follicular embryogenesis, secondary hair germ, and outer root sheath of the vellus hair follicle：A clue to the adnexal nature of basal cell carcinoma? J Am Acad Dermatol 58：158-167, 2008
4) Patterson JW, Wick MR (eds)：AFIP Atlas of Tumor Pathology Series 4, Nomelanocytic Tumors of the Skin. ARP press, Washington, DC, 2006, pp1-70, pp209-387
5) Elder DE (ed)："Lever's Histopathology of the Skin". Lippincott Williams & Wilkins, Philadelphia, 2009, pp791-849, pp969-1149
6) Weedon D：Weedon's Skin Pathology. Churchill Livingstone, London, 2010, pp667-708, pp757-807
7) Lober BA, Lober CW, Accola J：Actinic keratosis is squamous cell carcinoma. J Am Acad Dermatol 43：881-882, 2000
8) Heaphy MR Jr, Ackerman AB：The nature of solar keratosis：a critical review in historical perspective. J Am Acad Dermatol 43：138-150, 2000
9) Lober BA, Lober CW：Actinic keratosis is squamous cell carcinoma. South Med J 93：650-655, 2000
10) 真鍋俊明：皮膚付属器の発生，解剖組織学—付属器腫瘍を理解するために—．病理と臨床 15：868-878, 1997
11) Alsaad KO, Obaidat NA, Ghazarian D：Skin adnexal neoplasms-part 1：an approach to tumours of the pilosebaceous unit. J Clin Pathol 60：129-144, 2007
12) Obaidat NA, Alsaad KO, Ghazarian D：Skin adnexal neoplasms-part 2：an approach to tumours of cutaneous sweat glands. J Clin Pathol 60：145-159, 2007
13) Fletcher CDM, Unni KK, Mertens F (eds)：World Health Organization Classification of Tumours, Pathology & Genetics, Tumours of Soft Tissue and Bone. IARC Press, Lyon, 2002
14) Kleihues P, Cavenee WK (eds)：World Health Organization Classification of Tumours, Pathology & Genetics, Tumours of the Nervous System. IARC Press, Lyon, 2000, pp163-174
15) Cheuk W, Lee KC, Chong LY et al：IgG4-related sclerosing disease：a potential new etiology of cutaneous pseudolymphoma. Am J Surg Patol 33：1713-1719, 2009

第1部　検鏡前の確認事項

# II．病理標本の取扱い方

## 1．皮膚切除材料のいろいろ

　診断や治療目的で皮膚病変を採取するには，いろいろな方法がある（表1）．表層にある病変では，鑷子で少し摘み上げ，メスで削ぐ薄片生検 shave biopsy，小さい円筒構造のメスで病変の全体や一部を切り取るパンチ生検 punch biopsy，メスで病変の一部を切り取る部分的生検 partial resection（切除生検 incisional biopsy），病変全体を含めメスで切り取る全摘生検 excisional biopsy（摘出生検）がある．大きな病変を全て切除する場合は生検とはいわず，摘出 excision（全摘出 total resection）と呼ぶことが多い．Paget病では，パンチ生検や切除生検を mapping biopsyと称して，病変の境界の不明瞭な場合に組織をランダムに採取し，切除範囲（皮膚切開線）を設定することに用いることがある．また，薄片生検は美容上の目的で取り除く場合によく用い，切除生検は病変が大きいためにまず良悪を決めてからその後の摘出方法を判断しようとする場合に用いる．

## 2．各摘出材料の固定

### 1) 薄片生検

　採取材料が薄いことが多いため，そのまま固定液に入れると組織片が捲れたり，歪み，組織の正しい方向性が得られず，組織学的検索が困難となる．したがって，採取された組織片は真皮側を濾紙に貼り付け，平坦にした状態で固定液の中に浸けるとよい（図1）．

### 2) パンチ生検

　病理部に提出された時には既に固定された状態で

---

**表1** 病理検査に提出される皮膚組織の採取法とその利点・欠点

1. 薄片生検 shave biopsy
   簡単にでき，あまり瘢痕を残すことがないため重用されている．悪性の心配がなく，美容上の切除を目的とするものにはよいが，組織学的検索は困難となることが多い．
2. パンチ生検 punch biopsy
   4mm以下の病変では，周囲健常組織を含め完全に摘出することもでき，操作も簡単であるが，悪性腫瘍を念頭に置いた場合に本法を用いるのは適切とは言えない．しかし，結節病変の良悪の確認や臨床的に悪性腫瘍であることは明らかであるが，腫瘍の種類や深達度の判定をまず行いたい場合などには使用されることもある．
3. 切除生検（部分的生検）incisional biopsy
   パンチ生検とほぼ同様の用いられ方をする．
4. 摘出生検（全摘生検）excisional biopsy
   一般に，肉眼的に確認できる1〜2mmのマージンをもって採取される．悪性を除外する目的の場合に用いられる．深達度の確認のため，皮下脂肪織にまで達する切除が望ましい．本法のみで治療完了ともなりうる．
5. 摘出 resection (excision)
   大きな病変を一括して摘出してくる．巨大母斑では，分割して摘出することもある．

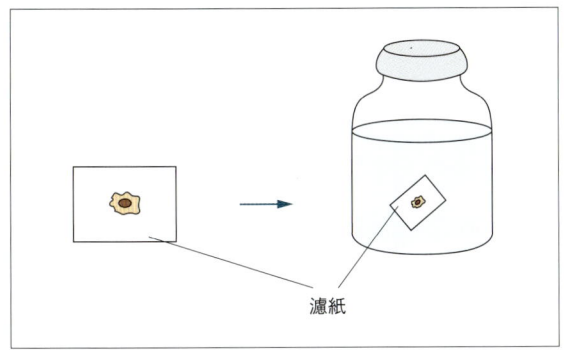

**図1 │ 薄片生検標本の固定法**
薄片生検標本は，真皮側を濾紙に貼り付けて平坦となるようにして，ホルマリン固定液の中に浸ける．

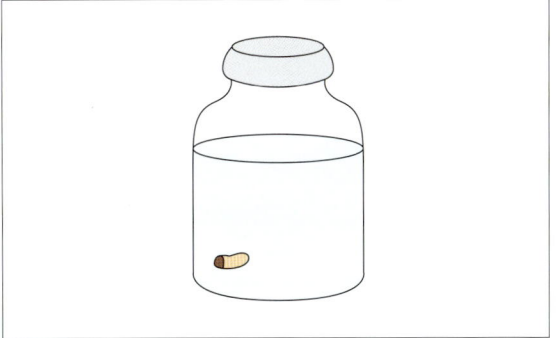

**図2 │ パンチ生検標本の固定法**
パンチ生検はそのまま，または側面断端を濾紙に貼り付けて平坦となるようにして，ホルマリン固定液に浸ける．

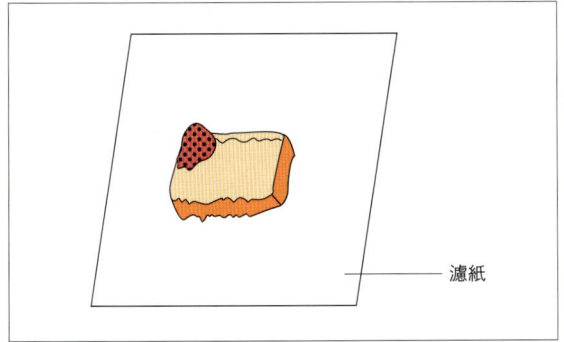

**図3 │ 切除生検標本の固定法**
切除生検も一側切除面を濾紙に貼り付けて平坦となるようにして，固定液の中に入れる．

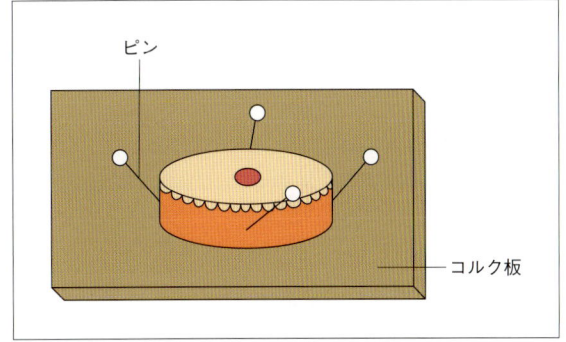

**図4 │ 摘出標本の固定法**
大きな摘出材料では，コルク板などにピンで刺し，固定する．

あることが多い．一般に，そのまま十分量のホルマリン液に浸けてよい（**図2**）．皮下脂肪織が多い場合には側面断端を濾紙に貼り付け固定しておくと，真っ直ぐなコア組織片となり，切片にした時に確実に全割面が得られる．口径（直径），長径を測るとともに，皮下脂肪織の有無を記載しておく．後日，組織切片で，標本そのものや病変の出現状態を確認する必要が起こりうるからである．

### 3）切除生検

切除標本は平坦となるように置き，十分量のホルマリン液に浸け固定する．組織が柔らかく歪みそうな場合には，一側切除面に濾紙を貼り付け固定する（**図3**）．

### 4）摘出生検

平坦な病変であれば，できる限り皮表が平坦となるように固定する．この場合，適宜，皮下脂肪織側や皮表側に濾紙やコルク板を置くとよい．大きなものであれば，周辺の健常部にピンを刺し留める（**図4**）．隆起性の病変であれば，必ず脂肪織側にコルク板を置く．大きな容器内に十分量のホルマリン液を満たし，しっかり浸けておく．大きなものであると腫瘍内部にまで固定液が浸透しないため，未固定時に1cm幅で割を入れ，組織スライスを個々にホルマリン液に浸けて固定するとよい．標本上には，ガーゼやタオルを被せておくとよい．この場合，ガーゼやタオルがホルマリン液に浸漬していることを確認する．

## 3．良性病変を念頭に置いての切り出し

良悪性の判定には，病変の全体像をみる必要がある．したがって，原則は病変の中央部で最大割面が組織切片として得られるように切り出しすることである．切り出す組織片は，3mm厚までとする．

小さい標本の場合，表皮が硬くなっているので，通常のメス一刃で切開しようとしても応力によって組織が歪み，うまく切開できないことがある．この

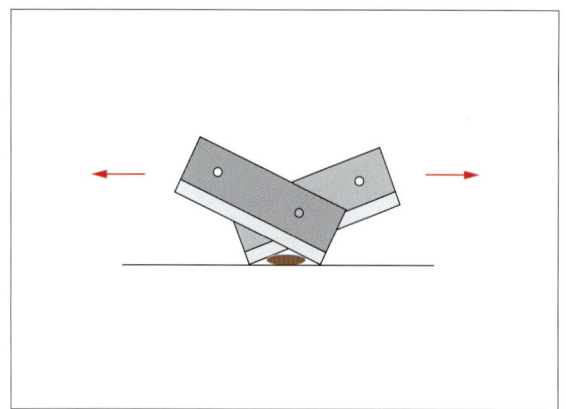

図5 | 小さい硬軟合わさった組織の切り出し方
標本が切りにくいときは，2枚のメスを重ね合わせ，交互に引くようにスライドさせるとよい．

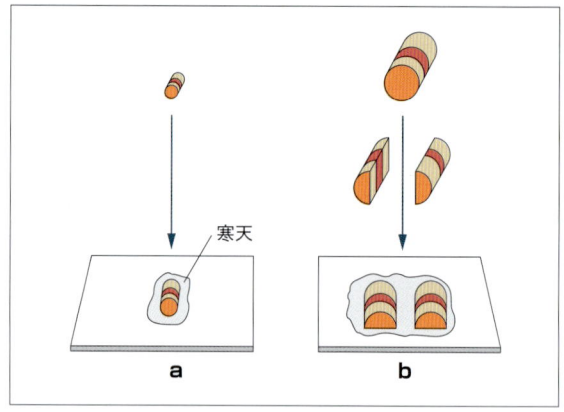

図6 | パンチ生検標本の切り出し方
パンチ生検は小さいものはそのままに，大きなものは2分割し，ミラーで切片をつくるようにする．

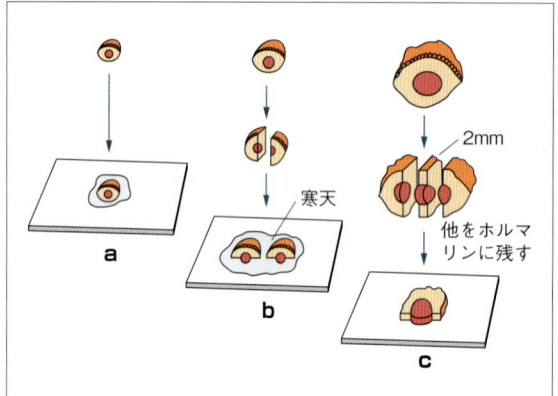

図7 | 摘出標本の切り出し方

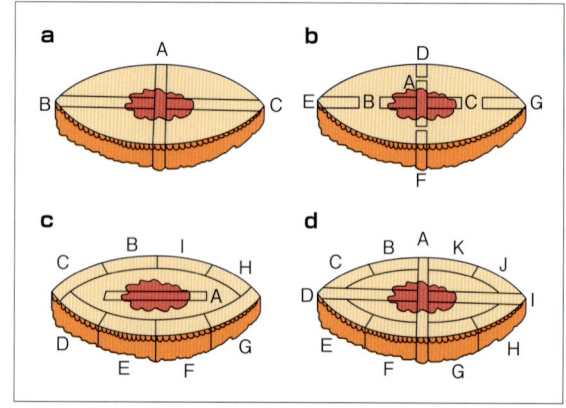

図8 | 悪性病変を念頭に置いた摘出材料の切り出し方のいろいろ

場合，2枚のメスを合わせ，交互に反対方向へ引くようにして切ると真っ直ぐな切開線を得ることができる（図5）．

肉眼所見は記載し，必要に応じて，写真や肉眼コピーを撮っておく．

### 1）薄片生検

マーカーインクを切除断端に塗布する必要はない．3mm間隔で2分割あるいは3分割する．分割する場合は，皮表に対して直角にメスを入れる．

### 2）パンチ生検

この材料の標本でも，必ずしもマーカーインクを切除断端に塗布する必要はない．4mm以上のコア組織では，皮表面に垂直に（通常コアの長軸方向で）2分割し，割面から薄切できるように包埋する．3mm以下の場合には，2分割せず，全体をそのまま固定包埋し，薄切時に少し切り込んでから切片を採取するとともに，幾つかの違ったレベルの切片を入手するとよい（図6）．

### 3）切除生検

この材料の標本も，マーカーインクを切除断端に塗布する必要はない．組織断端に病変が存在しているのは明らかであるからである．表皮，真皮，皮下脂肪織の位置を確認し，肉眼所見を記載する．3mm厚までの組織片では，そのまま組織検査に提出する（図7）．

### 4）摘出生検

マーカーインクを切除断端に塗布する必要はないが，臨床所見あるいは肉眼所見から悪性が疑える場合にはインクを塗布しておくことが望ましい．3mm以下の組織片では，切り込むことなく，そのまま提

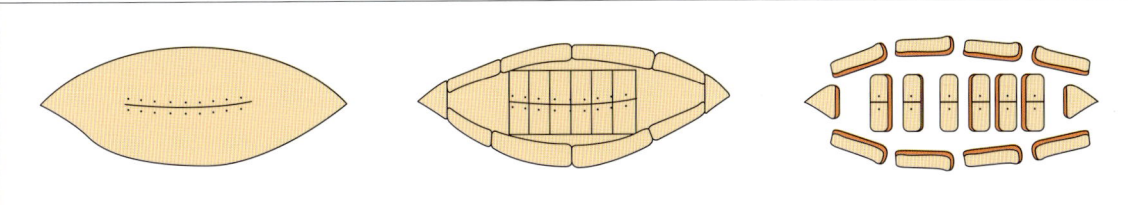

**図9** 残存が疑われる再切除標本の切り出し方

出する．4～6mm厚の組織片では，中央で2分割し，両方とも割面側が出るように（鏡面像が得られるように）提出する．7mm厚以上であれば，中央で一割した後，順次2～3mmのスライスを作製する．割は皮表に垂直に入れる（**図7，8**）．

## 4．悪性病変を念頭に置いての切り出し

悪性病変を念頭に置いた場合の病理学的評価は，診断の確認と深達度の正確な測定および切除断端における腫瘍の取り残しの有無である．この評価ができるように切り出すのが原則である．そのため，①腫瘍が一番厚そうな所を切り出すこと，②皮表に垂直に切り出すこと，③切除断端にマーカーインクを塗布することが必須である．

### 1）パンチ生検と切除生検

パンチ生検や切除生検の目的は，結節病変の良悪の確認や腫瘍のタイプを知ることによって治療方針を決定しようとすることである．したがって，この場合は，マーカーインクを切除断端に塗布する必要はない．良性病変に準じて切り出しを行う．

### 2）摘出生検および摘出

切り出し前に，表面あるいは必要に応じて下床断端面の肉眼写真を撮り，所見を記載する．切り出しに当たっては，まず，肉眼的に一番厚そうな部分，しかも最大割面が得られるように，皮表に直角に割を入れる．皮膚悪性腫瘍取扱い規約（金原出版2002年版）では，基本的には，腫瘍巣を1～2cm間隔で多数の切片が得られるように切り出すのが望ましいとしているので，上述のように大きな腫瘍はこの間隔でスライスを入れ固定しておき，適宜標本を採取すればよい．この時点で，割面を肉眼的に観察し，写真を撮るとともに，所見を追加記載する．記載には，提出標本の大きさ，形と病変の大きさ，形，色，性状，潰瘍の有無，切除断端から病変までの距離，衛星結節の有無を含める．次に，必要に応じた場所から，組織観察用の組織片を作製する（**図7，8**）．病変全体が一枚の標本として出るようにすることが望ましいが，無理な場合はスライスした大きな組織片を幾つかの区分に分割し，組織カセットに入る程度の大きさにする．切り出し部位は，写真あるいはそのコピーに記載しておく．切除断端は断端面に平行に切り出し，断端側から薄切するようにして，検索してもよい．問題になりそうな部位については，断端に対して垂直に切り出し，切除断端にあたる部位にはインクを塗布して印しておくとよい．Davidson Marking System（Bradley Products，輸入元：岩井化学薬品）では，5種類のインクが装備されているので，下床断端のみならず側方断端の位置を特定するように色を違えて着色することもできるし，方向指示のために一方のみへ着色することもできる．

### 3）再切除材料

腫瘍の残存が疑われ，再切除された標本では，固定後2～3mm幅で割を入れ，肉眼的に腫瘍が明らかであればその部を採取するとともに，切除断端から組織観察用標本を作製する．肉眼的に病変が明らかでない場合は，瘢痕部を中心に多くの標本を採取する（**図9**）．

## 5．リンパ節の取扱い

郭清されたリンパ節は，通常通り組織検索される．ホルマリン固定した後，最大割面が得られるように割を入れ，この面が出るように包埋する．

〈真鍋俊明〉

# 第 2 部
# 組織型と診断の実際

## 第2部 組織型と診断の実際

# I. 角化細胞性腫瘍　総論

## はじめに

　多彩な組織像を示す皮膚腫瘍の分類を考える上で，角化の存在は表皮細胞 keratinocyte への分化を示唆する重要な所見であるが，角化＝表皮への分化というわけではない．keratinocyte は大きく epidermal keratinocyte と adnexal keratinocyte に分類されることからわかるとおり，実際には表皮から汗管，毛包にかけて分布しているために付属器由来の腫瘍であっても角化を示すことがある．

　皮膚腫瘍の分類としては腫瘍のテキストとして最も普及している AFIP[1] では表皮性腫瘍 epidermal tumors とその他の付属器への分化を示す腫瘍に分類しており，皮膚病理のスタンダードな教科書である Lever のテキスト[2] でも角化細胞性腫瘍 keratinocytic tumors という名称で分類される腫瘍以外は，分化の方向で幾つかの付属器腫瘍に分類しているが，いずれでも基底細胞癌 basal cell carcinoma は，表皮系ないし角化細胞性腫瘍の中に位置付けられている．本書で腫瘍分類の基盤として用いている WHO 分類[3] でも，血液リンパ系や軟部腫瘍系を除くと，角化細胞性腫瘍 keratinocytic tumours，色素細胞性腫瘍 melanocytic tumours，付属器系腫瘍 appendageal tumours に大別され，基底細胞癌は角化細胞性腫瘍の項目に入れられている（表1）．

　基底細胞癌が実際に角化を示すことは多くないのに，どうして表皮系ないし角化細胞系に分類されているのかという点については本書の他項目でも言及されると思われるが，ここでも簡単に触れておく．扁平上皮癌やその前駆病変と考えられている日光角化症と同じく基底細胞癌の発生にも紫外線照射が大きく関与しているという病因論的な類似点のほか，黒色を呈し，軽度の隆起ないし潰瘍形成を示す肉眼像は表皮の変化が乏しい多くの付属器系腫瘍よりも表皮系腫瘍との鑑別が問題になる点，またその初期像は基底細胞類似の細胞増殖にすぎず，毛包への分化はさほど明瞭ではない点，表皮から真皮内へ突出するという形態は日光角化症の一部に類似しているといった点などが，理由として考えられる．

　本書では伝統的な上記分類とは異なり，基底細胞癌は付属器系腫瘍の中で解説するという形式をとっているので，この総論も基底細胞癌については触れないものとする．

　角化細胞性腫瘍には主に美容上の問題が大きい棘細胞腫 acanthoma やヒト乳頭腫ウイルス human papillomavirus（HPV）感染が原因と考えられている疣贅 verruca，日光などの刺激が要因となる脂漏性角化症 seborrheic keratosis のような良性腫瘍から，放置すると浸潤，転移をきたし，生命に影響を及ぼす扁平上皮癌 squamous cell carcinoma までが含まれている．浸潤は示さないものの種々の程度に異型を示す日光角化症 actinic keratosis（AK）や Bowen 様丘疹症 bowenoid papulosis（BP）も存在し，それらは脂漏性角化症にみえながら AK のような細胞異型をみる場合や組織標本をみただけでは BP，疣贅，コンジローマのいずれとも診断し難い場合などがあり，時に問題になる．それら臨床上の種々の問題点の実際については各論に譲り，ここでは角化細胞（表皮細胞）の増殖をきたす病変の病因や初期変化，臨床上の特徴と予後について概観する．

表1 | WHO histological classification of keratinocytic skin tumours（文献3, pp10 より）

Keratinocytic tumours
　Basal cell carcinoma
　　Superficial basal cell carcinoma
　　Nodular (solid) basal cell carcinoma
　　Micronodular basal cell carcinoma
　　Infiltrating basal cell carcinoma
　　Fibroepithelial basal cell carcinoma
　　Basal cell carcinoma with adnexal differentiation
　　Basosquamous cell carcinoma
　　Keratotic basal cell carcinoma

　Squamous cell carcinoma
　　Acantholytic squamous cell carcinoma
　　Spindle-cell squamous cell carcinoma
　　Verrucous squamous cell carcinoma
　　Pseudovascular squamous cell carcinoma
　　Adenosquamous carcinoma

　Bowen disease
　　Bowenoid papulosis

　Actinic keratosis
　　Arsenical keratosis
　　PUVA keratosis

　Verrucas
　　Verruca vulgaris
　　Verruca plantaris
　　Verruca plana

　Acanthomas
　　Epidermolytic acanthoma
　　Warty dyskeratoma
　　Acantholytic acanthoma
　　Solar lentigo
　　Seborrhoeic keratosis
　　Melanoacanthoma
　　Clear cell acanthoma
　　Large cell acanthoma
　　Keratoacanthoma
　　Lichen planus-like keratosis

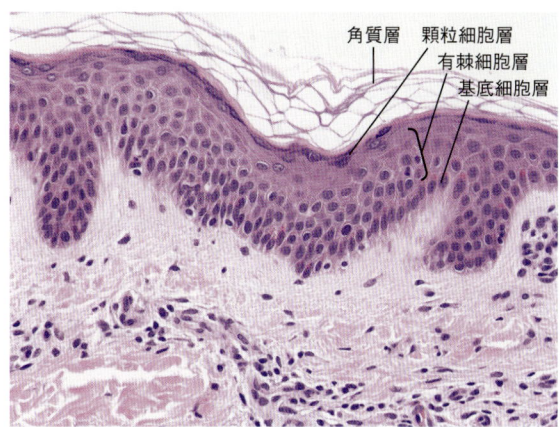

図1 | 表皮の正常構造
正常表皮の表層は籠の目状の構築を示す角質層で覆われており，構成している細胞は表層から顆粒細胞層，有棘細胞層，基底細胞層に分けられる．細胞間橋が観察される有棘細胞間にはヒアルロン酸に代表されるムコ多糖類が存在し，表皮からの物質の吸収には重要な役割を果たしている．

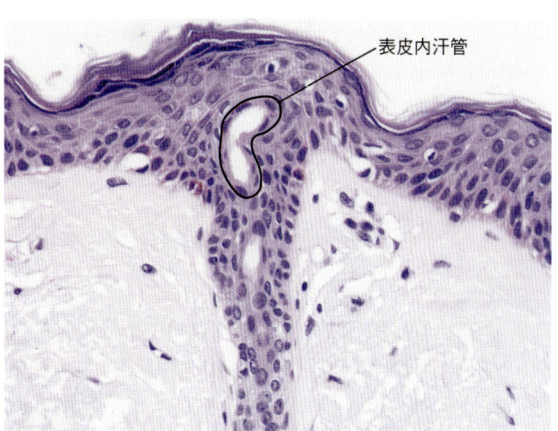

図2 | 表皮内汗管
表皮内を貫通している汗管を構成している細胞は，形態的には有棘細胞に類似しており，病的状態では角化を示すことがある．

## 1．病因について

　紫外線（特に UVB）は keratinocyte の DNA 損傷を起こし，腫瘍抑制遺伝子の不活化や増殖遺伝子（癌遺伝子）の活性化は，keratinocyte の増殖をもたらす．このほか，放射線照射や化学発癌物質（砒素やベンツピレン）も遺伝子変化をもたらしえることが知られている．また HPV 感染は疣贅や外陰癌といったよく知られている疾患以外にも，疣贅状表皮発育異常症 epidermodysplasia verruciformis や Bowen 病，BP, Merkel 細胞癌といった種々の皮膚疾患で関連が報告されている．

　これらとは別に火傷瘢痕部や色素性乾皮症の皮膚では扁平上皮癌の発生率が高くなることが知られている．

## 2. 初期病変について

AKは高齢者の日光露光部に多い紅斑で，表皮の基底層を中心に種々の程度の細胞異型を示す病態であり，一般的には初期の異型keratinocyte増殖状態と考えられている．扁平上皮癌への移行率についての経時的研究は少ないが，さほど高率とは考えられていない[3]．もっとも日光露光部の扁平上皮癌にはAKの合併率が高いという報告もあり，前癌病変ととらえる臨床家が多い．

Bowen病は表皮全層性の異型がみられる病態であり，squamous cell carcinoma in situ としばしば同義で使用されることもあるが，やはり経時的に予後を追跡した研究はほとんどない．

## 3. 臨床的事項・組織学的所見

keratinocyteの増殖程度やその異型については疾患ごと，症例ごとの差異が大きく，総論的に述べられることは少ない．いずれの場合もkeratinocyteの変化がもたらすものは，肉眼的な表皮の変化であり，形態や色調の変化をきたす．

## 4. 表皮の正常構造

角化細胞性腫瘍の診断にあたって，表皮の正常構造との対比は付属器系腫瘍ほど問題にされることはないが，部位によるkeratinocyteの違いを知っておくことは無駄ではないと思われるので，正常の表皮構造について簡単に述べることとする．

表皮は外胚葉に由来する角化重層扁平上皮であり，構築的には表面から角質層stratum corneum，顆粒細胞層stratum granulosum，有棘細胞層stratum spinosum，基底細胞層stratum basalisに分類される（図1）．

基底細胞層は基底膜に接して単層に並ぶ小型の立方状上皮で，有棘細胞層の細胞よりも細胞質が狭小なためN/C比は高くみえる．メラノサイトmelanocyteに由来する細胞質内メラニン顆粒がしばしば観察され，生理的状態での核分裂像は基底層に限局している．核は類円形ないし短紡錘形で，短紡錘形の場合には基底膜に直交する方向に並んでみえる．

有棘細胞層を構成する細胞は表層に向かうにつれて豊富な細胞質を有するようになり，核は扁平化して小型になる．細胞の大きさは徐々に大きくなり，これと反比例してN/C比は低くなるのが正常であるが，有棘細胞層の厚さは身体の部位による差異が大きく，表皮の薄い前腕や首などでは基底層近傍から表層までN/C比があまり変わらないようにみえることもある．有棘細胞間を結合する代表的な分子構造として知られるデスモグレインの傷害は，細胞間解離をきたす（天疱瘡）．

表皮最上層に存在する顆粒細胞層は，細胞質内に豊富に存在するケラトヒアリン顆粒が特徴的である．ケラトヒアリン顆粒は角質層の性格を決定するのに重要な役割を果たしており，爪や毛髪のように顆粒層を介さない角化物は，表皮の角質層に比べて酵素による融解作用を受けにくい．また顆粒細胞は細胞質内に豊富なライソゾームlysosomeを有しており，細胞質の融解をもたらすことで角質層の形成を促している．

表皮内には上記の角化細胞以外にも，メラノサイトmelanocyteやメルケル細胞Merkel cell，ランゲルハンス細胞Langerhans cellなどの特殊細胞があるが，角化細胞性腫瘍の形態はとらないため本項では割愛する．

表皮内を貫通する汗管を形成する細胞は有棘細胞に類似しており（図2），正常では角化を示すことはない．

## 5. 臨床的処置・予後

皮膚の悪性腫瘍は，目につきやすい部位だけに早期に発見されることが多く，適切な処置が行われれば，その予後はさほど悪くない．ただ扁平上皮癌ではリンパ節転移があると5年生存率は50％程度，遠隔転移があると30％以下となるので処置が遅れると悪くなる[4]．

（桜井孝規）

### 文献

1) Patterson JW, Wick MR (eds): Nonmelanocytic Tumors of the Skin. AFIP Atlas of Tumor Pathology, Series 4. American Registry of Pathology, Washington D.C, 2005
2) Elder DE (ed): Lever's Histopathology of the Skin, 10th ed. Lippincott Williams & Wilkins, Philadelphia, 2009
3) LeBoit PE, Burg G, Weedon D et al (eds): World Health Organization Classification of Tumours, Pathology & Genetics, Skin Tumours. IARC press, Lyon, 2006
4) 独立行政法人国立がん研究センターがん情報サービス http://ganjoho.ncc.go.jp/public/index.html

## 第2部　組織型と診断の実際

### Ⅰ．角化細胞性腫瘍　【各論】　1．良性腫瘍

# (1) 疣　贅

verrucas

## はじめに

疣贅 verrucas はヒト乳頭腫ウイルス human papillomavirus（HPV）感染症で，ウイルス性疣贅（俗称：いぼ）と同義である．古典的には，臨床像や出現部位の違いにより区別して，病名がつけられていたが，原因であるHPVの遺伝子型の検討が進むにつれ，遺伝子型の違いにより臨床・病理所見が異なることが明らかになってきた（表1）．

## 1．尋常性疣贅

### 1）臨床的事項

尋常性疣贅 verruca vulgaris は，手足背や指趾など露出部に好発する（図1）．自覚症状はほとんどない．小丘疹として初発し，増大するとともに硬い表面に凹凸のある疣状の病変となり，数mm〜数cm大になる．単発性のこともあるが多くは多発性で，集簇融合して局面を形成することもある．有茎状に突出した場合，指状疣贅や糸状疣贅の臨床病型になる．主としてHPV-2，そして頻度は少なくなるがHPV-27と57感染が病因となることが多い[1]．

### 2）組織学的所見

隆起性の病変で，表皮は外方に向かっては手指状に突出し（乳頭腫症 papillomatosis），真皮側では表皮突起の延長で病変中央部に収束する（arborization）所見を伴って肥厚する（図2）．また，不全角化を伴う角層の肥厚（図3：星印）と顆粒細胞層の肥厚がある（図3：矢印）．表皮下層には軽度の核異型性を伴う角化細胞が層状に配列して分布する[2]（図3：矢頭）．真皮乳頭層には拡張した血管が増加する（図3：白矢印）．陳旧化した病変では，血管線維腫様の所見を伴うことがある（図4）．

### 3）鑑別診断

#### a）脂漏性角化症

特に指状型との鑑別が必要となる．基本的には基底細胞様細胞の増加であり，顆粒層の肥厚や不全角化は伴わない．

#### b）表皮母斑

毛包の消失や減少を伴うが，軟毛部では判断が難しいため，組織像で鑑別が困難な類似した病変が出現することがある．診断を確定するためには，幼小児期よりあるという現病歴を確認する．

#### c）日光角化症

尋常性疣贅に出現する．表皮下層に軽度の核異型性を伴う角化細胞が層状に配列して分布するのに対して，核異型性のある角化細胞が不規則に，時に数層にわたって表皮内に分布する．また，角化細胞の

表1 | HPVの遺伝子型

| 臨床型 | 検出頻度の高いHPV |
|---|---|
| 尋常性疣贅 | HPV-2/27/57 |
| 足底疣贅 | |
| ミルメシア | HPV-1 |
| 表皮様嚢腫 | HPV-57/60 |
| 青年性扁平疣贅 | HPV-3/10/28 |
| 尖圭コンジローム | HPV-6/11 |

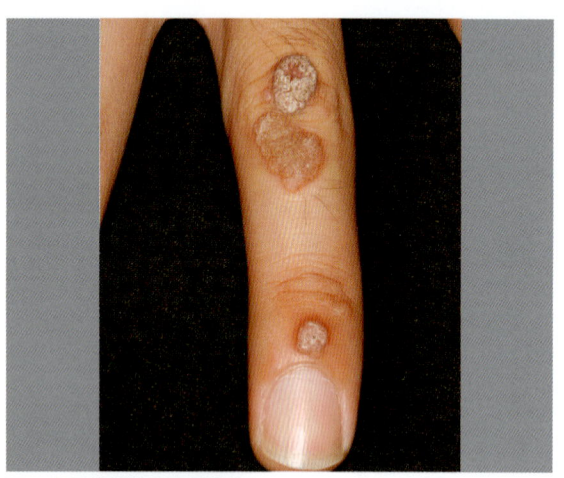

図1｜尋常性疣贅 臨床像
疣状に隆起した角化性丘疹.

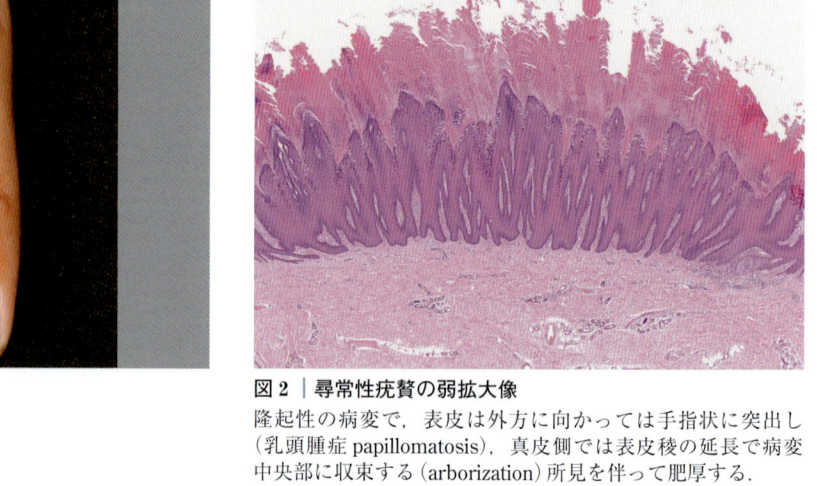

図2｜尋常性疣贅の弱拡大像
隆起性の病変で，表皮は外方に向かっては手指状に突出し（乳頭腫症 papillomatosis），真皮側では表皮稜の延長で病変中央部に収束する（arborization）所見を伴って肥厚する.

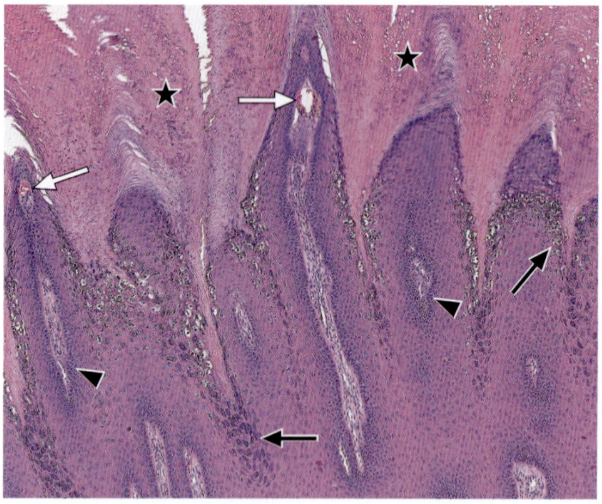

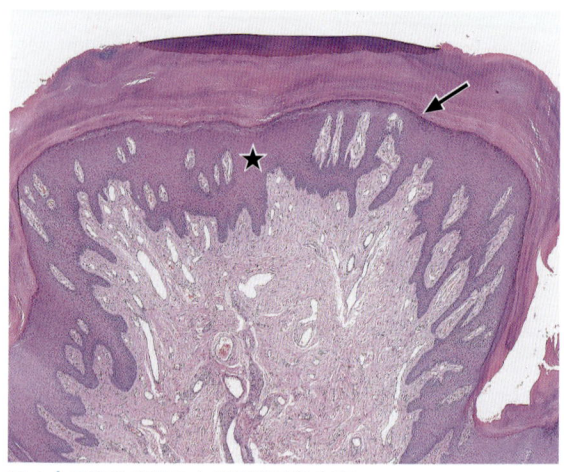

図3｜尋常性疣贅の中拡大像
不全角化を伴う角層の肥厚（星印）と顆粒細胞層の肥厚がある（矢印）．表皮下層には軽度の核異型性を伴う角化細胞が層状に配列して分布する（矢頭）．真皮乳頭層には拡張した血管が増加する（白矢印）．

図4｜尋常性疣贅の血管線維腫様病変
隆起性の病変があり，隆起部と真皮に血管の増加と線維性の膠原線維の増加で構成されている．病変は延長した表皮稜で取り囲まれ（星印），表皮顆粒層にはケラトヒアリン顆粒の増加がある（矢印）といった尋常性疣贅の所見がある．

核の大小不同や多形性，細胞質に対する核の占める割合の増加（N/C比の増大），異常核分裂像，crowded nuclei 等を伴う腫瘍細胞の分布が不規則になり，極性の喪失がみられる[2]．露光部に，特に高齢者に生じた尋常性疣贅では，日光角化症を合併していることがあり，注意が必要である．

## 2. 足底疣贅

### 1）臨床的事項

足底疣贅 verruca plantaris は，足底に生じた HPV 感染症のことで，特に過重部に生じることが多い（図5）．小児や若年成人に好発し，その原因として未熟な免疫機構やスポーツなどが関連する微小な外傷などが考えられる．多発することが多く，時に疼痛を伴う．あまり隆起をきたさず表面粗糙な角化性病変を形成する．複数が融合して敷石状になったも

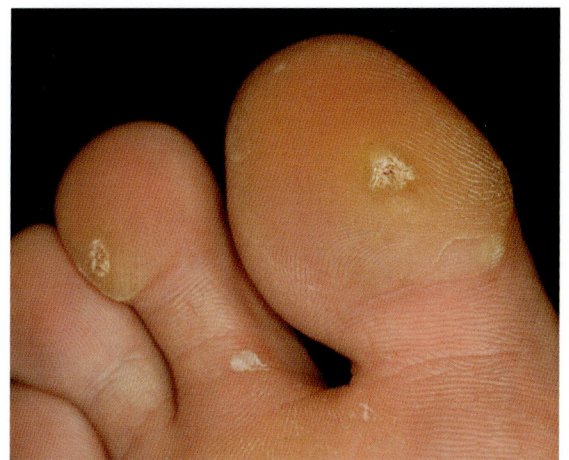

図5 | 足底疣贅の肉眼所見
隆起の目立たない角化性病変. 胼胝腫や鶏眼に類似する.

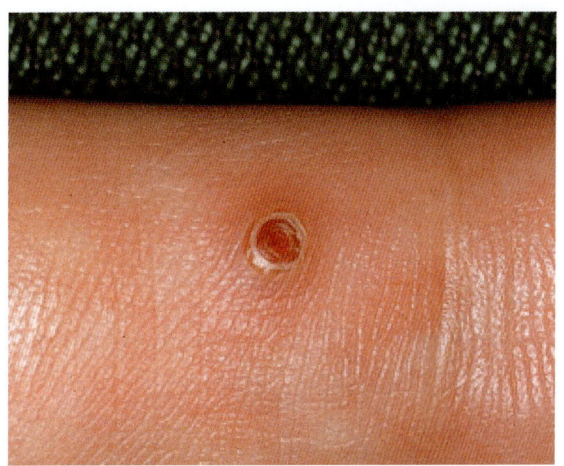

図6 | 足底疣贅（ミルメシア）の肉眼所見
ドーム状の小結節. 中央部が陥凹し，角質を入れて開口するようにみえる.

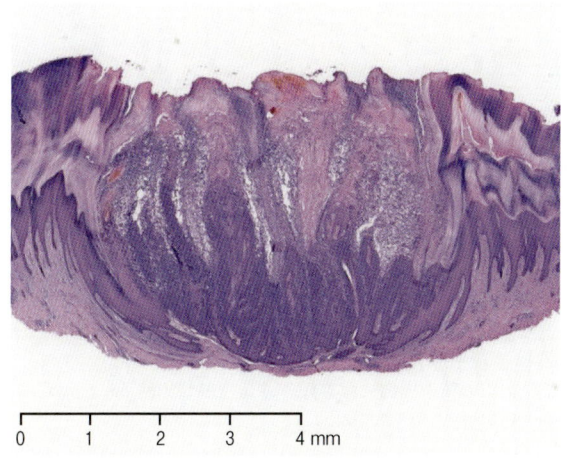

図7 | 足底疣贅（ミルメシア）の弱拡大像
隆起性の病変で，中心部は陥凹し，表皮は外方に向かっては手指状に突出し（乳頭腫症 papillomatosis），真皮側では表皮稜の延長で病変中央部に収束する（arborization）所見を伴って肥厚する.

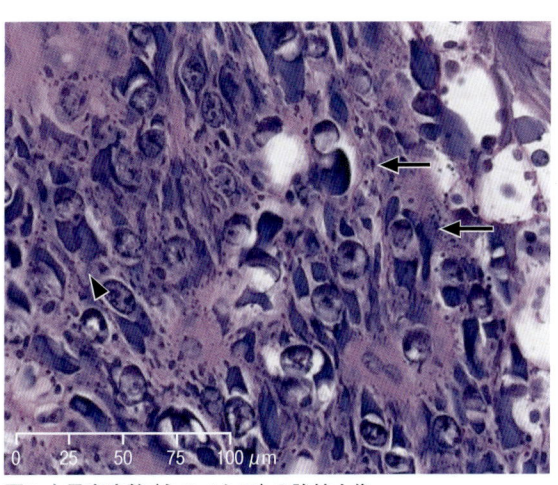

図8 | 足底疣贅（ミルメシア）の強拡大像
角化細胞の核内（矢頭）と細胞質内（矢印）に好塩基性に染色される顆粒（封入体）がある.

のをモザイク疣贅 mosaic wart という．病因は尋常性疣贅と同じく，主として HPV-2，そして HPV-27 と 57 である[1]．また，HPV-1 が病因である deep wart とも呼ばれるミルメシアも足底に好発する．ミルメシアは中心が噴火口状に陥凹する丘疹で，炎症や疼痛を伴うことが多い（図6）．HPV-60 が検出される足底の表皮囊腫を ridged wart という疣贅とする報告もある[3]．

## 2) 組織学的所見

乳頭腫症と arborization の所見を伴って表皮が肥厚し，不全角化を伴う角層の肥厚と顆粒細胞層の肥厚も伴う．足底以外の場所に生じた尋常性疣贅に比較して，隆起や表面の凹凸が目立たないことが多い．真皮乳頭層の毛細血管は拡張する．HPV-1 感染によるミルメシアでは，前記の所見に加えて中心部の陥凹と（図7），角化細胞の核内と細胞質内に好塩基性に染色される顆粒（封入体）の所見もみられる（図8）．HPV-60 感染による表皮囊腫では，囊腫壁

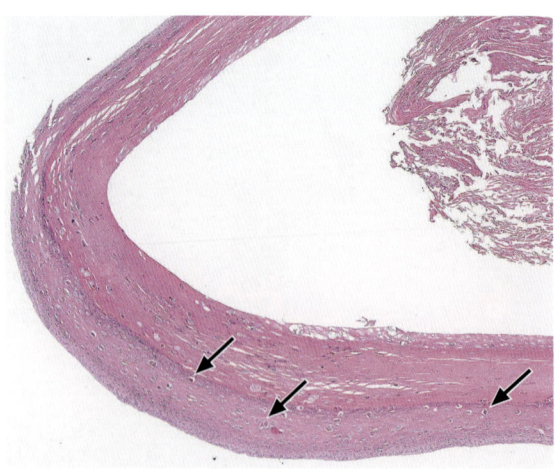

図9 ｜ 足底疣贅（表皮囊腫）
重層扁平上皮で構成される囊腫壁の顆粒細胞層にある角化細胞の細胞質に封入体の存在が確認できる（矢印）．

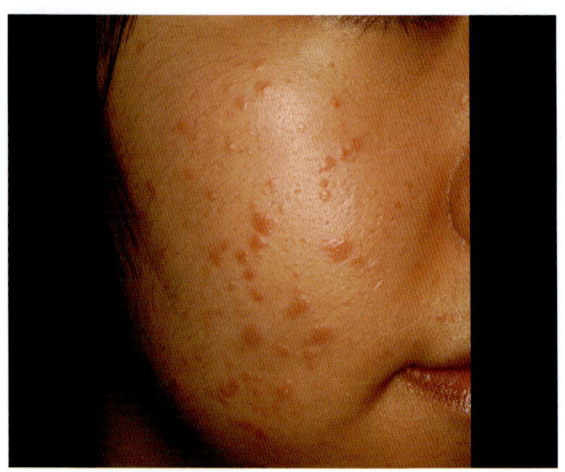

図10 ｜ 扁平疣贅の肉眼所見
わずかに隆起した数mm～1cm大の扁平丘疹．

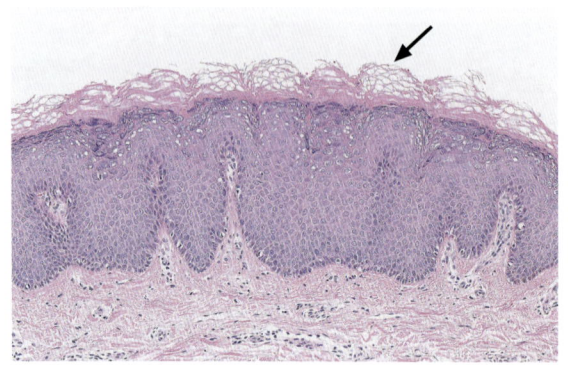

図11 ｜ 扁平疣贅の弱拡大像
表皮は肥厚し，厚い編み篭状の角層（basket-wave：矢印）と顆粒層の肥厚がある．

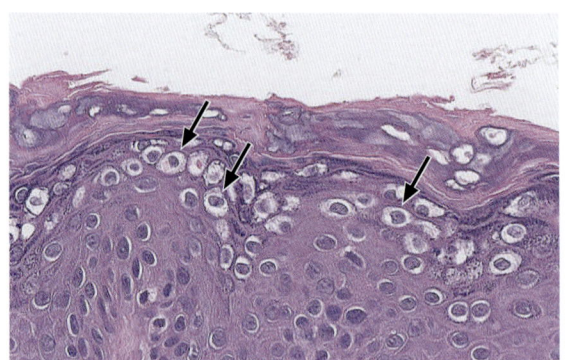

図12 ｜ 扁平疣贅の中拡大像
顆粒細胞の核の周囲には空隙がある空胞状細胞（bird-eye cell, koilocyte）がある（矢印）．

の顆粒細胞層にある角化細胞の細胞質に封入体の存在が確認できる（図9）．

### 3）鑑別診断

#### a）鶏眼

皮膚が一部で陥凹し，その部位に一致して錯角化を伴い著明に角質が肥厚する．表皮は反応性に肥厚するが，乳頭腫症を伴わず，表面の凹凸は基本的に目立たない．また，核内および細胞質内封入体は確認できない．

#### b）疣贅状扁平上皮癌

過角化と乳頭腫症を伴って，核異型性のある角化細胞が不規則に増加し表皮が肥厚する．角化細胞の核異型や核分裂像が目立たない場合に鑑別が困難なことがある．真皮網状層や皮下脂肪組織まで及ぶ浸潤があること，臨床的に大きな病変であることも鑑別の参考になる．

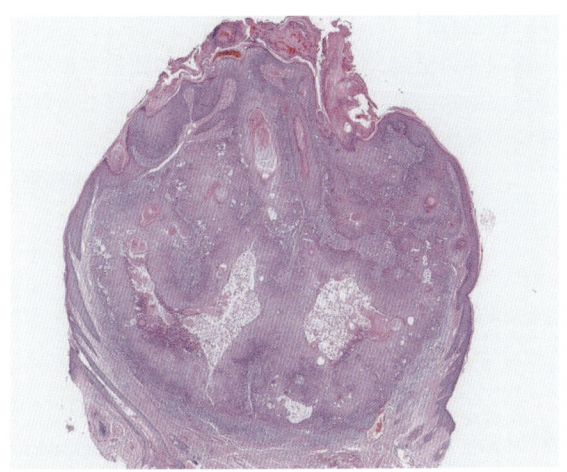

図 13 | inverted follicular keratosis のルーペ像
開大した毛包漏斗部様の囊腫構築がある．

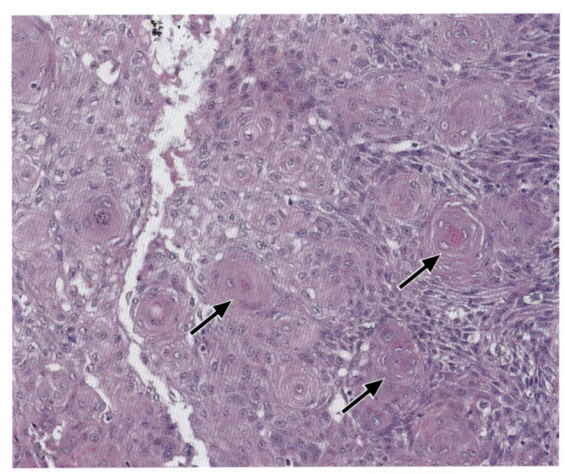

図 14 | inverted follicular keratosis の中拡大像
囊腫状構築の上皮は渦状角化（squamous eddies：矢印）を伴い肥厚する．

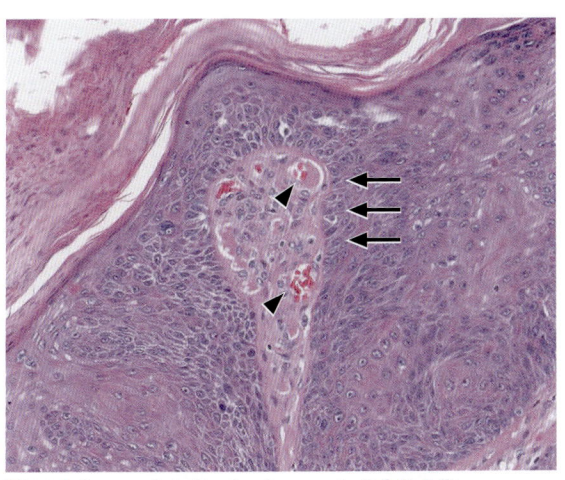

図 15 | inverted follicular keratosis の中拡大像
不全角化を伴った角層の肥厚，表皮下層にある軽度の核異型性を伴う角化細胞の層状分布（矢印），そして真皮乳頭層の拡張した血管の増加（矢頭）といった尋常性疣贅で出現する所見がある．

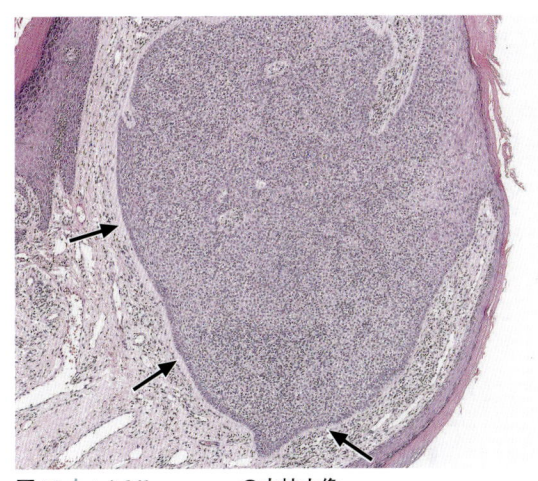

図 16 | trichilemmoma の中拡大像
外毛根鞘に類似する球状の表皮肥厚があり，内部は比較的均一な核を持つ胞体の淡染する細胞の増加で肥厚し，辺縁に基底細胞様細胞が索状に配列する（矢印）．基底膜の肥厚を伴っている（矢印）．

## 3．扁平疣贅

### 1）臨床的事項

　扁平疣贅 verruca plana は，青年期の女子の顔面や手背に好発する．正常色から淡紅色の，わずかに隆起した扁平丘疹が多発し，時に融合したり線状に配列したりする（図 10）．自覚症状はほとんどない．自然消退する際は搔痒や発赤などの炎症症状を伴って治癒する．病因は HPV-3，10 が主体である[1]．

### 2）組織学的所見

　表皮は肥厚し，厚い編み篭状の角層（basket-wave）と顆粒層の肥厚がある（図 11）．そして顆粒細胞の核の周囲には空隙がある空胞状細胞（bird-eye cell, koilocyte）がある（図 12）．自然消退する前の病変では，真皮上層にリンパ球と組織球の密な炎症細胞浸潤を伴い，Mucha-Habermann 病に類似することがある．

## TOPICS: verruca vulgaris の多彩性と inverted follicular keratosis, tricholemmoma との異同

尋常性疣贅 verruca vulgaris は，感染している HPV の型，病期や発生部位により変化し，多彩な病理組織像を示すが，inverted follicular keratosis（図 13-15）と tricholemmoma という名称で報告されている腫瘍も，ウイルス性疣贅である可能性がある．inverted follicular keratosis は，開大した毛包漏斗部様の囊腫構築があり，その上皮が渦状角化 squamous eddies を伴い肥厚する．そのため inverted follicular keratosis は毛包漏斗部の肥厚を伴ったウイルス性疣贅[4]，または脂漏性角化症[4,5]，そして毛包腫瘍[6]であるという意見がある．

tricholemmoma（図 16）は，外毛根鞘に類似する球根（bulb）状の表皮肥厚があり，内部は比較的均一な核をもつ胞体の淡染する細胞の増加で肥厚し，辺縁に基底細胞様細胞が索状に配列する．当初，毛包腫瘍として報告されたが[7]，Ackerman ら[8,9]は大部分の症例は毛包漏斗部の角化細胞が増加したウイルス性疣贅であるとしている．

近年，tricholemmoma の病変部から，ヒト乳頭腫ウイルスを検出した報告[10]があり，少なくとも一部の症例はウイルス性疣贅である可能性が高いと考えられる．

### 3）鑑別診断

脂漏性角化症，早期病変：偽角化囊腫を伴わずに表皮が網状に肥厚する．顆粒細胞層の肥厚や空胞状細胞の存在は確認できない．

（古賀佳織，木村鉄宣）

### 文　献

1) 玉置邦彦 他（編）：最新皮膚科学大系第 15 巻 ウイルス性疾患 性感染症．中山書店，2003, pp70-77, pp78-80
2) 村澤章子，木村鉄宣：表皮に異型性のある角化細胞が出現する良性疾患の病理組織学的検討—縁取りサイン．臨床皮膚 59：473-476, 2005
3) Honda A, Iwasaki T, Sata T et al：Human papillomavirus type 60-associated plantar wart. Ridged wart. Arch Dermatol 130：1413-1417, 1994
4) Spielvogel RL, Austin C, Ackerman AB：Inverted follicular keratosis is not a specific keratosis but a verruca vulgaris (or seborrheic keratosis) with squamous eddies. Am J Dermatopathol 5：427-442, 1983
5) Lever WF：Inverted follicular keratosis is an irritated seborrheic keratosis. Am J Dermatopathol 5：474, 1983
6) Mehregan AH：Inverted follicular keratosis is a distinct follicular tumor. Am J Dermatopathol 5：467-470, 1983
7) Headington JT, French AJ：Primary neoplasms of the hair follicle. Arch Dermatol 86：430-431, 1962
8) Ackerman AB：Tricilemmoma. Arch Dermatol 114：286, 1998
9) Ackerman AB, Reddy VB, Soyer HP：Tricholemmoma. Neoplasms with follicular differentiation, Ardor Scribendi, New York, 2001, pp269-291
10) Rhowedder A, Keminer O, Hendricks C et al：Detection of HPV DNA in trichilemmomas by polymerase chain reaction. J Med Virol 51：119-125, 1997

## 第2部　組織型と診断の実際
### Ⅰ．角化細胞性腫瘍【各論】　1．良性腫瘍

# (2) 棘細胞腫

**acanthomas**

## 1．表皮剝脱性棘細胞腫

表皮剝脱性棘細胞腫 epidermolytic acanthoma（図1）は，いわゆる epidermolytic hyperkeratosis（表皮融解性過角化）の像を伴う単発あるいは多発性の後天性の良性腫瘍である[1]．

### 1）臨床的事項

単発あるいは多発性の病変で，径数mm～1cm程度の無症候性の角化性丘疹のことが多い．全身のいかなる部位にも出現するが，単発例では中高年で陰嚢に，多発例では20歳以降で体幹に好発する．口腔あるいは腟粘膜にも出現することがある．

### 2）組織学的所見

緻密な正過角化を伴うことが多く，表皮有棘細胞層の角化細胞の核周囲の空胞，正常より粗大なケラトヒアリン顆粒を伴う顆粒細胞層の肥厚，そして角化細胞の細胞質内の好酸性小体などの epidermolytic hyperkeratosis の所見を特徴とする．

### 3）鑑別診断

epidermolytic hyperkeratosis は，水疱性先天性魚鱗癬様紅皮症でも出現し，また，表皮母斑，脂漏性角化症，日光角化症などで稀に観察されることがある．

## 2．疣状異角化腫

疣状異角化腫 warty dyskeratoma（図2）は，Darier病に類似した病理像を呈する良性の病変である[2]．

### 1）臨床的事項

中高年者の頭頸部に好発し，多くの場合，径数mm程度の半球状の腫瘍で，病変の中央部に角栓あるいは凹みを伴うことが多い．黒色あるいは褐色のことが多いが，時に皮膚色のこともある．

### 2）組織学的所見

病変はカップ状に真皮側に陥入し，陥入部の表皮は，不規則に肥厚する．肥厚した表皮では基底細胞様細胞が絨毛状に配列し，基底細胞層の直上には裂隙形成がある．その部には異常角化細胞（円形体 corps ronds）や顆粒 grains がみられる．

### 3）鑑別診断

組織学的には，Darier病と鑑別できない．臨床像で鑑別する．

## 3．棘融解性棘細胞腫

棘融解性棘細胞腫 acantholytic acanthoma（図3）は，ある種の水疱症でみられるような特徴的な表皮角化細胞の棘融解像を伴う良性腫瘍[3]である．

### 1）臨床的事項

高齢者の体幹に単発することの多い，自覚症状のない，角化性丘疹あるいは結節である．

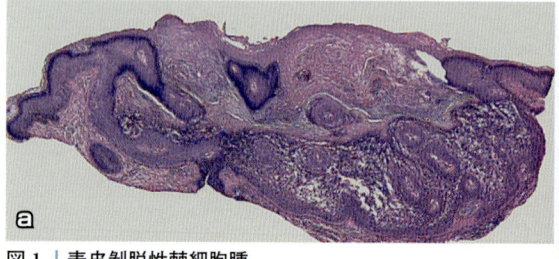

**図1｜表皮剥脱性棘細胞腫**
緻密な正過角化を伴う病変で（a），表皮有棘細胞層の角化細胞の核周囲の空胞，正常より粗大なケラトヒアリン顆粒を伴う顆粒細胞層の肥厚，角化細胞の細胞質内の好酸性小体などの epidermolytic hyperkeratosis がみられる（b）．

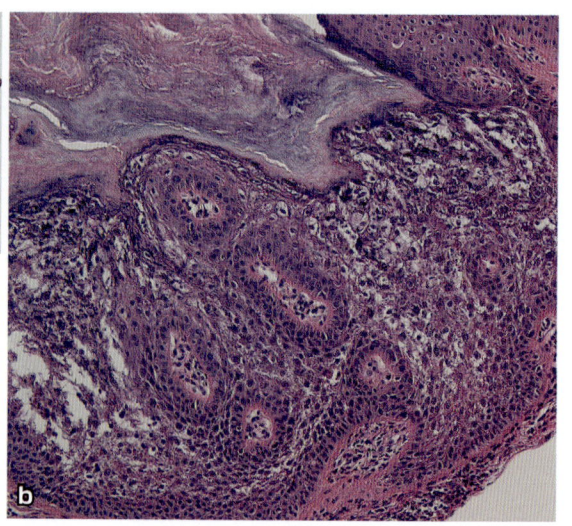

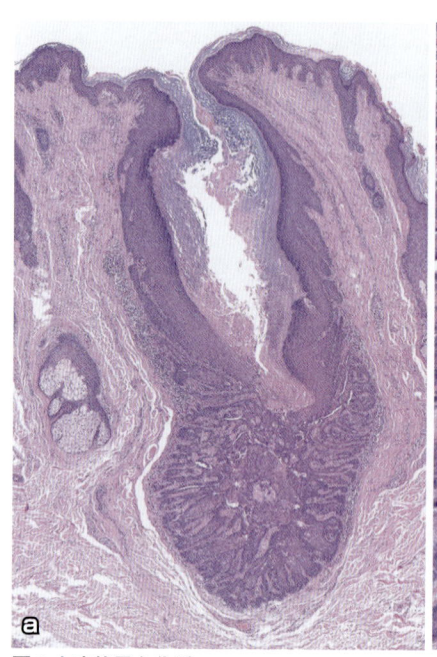

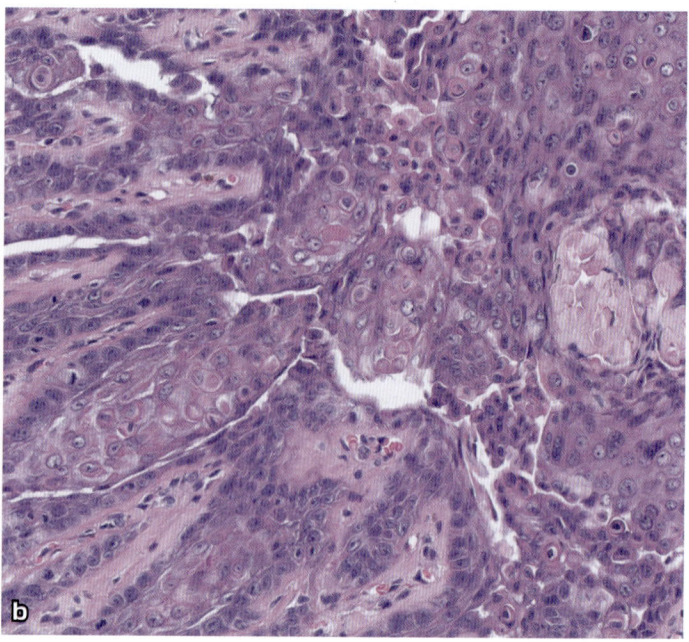

**図2｜疣状異角化腫**
病変はカップ状に真皮側に陥入し，陥入部の表皮は，不規則に肥厚する（a）．肥厚した表皮では基底細胞様細胞が絨毛状に配列し，基底細胞層の直上には裂隙形成がある（b）．その部には異常角化細胞がみられる．

## 2）組織学的所見

　角質肥厚，乳頭腫症，そして表皮肥厚を伴う病変である．特徴的な角化細胞の棘融解像は，表皮のあらゆる部位に存在するが，基底細胞層直上や角層直下で目立つことが多い．一般に角化細胞の壊死はないが，あったとしてもわずかである．

## 3）鑑別診断

　ほかの角化細胞の棘融解を呈する疾患である天疱瘡，Grover 病，Hailey-Hailey 病に似た病理組織像である．臨床像から鑑別する．表皮剥脱性棘細胞腫とは，表皮剥脱性棘細胞腫では表皮肥厚がないことから鑑別する．

## 4．日光黒子

　日光黒子 solar lentigo（図4）は，露光部に生ずる，臨床的には平坦で組織学的には表皮肥厚を伴う病変

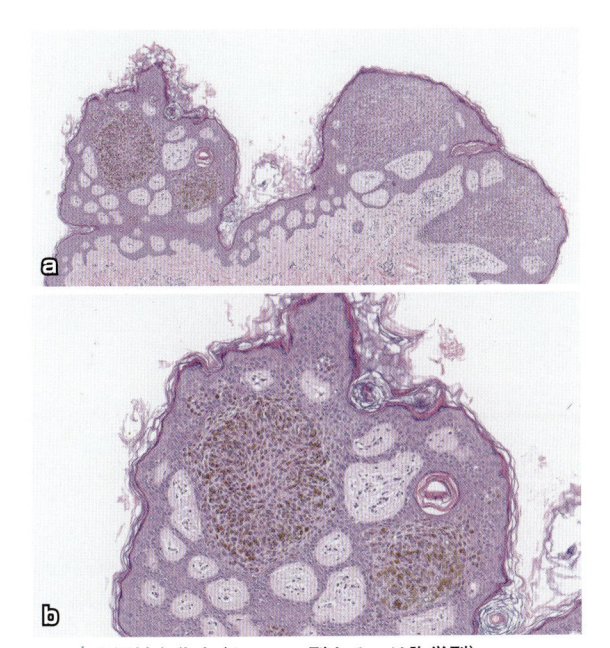

**図8│脂漏性角化症（クローン型あるいは胞巣型）**
肥厚型の脂漏性角化症の病変内の表皮に境界明瞭な類円形の腫瘍細胞胞巣が形成されている（a）．胞巣を構成する細胞は，細胞質内にメラニン顆粒を有する基底細胞様細胞である（b）．

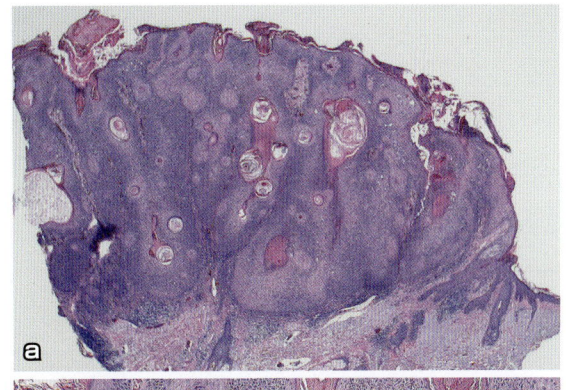

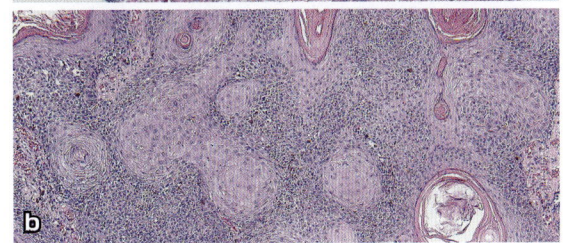

**図9│脂漏性角化症（被刺激型）**
基底細胞様細胞の像による表皮肥厚で構成される隆起性の病変で，偽角質嚢腫を伴う（a）．病変内には有棘細胞様細胞が渦巻き状に分布する squamous eddy もあり，真皮上層には強い炎症細胞浸潤を伴っている（b）．

内に生じることがある[7]．

## 6. メラノアカントーマ

メラノアカントーマ melanoacanthoma（図10）は，表皮角化細胞および色素細胞 melanocyte の両方が増加する良性病変で，脂漏性角化症の亜型と考えることができる．

### 1）臨床的事項

中高年の体幹に好発する．脂漏性角化症に類似するが，黒褐色調が強い．

### 2）組織学的所見

基本的組織像は脂漏性角化症と同様であるが，病変内に樹枝状突起を有する色素細胞の増加を伴っている．

### 3）鑑別診断

表皮内に色素細胞が散在性に増加するため，時に上皮内悪性黒色腫との鑑別が問題になる．角化細胞内に多くのメラニン顆粒が確認できる場合，黒色表皮腫であることが多い．

## 7. 淡明細胞性棘細胞腫

淡明細胞性棘細胞腫 clear（pale）cell acanthoma（図11）は，表皮内で多量のグリコーゲンを含むことにより細胞質が淡く染色される細胞の増加を特徴とする良性腫瘍である．

### 1）臨床的事項

中高年者の下肢に好発する．扁平隆起性あるいは半球状，時に有茎性の腫瘍で，紅色調のことが多く，時に褐色あるいは黒褐色調を呈する．通常は，2cm 程度の小型の病変が多いが，時に4cmを超える大きさのものも報告されている．ほとんどの例が単発で，稀に多発性の病変を形成することがある．

### 2）組織学的所見

病変部の表皮は表皮稜の不規則な延長を伴って肥厚し，病変部の角化細胞はやや大型で，細胞質は周辺の正常のものと比べて淡染する．病変と健常部との境界は明瞭である．腫瘍細胞はジアスターゼ消化性 PAS 染色陽性である．多くの場合，病変内に好中球が浸潤しているのが特徴である．脂漏性角化症に合併して出現することもある．

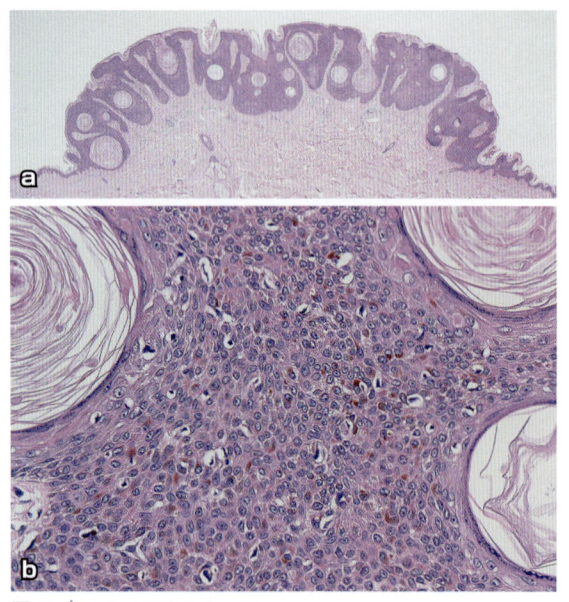

図10 | メラノアカントーマ
肥厚型の脂漏性角化症の構築をもつ病変内に，周囲に空胞を有する色素細胞の増加を伴っている．

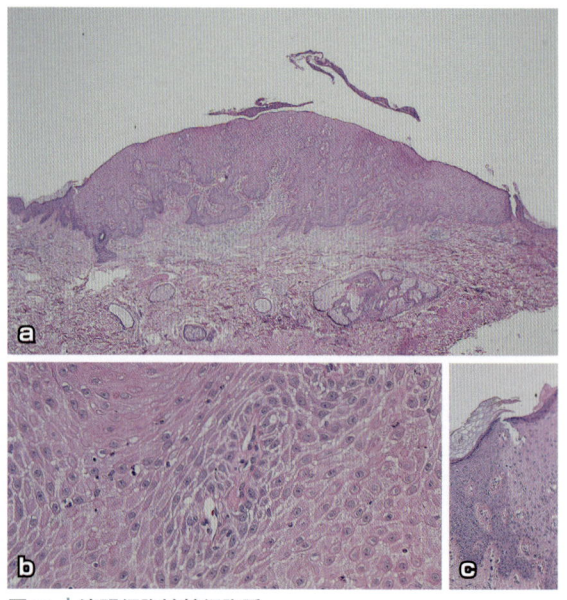

図11 | 淡明細胞性棘細胞腫
病変部の表皮は表皮稜の不規則な延長を伴って肥厚している（a）．病変部の角化細胞はやや大型で，細胞質は周辺の正常のものと比べて淡染し，好中球浸潤を伴う（b）．病変と健常部との境界は明瞭である（c）．

### 3）鑑別診断

外毛根鞘腫とは，腫瘍細胞胞巣の最外層の核の柵状配列がないことと，腫瘍内への好中球浸潤があることから鑑別する．

## 8．大細胞性棘細胞腫

大細胞性棘細胞腫 large cell acanthoma（図12）は，正常の角化細胞の2倍程度の大きさをもつ腫瘍細胞の表皮内増殖を特徴とする良性腫瘍で，以前は，特殊な型の日光角化症，あるいは独立した疾患と考えられていたが，現在では，日光黒子の一亜型と考えられている[8]．

### 1）臨床的事項

中高年の体幹あるいは四肢に好発する淡褐色斑のことが多い．

### 2）組織学的所見

表皮は，角化細胞の増大により肥厚する．大型化した角化細胞では，核も腫大する．病変の境界は明瞭で，顆粒細胞層の肥厚や表皮基底層の角化細胞内のメラニン顆粒の増加，表皮稜の下方への延長もみられる．

### 3）鑑別診断

典型的な脂漏性角化症よりは，病変を構成する細胞が大型である．日光角化症ほど核異型性が強くなく，核が大型の細胞は，必ずしも表皮下層を中心に増加しない．

## 9．ケラトアカントーマ

ケラトアカントーマ keratoacanthoma は，臨床的には，高齢者の露光部に好発する腫瘍で，発症後急速に増大して半球状を呈し，中央に角栓を入れるクレーター状の結節を形成し，自然消退することが多いとされる病変である．完成期病変の病理組織像は，内向および外向性発育を示し，中央に角栓を入れるクレーターを形成する腫瘍で，病変の両端では立ち上がってきた表皮が下方へ折りかえる，いわゆる口唇状所見がある．病変を構成する腫瘍細胞はすりガラス状といわれる好酸性の豊富な細胞質をもつことが多く，種々の程度の核異型性を示すとされている．この腫瘍は，前述のような臨床像と，病理組織学的に扁平上皮の増生によって構成される．良性

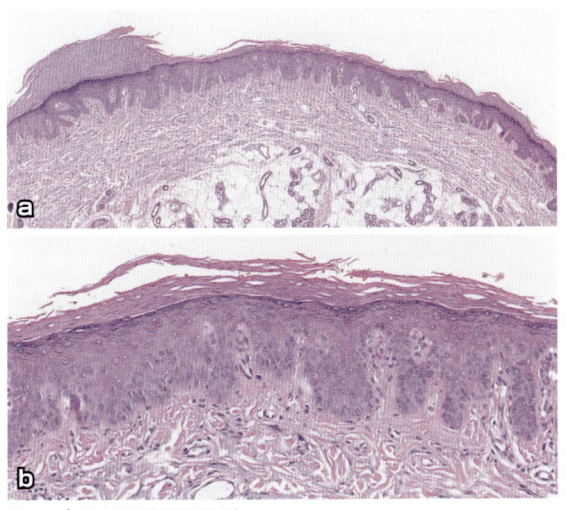

**図12 | 大細胞性棘細胞腫**
表皮は表皮稜の延長および一部角質の肥厚で厚くなっている（a）．表皮内では，腫大した大型の核をもつ細胞質の豊富な細胞が増加している（b）．

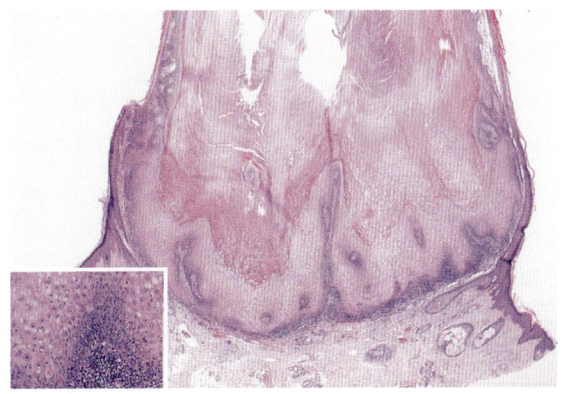

**図13 | ケラトアカントーマ（疣贅）**
外向および内向性の増殖をする扁平上皮の増加により形成される腫瘍で，左右対称性，病変中央部はクレーター状となり，角質を入れている．腫瘍周辺の表皮は腫瘍に移行する部位で折り返すように湾曲している．病変を構成しているのは疣贅と診断できる病変である（inset）．

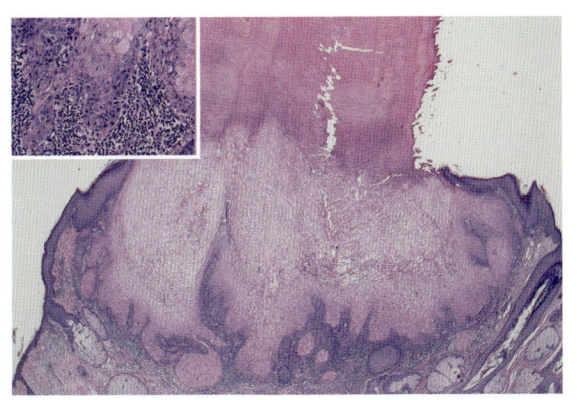

**図14 | ケラトアカントーマ（日光角化症）**
外向および内向性の増殖をする扁平上皮の増加により形成される腫瘍で，病変中央部はクレーター状となり，角質を入れている．腫瘍周辺の表皮は腫瘍に移行する部位で折り返すように弯曲している．病変を構成するのは，不規則に配列する核異型性のある角化細胞であり，病変が真皮乳頭層に限局しているので，日光角化症と診断可能である（inset）．

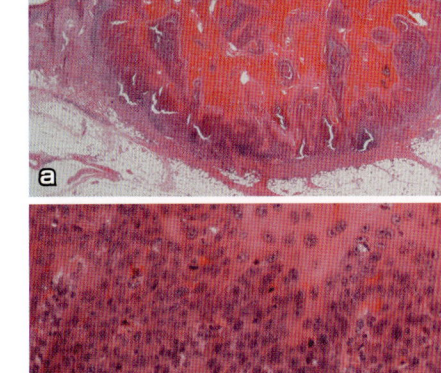

**図15 | ケラトアカントーマ（進行期有棘細胞癌）**
外向および内向性の増殖をする扁平上皮の増加により形成される腫瘍で，病変中央部はクレーター状となり，角質を入れている．腫瘍周辺の表皮は腫瘍に移行する部位で折り返すように弯曲している．病変を構成するのは，不規則に配列する核異型性のある角化細胞であり，病変が真皮網状層に及んでいるので，進行期有棘細胞癌と診断可能である（b）．

表皮性腫瘍として独立した腫瘍とする考えや，有棘細胞癌の一型とする考え方[9]，そしてケラトアカントーマは臨床病名であり，以下に示すような特徴的な臨床形態や経過，そして病理学的な基本構築を示すいくつかの疾患が含まれた概念である[10]，とする考え方がある．

### 1）臨床的事項

ほとんどの場合単発性で，中高年者の頭頸部に好発する．中央に角栓を入れた，境界明瞭紅色のドー

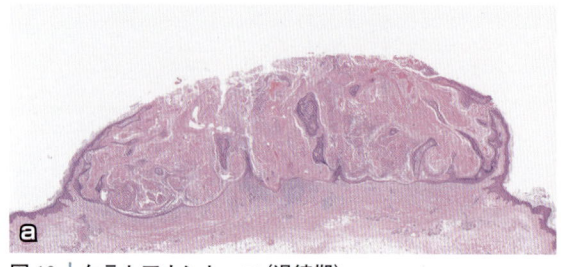

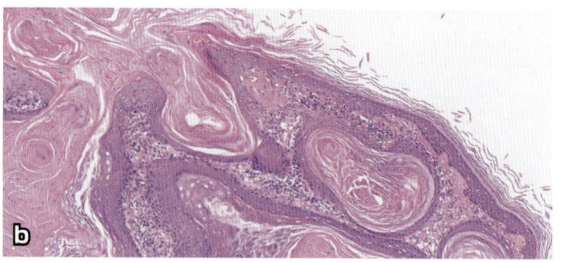

**図16 | ケラトアカントーマ（退縮期）**
角栓を入れたカップ状構造は浅くなり，その周囲に膠原線維の増生，肉芽腫性炎症を伴う肉芽組織がみられる（a）．病変の一部では，日光角化症と診断可能な部位もある（b）．

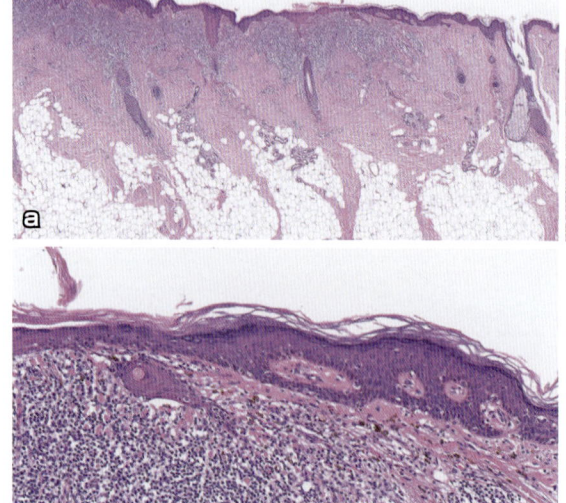

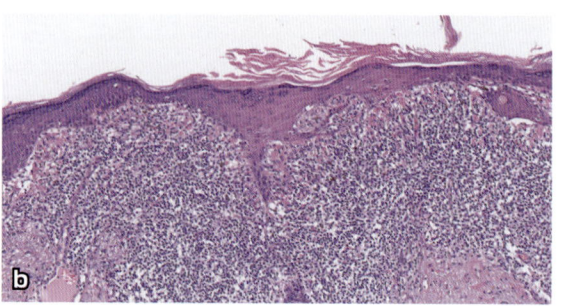

**図17 | 扁平苔癬様角化症**
角層の肥厚や顆粒層の肥厚を伴って表皮は不規則に肥厚している（a, b）．真皮上層には帯状にリンパ球あるいは組織球を主体とする炎症細胞浸潤があり，浸潤した細胞で真皮表皮境界部が不明瞭になっている（a, b）．病変の辺縁には，脂漏性角化症の早期病変がある（c）．

ム状隆起性腫瘍である．通常1〜2ヵ月の経過で病変が急速に増大し，3〜6ヵ月の経過で自然消退するものが多いとされている．中心治癒傾向を伴い遠心性に拡大するkeratoacanthoma centrifugum marginatum，毛孔一致性に多発して遺伝性のないGrzybowski型，常染色体優性遺伝で多発するFerguson-Smith型，爪甲下に生じるもの，そしてMuir-Torre症候群に伴うものなどの亜型が知られている．

## 2）組織学的所見

最盛期病変の基本構築は，外向および内向性の増殖をする扁平上皮の増加により形成される腫瘍で，多くの場合左右対称性，病変中央部はクレーター状となり，角質を入れている．腫瘍周辺の表皮は腫瘍に移行する部位で折り返すように弯曲する（epithelial lip）．角化細胞や角化細胞に類似した腫瘍細胞は，表皮と毛包上皮で増加している．このような基本構築を伴う可能性ある疾患には，良性病変として疣贅 verrucas（図13），脂漏性角化症，悪性病変として日光角化症 solar keratosis（図14），Bowen病，そして進行期有棘細胞癌 squamous cell carcinoma, advanced lesion（図15）がある．病変を構成する腫瘍細胞は，基本となる疾患により異なり，それぞれの腫瘍の特徴をもつ．いずれの疾患においても，腫瘍細胞胞巣内に好中球が集簇していることが多い．

退縮期（keratoacanthoma, regressing）では，角栓を入れたカップ状構造は浅くなり，その周囲に膠原線維の増生，肉芽腫性炎症を伴う肉芽組織がみられる（図16）．

## 3）鑑別診断

ケラトアカントーマとは，必ずしも独立した疾患ではなく，特殊な臨床経過と形態をもつ疣贅，脂漏性角化症，日光角化症，Bowen病，そして進行期有

棘細胞癌の総称と考えれば，それらの疾患との鑑別は，定型的なそれぞれの腫瘍の鑑別に準じる．

## 10. 扁平苔癬様角化症

扁平苔癬様角化症 lichen planus-like keratosis（図17）は，日光黒子や脂漏性角化症などの良性の角化細胞増殖性疾患に対する宿主の免疫反応で，病変が消退する過程で生じる病変[11]である．扁平苔癬に臨床像と病理組織像が類似することが多い．

### 1）臨床的事項

中高年の上背部あるいは上肢に比較的好発する．平坦な不規則な境界を有する角化性の局面である．褐色，黒色あるいは皮膚色，または，それらの色が混在していることもあり，時に搔痒を伴う．

### 2）組織学的所見

角層の肥厚や顆粒層の肥厚を伴って表皮は不規則に肥厚する．真皮上層には帯状にリンパ球あるいは組織球を主体とする炎症細胞浸潤があり，浸潤した細胞で真皮表皮境界部が不明瞭になる．病変の辺縁では，日光黒子や脂漏性角化症などの前駆病変が観察されることもある．典型的な扁平苔癬と異なり，錯角化や好酸球浸潤を伴うことがある．

### 3）鑑別診断

日光角化症でも同様の炎症反応を伴うことがあるが，日光角化症では表皮下層を中心とした核異型性のある角化細胞の不規則な増加を伴う．錯角化と好酸球浸潤を伴う場合，扁平苔癬よりも扁平苔癬様角化症の可能性が高い．

（安齋眞一，木村鉄宣）

> **TOPICS　日光黒子 solar lentigo，大細胞性棘細胞腫 large cell acanthoma，脂漏性角化症 seborrheic keratosis**
>
> 日光黒子は，病変の構成細胞や，同様の病変が，典型的な脂漏性角化症の病変内やその周囲にみられることから，隆起性病変を形成せず，偽角質囊腫を伴わない，脂漏性角化症の露光部に生じた早期病変であると考えられている．
>
> 大細胞性棘細胞腫は，日光角化症の1型であるとか，独立した疾患であるとの考えもあるが，その病理学的観察より，病変内に大型の核をもつ角化細胞がある以外の所見では日光黒子と何ら変わりがないことから，日光黒子の一亜型と考えるのが妥当とされている[8]．

### 文　献

1) Shapiro L, Baraf CS：Isorated epidermolytic acanthoma. A solitary tumor showing granular degeneration. Arch Dermatol 101：220-223, 1970
2) Kaddu S, Dong H, Mayer G et al.：Warty dyskeratoma-"follicular dyskeratoma"：analysis of clinicopathologic features of a distinctive adnexal neoplasms. J Am Acad Dermatol 47：423-428, 2002
3) Brownstein MH：Acantholytic acanthoma. J Am Acad Dermatol 19：783-786, 1988
4) 三橋善比古：脂漏性角化症．玉置邦彦 他（編）：最新皮膚科学大系 第12巻 上皮性腫瘍．中山書店，2002, pp2-9
5) 阿部俊文，安齋眞一，木村鉄宣：脂漏性角化症における角質囊腫の形成および脂漏性角化症の発症機序に関する病理組織学的検討：角質囊腫は表皮内付属器から発生する．日皮会誌 115：1611-1613, 2005
6) 安齋眞一，木村鉄宣：CPC：Solar (actinic) keratosis with the features of viral verruca：ウイルス性疣贅の所見のある日光角化症．Visual Dermatology 5：79-87, 2006
7) 安齋眞一，福本隆也，木村鉄宣：ウイルス性疣贅の所見をもつ皮膚疾患―ヒト乳頭腫ウイルスは主役か？あるいは脇役か？日臨皮会誌 23：44-47, 2006
8) Roewert HJ, Ackerman AB：Large-cell acanthoma is a solar lentigo. Am J Dermatopathol 14：122-132, 1992
9) Ng P, Ackerman AB：The major types of squamous-cell carcinoma. Dermatopathol Prac Conc 5：250-252, 2001
10) 倉園普子，木村鉄宣：ケラトアカントーマ．病理と臨床 21：1344-1350, 2003
11) MehreganAH：Lentigo senilis and its evolutions. J Invest Dermatol 65：429-433, 1975

## 第2部 組織型と診断の実際
### I．角化細胞性腫瘍【各論】　2．悪性腫瘍

# (1) 扁平上皮癌

squamous cell carcinoma

---

### 1．定義・概念・臨床的事項

　表皮有棘細胞への分化を示す悪性腫瘍．厳密には表皮組織は基底細胞と有棘細胞に区分されることより，皮膚科学領域では扁平上皮癌 squamous cell carcinoma ではなく，有棘細胞癌 prickle cell carcinoma の語が使用されることも多い．

　表面に角化傾向を伴った不整な隆起性〜潰瘍形成性病変として認識されることが多い．しばしば多発性．

### 2．組織学的所見

　皮膚の扁平上皮癌 squamous cell carcinoma の組織学的診断の手がかり*は，①周辺表皮との連続性，②角化傾向，③細胞間橋，④胞巣の形・大きさの不規則さ，⑤細胞配列の乱れ，⑥核の異型と多様性，⑦分裂像，⑧真皮網状層への浸潤**，⑨潰瘍形成などである（**図1〜3**）．ただし，以上の点が全て常に認められるわけではなく，各所見のバランスを考えて総合的に判断する．最終的に，臨床像・臨床診断と病理診断との整合性を確認したうえで診断する．

*　筆者は診断基準 criteria ではなく，手がかり clues を用語として好む．前者には絶対条件的ニュアンスがあり，そのことに囚われると診断が難しくなるからである．例えば，②角化傾向や③細胞間橋を診断基準とすると扁平上皮癌の組織診断はかなり窮屈となり，現実的ではなくなる．

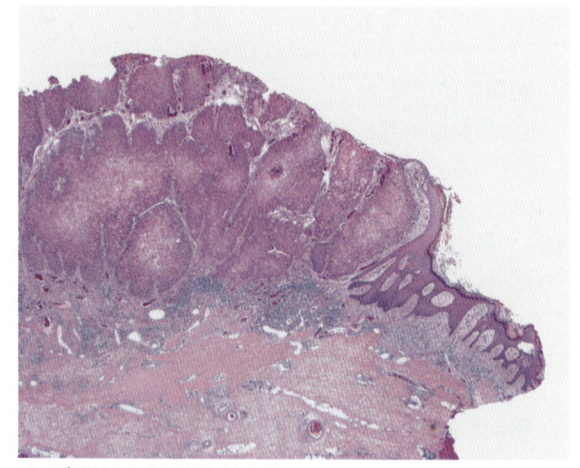

**図1｜扁平上皮癌の弱拡大像**
表面に潰瘍形成を伴った形・大きさの不規則な胞巣形成性病変．

**　表皮内癌と浸潤癌との鑑別は，基底膜の破壊を伴った浸潤性増殖の有無で区別するのが一般病理学の基本である．しかし，皮膚扁平上皮癌の場合，基底膜の破壊を伴わず，皮下脂肪組織や筋層にまで深く伸展増殖する場合がある．基底膜の破壊を伴った浸潤性増殖を認めずとも，真皮網状層に伸展した場合は表内癌ではなく，浸潤癌として取扱うことが現実的である[1]．

　表皮内扁平上皮癌 squamous cell carcinoma in situ に関しては，他項（日光角化症，Bowen病）参照．

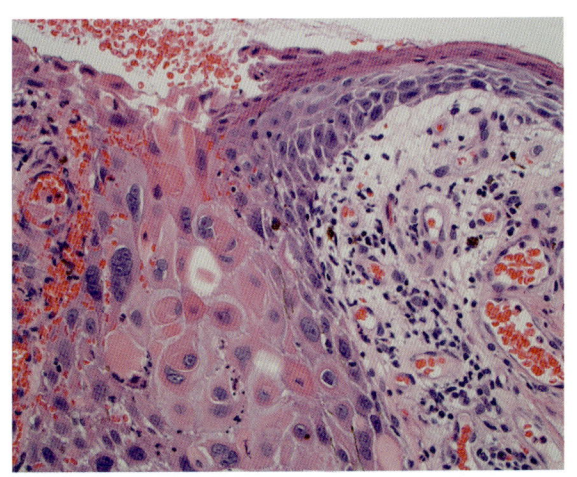

**図2｜扁平上皮癌の強拡大像**
周辺表皮との連続性．

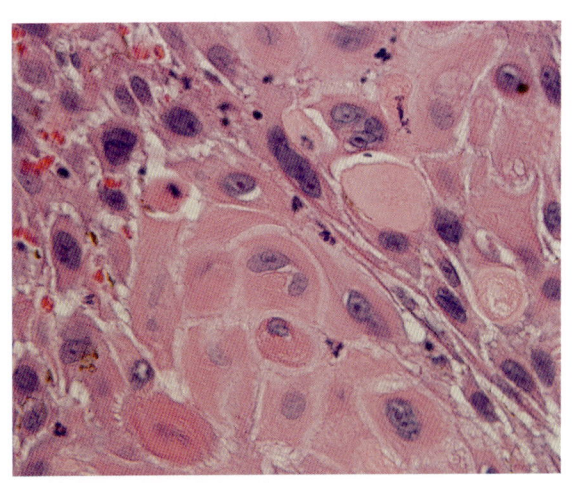

**図3｜扁平上皮癌の強拡大像**
細胞配列の乱れ，角化傾向，核の異型と多様性，核分裂像，腫瘍細胞間に細胞間橋を認める．

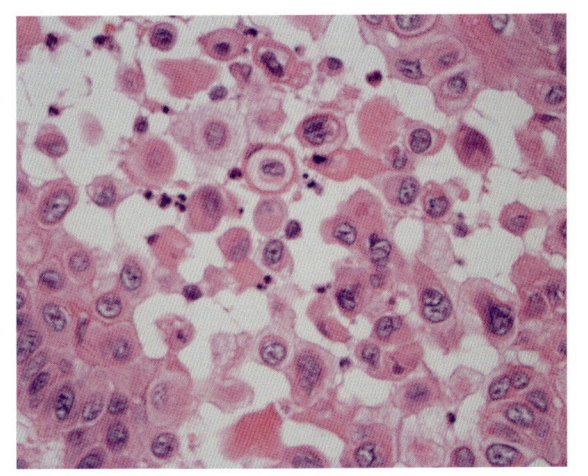

**図4｜棘融解型扁平上皮癌の強拡大像**
異常角化を伴った棘融解細胞が目立つ扁平上皮癌．

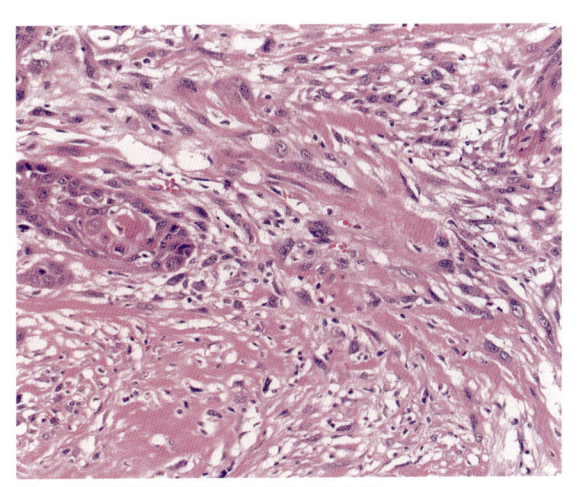

**図5｜紡錘形細胞扁平上皮癌の中拡大像**
腫瘍細胞が間葉系細胞を思わせる紡錘形を示し，膠原線維の増加が背景に目立ち，肉腫様を呈している．角化傾向を示す腫瘍胞巣の存在より，扁平上皮癌と診断．（大分大学医学部腫瘍病態制御講座 横山繁生先生のご厚意による）

## 3. 組織亜型

### 1) 棘融解型扁平上皮癌

棘融解型扁平上皮癌 acantholytic squamous cell carcinoma は，異常角化を伴った棘融解細胞が目立つ扁平上皮癌（**図4**）．棘融解型日光角化症から発生する．程度が強い場合は，偽腺管様や下記の偽血管様を呈することがある．生物学的悪性度がやや高いことが知られている．

### 2) 紡錘形細胞扁平上皮癌

紡錘形細胞扁平上皮癌 spindle-cell squamous cell carcinoma では，扁平上皮癌の分化度が低い場合に腫瘍細胞の胞巣形成傾向が目立たなくなり，腫瘍細胞が間葉系細胞を思わせる紡錘形を示し，膠原線維の増加が背景に目立ち，肉腫に類似した組織像を呈する場合がある（**図5**）．そのような場合でも詳細に観察すればどこかに扁平上皮癌としての特徴がみられる場合が多い．

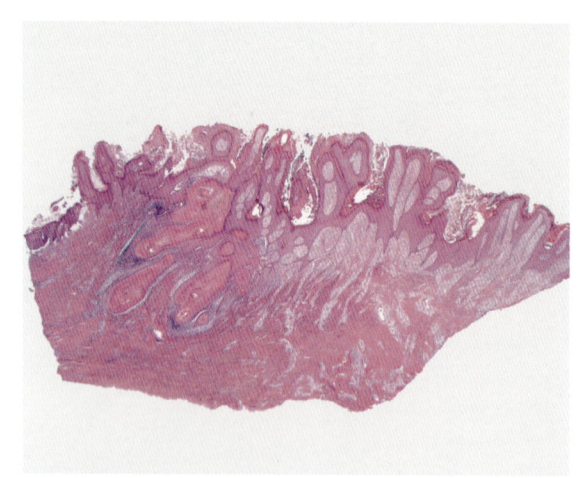

**図6｜疣贅状癌のルーペ像**
足部の乳頭状増殖性病変．深部への増殖傾向あり．

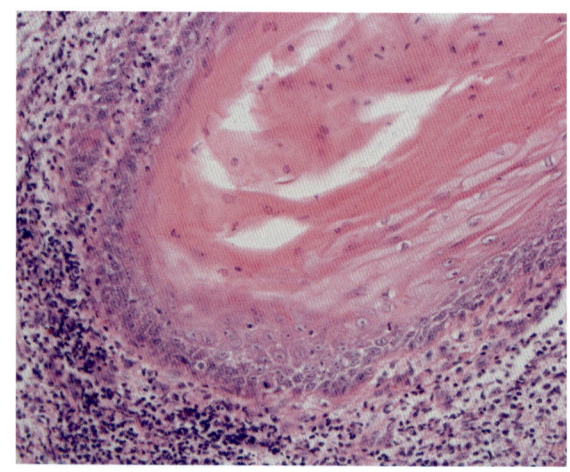

**図7｜疣贅状癌の底部の強拡大像**
少数の核分裂像を認めるが，異型性は目立たない．

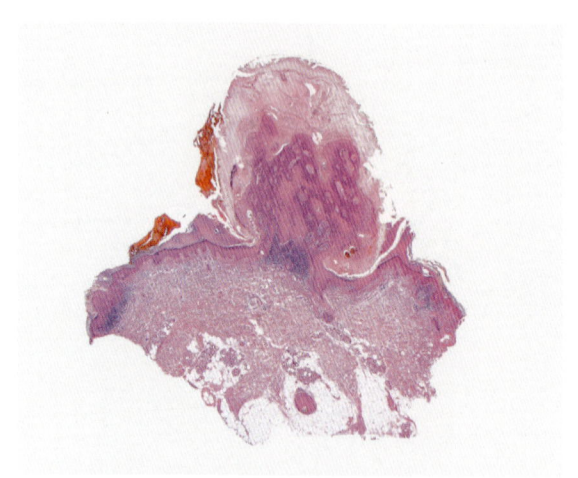

**図8｜乳頭状扁平上皮癌のルーペ像**
外向性乳頭状増殖性病変．辺縁部に日光角化症あり．

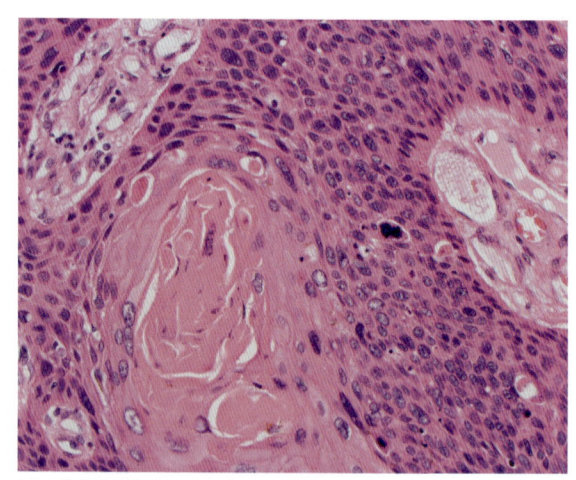

**図9｜乳頭状扁平上皮癌の強拡大像**
核異型，核の大小不同，核分裂像が目立つ．

### 3）疣贅状扁平上皮癌

疣贅状扁平上皮癌 verrucous squamous cell carcinoma では，疣贅状癌 verrucous carcinoma と乳頭状扁平上皮癌 papillary squamous cell carcinoma の2つを区別して考える必要がある．疣贅状癌は組織学的に異型性や核分裂像が目立たず，深部への浸潤増殖傾向の確認でのみ診断できる（超）高分化型扁平上皮癌の一型である（図6, 7）．表面生検材料では尋常性疣贅の陳旧性病変との鑑別が極めて困難である．手掌足底に発生した場合は carcinoma cuniculatum，外陰部に発生した場合は condyloma of Buschke and Löwenstein，口唇および口腔粘膜に発生した場合は florid oral papillomatosis と呼ばれることもある．一方，乳頭状扁平上皮癌は外向性増殖を主体とする扁平上皮癌の総称名である．疣贅状癌とは異なり，内向性増殖傾向に乏しく，異型や分裂像が目立つ（図8, 9）．乳頭状扁平上皮癌には，Bowen 病や日光角化症が外向性に増殖したもの，乳頭腫ウイルス感染病変から悪性転化したものなどが含まれている可能性がある．

### 4）偽血管様扁平上皮癌

棘融解型扁平上皮癌の大きな病変や固定不良の扁平上皮癌は，腫瘍胞巣に壊死が加わり，胞巣中心部が脱落し，異型細胞を一層辺縁に残して不規則な空隙を形成し，血管肉腫様のパターンを示すことがあ

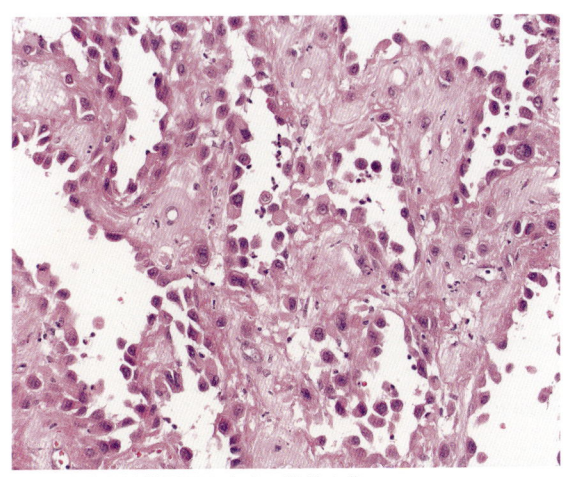

**図10** | 偽血管様扁平上皮癌の強拡大像
血管肉腫様のパターン．棘融解型扁平上皮癌に変性・壊死が加わり，胞巣中心部が脱落し，異型細胞を一層辺縁に残して不規則な空隙を形成．（大分大学医学部腫瘍病態制御講座　横山繁生先生のご厚意による）

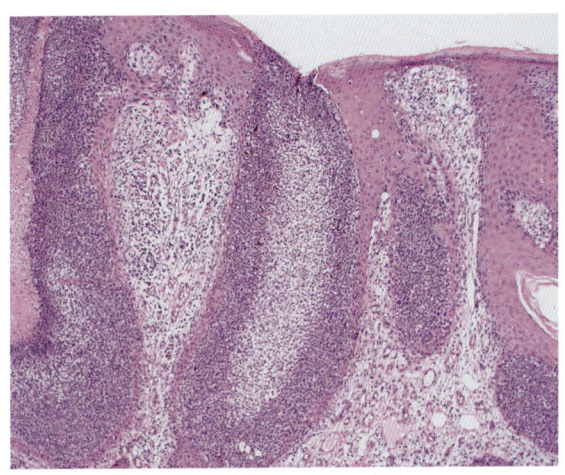

**図11** | 外毛根鞘様扁平上皮癌の中拡大像
表皮と連続性に真皮にイタリア半島様に進展し，中心部で淡染性をもった扁平上皮癌．悪性外毛根鞘性腫ではなく，扁平上皮癌の胞巣の水腫様変性と集塊壊死．

る（図10）．他の壊死の少ない場所に扁平上皮癌の像を確認することで偽血管様扁平上皮癌 pseudovascular squamous cell carcinoma と診断できる．免疫組織化学（ビメンチン，ケラチン，CD34，第Ⅷ因子関連抗原）が診断に有用である．

### 5) 腺扁平上皮癌

腺扁平上皮癌 adenosquamous carcinoma は，扁平上皮癌と腺癌の両方の像を併せもった極めて稀な皮膚上皮性悪性腫瘍．表層で扁平上皮癌，底部で腺癌の像を示すことが多い．砒素中毒患者にみられることもある．扁平上皮化生を生じた腺様型基底細胞癌，悪性汗孔腫，棘融解型扁平上皮癌などとの鑑別を要する．

### 6) 外毛根鞘様扁平上皮癌

表皮と連続性に真皮にイタリア半島様に進展し，中心部で淡染性をもった外毛根鞘様扁平上皮癌 tricholemmoid carcinoma（図11）を，以前は悪性外毛根鞘性腫と報告されることが多かった．実際は扁平上皮癌の胞巣の水腫様変性と集塊壊死にすぎないことが多い．

## 4．鑑別診断

他臓器からの転移性扁平上皮癌：表皮と病変との連続性の有無が手がかりとなるが，転移性病変が表皮向性を示す場合もあり，絶対的なものではない．病歴，臨床経過など合わせて考えることが必要である．

## 5．免疫組織化学的特徴

ケラチン陽性・ビメンチン陰性が基本であるが，低分化型の一部ではケラチン陽性・ビメンチン陽性となる場合もあり，注意が必要である．

## 6．治療・予後

完全切除が原則であるが，切除不能例に関しては抗癌剤や放射線治療も行われる．予後は多臓器の扁平上皮癌とは違い比較的良好であるが，リンパ節転移例では当然ながら予後不良である．

謝辞：貴重な症例のご提供をいただいた大分大学医学部腫瘍病態制御講座　横山繁生先生に深く感謝致します．

（玉田伸二）

## 文　献

1) Ackerman AB.：Solar keratosis is squamous cell carcinoma. Arch Dermatol 139：1216-1217, 2003

第2部 組織型と診断の実際

I．角化細胞性腫瘍 【各論】　2．悪性腫瘍

# (2) Bowen 病

Bowen's disease

## 1．定義・概念・臨床的事項

　Bowen 病は表皮内扁平上皮癌の一型である（トピックス参照）．以前は内臓癌との関連が示唆されていたが，実際は Bowen 病に関連した内臓癌に頻度は高くなく，砒素角化症と混乱されていた可能性が高い．病因論的にはヒト乳頭腫ウイルス，紫外線を示唆する報告もある．紫外線に関しては，後述の Bowen 病様日光角化症 solar keratosis-bowenoid type と混乱した可能性が高い．
　臨床的には非露出部の局面性病変として認識されることが多い．しばしば多発性．

## 2．組織学的所見

　巨大な核を有する腫瘍細胞（clumping cell）と核分裂像を伴う表皮全層性の異型表皮細胞増殖（図1）を特徴とする．他臓器とは異なり，表層に扁平上皮としての分化像（核の扁平化）が残存しても，dysplasia とはせず，表皮内扁平上皮癌として取扱う．なぜなら，臨床像，治療方法，予後に差が認められないからである．

## 3．組織学的亜型

### 1) Paget 病様 Bowen 病
　上皮性ムチンに富む淡染性の比較的豊富な細胞質を有する異型表皮細胞の孤立性・胞巣形成性増殖が Bowen 病内の一部〜大部分においてみられることがある（図2）．臨床像，治療方法，予後に差がな

く，Bowen 病の組織学的一亜型に過ぎない．なお，Paget 病とは，①Paget 病様細胞以外の表皮細胞にも異型がみられること，②乳房外 Paget 病の好発部位以外にも発生，③臨床診断が乳房外 Paget 病ではなく Bowen 病，などにより鑑別される．

### 2) クローナル型 Bowen 病
　異型表皮細胞の胞巣形成性増殖が Bowen 病内の一部〜大部分においてみられることがある（図3）．やはり臨床像，治療方法，予後に差がなく，Bowen 病の組織学的一亜型にすぎない．脂漏性角化症や表皮内汗孔腫においても同様のパターンを示す場合があるが，増殖細胞形態より鑑別可能である．

### 3) 脂漏性角化症様 Bowen 病
　脂漏性角化症内に Bowen 病と同様の所見を認める場合が稀にある（図4, 5）．①脂漏性角化症 seborrheic keratosis に生じた反応性の Bowenoid change（pseudo-malignancy）[1]，②脂漏性角化症に続発または偶発した表皮内扁平上皮癌，③脂漏性角化症類似の組織像を示す表皮内扁平上皮癌などの可能性がある．今後の症例の集積と検討を待つ状況である．

## 4．鑑別診断

### 1) Bowen 病様日光角化症 solar keratosis-bowenoid type
　日光角化症がある程度進行すると，Bowen 病と同様に表皮全層性に異型表皮細胞が出現する．底部に変性した弾力線維が存在する場合は，周辺部に典

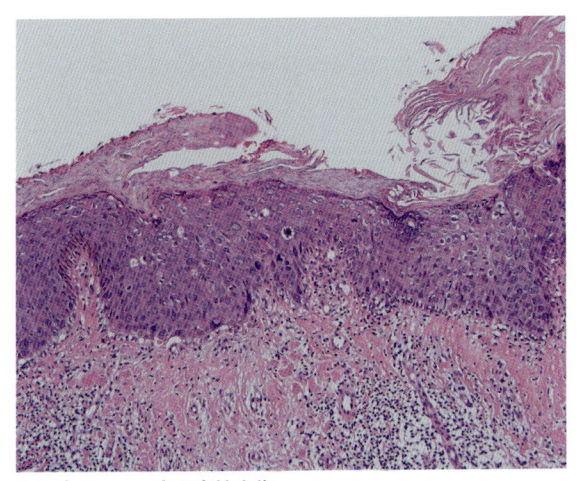

**図1 | Bowen 病の中拡大像**
巨大な核を有する腫瘍細胞（clumping cell）と核分裂像を伴う表皮全層性の異型表皮細胞増殖．

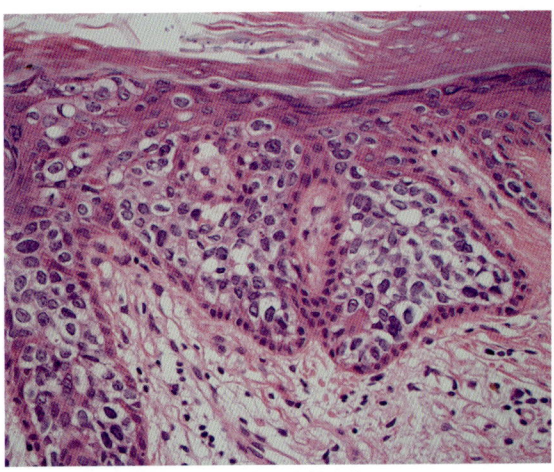

**図2 | Paget 病様 Bowen 病の強拡大像**
Paget 病様細胞の孤立性・胞巣形成性増殖．Paget 病様細胞以外の表皮細胞にも異型性がみられる．Paget 病様日光角化症とは異なり，表皮基底層が残存して目立っている．

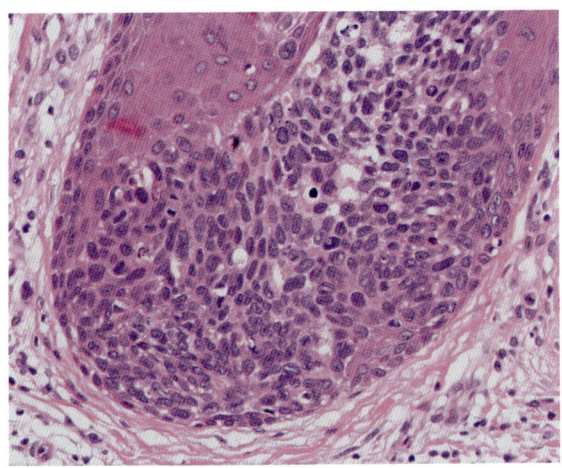

**図3 | クローナル型 Bowen 病の強拡大像**
Bowen 病内にみられた異型表皮細胞の胞巣形成性増殖．

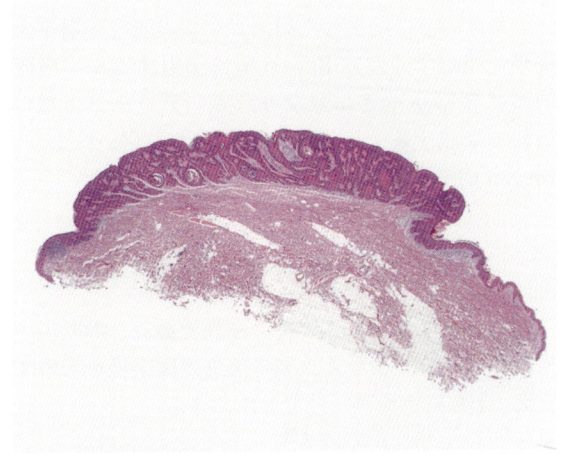

**図4 | 脂漏性角化症様 Bowen 病のルーペ像**
角化性偽嚢胞形成を伴ったドーム状表皮増殖性病変．一見すると脂漏性角化症パターン．

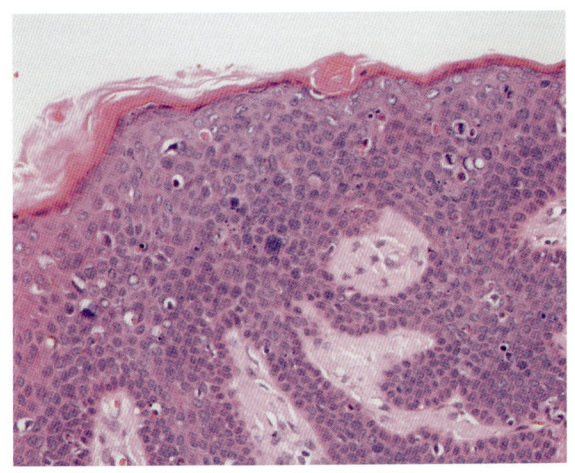

**図5 | 脂漏性角化症様 Bowen 病の強拡大像**
clumping cell，多数の核分裂像，孤細胞性壊死を伴う異型表皮細胞増殖．

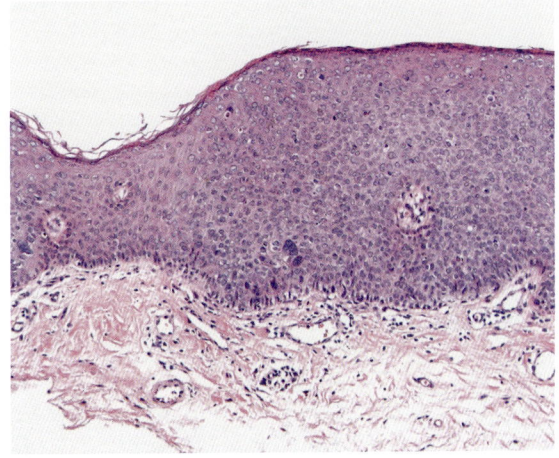

**図6 | Bowen 病様丘疹症の中拡大像**
clumping cell，多数の核分裂像を伴う異型表皮細胞の丘疹状増殖．

型的な日光角化症の像を認めることが多い．Bowen病（比較的大きな局面を形成し，非露出部に好発）とは臨床像も大きく異なる．

### 2）Bowen 病様丘疹症 Bowenoid papulosis

外陰部に生じた尖形コンジローマの悪性化した病変である．以前は，核異型を伴った良性病変（pseudo-malignancy）と考えられていたが，現在は表皮内扁平上皮癌の一型として考えられている．組織学的には Bowen 病と同じく表皮全層性の異型表皮細胞増殖がみられるが，Bowen 病とは異なり幅の小さな病変（図6）である．肉眼的にも Bowen 病の局面形成病変ではなく，丘疹として認識されることが多い．

### 3）Queyrat 紅色肥厚症 erythroplasia of Queyrat

陰茎亀頭部に発生した局面形成型の表皮内扁平上皮癌．組織学的には Bowen 病に類似するが，肉眼的には Bowen 病とは異なり，赤いビロード布様の局面を形成する．発生部位，臨床像の違いにより，Bowen 病や Bowen 病様丘疹症と区別する．

## 5．免疫組織化学的特徴

ケラチン陽性・ビメンチン陰性である．診断上の有用性は極めて少なく，発生部位や臨床像を考慮すると，HE 染色標本だけで診断できる．

## 6．治療・予後

完全切除が原則であるが，レーザー照射や冷凍凝固術も行われる．浸潤癌に移行する例は少なく（経験上，扁平上皮癌の浸潤癌の周辺には Bowen 病よりも日光角化症をみることが圧倒的に多い），予後は比較的良好である．

（玉田伸二）

---

### TOPICS: squamous cell carcinoma in situ とは

皮膚の squamous cell carcinoma in situ（SCCis）＝Bowen 病ではない．Bowen 病は体幹部に好発し，特徴的な臨床像をもつ SCCis の一型である．皮膚の SCCis には Bowen 病，日光角化症，さらには Bowen 病様丘疹症などの多種の疾患が含まれる．病理総論的には，表皮が全層性に異型細胞に置換されている場合は SCCis，表皮表層に扁平上皮としての分化（核の扁平化と角化）が残存すれば dysplasia と診断されることが多い．しかし，皮膚では扁平上皮の増殖性病変に対して dysplasia あるいは intraepithelial neoplasia と病理診断する習慣がない．表皮全層性病変である Bowen 病よりも，非全層性病変である日光角化症のほうが生物学的には悪性度が高い．

---

### 文献

1）泉　美貴：みき先生の皮膚病理診断 ABC　①表皮系病変．第1版．秀潤社，pp74-75, 2006

第2部　組織型と診断の実際

I. 角化細胞性腫瘍　【各論】　2. 悪性腫瘍

# (3) 日光角化症

solar keratosis

## 1. 定義・概念・臨床的事項

日光角化症 solar keratosis は極初期の扁平上皮癌である（図1）．dysplasia，前癌症，悪性度1/2などと定義された時期もある．どちらにしろ，放置すると浸潤癌へと将来進展する可能性がある．老人性角化症 senile keratosis や老人性角化腫 keratoma senile とも呼ばれることがある．脂漏性角化症の別称である老人性疣贅 verruca senilis と混乱しないように注意が必要である．

中高年の露出部に好発する．固執性の過角化角層やびらん・潰瘍を伴った不整な形状の病変として認識されることが多い．

## 2. 組織学的所見

組織学的には，被覆表皮の下面から真皮乳頭層に突出する異型的表皮細胞のつぼみ状増殖（図2）が基本像である．異型表皮細胞増殖は表皮内毛包や汗管はスキップして発生し，表面の角層もそれを反映して，特徴的な"pink and blue sign"がみられることが多い（図1）．真皮内では変性した弾力線維を認める．表皮基底膜の破壊を伴った浸潤性増殖がなくとも，真皮網状層に病変が達している場合は（付属器辺縁部を伝わった深部への進展は除く），日光角化症ではなく扁平上皮癌と診断する[1]．

## 3. 組織学的亜型

### 1) 萎縮型日光角化症 solar keratosis-atrophic type

初期の日光角化症．

### 2) 肥大型日光角化症 solar keratosis-hypertrophic type

表皮肥大が目立つ日光角化症．角質の肥厚が著しく，いわゆる皮角の像を呈することが多い．

### 3) Bowen病様日光角化症 solar keratosis-bowenoid type

日光角化症がある程度進行するとBowen病と同様に表皮全層性に異型表皮細胞が出現する（図3）．底部に変性した弾力線維が存在する場合は，周辺部に典型的な日光角化症の像を認めることが多く，日光角化症がある程度進行した状態と解釈できる．

### 4) Paget病様日光角化症 solar keratosis-pagetoid type

Bowen病だけでなく，日光角化症でもPaget病様変化を認めることがある（図4）．臨床像，治療方法，予後に差がなく，日光角化症の組織学的一亜型にすぎない．

### 5) 棘融解型日光角化症 solar keratosis-acantholytic type

日光角化症は異型表皮細胞と周辺表皮との間に裂隙形成がみられることが多い．腫瘍細胞間にも解離

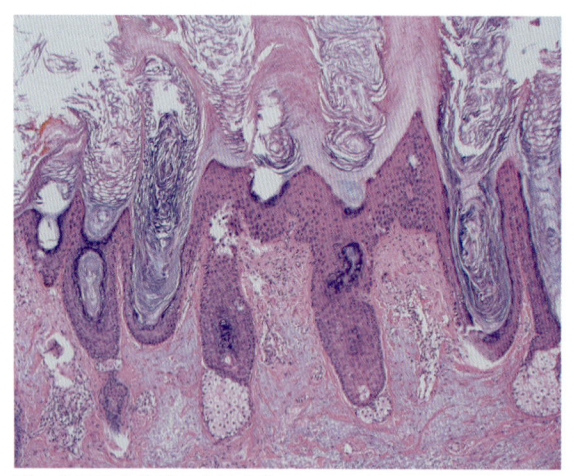

**図1｜日光角化症の中拡大像**
異型表皮細胞増殖は表皮内毛包や汗管はスキップして発生し，表面の角層もそれを反映して，特徴的な"pink and blue sign"を示す．真皮内では変性した弾力線維を認める．

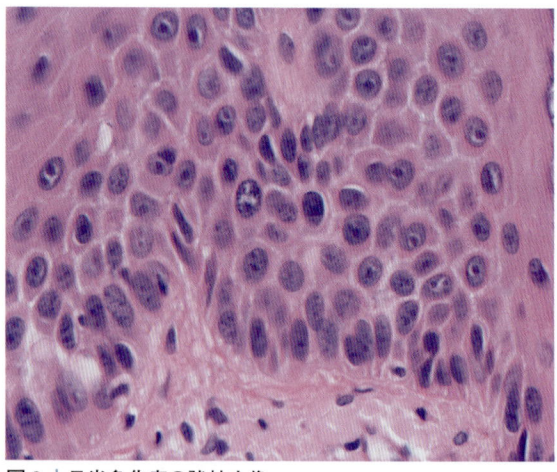

**図2｜日光角化症の強拡大像**
被覆表皮の下面から真皮乳頭層に突出する異型的表皮細胞のつぼみ状増殖．

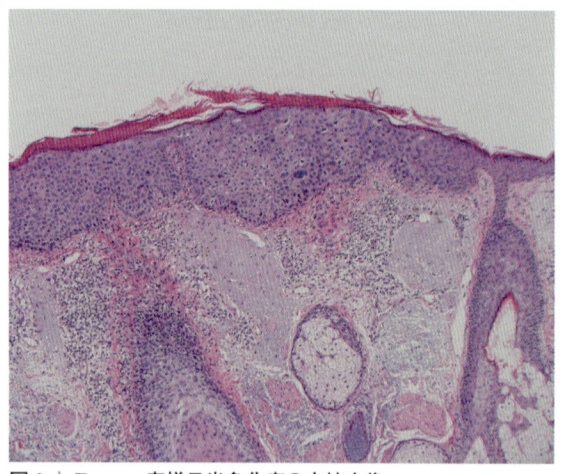

**図3｜Bowen 病様日光角化症の中拡大像**
Bowen 病と同様に表皮全層性に異型表皮細胞増殖．真皮内では変性した弾力線維を認める．

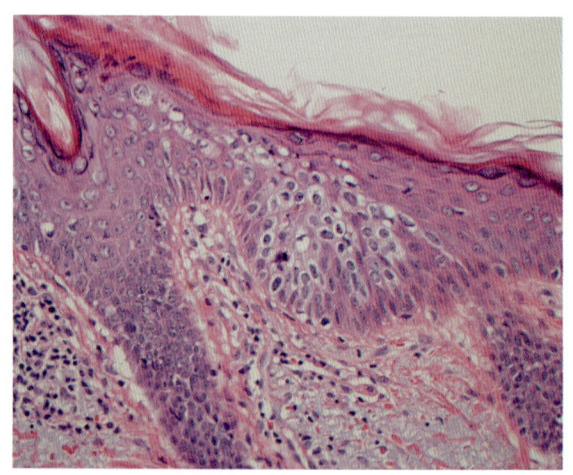

**図4｜Paget 病様日光角化症の強拡大像**
日光角化症の一部にみられた Paget 病様細胞．真皮内では変性した弾力線維を認める．

が目立つ場合，棘融解型日光角化症と診断する．病変が真皮網状層に達している場合は棘融解型扁平上皮癌と診断する．裂隙形成が表皮基底細胞層上で幅広く発生した場合，尋常性天疱瘡や Hailey-Hailey 病に類似することがあるが（図5），臨床像は尋常性天疱瘡や Hailey-Hailey 病とは類似しない．

## 4．鑑別・類縁疾患

### 1）砒素角化症 arsenic keratosis

砒素既往歴のある患者の体幹・四肢・手掌足底に発生する多発性角化性病変．通常では日光角化症が発生しない手掌足底に日光角化症と類似の組織学的所見（図6, 7）がみられる．

### 2）PUVA 角化症 PUVA keratosis

乾癬，掌蹠膿疱症，尋常性白斑などに対する長期 PUVA 療法（オクソラレン＋長波長紫外線照射）後に発生した日光角化症と同様の病変（図8）．組織像は日光角化症と同じであるため，治療歴を参考に診断する．

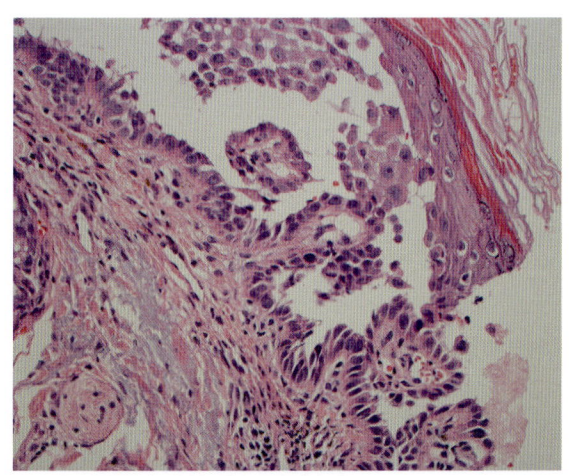

**図5 | 棘融解型日光角化症の強拡大像**
裂隙形成が表皮基底細胞層上にみられ，尋常性天疱瘡やHailey-Hailey病に類似するが，臨床像は日光角化症．

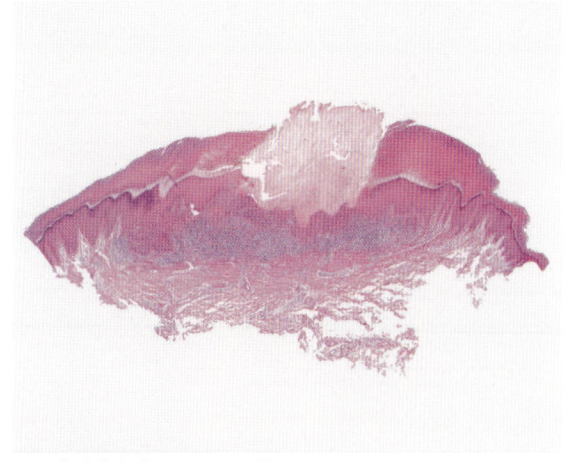

**図6 | 砒素角化症のルーペ像**
足底の幅の狭い病変．病変部を覆う角質は錯角化のため周辺角質と境界明瞭．底部に密な炎症性細胞浸潤．

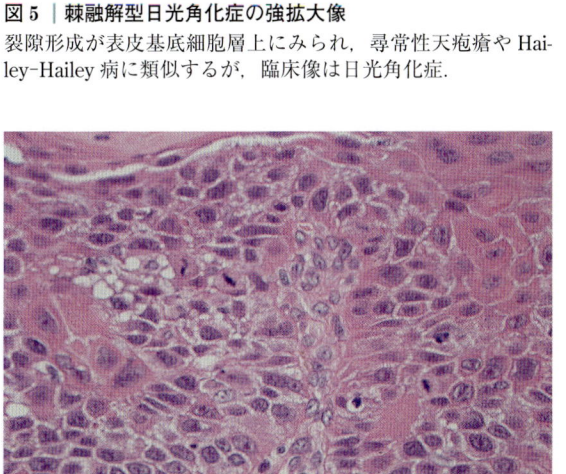

**図7 | 砒素角化症の強拡大像**
核分裂像を伴った異型的な表皮細胞増殖．

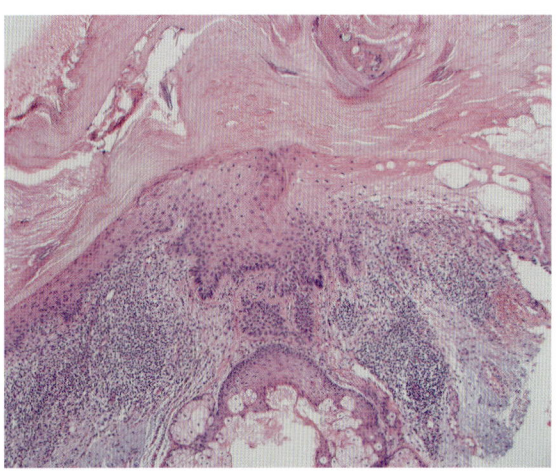

**図8 | PUVA角化症の中拡大像**
尋常性白斑に対する長期PUVA療法後12年で発症．被覆表皮の下面から真皮乳頭層に突出する異型的表皮細胞のつぼみ状増殖．表面に過角化，底部に密な炎症性細胞浸潤と変性した弾力線維．日光角化症と同じ組織像．

### 3) 光線性口唇炎 actinic cheilitis

口唇の日光角化症．炎症ではなく腫瘍性病変であり，（光線性口唇炎）は misnomer である．

## 5. 免疫組織化学的特徴

ケラチン陽性・ビメンチン陰性である．診断上の有用性は極めて少なく，発生部位や臨床像を考慮すると，HE染色標本だけで診断できる．

## 6. 治療・予後

完全切除が原則であるが，レーザー照射や冷凍凝固術も行われる．予後は比較的良好である．

（玉田伸二）

### 文　献

1) Ackerman AB.：Solar keratosis is squamous cell carcinoma. Arch Dermatol 139：1216-1217, 2003

第2部 組織型と診断の実際

# II. 皮膚付属器系腫瘍　総論

## はじめに

　皮膚付属器系腫瘍の数は 80 以上にも及ぶとされており，これまで幾つかの分類が提唱されてきた[1~3]．最近では Ackerman らが系統的な分類を試みて，これまでエックリン系腫瘍と分類されてきた腫瘍の多くが，アポクリン系腫瘍に再分類されると述べている[1,3]．また，2006 年には新しく WHO 分類が提唱され，この分類が広まりつつある[4]．この WHO 分類は幾つかの問題点はあるものの，多くの支持を得た分類といえる．この総論では最初に皮膚付属器系腫瘍の臨床事項，次いで皮膚付属器系腫瘍の分類について述べ，最後に皮膚付属器系腫瘍への診断のアプローチについて言及する．

## 1. 皮膚付属器系腫瘍の臨床的事項

### 1) 疫学・病因

　良性の皮膚付属器系腫瘍は悪性のものに比べ，若い人に多い傾向がみられる．付属器系の癌に関しては，日光の曝露との関係が明瞭なものもあれば，そうでないものも存在する[4]．また，病因は不明なものが多い．

### 2) 臨床的事項・予後

　皮膚付属器系良性腫瘍の多くは，表面が平滑で，左右対称性の丘疹ないしは結節を呈し，皮膚の色調に類似するか，もしくは皮膚の色調よりやや濃い傾向がみられる．通常，潰瘍形成は悪性を示唆する所見といえるが，脂腺腺腫 sebaceous adenoma や乳頭状汗管囊胞腺腫 syringocystadenoma papilliferum などの良性腫瘍でも，例外的に表面にびらんなどを伴うことがある．皮膚付属器系悪性腫瘍では，不整形の局面を示すことが多く，時に潰瘍を認めることがある[4]．

　一般に，低悪性度 low-grade の癌では転移は稀である．例えば小囊胞状付属器癌 microcystic adnexal carcinoma では再発はみられるものの，転移の頻度は極めて低いとされている．腺様嚢胞癌 adenoid cystic carcinoma は血行性に広がるとされているが，一般に，癌症例ではリンパ行性，もしくは血行性に腫瘍が広がると考えられている．また，エックリン系への分化を示す癌では皮膚に転移する傾向がみられる[4]．

　通常，良性の皮膚付属器腫瘍は完全に摘出されれば再発はみられない．ただし，良性の付属器腫瘍であっても，例えば脂腺腫などの脂腺系腫瘍が多発している場合などには，Muir-Torre 症候群（多発性，時に孤立性の脂腺腫，脂腺癌などに消化器や婦人科系などの内臓悪性腫瘍を合併する症候群）に関連している場合があるので注意が必要である[5]．低悪性度の付属器癌では，病変が小さく，完全に摘出されれば予後は良好である．一方，高悪性度のものでは広範囲に転移を認めることがある[4]．

## 2. 分類

### 1) 古典的な分類

　古典的な皮膚付属器系腫瘍の分類では，その皮膚付属器系腫瘍が正常皮膚付属器のどの細胞や組織構

表1 | 皮膚付属器系腫瘍の古典的な分類

① 毛包系腫瘍（hair follicle tumors, tumors with follicular differentiation）
② 脂腺系腫瘍（sebaceous tumors, tumors with sebaceous differentiation）
③ アポクリン系腫瘍（apocrine tumors, tumors with apocrine differentiation）
④ エックリン系腫瘍（eccrine tumors, tumors with eccrine differentiation）
⑤ complex adnexal tumors（tumors with mixed features of adnexal differentiation）

表2 | 皮膚付属器系腫瘍のWHO分類

① 腺および導管系腫瘍（アポクリン・エックリン系腫瘍，Tumors with apocrine and eccrine differentiation）
② 毛包系腫瘍（Tumors with follicular differentiation）
③ 脂腺系腫瘍（Tumors with sebaceous differentiation）

築に由来するかに基づいて，毛包系腫瘍，脂腺系腫瘍，アポクリン系腫瘍，エックリン系腫瘍に分類される．そして，それぞれその腫瘍が良性腫瘍なのか，あるいは悪性腫瘍なのかを，細胞異型などの核所見，核分裂像，壊死，間質の変化などの組織学的所見を基に分類していく．ただし，正常皮膚付属器のどの成分に由来しているのかをみていく場合に，ときにアポクリン系腫瘍で毛包や脂腺への分化を伴う症例や，毛包系腫瘍でアポクリン腺や脂腺への分化を伴う症例などに遭遇することがあり，どのように分類すべきかで迷うことがある．このような症例ではfolliculo-sebaceous-apocrine unitという発生学上もしくは機能上の単位を認識しておくとその分化を理解しやすい．folliculo-sebaceous-apocrine unitとは，脂腺，アポクリン腺，毛髪を毛包に由来した一つの単位としてとらえたものである[6,7]．このfolliculo-sebaceous-apocrine unitは，本書の第一部の「検鏡前の確認事項」のところでも触れたが，エックリン汗管・汗腺とは別個に発生する．したがって，この考え方に基づけば，皮膚付属器系腫瘍は，①folliculo-sebaceous-apocrine tumors，②eccrine tumorsに2大別されることになる．また，各成分が最も分化した構造に基づいて分類した場合には，少なくとも①毛包系腫瘍 hair follicle tumors，②脂腺系腫瘍 sebaceous tumors，③アポクリン系腫瘍 apocrine tumors，④エックリン系腫瘍 eccrine tumorsの4つに分類可能である[8]．ただし，実際の診断にあたっては，この4つのいずれにも分類できない症例が存在するため，これらの混合型とでもいうべきものとして，⑤complex adnexal tumors（tumors with mixed features of adnexal differentiation）を加えて分類するのがより実用的といえる（表1）[1]．このcomplex adnexal tumorsでは，しばしばその優勢像に基づいて分類されることがあるが，combined adnexal tumorやcutaneous adnexal tumor with divergent differentiationなどと記載されることもある[1]．

## 2）WHO分類

WHO分類では上記の古典的分類で使用されているアポクリン系腫瘍とエックリン系腫瘍を厳密に2つに分けて分類せずに，一つにまとめている点がこれまでの皮膚付属器腫瘍の分類との大きな違いである．すなわち，皮膚付属器系腫瘍を，①腺および導管系腫瘍（アポクリン・エックリン系腫瘍，Tumors with apocrine and eccrine differentiation），②毛包系腫瘍（Tumors with follicular differentiation），③脂腺系腫瘍（Tumors with sebaceous differentiation）の3つに分類している（表2）．このような分類が提唱された理由としては，1）HE染色でのアポクリン系，エックリン系の分化を示唆する明確な病理組織学的所見が乏しい，2）免疫組織化学におけるアポクリン系，エックリン系のマーカーが現時点では存在しない，3）実際の診断において両者のどちらに分類すべきかが困難な症例が多い，4）Ackermanらによってエックリン系腫瘍の多くがアポクリン系腫瘍に再分類された，などが考えられる．ちなみに主だった教科書でエックリン系腫瘍という認識が一致しているのは，混合腫瘍 mixed tumorのみであるという記載もある[9]．このように皮膚付属器系腫瘍の病理診断にあたっては，アポクリン系，エックリン系を明確に分類できる症例が存在する一方，両者を明確に鑑別できない症例も依然として存在すること，さらにその数が決して少ないわけではないということを認識しておくことが大切と思われる．

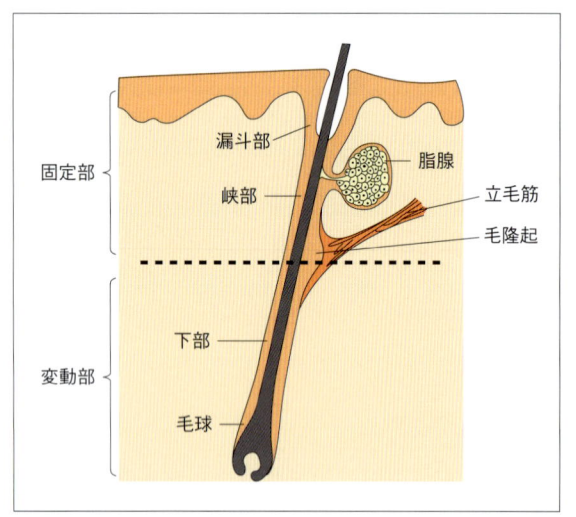

**図1 | 毛の正常構造**
毛は表皮より外に存在する毛幹 hair shaft と皮膚の中にある毛根 hair root に分けられる．毛根を包み込む上皮細胞層を毛包 hair follicle と呼び，漏斗部 infundibulum（毛包開口部から脂腺開口部まで），峡部 isthmus（脂腺管から立毛筋付着部まで），下部（立毛筋付着部より深部）に分けられる．

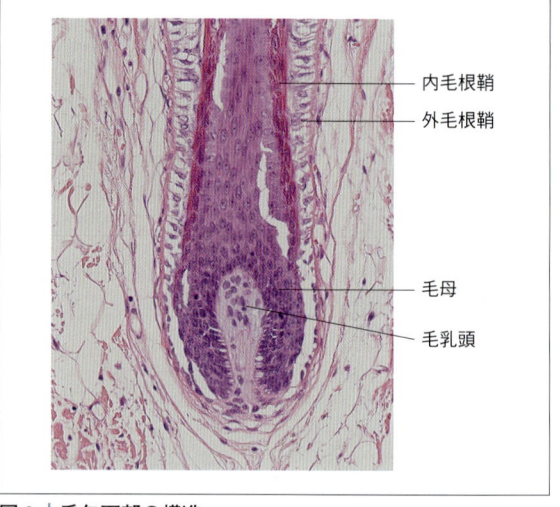

**図2 | 毛包下部の構造**
毛包の最下部は球状に膨れて毛球 hair bulb となり，中に毛乳頭 hair papilla が存在する．毛乳頭を上から包み込む上皮部分を毛母 hair matrix という．上皮性毛根鞘は内毛根鞘と外毛根鞘からなる．

## 3．病理診断

### 1）皮膚付属器の正常構造

ここでは，これまでの古典的な分類である毛包系腫瘍，脂腺系腫瘍，アポクリン系腫瘍，エックリン系腫瘍を HE 標本で診断していく際のポイントとなる組織所見を中心に述べるが，その前に皮膚の正常構造を十分に理解することが大切である．そこで，まず正常の皮膚付属器の構造について述べる．

毛は厳密には，毛幹 hair shaft と，それを囲む毛包 hair follicle よりなり，これらを合わせて毛器官 hair apparatus という．毛は皮膚面に対して少し傾斜して存在し，この鈍角側の毛包の途中が一部やや隆起して毛隆起 hair bulge を形成し，そこに立毛筋が付着する．毛隆起より上方には脂腺が存在している．毛隆起以下を下部毛包 inferior segment，毛隆起から脂腺開口部までを峡部 isthmus，それより上方を毛包漏斗部 infundibulum という．幹細胞が存在する毛隆起以下の下部毛包のみが，毛周期に伴い伸縮することから変動部と呼ばれ，これより上部は固定部と呼称される．成長期の毛包の最下部は球状に膨れて毛球 hair bulb となり，中に毛乳頭 hair papilla が存在する（図1）．毛乳頭を上から包み囲む上皮部分を毛母 hair matrix といい，この部の毛母細胞 hair matrix cell から毛幹や毛包の各部分が形成される[9, 10]．

毛包は二重構造をとっており，内側は上皮性成分，外側は結合組織性成分で構成されている．前者は内毛根鞘 inner root sheath と外毛根鞘 outer root sheath に分けられ，後者は結合組織性毛包 connective tissue follicle と呼ばれる．内毛根鞘は内側から内毛根鞘小皮，Huxley 層，Henle 層に分かれ，好酸性のトリコヒアリン顆粒 trichohyalin granule を形成して角化する．外毛根鞘細胞は，最外層で柵状配列（円柱状細胞の長軸を外周に対して垂直に向けて配列）を示す（図2）．峡部になると内毛根鞘は消失し，外毛根鞘細胞はケラトヒアリン顆粒 keratohyalin granule のない角化を示す．この角化様式を外毛根鞘性角化 trichilemmal keratinization という．

脂腺 sebaceous gland は，手掌や足底を除く全身の皮膚および一部の粘膜に分布するが，特に被髪頭部，顔面（前額，眉間，鼻翼，鼻唇溝などのいわゆるTゾーン），胸骨部，腋窩，臍周，外陰部などでは発達した脂腺が多数集まっており，脂漏部位 seborrheic zone と呼ばれる．通常，脂腺は毛包に付属して毛包上部に開口する．また，毛を欠く部位（口唇，頰粘膜，乳輪，外陰部など）では直接表皮に開口する独立脂腺 free sebaceous gland が存在する．眼瞼の Meibom 腺も独立脂腺である[9, 10]．脂腺は脂

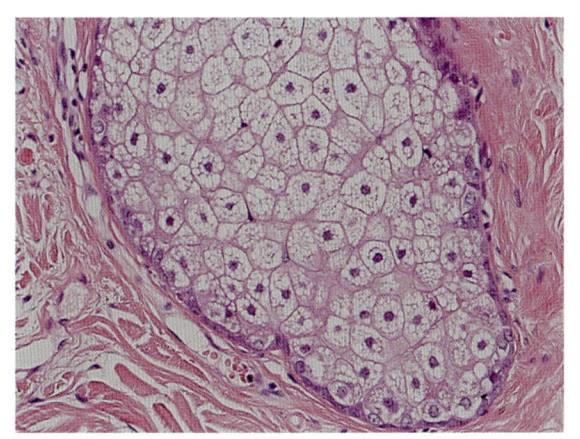

**図3｜脂腺の正常構造**
脂腺細胞 sebocyte からなる小葉辺縁には扁平な周辺細胞 peripheral cell がみられる．これは脂腺細胞の母細胞 germinative cell で，小葉内に存在する sebocyte は，この母細胞から分化した成熟脂腺細胞である．

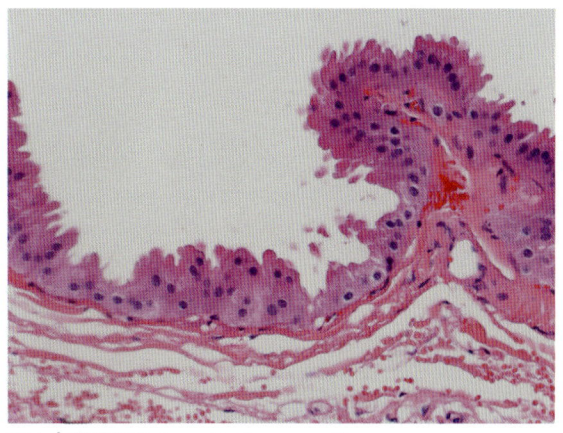

**図4｜断頭分泌 decapitation secretion**
細胞質は好酸性で，内腔側に球状に突出した断頭分泌が認められる．アポクリン腺への分化を示唆する最も診断的価値が高い所見である（症例はアポクリン汗囊腫 apocrine hidrocystoma）．

腺細胞 sebocyte からなる小葉と，合成された皮脂を分泌する導管からなる．小葉辺縁には扁平な周辺細胞 peripheral cell がみられるが，これは脂腺細胞の母細胞 germinative cell である．小葉内に存在する sebocyte は，この細胞から分化した成熟脂腺細胞である（**図3**）．脂腺細胞は脂肪滴で充満し，細胞が崩壊して多量の脂質を含む細胞成分として導管腔内へ分泌される全分泌 holocrine secretion と呼ばれる分泌様式をとる[9,10]．

汗腺には，ほぼ全身に分布するエックリン汗腺と比較的特定部位に存在するアポクリン汗腺がある．エックリン汗腺は，口唇，亀頭，陰核などの皮膚粘膜移行部を除くほぼ全身に分布し，特に手掌足底，前額でよく発達している．分泌腺細胞には，粘液分泌顆粒を含有する暗調細胞（粘液細胞 mucous cell）とグリコーゲンを多量に含む明調細胞（明澄細胞，漿液細胞 serous cell）の2種類があり，これらの外側に筋上皮細胞が存在する．真皮内エックリン汗管はおよそ2層の壁細胞で構成され，筋上皮細胞は欠如する．表皮内汗管 acrosyringium は，早期に角化傾向を示す内腔側のクチクラ細胞（小皮縁細胞，cuticular cell）とそれを囲む孔細胞（poroid cell，基底細胞とも呼ばれる）からなる．ちなみに，cuticular cell は poroid cell よりもやや大型の細胞で，豊富で淡好酸性の細胞質を有する細胞である[9,10]．

アポクリン汗腺は，主として腋窩，外耳道，乳輪，外陰部，肛囲に存在し，眼瞼の Moll 腺もアポクリン汗腺の一種である．エックリン汗腺に比べて大きく，一層の立方状から円柱状の腺細胞とその外層の筋上皮細胞で構成されており，分泌期には内腔側の細胞質の一部が球状に突出し，細胞から離断される．これを断頭分泌 decapitation secretion という（**図4**）．汗管は表皮に直接開口せず，毛包の脂腺開口部の上方に開口する[9,10]．

## 2）正常の皮膚付属器成分への分化のとらえ方

これまで述べてきた正常の皮膚付属器の構造を念頭に置きながら，皮膚付属器成分への分化をとらえていくことになる（**表3**）．まず毛包への分化を示唆する所見としては，毛芽 hair germ や正常の毛包を模倣する構造で，毛球，毛乳頭，内毛根鞘，外毛根鞘，毛髪の形成および形成不全である陰影細胞

**表3｜正常の皮膚付属器成分への分化のとらえ方**

| 正常の皮膚付属器の構造 | 各成分への分化を示唆する所見 |
| --- | --- |
| 毛包 | 毛芽，毛球，毛乳頭，毛母，内毛根鞘，外毛根鞘，漏斗部，峡部の構造，毛髪の形成，陰影細胞，トリコヒアリン顆粒 |
| 脂腺 | 脂腺細胞 sebocyte |
| アポクリン腺 | 断頭分泌，好酸性大型腺細胞，チモーゲン様顆粒，フリンジ，長い腺管構造，扁平上皮様細胞の混在，高円柱状細胞の混在，筋上皮細胞の混在，粘液細胞の混在，上皮の二層性 |
| エックリン腺 | アポクリン腺への分化を示唆する所見がないという除外診断に基づく |

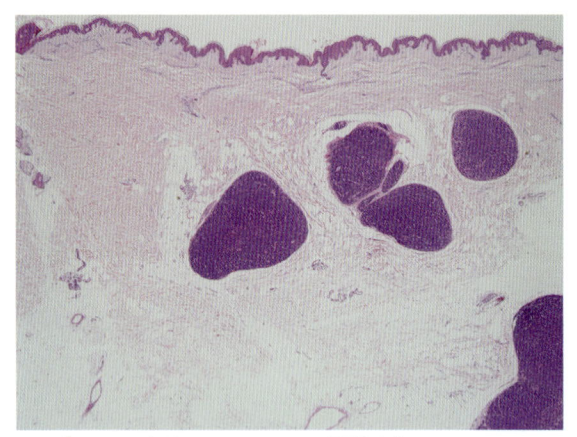

**図5** らせん腺腫 spiradenoma の弱拡大像
真皮内に境界明瞭な暗青色の多結節性病変が認められる。いわゆる "dermal blue balls" という言葉で形容される所見で、らせん腺腫が鑑別に挙がる。

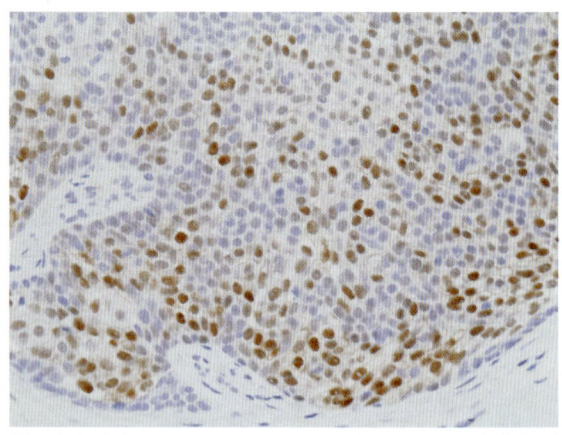

**図6** 脂腺癌 sebaceous carcinoma 症例における免疫組織化学
腫瘍細胞は androgen receptor が核に陽性である。

shadow cell、トリコヒアリン顆粒、trichilemmal keratinization などの存在が挙げられる。陰影細胞は異常に発育した毛皮質を反映している[11]。

脂腺細胞への分化を示唆する所見としては、脂腺細胞 sebocyte の存在が挙げられる。脂腺細胞の特徴としては、1) 細胞質に多数の空胞 multivacuolation が存在、2) 細胞質内空胞による核の圧排・陥凹 indented or scalloped nuclei、3) 細胞質中央に存在する核、の3つが挙げられる（図3）[6]。

アポクリン腺への分化を示唆する所見としては、最も診断的価値の高い所見としては、断頭分泌 decapitation secretion (apical snout) が挙げられる（図4）。これは細胞質の球状突出である。これ以外にもアポクリン腺への分化を示唆する major な所見としては、好酸性大型腺細胞、特殊顆粒（チモーゲン様顆粒、リポフスチン顆粒）、フリンジ fringe 構造がある。フリンジとは、縁飾り、ふさ飾り様構造を意味し、炎状、レース状に突出した膜様物質が内腔面を縁飾り様に被う所見をいう。さらに長い腺管構造 elongated tubular structure、扁平上皮様細胞 squamoid cell の混在、高円柱状細胞 tall columnar cell の存在もアポクリン腺への分化を示唆する所見といえる[6,9,10]。また、上皮の二層性、粘液細胞 mucinous cell の混在、筋上皮細胞 myoepithelial cell なども挙げられるが、これらの所見は、エックリン系腫瘍でも認められることがあり、特異的な所見とはいえない。

一方、エックリン腺への分化を明確に示唆する所見は現時点ではなく、「アポクリン腺への分化を示唆する所見がない」という除外診断に基づいてエックリン腺への分化が示唆されるという判定が下されているのが現状である[6]。しいて挙げるとすれば、正常のエックリン汗腺を模倣するような小型円形腺腔構造、明調と暗調の2種類の腺細胞、poroid cell、cuticular cell などが挙げられるかもしれない。

### 3）標本の観察手順

まず、ガラス標本（HE 染色）を手に取って、そのルーペ像をとらえることが大切である。病変がルーペ像でとらえられる場合、境界が明瞭か否か、単発性か多発性なのか、色調は暗青色が強いのか、それとも赤色が主体なのかなどによって腫瘍の大体のイメージがとらえられる。例えば、ルーペ像で真皮内に境界明瞭な暗青色の多結節性病変がみられれば、"blue balls" という言葉で形容されるように、まずらせん腺腫 spiradenoma が鑑別に挙がってくる[13]。次にガラス標本を顕微鏡のステージに載せて弱拡大で観察を始めるとこの blue balls はより明瞭な形でとらえられる（図5）。このようにして、中拡大、強拡大へと倍率を上げて個々の細胞について、これまで述べてきた皮膚付属器への分化や以下に述べる良・悪性の鑑別点を中心に、詳細に観察していく。

### 4）良・悪性の鑑別点

WHO 分類では Appendageal Tumours の項目の introduction として、皮膚付属器系腫瘍の良性およ

び悪性を示唆する病理組織学的な診断基準が記載されている[1]．それによると，良性を示唆する所見としては，①弱拡大で左右対称性，辺縁平滑，②皮膚表面に対して病変が垂直に位置する，③単一な上皮様細胞からなる集塊，④壊死を欠く（例外としてporomaがある），⑤核分裂像は種々の程度みられるが，異常核分裂像を欠く，⑥密な線維性間質（毛包系のものでは線維細胞に富む），（例外としてporomaでは血管性，粘液様の間質を認める），⑦既存の真皮との境界は鈍で，丸みを帯びている，⑧単形性（monomorphous）の核で，核異型を欠く（例外としてporomaではatypical squamous nucleiを認める），が挙げられる．

一方，悪性，すなわちadnexal carcinomaを示唆する所見としては，①弱拡大で辺縁が不整で，非対称性，②病変は水平方向に位置する，③極めて不整な細胞集塊，④壊死巣，⑤密な線維性間質を伴わずに真皮や皮下組織に浸潤，⑥核分裂像が目立ち，異常核分裂像を伴う，⑦間質は不整で，細胞成分は少なく，時に粘液様，⑧核は多形性（pleomorphic）（例外としてmicrocystic adnexal carcinomaでは核はmonomorphousである），が挙げられる．

### 5）免疫組織化学の有用性

皮膚付属器系腫瘍における免疫組織化学の有用性はそれほど高いとはいえない．特にアポクリン系腫瘍とエックリン系腫瘍を明確に鑑別できるマーカーは現時点では存在していない．ただし，腺および導管系腫瘍，すなわち汗腺系腫瘍の多くは，サイトケラチン，CEA，EMA，p63などが陽性であり，角化細胞性腫瘍やその他の付属器系腫瘍との鑑別に有用な場合がある．特にEMAは悪性の汗腺系腫瘍で陽性を示す頻度が高いといわれている[11,12]．

また，汗腺系腫瘍と転移性腺癌の鑑別が問題となるような場合には，汗腺系腫瘍ではp63の陽性頻度が高いのに対し，転移性腺癌では大部分の症例で陰性で，両者の鑑別の一助となりうる．脂腺系腫瘍に関していえば，EMAが比較的有用で，その場合は細胞質にbubblyにmicrovacuolar patternを示す陽性像として認められる．またアンドロゲン受容体蛋白androgen receptorも脂腺への分化を示す場合に陽性で，特に脂腺癌sebaceous carcinomaの診断に有用である（図6）[12]．毛包系腫瘍に関して言えば，proliferating trichilemmal tumorを除く，ほとんどの良性毛包系腫瘍でBer-EP4およびp63が陽性で，CEA，S-100蛋白，CD15，GCDFP-15などは陰性である．

## おわりに

皮膚付属器系腫瘍はその数も多く，分類が困難な症例も存在する．したがって，まず正常の皮膚付属器の構造を理解し，その上で主な腫瘍の典型像を頭に入れておくことが大切である．症例によっては免疫組織化学が有用な症例もあるが，最終的には，HE標本での診断によることが多い．現時点ではアポクリン系腫瘍とエックリン系腫瘍の鑑別となる有用な所見は限られていることや，両者の予後に差がみられないことから，両者の鑑別が困難な症例ではあえてアポクリン系かエックリン系かを記載する必要はないものと思われる．しかしながら，新しいマーカーなどの出現で両者の鑑別が明確にされる日もそう遠くないのかもしれない．

（清水道生）

### 文　献

1) Weedon D：Weedon's Skin Pathology. Churchill Livingstone, UK, 2010, pp757-807
2) Alsaad KO, Obaidat NA, Ghazarian D：Skin adnexal neoplasms-part 1：an approach to tumours of the pilosebaceous unit. J Clin Pathol 60：129-144, 2007
3) Obaidat NA, Alsaad KO, Ghazarian D：Skin adnexal neoplasms-part 2：an approach to tumours of cutaneous sweat glands. J Clin Pathol 60：145-159, 2007
4) LeBoit PE, Burg G, Weedon D et al (eds)：World Health Organization Classification of Tumours, Pathology & Genetics, Skin Tumours. IARC Press, Lyon, 2006, pp121-163
5) Shalin SC, Lyle S, Calonje E et al：Sebaceous neoplasia and the Muir-Torre syndrome：important connections with clinical implications. Histopathology 56：133-147, 2010
6) 真鍋俊明：皮膚付属器の発生，解剖組織学―付属器腫瘍を理解するために―．病理と臨床 15：868-878, 1997
7) Gianotti R, Coggi A, Alessi E：Cutaneous apocrine mixed tumor：derived from the apocrine duct of the folliculo-sebaceous-apocrine unit? Am J Dermatopathol 20：323-325, 1998
8) Elder DE (ed)：Lever's Histopathology of the Skin. Lippincott Williams & Wilkins, Philadelphia, 2009, pp851-909
9) 泉　美貴：みき先生の皮膚病理診断ABC，②付属器系病変．秀潤社，2007
10) 真鍋俊明，幸田　衛：皮膚病理診断アトラス，組織像の見方と臨床像．文光堂，1993, pp2-21
11) 小川史洋，新井栄一，清水道生：各臓器，疾患で用いられる抗体とその応用．皮膚．病理と臨床 25（臨増）：184-191, 2007
12) 清水道生，小川史洋，桜井孝規：皮膚腫瘍の診断に有用な免疫組織化学について．玉置邦彦（編）：最新皮膚病理科学大系．中山書店，2008, pp40-47
13) Rapini RP：Practical Dermatopathology. Elsevier Mosby, Philadelphia, 2005, pp281-319

Ⅱ．皮膚付属器系腫瘍 【各論】A．腺および導管系腫瘍（アポクリン・エックリン系腫瘍） 1．良性腫瘍

# (1) 汗嚢腫

hidrocystoma

## 1．定義・概念

汗嚢腫 hydrocystoma はエックリン汗嚢腫 eccrine hidrocystoma として 1884 年に Robinson により最初に記載された[1]．真皮内汗管の貯留囊腫 retention cyst と考えられているが，汗管上皮の腫瘍性増殖とする意見もある．

同義語にアポクリン腺囊胞 apocrine gland cyst，アポクリン囊胞腺腫 apocrine cystadenoma，乳頭状アポクリン腺囊腫 popillary apocrine gland cyst がある．

## 2．組織発生

汗嚢腫には，アポクリン由来とエックリン由来があると考えられている．現在の趨勢はアポクリン由来説の方が優勢である．その原因に関しては不明である．高温環境で発生し，低温とアトロピン治療で消失したという報告がある[2]．また甲状腺機能亢進症において多汗症との関連でみられることがある[3]．

## 3．臨床的事項

多汗症の人に発生率が高く，初夏に 30～40 歳代の女性にみられることが多い[2]．好発部位は前額，眉間，眼瞼および眼周囲，鼻部，頭部，耳などの頭頸部，特に眼周囲である．単発のことが多いが，多発のこともある．大きさは 0.5～1.0 cm 大のものがほとんどである．上半身にはみられることがある．エックリン系はこのいずれの場所にも出現するが，アポクリン系は鼻翼，外耳，眼瞼（Moll 腺がアポクリン腺である），頰部（胎生期の皮膚の縫合線に沿ったところ）に生じる．

## 4．組織学的所見

病理組織学的所見としては，真皮上層から下層に 1～数個の，壁の菲薄な小囊腫が形成される（図 1）．通常，壁は 2 層の立方上皮よりなるが，拡張が高度になると 1 層となり消失することもある（図 2）．アポクリン汗嚢腫 apocrine hidrocystoma はやや大型のことが多い．アポクリン汗嚢腫においては多房性のことが多く，内腔への乳頭状の増殖がみられることが多い（図 3）．断頭分泌などのアポクリン系への分化（図 4）が確認されたときにこの診断名を用いる[4]．

## 5．免疫組織化学的特徴

エックリン系でもアポクリン系でも carcino embryonic antigen (CEA) と epithelial membrane antigen (EMA) が陽性となる．

S-100 蛋白がエックリン系腫瘍で陽性となり，アポクリン系では筋上皮細胞に陽性となる．

## 6．治療・予後

単純切除にて完治する．アトロピンが使用されることもあるが高温の環境を避けることで，症状を和らげることが可能である．

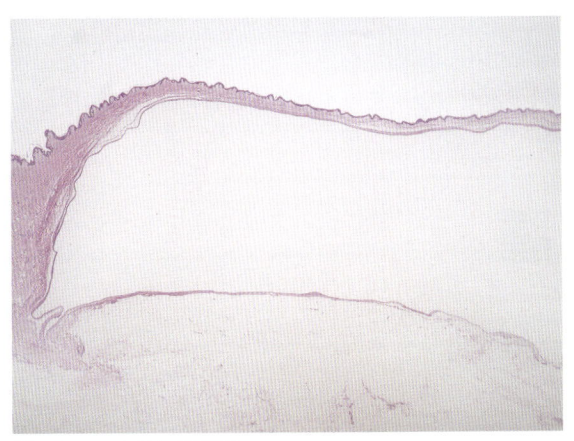

**図1 エックリン汗囊腫**
真皮上層から下層に1個の，壁の菲薄な小囊腫が認められる．

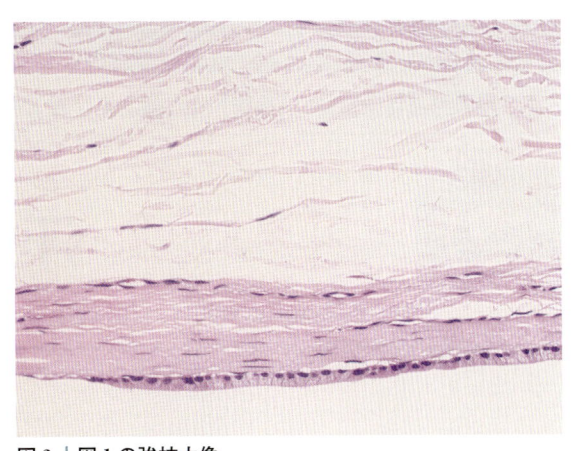

**図2 図1の強拡大像**
壁は周囲に線維性肥厚がみられ，1層のcuboidal cellよりなっているが，拡張が高度なため，一部消失している．

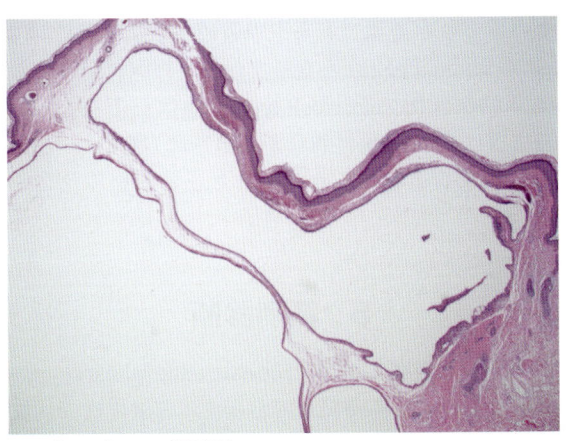

**図3 アポクリン汗囊腫**
真皮内に多房性の囊腫がみられ，一部で乳頭状となっている．

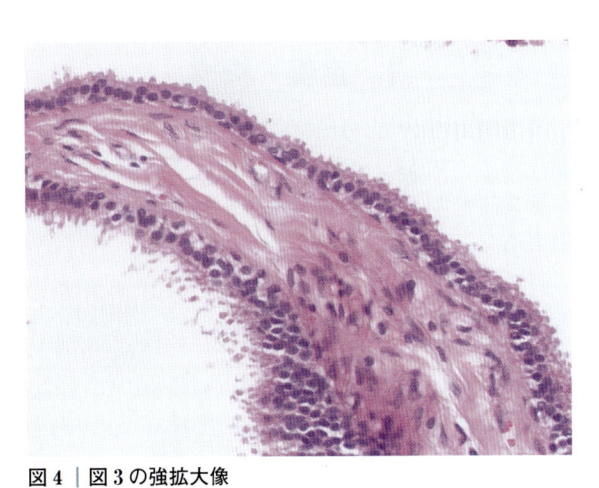

**図4 図3の強拡大像**
2層性のcuboidal cellがみられ，断頭分泌(decapitation and secretion)を示している．

（新井栄一）

## 文　献

1) Elder D, Elenitsas R, Ragsdale BD：Eccirine hidrocystoma. in Elder D ed："Lever's Histopathology of the Skin", 8th ed. Lippincott-Raven, Philadelphia, 1997, pp777-778
2) Sperling LC, Sakas EL：Eccrine hydrocystomas. J Am Acad Dermatol 7：763-770, 1982
3) Kim YD, Lee EJ, Soug MH et al：Multiple eccrine hidrocystmas with Graves' disease. Int J Dermatol 41, 295-297, 2002
4) Sarabi K, Khachemoune A：Hidrocystoma—A brief review. Med Gen Med 8：57-61, 2006

第2部　組織型と診断の実際

II. 皮膚付属器系腫瘍 【各論】A. 腺および導管系腫瘍（アポクリン・エックリン系腫瘍）　1. 良性腫瘍

# (2) 汗管腫

syringoma

## 1. 定義・概念

汗管腫 syringoma は眼瞼に好発する多発性丘疹で，真皮内エックリン汗管と結合組織の増殖からなる．
同義語にエックリン汗管腫，多発結節性リンパ管腫がある．

## 2. 組織発生

汗管腫の発生由来に関しては，エックリン，アポクリンの両者の由来が主張されてきたが，現在のところエックリン説が有力である[1]．

## 3. 臨床的事項

性差がみられ，2/3 が女性である．思春期以降に出現して，30歳代をピークに顔面（特に下眼瞼）に好発するが，顔面以外の発生部位として，腋窩，下腹部，外陰部が知られている．

## 4. 組織学的所見

病理組織学的所見としては，表皮には軽度の epidermal hyperplasia が認められることがある．真皮上層から中層にかけて，豊富な結合組織性間質内に多数の小管腔，小囊胞がみられる（図 1）．大小種々の拡張を示す．短索状の腺管も見出される（図 2）．それらの壁の外方より上皮性細胞索がコンマ様 comma-like appearance（図 3）あるいはオタマジャクシ様 tadpole appearance（図 4），勾玉様に突出し

ていることが特徴である．小管腔，小嚢胞の壁は2層の cuboidal cell からなっている．細胞質が澄明な亜型がみられ，clear cell type と呼ばれる（図 5a）．細胞質には PAS 陽性顆粒が見出され（図 5b），臨床的に糖尿病患者に多くみられることが知られている[2]．

## 5. 鑑別診断

小嚢胞性付属器癌 microcystic adnexal carcinoma は汗管腫のように限局しておらず，非対称性で，皮下脂肪織や筋層まで浸潤する．汗管腫では毛包への分化を示さないものの間質の変化が線維硬化性毛包上皮腫 desmoplastic trichoepithelioma との鑑別を必要とすることがある[3]．

## 6. 免疫組織化学的特徴

CEA が管腔的物質ないし内腔縁に陽性となり，線維硬化性毛包上皮腫との鑑別に役立つ．

## 7. 治療・予後

稀に自然消退があるが，消えないことのほうが多い．美容目的で切除されることがある．

（新井栄一）

### 文　献

1) Obaidat NA, Alsaad KO, Ghazarian D : Skin adnexal neoplasms — part 2 : an approach to tumours of cutaneous sweat glands. J Clin Pathol 60 : 145-159, 2007

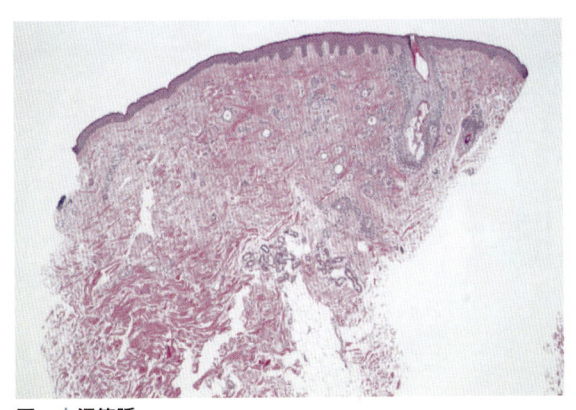

図1 | 汗管腫
表皮には軽度の epidermal hyperplasia が認められることがある．真皮上層から中層にかけて，豊富な結合組織性間質内に多数の小管腔，小囊胞がみられる．

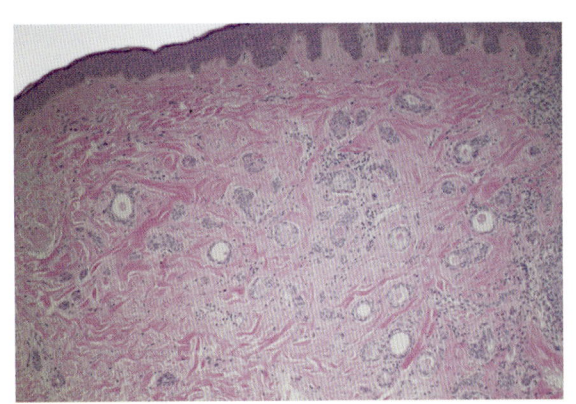

図2 | 図1の中拡大像
大小種々の拡張を示す．短索状の腺管も見出される．

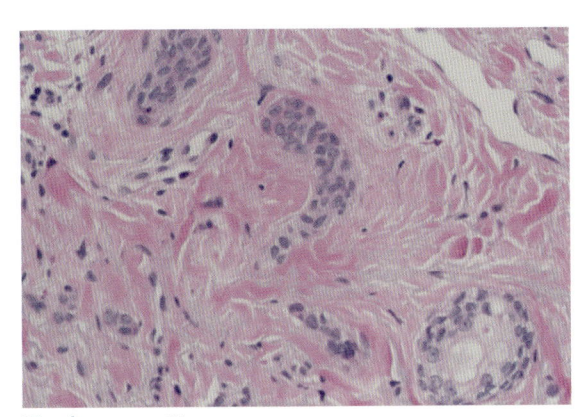

図3 | comma-like appearance
上皮性細胞索がコンマ様に突出している．

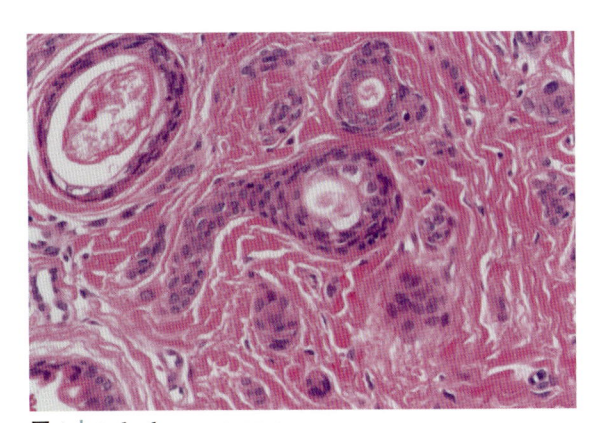

図4 | tadpole appearance
上皮性細胞索がオタマジャクシ様に突出している．

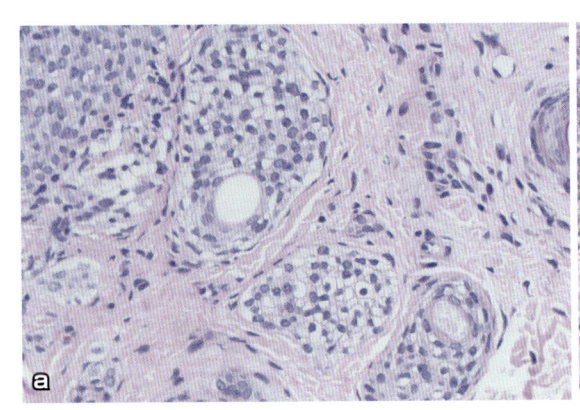

図5 | 澄明型汗管腫
細胞質が澄明なものがみられ，clear cell type syringoma と呼ばれている (a)．細胞質には PAS 陽性顆粒が見出される (b)．

2) Furue M, Hori Y, Nakabayashi Y : Clear cell syringoma. Association with diabetes mellitus. Am J Dermatopathol 6 : 131-138, 1984
3) McNiff J, Vassallo C, McColmont TH et al : Benign tumours with apocrine and eccrine differentiation. In : LeBoit PE, Burg G, Weedon D et al : "WHO Classification of Tumours, Pathology & Genetics, Skin Tumours". IARC Press, Lyon, 2006, pp139-148

## （3）汗孔腫

poroma

### 1．定義・概念

汗孔腫 poroma は最終導管への分化を示す良性付属器腫瘍で，ポロイド細胞 poroid cell とクチクラ細胞 cuticula cell よりなる腫瘍の総称である．

同義語にエックリン汗孔腫，単純性汗腺棘細胞腫 hidracanthoma simplex，真皮汗管腫瘍 dermal duct tumor，汗孔汗腺腫 poroid hidradenoma がある．

### 2．組織発生

汗孔腫は，以前にはエックリン汗腺の表皮内汗管 acrosyringium から発生したものと考えられていたが，現在では汗腺導管部の外側細胞に由来し，一部が汗腺内腔細胞に分化していると考えられている[1]．汗孔腫にはエックリン汗孔腫 eccrine poroma だけでなくアポクリン汗孔腫 apocrine poroma も認められる．

### 3．臨床的事項

臨床的には足底内側縁に頻度の高い疾患で，淡紅色で肉芽腫様の外観を示す．有茎のこともあるが，通常広基性である．低いドーム状の隆起性の円形，弾性硬〜軟の腫瘍で，暗赤色，易出血性で肉眼的には化膿性肉芽腫に類似する．足底に好発するとされているが，手掌，四肢にも生じる．

### 4．組織学的所見

病理組織学的所見としては，2種類の腫瘍細胞から構成されていることが特徴である．小型で核にくびれ（コーヒー豆様の核溝あるいは notch）があり，基底細胞に類似し，好塩基性の細胞質を有して充実性のパターンを示す poroid cell（図1）と小型の管腔構築を示すクチクラ細胞 cuticula cell である（図2）．間質は比較的豊富で，拡張した毛細血管が見出される．これは臨床的にダーモスコープ dermoscope で，ヘアピン様血管として認識されているものである．

病変の深さや形態から，次に述べる4型に分けられる[2]．1型は Smith-Coburn 型とも呼ばれ，表皮内に巣（nest）状に増殖したもので，hidracanthoma simplex に相当する（図3）．この型は臨床的に脂漏性角化症 seborrheic keratosis（SK）に類似し，特に SK の clonal type と同様に nest を形成するような増生パターンを示す．pseudohorn cyst は hidracanthoma simplex でも見出されることがあるので，clonal type SK との鑑別は構成細胞（poroid cell と cuticula cell）を慎重に見極める必要がある．2型は Pinkus 型とも呼ばれ，表皮と連続性を有するが，境界は比較的明瞭であり，真皮に向かって，舌状，塊状，索状あるいは網状に増殖するもので，従来 eccrine poroma とされてきたものに相当する．3型は Winkelman-Mcleod 型とも呼ばれ，腫瘍巣の主座が真皮内に存在しているもので，融合状の充実性胞巣の増生を示し，dermal duct tumor に相当する．これらの亜型は2種以上の複合した状態で認められることも

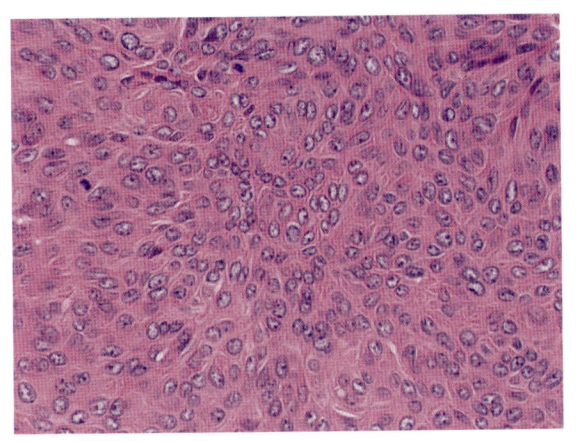

**図1 | 汗孔腫にみられる poroid cell**
増生を示す poroid cell. 充実性のパターンを示して増生する基底細胞に類似し, 好塩基性の細胞質を有する小型細胞. 核にくびれ(コーヒー豆様の核溝あるいは notch)がみられる.

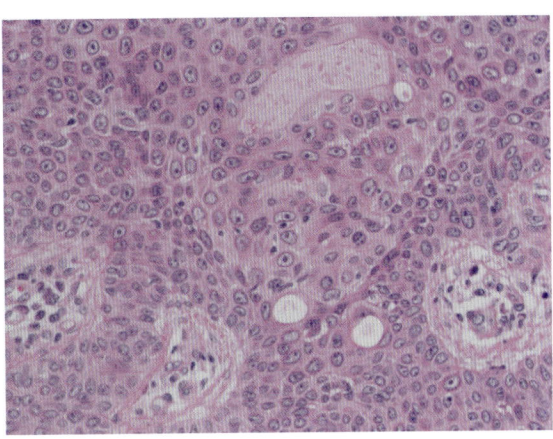

**図2 | クチクラ細胞**
小型の管腔構築を示しているクチクラ細胞が見出される.

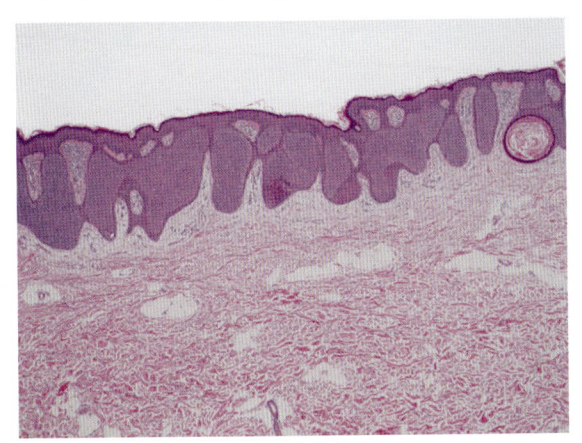

**図3 | 汗孔腫1型**
poroma の1型は Smith-Coburn 型とも呼ばれ, 表皮内に巣(nest)状に増殖したもので, hidracanthoma simplex に相当する.

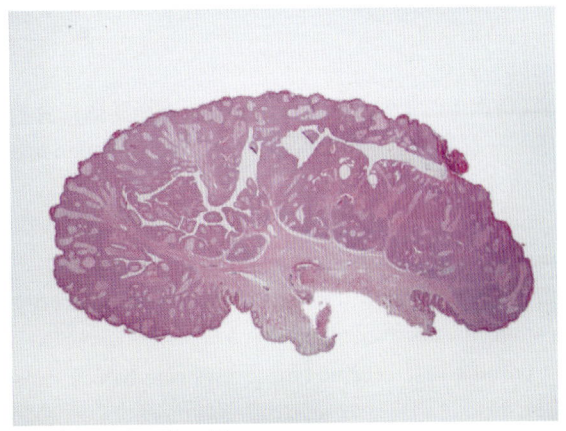

**図4 | 汗孔腫1型＋2型**
表皮と連続性を有する2型(Pinkus 型, 従来 eccrine poroma とされてきたもの)に, 3型(Winkelman-Mcleod 型, 従来 dermal duct tumor とされてきたもの)の要素を伴っている症例. このように2種以上の亜型が複合した状態で認められることも多い.

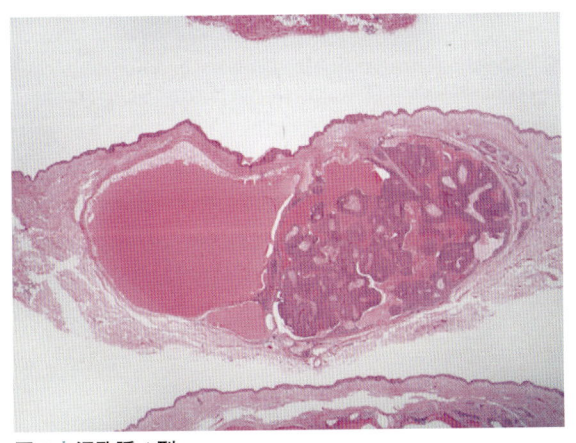

**図5 | 汗孔腫4型**
poroid hidradenoma (solid and cystic type) に相当. 真皮内に囊胞性部分と充実性部分とが見出される. 通常, 皮下に及ぶことが多い.

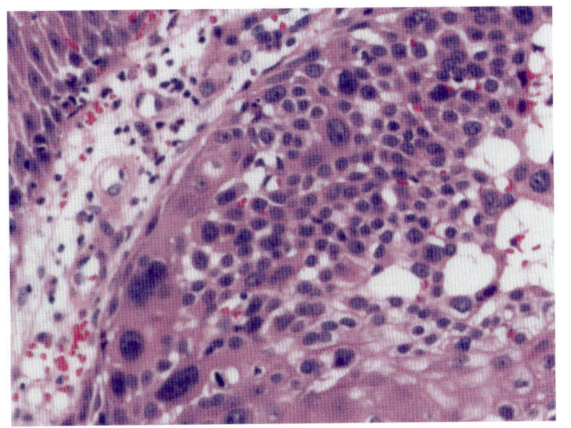

**図6 | poroma の dysplastic change**
一部のクチクラ細胞に軽度の異型性を示し, 多核のものも見出される. 間質への浸潤像が確認できれば porocarcinoma と診断する.

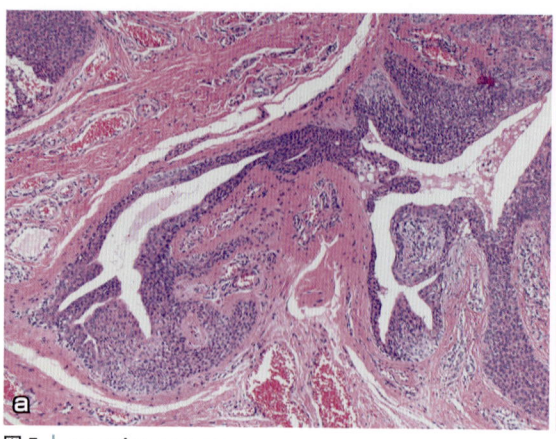

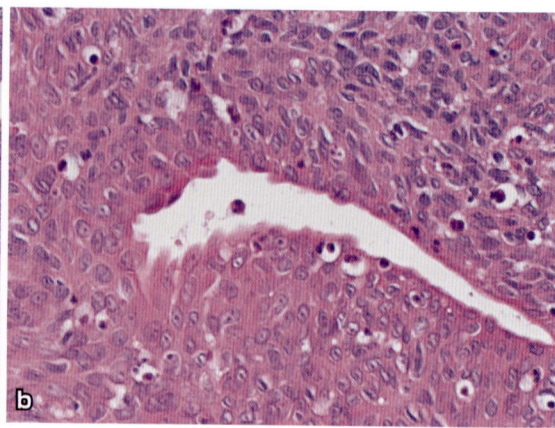

**図7 | apocrine poroma**
主として真皮内に融合状の充実性胞巣の増生が認められる．真皮内が病変の主座である．表皮との連続性も見出される．管腔は細長く，拡張が目立つ（アポクリン系に見出されることが多い）．一部に断頭分泌像も示唆される．

多い（図4）．4型は真皮下層から皮下脂肪織に囊胞構築を有して存在するもので，poroid hidradenomaに相当する（図5）．

poromaには大型細胞が集簇し，時に多核巨細胞も混じる dysplastic change が認められることがある（図6）．間質への浸潤像が確認できれば porocarcinoma と診断する．

poromaには eccrine type と apocrine type がみられ，後者は明らかな apocrine 系を示唆する所見が見出されるときのみ，apocrine poroma と診断する（図7）．

## 5．鑑別診断

基底細胞癌と脂漏性角化症 seborrheic keratosis (SK) が問題となる．poroid cell と cuticular cell の同定が重要である．SKとの鑑別において偽角化囊腫 pseudohorn cyst の存在は決定的鑑別点とはならない．

## 6．免疫組織化学的特徴

管腔構築の内腔縁が epithelial membrane antigen (EMA) や CEA で陽性となる．

## 7．治療・予後

dysplastic change を示すものも含めて，単純な完全切除が基本である．完全切除にて再発はみられない．

（新井栄一）

### 文献

1) Obaidat NA, Alsaad KO, Ghazarian D：Skin adnexal neoplasms — part 2：an approach to tumours of cutaneous sweat glands. J Clin Pathol 60：145-159, 2007
2) Abezoza P, Ackerman AB：Poromas. in Abezoza P, Ackerman AB (eds)："Neoplasms with Eccrine Differentiation". Lea & Febiger, Philadelphia, 1990, pp113-185

第2部 組織型と診断の実際
Ⅱ．皮膚付属器系腫瘍 【各論】A．腺および導管系腫瘍（アポクリン・エックリン系腫瘍） 1．良性腫瘍

# （4）エックリン汗管線維腺腫

**syringofibroadenoma**

## 1．定義・概念

　エックリン汗管線維腺腫 syringofibroadenoma は連続する索状上皮性成分と線維血管性間質からなる，稀なエックリン系腫瘍である．多発例はエックリン汗腺線維腺腫症と関連があるとされている．
　同義語にエックリン汗管線維腺腫性過形成 eccrine syringofibroadenomatous hyperplasia，エックリン汗管線維腺腫症 eccrine syringofibroadenomatosis がある．

## 2．組織発生

　エックリン汗管線維腺腫は，1963年に Mascaro が報告したもので，porocarcinoma あるいは他の疾患の随伴所見として認められることもあることから，真の腫瘍か上部汗管の反応性増殖かで意見が分かれている．頻度は稀である[1]．

## 3．臨床的事項

　臨床像は四肢遠位に好発し，直径数 cm 大の表面角化性の単発性の結節を形成する．時に大局面や線状の配列を示し，播種状となることもある[2]．

## 4．組織学的所見

　病理組織学的に，表皮より連続性に下方に索状に増生し，それらが融合することによって網目状のパターンを形成する（図1）．腫瘍細胞は大きさの揃っ

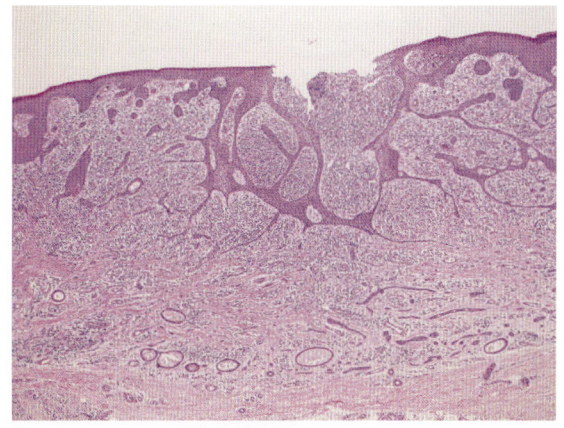

**図1｜エックリン汗管線維腺腫**
表皮より連続性に下方に索状に増生し，それらが融合することによって網目状のパターンを形成する．（石心会狭山病院　鈴木雅子先生のご厚意による）

た小型細胞で好酸性の細胞質を有し，細胞索内に汗管様汗管構造が見出される．網目状の表皮索幅の広い間質には線維，血管が増生している．リンパ球，形質細胞浸潤を伴っていることが多い（図2）．

## 5．鑑別診断

　毛芽腫 trichoblastoma の Pinkus 型に類似するが，細胞索内の汗管様汗管構造で鑑別する．組織発生のところで述べたように porocarcinoma の辺縁部分に随伴してみられることがある（図3～5）．

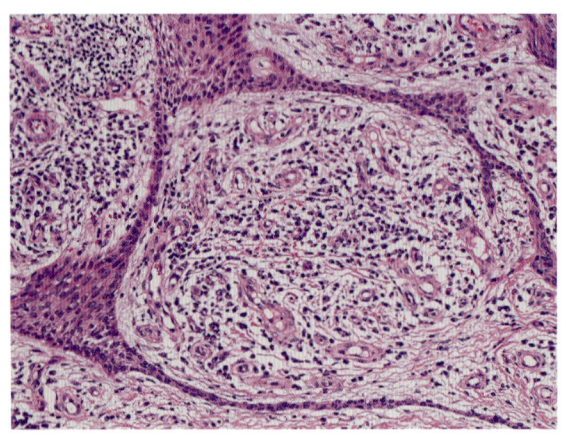

**図2** エックリン汗管線維腺腫
幅広い間質には線維，血管が増生し，リンパ球，形質細胞浸潤を伴っている．（石心会狭山病院 鈴木雅子先生のご厚意による）

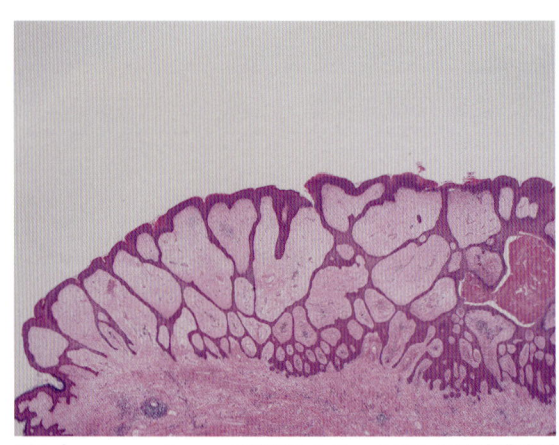

**図3** porocarcinoma に随伴したエックリン汗管線維腺腫性過形成

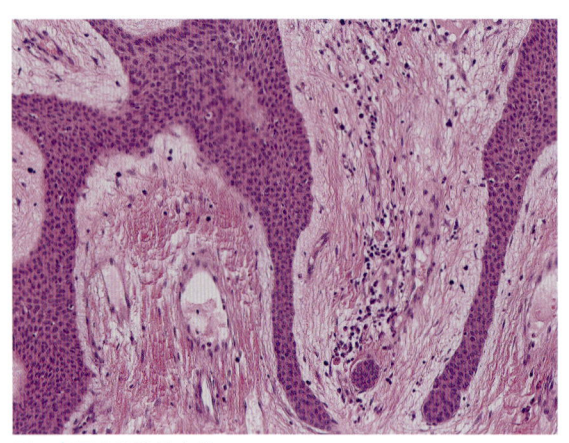

**図4** 図3の強拡大像

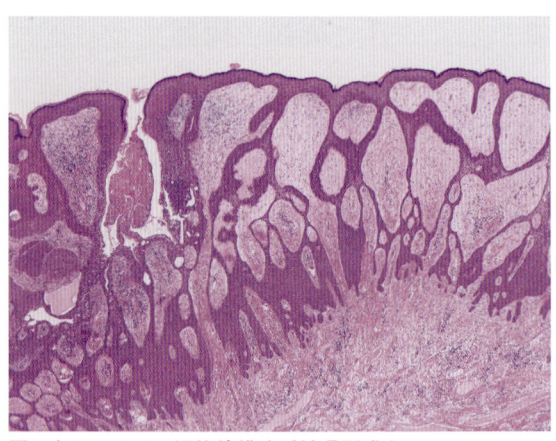

**図5** エックリン汗管線維腺腫性過形成と porocarcinoma の移行部
図3, 4と同症例.

## 6．治療・予後

単発例は完全切除で治癒する．多発例は大きさと部位により対処法が異なる．

（新井栄一）

### 文　献

1) Elder D, Elenitsas R, Ragsdale BD：Eccirine hidrocystoma. in Elder D ed："Lever's Histopathology of the Skin", 8th ed. Lippincott-Raven, Philadelphia, 1997, pp777-778
2) McNiff J, Vasallo, McColmont TH et al：Benign tumors with apocrine and eccrine differentiation. in：LeBoit PE, Burg G, Weedon D et al (eds)："WHO Classification of Tumours, Pathology & Genetics, Skin Tumours.". IARC Press, Lyon, 2006, pp139-148

第2部　組織型と診断の実際

II．皮膚付属器系腫瘍　【各論】A．腺および導管系腫瘍（アポクリン・エックリン系腫瘍）　1．良性腫瘍

# (5) 汗腺腫

hidradenoma

## 1．定義・概念

　汗腺腫 hidradenoma とは，元来はエックリンおよびアポクリン腺を問わず，汗腺およびその導管に生じた全ての良性腫瘍を指していた．しかしながら，現在は hidradenoma に修飾語を付記しないで使用されることはほとんどないと考えてよい．
　hidradenoma には現在2つの疾患概念が残っている．nodular hidradenoma と poroid hidradenoma である[1]．このうち後者は構成細胞が poroid cell と cuticular cell からなっているものを指しており，現在は poroma の第4型としてとらえられている．したがって，ここで説明するものは結節性汗腺腫 nodular hidradenoma である．
　この疾患には同義語が多く，最も有名なものは clear cell hidradenoma で澄明細胞が主体となっている場合に用いられる．この澄明細胞は好酸性細胞の metaplasia によって生じたものと推定されている．充実性腫瘍の中に囊胞性成分の目立つときには solid-cystic hidradenoma と呼ばれる．また，eccrine duct epithelioma, solid type や eccrine acrospiroma と呼称されることもある．

## 2．組織発生

　由来は汗管から汗腺の外側細胞とされ，poroma よりは深部分泌部に近いと考えられている．

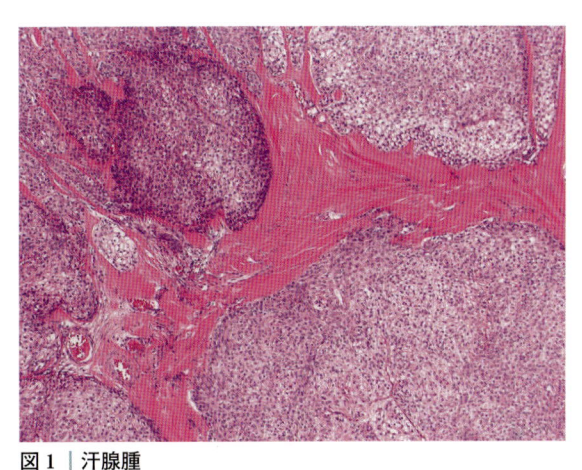

**図1｜汗腺腫**
腫瘍細胞は密な増生を示し，明瞭な線維性間質を有する．

## 3．臨床的事項

　臨床的には通常単発である．大きさは0.5～6mmで，円形ないし卵円形の表面平滑な硬い結節を皮下に形成する．やや女性に多いが，発生部位に偏りはない．

## 4．組織学的所見

　病理組織学的に腫瘍巣は真皮下層から皮下組織境界部に位置することが多い．病変の境界は明瞭で，周囲に正常膠原線維が圧排された被膜により囲まれている．密な増生を示し，明瞭な線維性間質を有する（図1）．腫瘍細胞は紡錘形ないし立方形の好塩基性細胞質と楕円形の核を有する細胞と多角形で明調

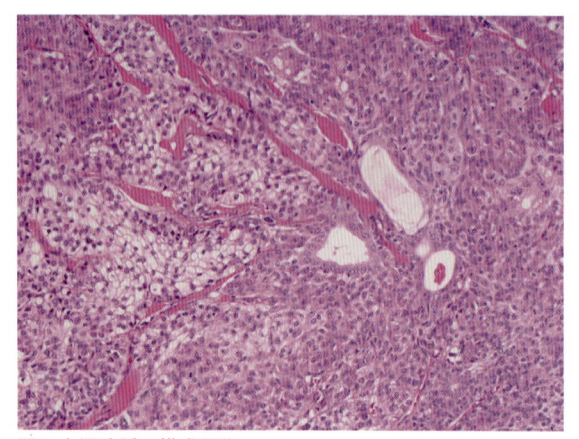

**図2｜汗腺腫の構成細胞**
腫瘍細胞は紡錘形ないし立方形の好塩基性細胞質と楕円形の核を有する細胞と多角形で明調な細胞質と円形の核を有する細胞からなっている．

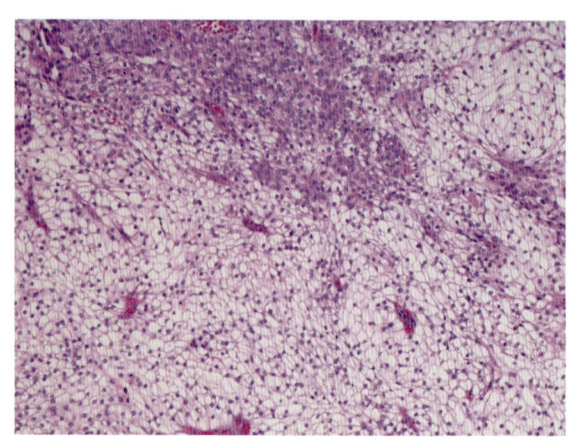

**図3｜汗腺腫の亜型，澄明細胞汗腺腫**
明調な細胞が優勢な場合には clear cell hidradenoma と診断されることもある．

な細胞質と円形の核を有する細胞からなっている（図2）．明調な細胞が優勢な場合には clear cell hidradenoma と呼称したほうが，より形態を表している（図3）．腫瘍内には大小の管腔様あるいは囊腫様構築が存在し，腔内にコロイド様物質を含有している．硝子化した間質が見出されることがある．また，squamoid な領域がよく含まれる．以上述べてきたように，種々の名称が用いられ，組織像のバリエーションに幅がみられることから，一つのパターンではイメージしにくい腫瘍である．

## 5．治療・予後

完全切除にて治癒する．

（新井栄一）

### 文　献

1) Obaidat NA, Alsaad KO, Ghazarian D：Skin adnexal neoplasms—part 2：an approach to tumours of cutaneous sweat glands. J Clin Pathol 60：145-159, 2007

第2部　組織型と診断の実際

II．皮膚付属器系腫瘍　【各論】A．腺および導管系腫瘍（アポクリン・エックリン系腫瘍）　1．良性腫瘍

# (6) らせん腺腫

spiradenoma

## 1．定義・概念

らせん腺腫 spiradenoma は組織学的に，①管腔の形成，②管腔を裏打ちする大型細胞，③外側の小型細胞および④リンパ球浸潤からなる腫瘍をいう．

"spiro-"とは"らせん状"の意味で，皮膚では汗腺小葉内で分泌部に引き続くらせん状の汗管（曲真皮内汗管）に類似する良性腫瘍とみなされる．「エックリンらせん腺腫」と呼ばれることが多いが，アポクリン腺系に分類されることもある．

## 2．臨床的事項

成人の頭頸部および体幹に好発し，下肢には少ない．多くは単発性の硬い皮内結節である．疼痛・圧痛があることで知られる．

## 3．組織学的所見

真皮内に，1個ないし，数個の腫瘍が近接して結節を形成する（図1）．複数の腫瘍が集簇する分布様式が，あたかも汗腺小葉内における曲真皮内汗管の螺旋状構造を想起させるためにこの名称がある（図2）．個々の結節は周囲を線維性の被膜（真皮結合織を圧排して形成された passive septa）によって覆われ，その外側に（アーチファクトによる）裂隙を形成することが多い．結節は融合性の索状構造，充実性ないし嚢胞形成性である（図3）．腫瘍は，3種類の細胞から構成されている（図2）．①細隙状の内腔を有し，それを裏打ちする好酸性で豊富な細胞質と類

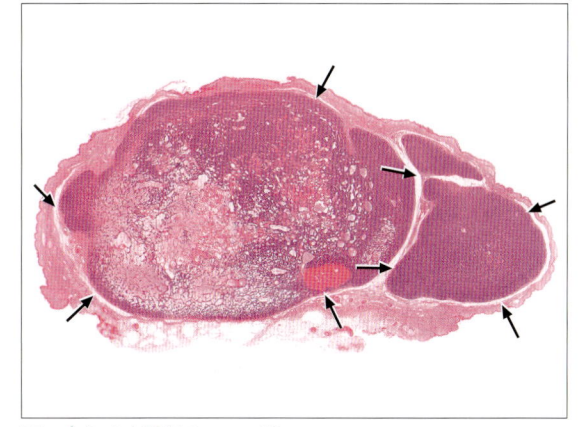

**図1｜らせん腺腫のルーペ像**
真皮内に3個の腫瘍が近接し，大型の結節を形成している．周囲は線維性の被膜に覆われ，外側に裂隙が形成されている（矢印）．

円形の淡明な核を有する上皮細胞で，正常の真皮内導管のクチクラ細胞 cuticular cells に類似している．②上皮細胞の外側に位置する N/C 比の高い小型の細胞で，正常の真皮内導管の孔細胞 poroid cells に類似する．③リンパ球 T-lymphocytes である．充実性病変が主体でも，探せばどこかに管腔がみつかることが多い．間質は血管に富み，しばしば血管周囲に高度の浮腫をきたして形成される血管周囲腔 perivascular space は，らせん腺腫の特徴的な所見である．浮腫に加え，フィブリンの析出や出血を伴う大小の嚢胞を形成することが多い．

### 稀な組織像

毛嚢への分化（毛包上皮腫 trichoepithelioma 様）

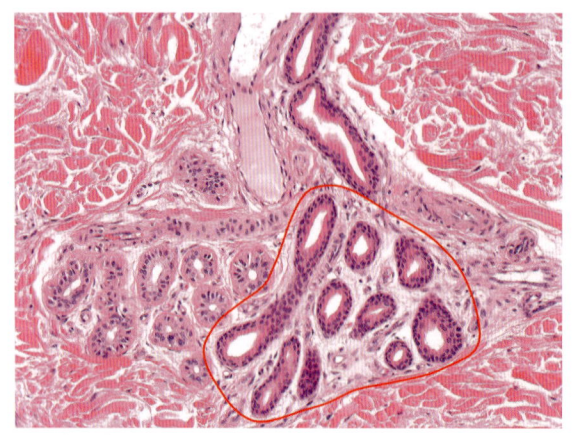

**図2 │ 正常の汗腺小葉**
分泌部から連続して小葉内の汗管（曲真皮内汗管）はらせん状に走行し（赤線内），小葉から出ると表皮に対して垂直に上行する（直真皮内汗管）．

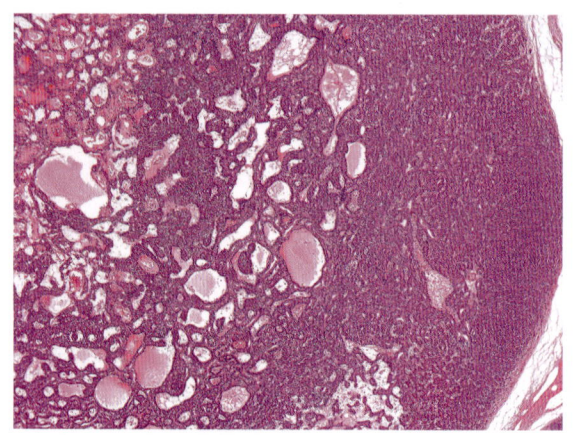

**図3 │ らせん腺腫の弱拡大像**
右側に充実性の，左側に囊胞形成性の病変を形成している．充実部もよくみると，細隙状の管腔の形成がみられる．

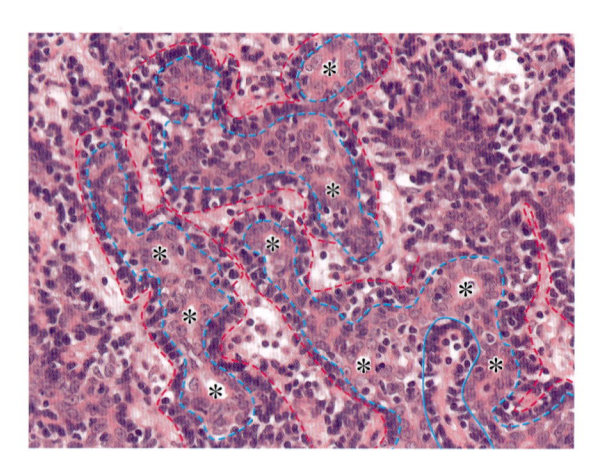

**図4 │ らせん腺腫の強拡大像**
管腔（＊）を形成する病変で，3種類の構成要素からなる．①管腔を裏打ちする，細胞質が好酸性で繊細なクロマチンを示す大型核を有する上皮細胞（小皮縁細胞．管腔と青色波線との間），②上皮の外側に位置するN/C比の高い小型細胞（孔細胞．青色と赤色波線との間）および③リンパ球である．

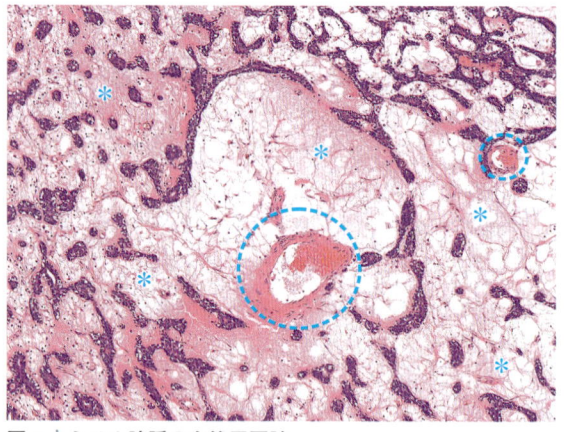

**図5 │ らせん腺腫の血管周囲腔**
間質は血管に富み，しばしばうっ血や血栓を形成する．高度の浮腫により，血管周囲腔 perivascular space（＊）が大きく拡張し，囊胞を形成したりフィブリンの析出や出血が目立つことが多い．

や脂腺細胞への分化が混在することがある．らせん腺腫の悪性病変には，1）らせん腺腫が先行し，連続性に悪性領域を有する「らせん腺癌 spiradenocarcinoma」と，2）腫瘍を構成する3種類の細胞が類似し，かつ高度の核異型や核分裂像を示して浸潤性に増殖する「悪性らせん腺腫 malignant spiradenoma」とがあり，前者の頻度が圧倒的に高い．悪性成分は未分化癌であることが多く，病変の一部で腺癌，扁平上皮癌，肉腫などへの分化を伴うことがある．

## 4．鑑別診断

円柱腫 cylindroma：らせん腺腫の一部に，円柱腫で特徴的な厚い（丸く円柱状を示す）基底膜をみることは稀ではない．両者は弱拡大像が異なり，円柱腫が"ジグソーパズル状"と表現される小型腫瘤の集簇巣であるのに対し，らせん腺腫は数個までの比較的大型の結節の集簇巣である．強拡大像では，らせん腺腫の構成要素からリンパ球を除くとほぼ相同であり，区別がつかない．円柱腫の間質がらせん腺腫ほど浮腫が高度になることはまずない．

（泉　美貴）

第2部　組織型と診断の実際
Ⅱ．皮膚付属器系腫瘍　【各論】A．腺および導管系腫瘍（アポクリン・エックリン系腫瘍）　1．良性腫瘍

## (7) 円柱腫

cylindroma

### 1．定義・概念

円柱腫 cylindroma は，アポクリンあるいはエックリン系の導管に関連する良性腫瘍で，ジグゾーパズル状の胞巣が特徴的な厚い基底膜によって囲まれる．同義語に Spiegler's tumor, Brooke-Spiegler syndrome, ターバン腫瘍 turban tumor, spiloadenocylindroma がある．

教科書的にはよく知られた疾患ながら，実は本邦では極めて稀である．しばしばらせん腺腫の部分像として円柱腫の組織像が混在するため，両者の異同や円柱腫の独立性についてはなお疑問が残る．多発型は常染色体優性遺伝で，遺伝子異常（CYLD 遺伝子 cyrindromatosis gene）が知られている．

### 2．臨床的事項

40歳代以降の成人の頭皮に発生する，数mm〜数cm までのドーム状隆起性病変である．表面は平滑で，硬く，正常皮膚色ないし淡紫紅色を呈する（図1）．多発型は女性に好発し（男女比＝約 1：4），思春期から生じ，徐々に数や大きさが増す．頭皮を覆い尽くすと大仏の頭を模した形状を呈し，"ターバン腫瘍 turban tumor"として知られる．多発性の毛包上皮腫 trichoepitheliomas や，らせん腺腫 spiradenomas（共存あるいは個別に発生）および唾液腺

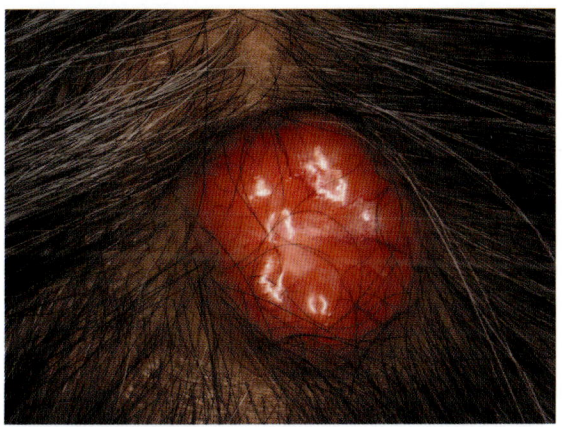

**図1｜円柱腫の肉眼像**
円柱腫の家族歴がある66歳女性の頭頂部の病変．耳前部，側頭部および肩にも多発している．23×21mm 大，紅色調で弾性硬の腫瘤である．表面は平滑で光沢があり，血管の拡張が透見される．（自治医科大学皮膚科　山田朋子先生のご厚意による）

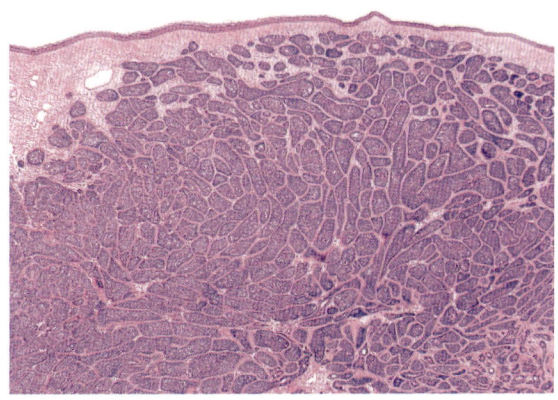

**図2｜円柱腫の弱拡大像**
真皮乳頭層に Grenz zone を有し，網状層内に"ジグゾーパズル"をはめ合わせたように小胞巣が集簇している．（自治医科大学皮膚科　山田朋子先生のご厚意による）

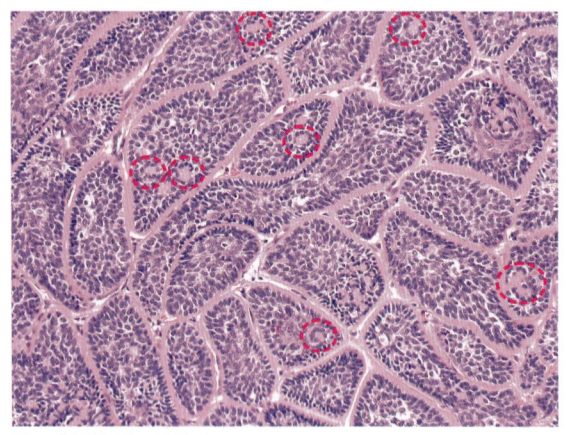

**図3 円柱腫の強拡大**
胞巣内部には淡好酸性でやや大型の細胞が増殖し，最外層にはN/C比の高い小型細胞が配列する．基底膜は好酸性で厚く肥厚し，諸処で陥入してその輪切り像が円柱状を呈している（赤色点線）．（自治医科大学皮膚科 山田朋子先生のご厚意による）

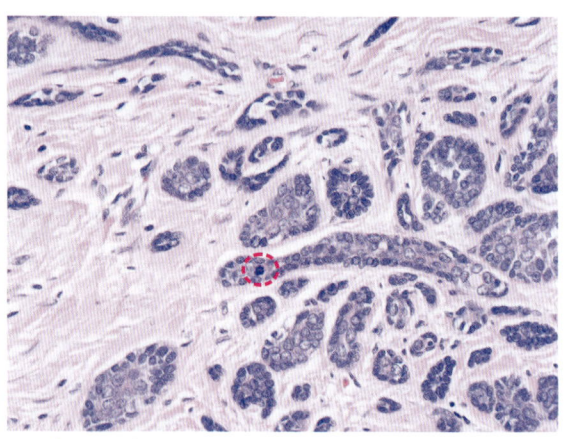

**図4 悪性円柱腫**
通常の円柱腫と異なり，大小不同の胞巣が広い膠原線維性の間質を伴い不規則に浸潤している．胞巣周囲の基底膜は消失ないし不明瞭となる．核分裂像（赤色点線）は，良性の円柱腫でみることはまずない．

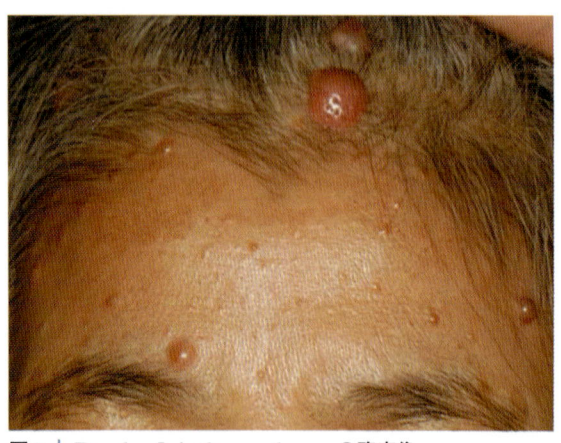

**図5 Brooke-Spiegler syndromeの臨床像**
62歳女性．額に毛包上皮腫が多発し，頭皮に円柱腫とらせん腺腫が数十個多発している．家族歴（娘に同様の症状）を有している．（平塚市民病院皮膚科 安田文世先生，木花いづみ先生のご厚意による）

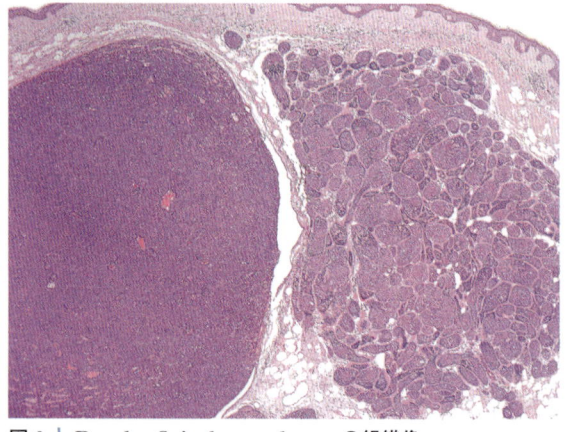

**図6 Brooke-Spiegler syndromeの組織像**
頭皮の腫瘤のうち一つは，同じ病巣内にらせん腺腫（左側）と円柱腫（右側）が混在していた．両疾患の近似性を示す興味深い所見である．（平塚市民病院皮膚科 安田文世先生，木花いづみ先生のご厚意による）

腫瘍などを合併した病態を"Brooke-Spiegler症候群"という．

## 3．組織学的所見

　真皮網状層からしばしば皮下脂肪織に主座を置く，"ジグゾーパズル状"と形容される小胞巣の密な集簇巣である（図2）．個々の胞巣は，①内側にクロマチンが繊細で好酸性の豊富な細胞質を有するやや大型の細胞（正常汗管のクチクラ細胞に相当）が増殖し，②辺縁にN/C比の高い小型細胞（正常汗管の孔細胞に相当）が柵状に配列する．③胞巣の外側は好酸性の厚い基底膜が取り巻く．基底膜はしばしば胞巣内に陥入し円柱状を呈する（図3）．稀ながら胞巣の中央部に明瞭な管腔（導管）を形成したり，部分的に毛囊や皮脂腺への分化を示す．リンパ球が浸潤したり，基底膜が不明瞭になるなど，らせん腺腫と相同の組織像が併存する病態は"spiloadenocylindroma"と呼ばれることがある．

　稀ながら，cylindrocarcinomaあるいはmalignant cylindromaと呼ばれる悪性転化がある（図4）．

（泉　美貴）

第2部　組織型と診断の実際
Ⅱ. 皮膚付属器系腫瘍　【各論】A. 腺および導管系腫瘍（アポクリン・エックリン系腫瘍）　1. 良性腫瘍

# (8) 腺管腺腫・腺管乳頭状腺腫

tubular adenoma/tubular papillary adenoma

## 1. 定義・概念

　腺管腺腫 tubular adenoma・腺管乳頭状腺腫 tubular papillary adenoma は，管状ないし乳頭状に増殖する汗管が真皮内で結節形成性に集簇する良性腫瘍である．同義語に tubular apocrine adenoma, apocrine tubular adenoma, papillary tubular adenoma, papillary eccrine adenoma がある．

　汗腺に類似する腺管構造が集簇し，結節を形成する．アポクリン腺系腫にもエックリン腺系にも分類される．管状構造が主体か，乳頭状構造が主体であるかにより類似語が多数存在する．手指に発生する同じ腫瘍は再発率が高いことで知られ，aggressive digital papillary adenoma, digital papillary adenocarcinoma と呼ばれる．

## 2. 臨床的事項

　50歳代を中心に幅広い年齢層に生じ，女性にやや多い．単発性のドーム状ないし疣状病変で，頭頸部や四肢に好発する．

## 3. 組織学的所見

　小囊胞状に拡張した腺管が，真皮内に境界明瞭に集簇する（図1）．管腔内側を淡好酸性で正常のクチクラ細胞 cuticular cells に類似する円柱上皮細胞が裏打ちし，外側を孔細胞 poroid cells に類似する細

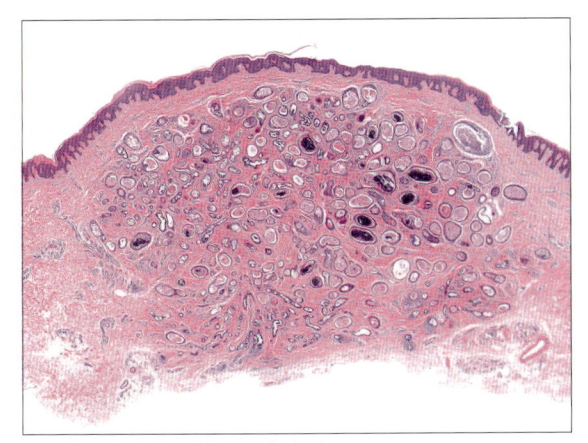

**図1｜腺管腺腫・腺管乳頭状腺腫**
ドーム状の隆起性病変を形成し，真皮内に周囲との境界の明瞭な腫瘤を形成している．腫瘤は軽度に拡張した腺管の集簇巣より構成され，内腔に好酸性の分泌物を入れる．表皮との連続性がみられることもある．

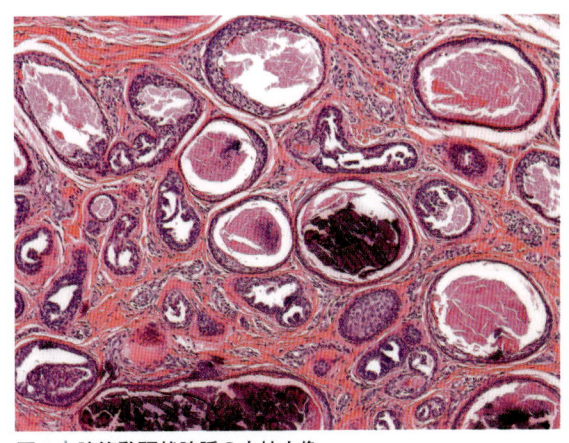

**図2｜腺管乳頭状腺腫の中拡大像**
管腔は拡張気味で，内腔には壊死物質，角化物，分泌物などを入れ，しばしば石灰化を伴う．

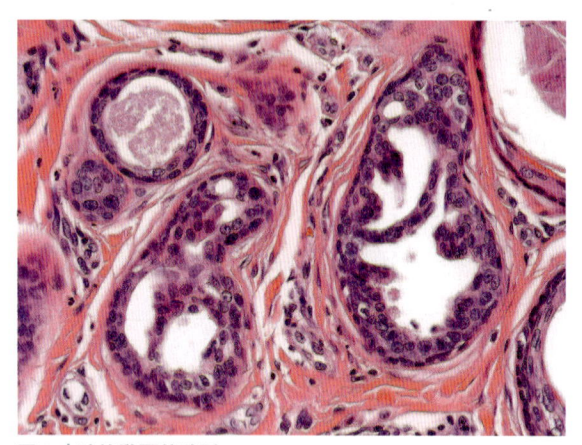

**図3｜腺管乳頭状腺腫**
上皮細胞の"乳頭状"構造は、線維性の茎を有する真の乳頭状増殖ではなく、上皮の単なる重積 epitheliosis である。アポクリンスナウト（断頭分泌像）様の細胞質の突出が明瞭にみられる症例はアポクリン腺系病変に、不明瞭であればエックリン腺系病変に分類される。

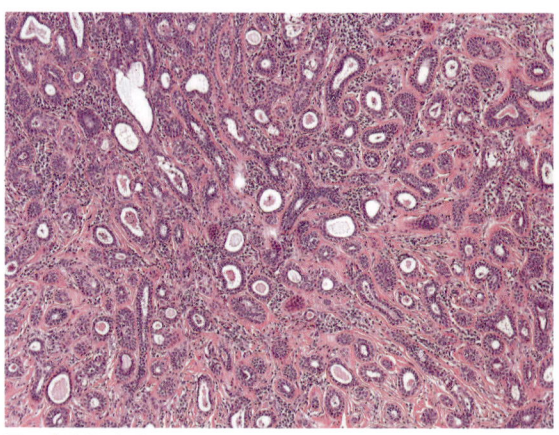

**図4｜腺管腺腫**
同じ病態でもこの例のように乳頭状増殖がなく、病変がもっぱら管状構造で占められる例は"腺管腺腫 tubular adenoma"と呼ばれる。

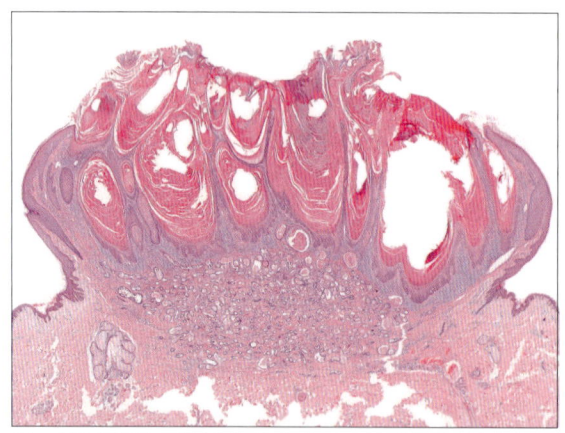

**図5｜腺管腺腫・腺管乳頭状腺腫における表皮の増生**
腺管腺腫・腺管乳頭状腺腫において、直上の表皮が疣贅様に高度に増殖し、錯角化を伴う過角化を示す症例が稀ならずある。

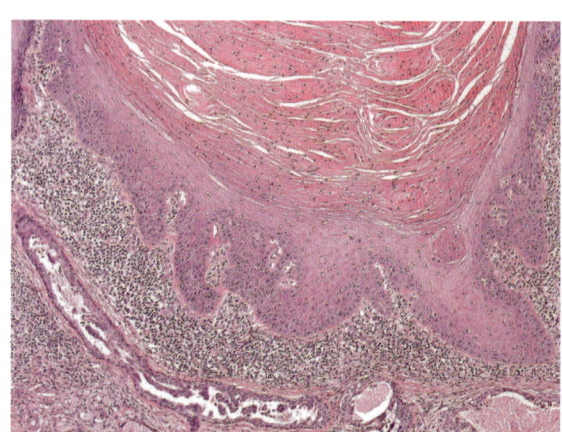

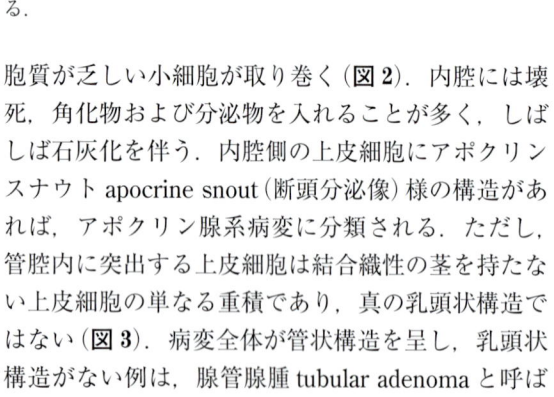

**図6｜腺管腺腫・腺管乳頭状腺腫の表皮の増生**
層状の錯角化を伴う高度の過角化や核周囲 halo の形成から、HPV 感染症の合併が推測される。

胞質が乏しい小細胞が取り巻く（図2）。内腔には壊死、角化物および分泌物を入れることが多く、しばしば石灰化を伴う。内腔側の上皮細胞にアポクリンスナウト apocrine snout（断頭分泌像）様の構造があれば、アポクリン腺系病変に分類される。ただし、管腔内に突出する上皮細胞は結合織性の茎を持たない上皮細胞の単なる重積であり、真の乳頭状構造ではない（図3）。病変全体が管状構造を呈し、乳頭状構造がない例は、腺管腺腫 tubular adenoma と呼ばれる（図4）。直上の表皮が乳頭状に増殖することがあり、HPV 感染症の併発が推測される（図5、図6）。

## 4. 鑑別診断

### 1）乳頭状汗腺腫 hidradenoma papilliferum

ほとんど全例が女性の外陰部に発生する。大型の嚢胞状構造が主体で、嚢胞内部に真の乳頭状構造や複雑に分岐する長い管状構造が突出し、増殖する。

### 2）皮膚混合腫瘍 cutaneous mixed tumor

管状に増殖する上皮性成分と粘液腫様の基質を特徴とする。しばしば毛嚢や脂腺など多彩な細胞への分化を伴う。筋上皮細胞が上皮細胞との二相性を失い、個々あるいはシート状に増殖する。

（泉　美貴）

第2部　組織型と診断の実際

Ⅱ．皮膚付属器系腫瘍　【各論】A．腺および導管系腫瘍（アポクリン・エックリン系腫瘍）　1．良性腫瘍

## （9）乳頭状汗管嚢胞状腺腫

**syringocystadenoma papilliferum**

### 1．定義・概念

　乳頭状汗管嚢胞状腺腫 syringocystadenoma papilliferum は，重層扁平上皮が肥厚し，腺管（汗管）の増殖巣に連続性を示す良性腫瘍ないし過誤腫性の病変で，間質に形質細胞が浸潤する．同義語に papillary syringoadenoma，nevus syringoadenomatosus papilliferum（旧名）がある．

　約1/3の症例は脂腺母斑に伴う発症であり，残り2/3は de novo に発生する．脂腺母斑で合併する腫瘍性病変の中では最多（約35％）である．アポクリン腺系病変に分類されることが多い．

### 2．臨床的事項

　生下時あるいは小児期より小丘疹として発症し，思春期に乳頭状に増大する．3/4の症例は頭皮や顔面に発生する．疣状の腫瘤が単発あるいは線状に配列する．

### 3．組織学的所見

　隆起部を覆う表皮は過角化と有棘細胞の増殖により肥厚し，毛囊漏斗部において連続性に腺管構造に移行する．腺管は大きな拡張性の嚢胞あるいは細隙性の嚢胞を形成し，嚢胞内に乳頭状あるいは葉状に増殖する．腺管は内腔側に好酸性で円柱状のクチクラ細胞 cuticular cell に類似する上皮細胞を配し，外

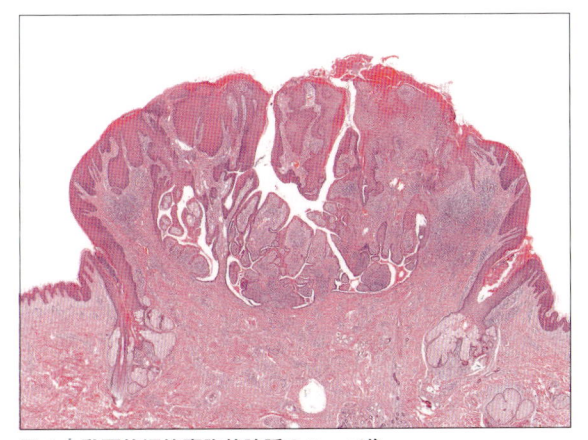

**図1｜乳頭状汗管嚢胞状腺腫のルーペ像**
左右対称性の隆起性病変である．被覆表皮と毛囊上皮が肥厚する所見は診断に必須である．真皮内に長い導管がシャベル状を呈して掘れている．

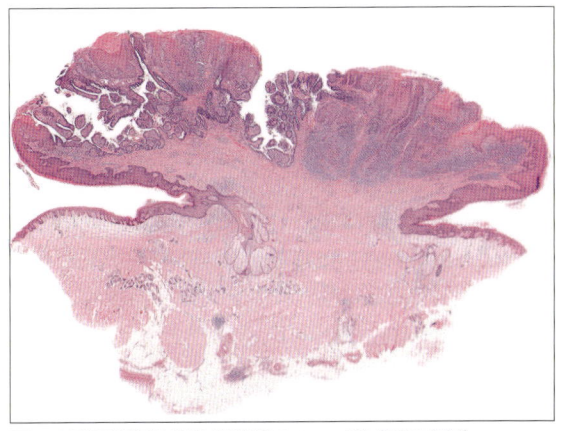

**図2｜乳頭状汗管嚢胞状腺腫のルーペ像（別の症例）**
有茎性で，表皮が増殖する病態である．病変の左側では嚢胞を形成している．

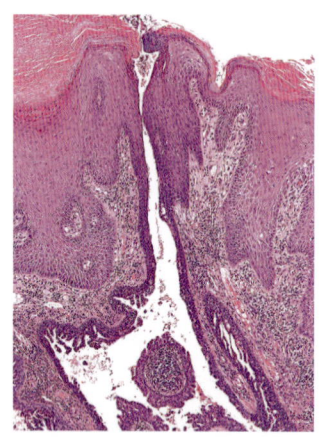

**図3 | 重層扁平上皮の増殖巣と腺管構造の移行部（図2の症例）**
表皮（重層扁平上皮）の増殖巣から長い管状構造に移行する様は，正常組織でアポクリン管が毛嚢漏斗部に開口する様を模倣している．

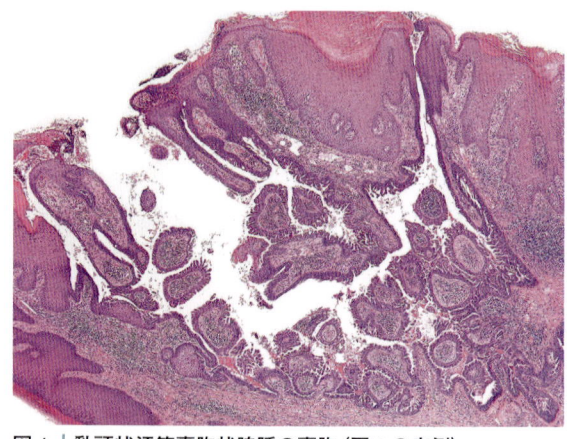

**図4 | 乳頭状汗管囊胞状腺腫の囊胞（図2の症例）**
真皮深部に伸びる大型の囊胞を形成し，内部に向かい，乳頭状あるいは葉状に増殖している．

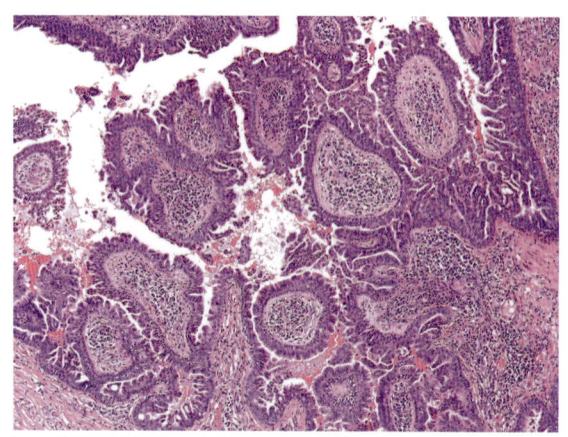

**図5 | 乳頭状汗管囊胞状腺腫の乳頭状増殖（図2の症例）**
乳頭状構造は，茎が太く葉状を呈するものが多い．内腔を裏打ちする細胞は明瞭な二相性を呈する．内腔側の細胞はしばしば重積し，高度になると「紐のれん」のように突出する．

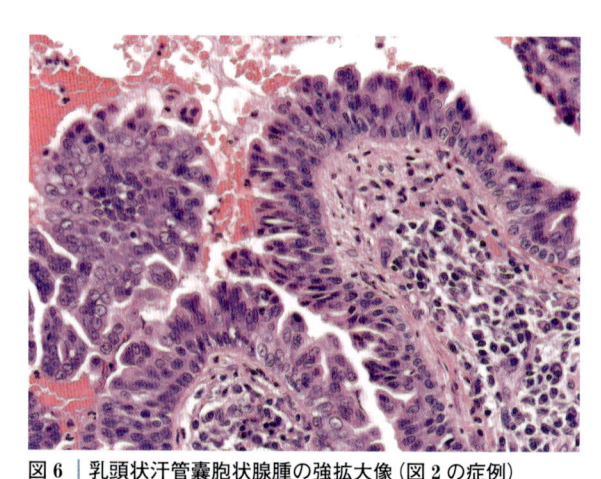

**図6 | 乳頭状汗管囊胞状腺腫の強拡大像（図2の症例）**
二相性の細胞のうち内側の細胞は好酸性の長円柱状の細胞で，"アポクリンスナウト（断頭分泌）"を形容されるものの，実際には細胞の尖端には小型で濃縮した核が存在することが多く，アポクリン腺への分化というより汗管の小皮縁細胞に類似している．外側には，孔細胞に類似するN/C比の高い類円形細胞が一列に配列する．

側に孔細胞 poroid cells 様の小型細胞が並ぶ二相性を示す．アポクリンスナウト（断頭分泌像）の存在からアポクリン腺系腫瘍に分類されることが多いが，実際には上皮細胞は重積し，核が尖端まで飛び出していることが多く，真のアポクリンスナウトであるのかは疑問が残る．腺管の間質には，特徴的に形質細胞の浸潤が目立つ．

## 4．鑑別診断

### 1）腺管乳頭状腺腫 papillary tubular adenoma
表皮との連続性や表皮の増生はない．

### 2）乳頭状汗腺腫 hidradenoma papilliferum
女性の外陰部にほぼ限局して発症する．組織学的に囊胞状構築の内部に増殖する点では類似しているが，より充実性に増殖し，鋭角的な管状・乳頭状構造を呈する．真のアポクリンスナウトが明瞭にみられる．表皮の増殖はなく，形質細胞の浸潤は目立たない．

### 3）乳腺乳頭部腺腫 adenoma of the nipple
発生場所が乳頭である．表皮の増殖はなく，炎症細胞は形質細胞とは限らない．

（泉　美貴）

第2部　組織型と診断の実際
Ⅱ．皮膚付属器系腫瘍　【各論】A．腺および導管系腫瘍（アポクリン・エックリン系腫瘍）　1．良性腫瘍

# (10) 乳頭状汗腺腫

hidradenoma papilliferum

## 1．定義・概念

　乳頭状汗腺腫 hidradenoma papilliferum は，女性の外陰部（大陰唇）にほぼ限定して発生し，組織学的には汗腺分泌部を指す hidro-（ギリシャ語で汗）が示すように，正常アポクリン腺の構造を模倣するアポクリン上皮細胞と筋上皮細胞の二相性を示す汗腺の良性腫瘍である．

## 2．臨床的事項

　中年女性の外陰部や肛門部，特に大陰唇部に発生する．稀ながら，眼瞼（Molls 腺/睫毛腺），外耳道（耳道腺 ceruminous glands）での報告もある．
　直径1cm 大程度の常色の隆起性病変で，びらんをきたすと肉芽組織様を呈する．

## 3．組織学的所見

　表皮との連続性はなく，真皮内に大型の囊胞を形成する（図1）．上皮か囊胞内に乳頭状，葉状ないし管状に増殖する（図2, 3）．増殖は高度で，腺管は"樹枝状"ないし"迷路状"と表現される細隙状で複雑な分岐を示す．裏打ちする腺管は正常のアポクリン腺に類似し，内腔側の上皮細胞と基底膜側の筋上皮細胞から構成される．上皮細胞はアポクリンスナウト apocrine snout（断頭分泌像）が明瞭な両染性の細胞質と紡錘形の核を有する高円柱状の細胞で，筋上皮細胞はクロマチンの繊細な類円形核を有し，細胞質は淡好酸性ないし淡明である（図4）．間質は線維芽細胞や筋線維芽細胞が目立つ線維化巣で，炎症細胞はほとんどないか，あるとしてもリンパ球や好中球が少数浸潤する．

## 4．鑑別診断

### 1) 乳頭状汗管嚢胞腺腫 syringocystadenoma papilliferum

　表皮と連続する病変で表皮の増殖をきたす．乳頭状・管状構造は通常乳頭状汗腺腫ほど複雑ではない．間質には形質細胞が浸潤する．脂腺母斑に合併することが多い．

### 2) 腺管腺腫・腺管乳頭状腺腫 tubular adenoma/tubular papillary adenoma

　囊胞性病変というより，小管状病変の集簇巣である．分化の方向がアポクリン上皮細胞と筋上皮細胞というより，より導管（クチクラ細胞と孔細胞）に近い．腺管乳頭状腺腫では真の線維性の茎の存在はなく，単に上皮細胞が重積する．

### 3) 腺癌 adenocarcinoma

　特に囊胞の内容物だけが採取された場合に鑑別が問題となる．腺癌は，境界が不明瞭な浸潤性増殖を示す．二相性はなく，上皮細胞により高度の異型性，多形性があり，核分裂像も散見される．

### 4) 乳管内乳頭腫 intraductal papilloma

　乳腺の乳管内に発生する良性の乳頭状腫瘍で，組織学的には乳頭状汗腺腫と相同である．

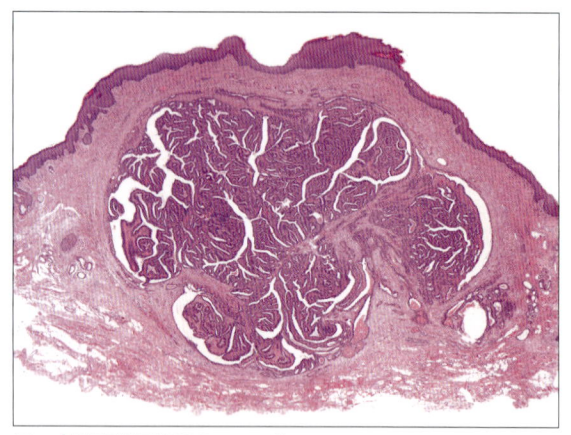

**図1 | 乳頭状汗腺腫のルーペ像**
真皮内の境界明瞭な病変である．大型の囊胞性病変であり，内部に著しい管状，乳頭状あるいは葉状に管状構造が増殖する．

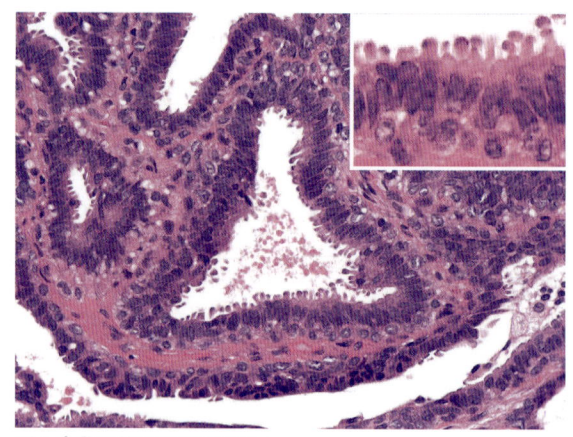

**図4 | 乳頭状汗腺腫の強拡大**
内腔側の上皮細胞は高円柱状で細胞質から内腔側にアポクリンスナウトが突出する．基底膜側には類円形の核と淡明な細胞質を有する筋上皮細胞が配列している．

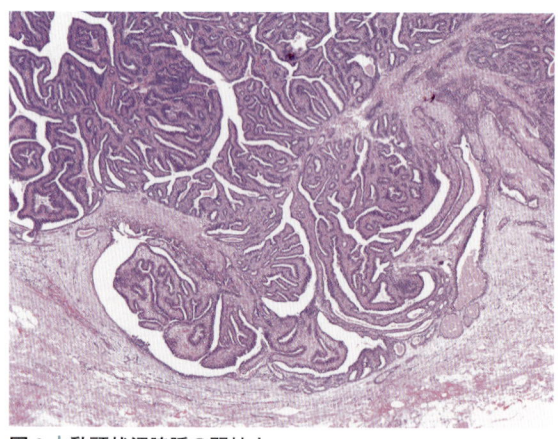

**図2 | 乳頭状汗腺腫の弱拡大**
囊胞から内部に乳頭状ないし葉状に突出する様子がわかる．

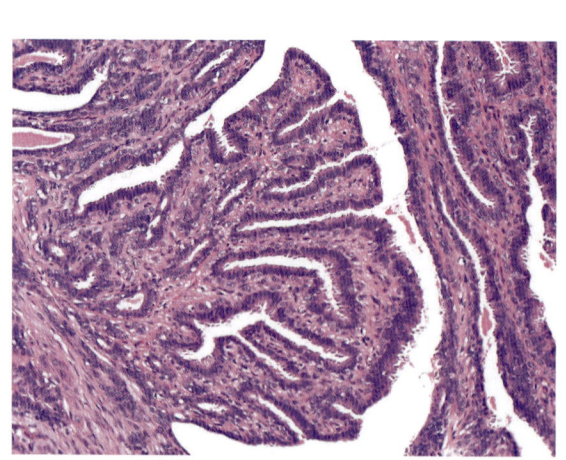

**図3 | 乳頭状汗腺腫の中拡大像**
囊胞内に増殖する管状構造は，結合織性の茎を有し，乳頭状ないし葉状に突出する．

## TOPICS hidradenoma という言葉

hidro- とはギリシャ語 (hidr-) で"汗"を意味することから，皮膚科的には汗を分泌する「汗腺（分泌部）」を示す言葉として用いられる．

したがって汗腺腫 hidradenoma は，原義的には「汗腺に関連する良性腫瘍」と表すことができる．hidradenoma のうち，clear cell hidradenoma（透）明細胞汗腺腫（アポクリン汗腺腫 apocrine hidradenoma，エックリン汗腺腫 eccrine hidradenoma，小結節性汗腺腫 nodular hidradenoma）はその名の示すとおり，汗腺分泌部の構造を模倣した，分泌液を産生する上皮細胞とそれを縁取る筋上皮細胞の二相（層）構造から構成されている．

一方「poroid hidradenoma」は，「汗管」への分化を示す良性腫瘍である．1990 年に Abenoza と Ackerman は病変の主座と囊胞の有無によって"汗孔腫 poroma" を 4 つのタイプ (① hidroacanthoma simplex，② eccrine poroma，③ dermal duct tumor，④ poroid hidradenoma) に分類した．当然，正常「汗管」の構成要素である，小孔の形成，クチクラ細胞 cuticular cell と乳細胞 poroid cells の増殖巣によって構成される．「汗管」への分化を示す腫瘍に「汗腺」の分化を示す名称を冠した①や④は誤り misnomer といえ，原義に厳密に解釈すれば，"intraepidermal poroma" および "intradermal solid and cystic poroma" とでも表すべきであろう．

（泉　美貴）

## 第2部 組織型と診断の実際
### II. 皮膚付属器系腫瘍 【各論】 A. 腺および導管系腫瘍（アポクリン・エックリン系腫瘍） 1. 良性腫瘍

# (11) 混合腫瘍

mixed tumor

## 1. 定義・概念

混合腫瘍 mixed tumor は，汗腺の筋上皮細胞が上皮細胞との二相性を失い，シート状ないし孤在性に増殖する良性腫瘍である．しばしば粘液腫様の間質を伴う．同・類義語に皮膚混合腫瘍 cutaneous mixed tumor，多型腺腫 pleomorphic adenoma，筋上皮腫 myoepithelioma，軟骨様汗管腫 chondroid syringoma がある．

混合腫瘍の定義を"上皮細胞と間質から構成される汗腺系腫瘍"と定義すると，全ての上皮性腫瘍は多かれ少なかれ間質を有していることから汗腺系腫瘍の全てが"混合腫瘍"に分類されてしまう．"混合"とは，その組織学的特徴から汗腺以外の多彩な組織（毛嚢，脂腺，脂肪，軟骨，骨など）が"混合"する病態，とでもとらえておくほうがむしろ理解しやすい．

正常汗腺では，筋上皮細胞は内腔側に上皮細胞を配し，上皮細胞と基底膜との間に位置し常に上皮細胞と二相性を示す．混合腫瘍では，筋上皮細胞が一層以上に重積したり，筋上皮細胞だけが孤在性あるいは胞巣を形成し増殖する．

上皮細胞からなる汗管の構造が確認されれば「混合腫瘍」と呼ばれ，筋上皮細胞だけが増殖する病態は「筋上皮腫」の範疇に含まれる．

ほぼ全例がアポクリン腺系腫瘍に分類され，エックリン腺系の混合腫瘍は現実的にはほとんど存在しない．

## 2. 臨床的事項

成人男性（男女比＝3：1）の顔面や頭皮に好発する．

紅褐色の半球状ないしドーム状病変で，軟骨基質が豊富であれば硬い．

## 3. 組織学的所見

周囲との境界が明瞭な皮内腫瘤で，しばしば健常真皮との間に裂隙を形成する（図1）．内部には大小の腺管が増殖する．腺管はアポクリンスナウト apocrine snout（断頭分泌像）を有するアポクリン腺上皮細胞と，筋上皮細胞の二相性を示す（図2）．筋上皮細胞は上皮と対の配列を失い，上皮細胞と基底膜の間を押し広げてシート状に増殖したり，基底膜の外側にほどけるように増殖する．

間質は諸処で粘液に富み，粘液の中に孤在性あるいは小集簇性に筋上皮細胞が浮かぶ（図3）．

筋上皮細胞は化生する能力に富む細胞で，混合腫瘍ではしばしば毛嚢，脂腺などの上皮成分や軟骨，骨，脂肪細胞などの間葉系成分へ分化する（図4）．

## 4. 鑑別診断

以下はいずれもアポクリン分泌腺ないし汗管（導管）を模倣する管状構造の増殖巣という点で似るが，粘液腫様の間質を伴わない点で混合腫瘍と異なる．通常，化生細胞の混在もない．

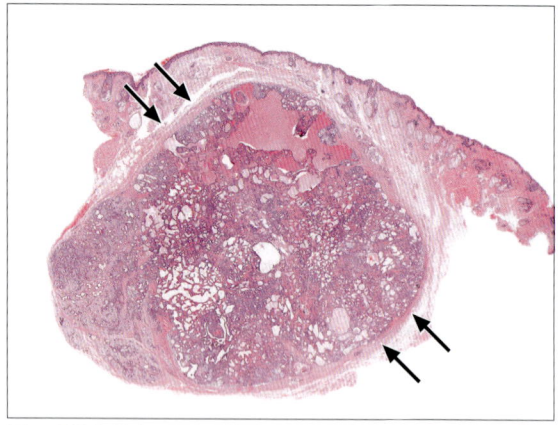

**図1｜混合腫瘍のルーペ像**
真皮内から皮下結合織に突出する境界明瞭な腫瘍である．周囲の健常組織との間に裂隙（矢印）が形成されている．大小の腺管の形成より汗管系腫瘍と判断でき，間質が粘液に富み青色であることから，この倍率でも混合腫瘍と判断できる．

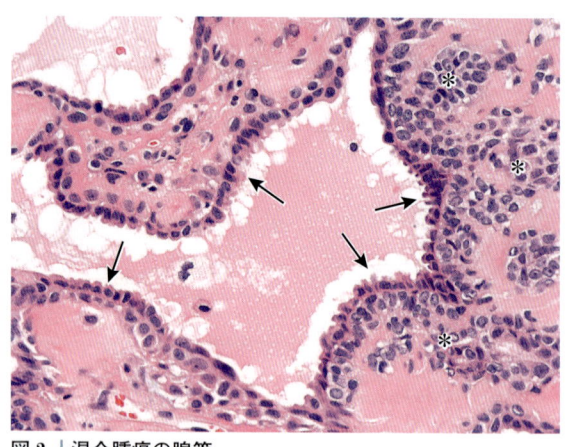

**図2｜混合腫瘍の腺管**
上皮細胞と筋上皮細胞が二相性を示す．上皮細胞はアポクリンスナウトが明瞭で（矢印），アポクリン腺系病変であることがわかる．外側の筋上皮細胞が一層以上に重積し，間質の中にほどけるように混在している（＊）．

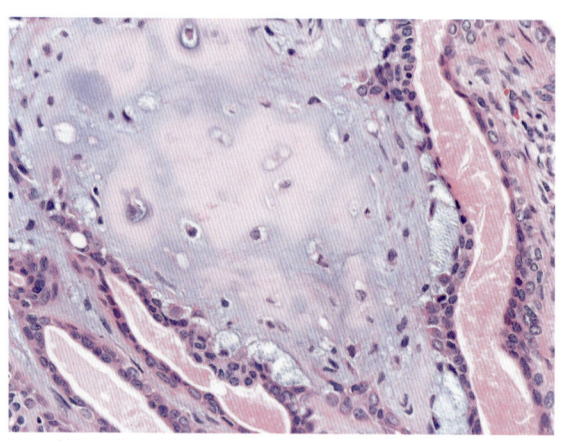

**図3｜混合腫瘍の間質**
間質には諸処で青色の粘液が貯留する．この図にみられるように，成熟した軟骨細胞に化生することもある．

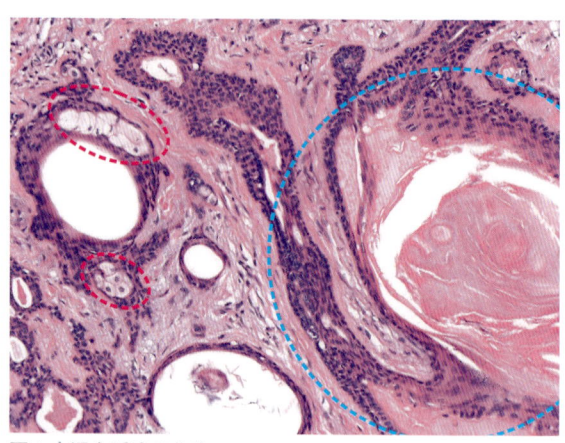

**図4｜混合腫瘍の化生**
混合腫瘍では，筋上皮細胞が高頻度に多彩な細胞に化生をきたし，稀ならず毛囊（赤色点線）への分化がみられる．ここでは成熟した皮脂腺（青色点線）も出現している．

### 1）腺管腺腫・腺管乳頭状腺腫 tubular adenoma/tubular papillary adenoma

個々の管状構造は融合することなく独立し，集簇する．

### 2）乳頭状汗腺腫 hidradenoma papilliferum

女性の外陰部にほぼ限局して発症する．組織学的には嚢胞内に形成される乳頭状構造が主体を示す．

### 3）乳頭状汗管嚢胞状腺腫 syringocystadenoma papilliferum

脂腺母斑の中に発生することが多い．表皮有棘細胞と腺管とがともに増殖する病態である．

（泉　美貴）

第2部 組織型と診断の実際

Ⅱ．皮膚付属器系腫瘍 【各論】A．腺および導管系腫瘍　2．悪性腫瘍

# (1) 管状癌

**tubular carcinoma**

## 1．定義・概念

管状癌 tubular carcinoma は，特徴的なアポクリン分化を伴った管状構造よりなる tubular apocrine adenoma の malignant counterpart で，高転移能を有する高悪性腫瘍である[1]．

## 2．臨床的事項

主として中年女性に好発する．腋窩が好発部位で，稀に両側を侵すこともある．その他にもアポクリン腺が豊富な部位に発生する．通常，潰瘍形成を伴う硬い紅色結節としてみられる．脂腺母斑に続発して生じることもある[2]．

## 3．組織学的所見

腫瘍は左右非対称，境界不明瞭に浸潤し，密な腺管構造を形成する．病変はしばしば真皮全層を侵し，皮下脂肪組織に達することもある[3]．腫瘍の大きさおよび形態は様々であるが，一般的に腺管の大きさは深部に行くに従って小型化する傾向がある（図1）．表層の比較的大型の腺管は，腺腔内に乳頭状の増生を示すことがある．腺管を形成する上皮細胞は好酸性あるいは顆粒状の細胞質を有し，そして多形性を示す核がみられる．これらの細胞の細胞質には，しばしば断頭分泌像がみられ，核分裂像が散見される（図2）．腺腔内は，好酸性の均質な物質，泡沫細胞そして壊死物質で満たされることもある．細胞および腺腔内には，PAS 陽性（ジアスターゼ抵抗性）物質がみられる[3]．時に篩状構造や充実性に増殖する領域を示すことがある．壊死に陥った領域がしばしばみられるが，腺様嚢胞癌とは異なり，腫瘍胞巣内に基底膜様物質の沈着はなく，通常は神経周囲浸潤を欠いている．間質成分は乏しい[2]．皮膚原発の tubular carcinoma の診断をする前には，内臓原発の tubular carcinoma（胃癌など）の皮膚転移の可能性を除外する必要がある．

## 4．免疫組織化学的特徴

低分子量ケラチンに陽性であり，EMA および GCDFP15 が管腔構造の内腔が陽性となる．CEA の発現は様々である[4]．また CD15, lysozyme, $\alpha_1$-antitrypsin, そして $\alpha_1$-antichymotrypsin が陽性となるとされるが，GCDFP15 が陽性であることと，組織学的に断頭分泌像が認められる点が本疾患の診断において最も信頼性のある特徴であるとされる[3]．

## 5．組織発生

断頭分泌像や腫瘍性の管腔構造と毛包漏斗部との連続性はアポクリン分化の指標であり，これは免疫染色によっても支持される所見である．

## 6．良性汗腺系腫瘍との鑑別点

tubular apocrine adenoma や papillary eccrine adenoma に比して細胞異型が強く，周囲への浸潤傾向が認められる．また，これらの良性腫瘍では，通

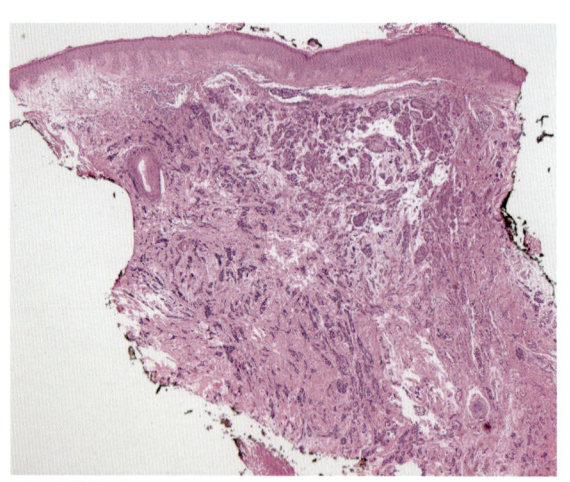

**図 1 | 管状癌**
真皮全層に広がる腫瘍性病変

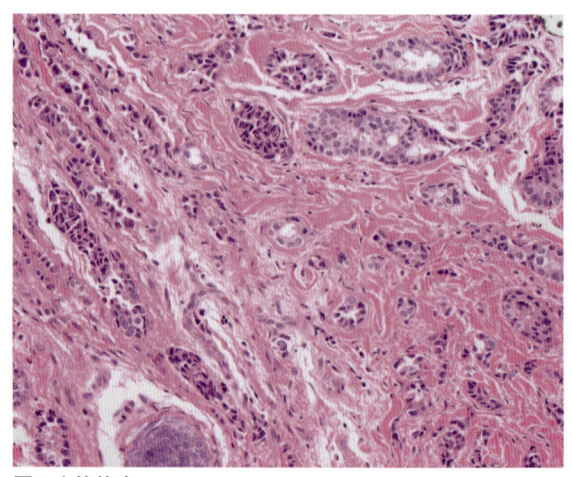

**図 2 | 管状癌**
病変深部において，小型異型腺管の浸潤性増殖を示し，管腔面には断頭分泌像がみられる．

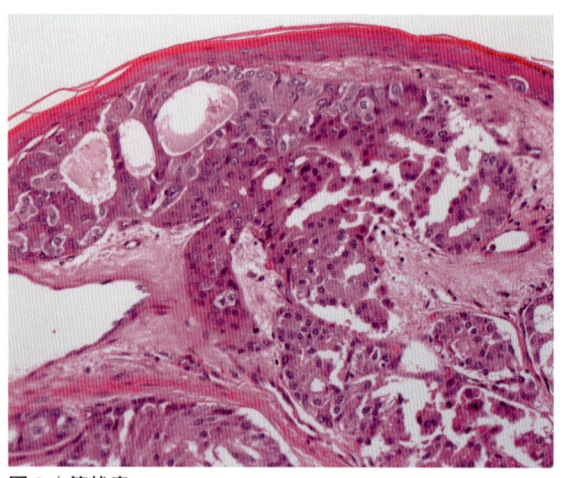

**図 3 | 管状癌**
好酸性の細胞質を有した異型細胞が，篩状構造を形成して増殖する．

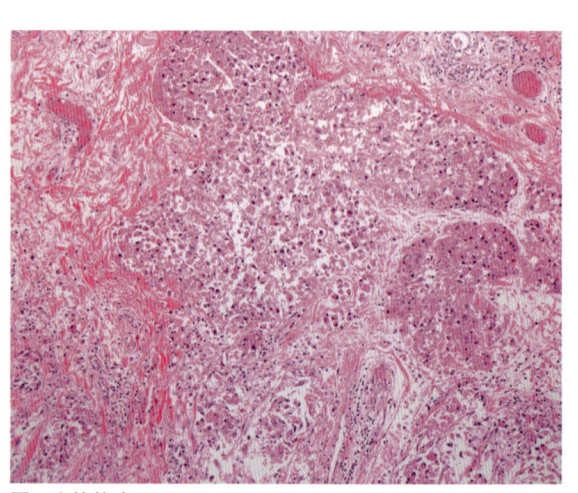

**図 4 | 管状癌**
壊死に陥った領域が認められる．

常，筋上皮細胞が存在するが，本疾患では欠いている[5]．

## 7. 予 後

高悪性度の腫瘍であり，44例の検討ではそのうち21例で転移がみられ，少なくとも9例が広範な転移によって死亡したとする報告がある[3,4,6]．

（小川史洋）

### 文 献

1) LeBoit PE, Burg G, Weedon D et al：World Health Organization Classification of Tumours. Pathology and Genetics of Skin Tumours. IARC Press, Lyon, 2006
2) Requena L, Kiryu H, Ackerman AB：Neoplasms with Apocrine Differentiation. Lippincott-Raven and Ardor Scribendi, Philadelphia, 1997
3) Paties C, Taccagni GL, Papotti M et al：Apocrine carcinoma of the skin. A clinicopathologic, immunocytochemical, and ultrastructural study. Cancer 71：375-381, 1993
4) Yoshida A, Kodama Y, Hatanaka S et al：Apocrine adenocarcinoma of the bilateral axillae. Acta Pathol Jpn 41：927-932, 1991
5) Weedon D：Skin Pathology, 2nd ed. Churchill Livingstone, London, 2002
6) Ni C, Wagoner M, Kieval S et al：Tumours of the Moll's glands. Br J Ophthalmol 68：502-506, 1984

第2部　組織型と診断の実際

Ⅱ．皮膚付属器系腫瘍　【各論】A．腺および導管系腫瘍　2．悪性腫瘍

# (2) 小囊胞状付属器癌

microcystic adnexal carcinoma (MAC)

## 1．定義・概念

小囊胞状付属器癌 microcystic adnexal carcinoma (MAC) は，汗管への分化傾向がみられる低悪性度腫瘍で，転移能はほとんどないが，局所浸潤性の強い腫瘍[1]である．

## 2．臨床的事項

女性に好発し，顔面，特に口唇を中心とした領域に発生する傾向があるが，稀にその他の部位にも生じることもある[2]．数ヵ月～数年の期間をかけて緩徐な発育をする．単発性の瘢痕様の堅い結節あるいは局面で，表面は正常から萎縮性，あるいは鱗屑を伴うことが特徴である．稀に潰瘍形成がみられる．臨床的特徴が比較的乏しいため，生検や切除後に初めて診断がつくことも多い腫瘍である．

## 3．組織学的所見

典型的なパターンは，病変上層部が小型角質囊腫 horn cysts とエックリン汗腺分泌部に類似した小管腔構造からなる（図1）．中間部は，完全な小型管腔構造よりなり，神経周囲侵襲がしばしば認められる（図2）．深部領域には，間質の線維化を伴って管腔形成傾向に乏しい上皮細胞性小集塊がみられる．このように，表層（管腔と囊胞）から深部（上皮の索状構造と硬化）への病変の層状化がみられる（zonation pattern）．MACを"syringomatous carcinoma"あるいは"sclerosing sweat duct syringomatous carcinoma"と称して，エックリン汗管起源であることを示唆する論文もみられる[3]．しかしながら稀に脂腺細胞領域が含まれるものや，毛包鞘に類似した領域が含まれる症例があること等から，folliculo-sebaceous-apocrine unit への分化も示唆されている[4,5]．またエックリン汗孔腫様の充実性増殖や，淡明細胞化がみられることがある[6]．細胞学的に，病変は高分化型であり，核多形性や核分裂像を欠く．核多形性がみられるときには，MACの診断が正しいかどうかを再考する必要がある．

## 4．免疫組織化学的特徴

腫瘍細胞の胞体に，AE1/AE3，CK7，そしてbcl-2が陽性となる．管腔構造の内壁にEMA，Ber-EP4が陽性となる．αSMAとS-100蛋白が管腔辺縁部に陽性となる．p53の陽性率は25％に満たず，MIB-1 index も5％に満たない．CK20，c-erb-2そしてCD34は陰性である[7]．

## 5．鑑別診断

重要な鑑別疾患は線維硬化性毛包上皮腫 desmoplastic trichoepithelioma あるいは斑状強皮症型基底細胞癌 morphoeic basal cell carcinoma の表層部からの生検材料であるが，それらはCK7陰性である．また，後者との鑑別点は，MACでは腺管構造が認められるとともに，腫瘍胞巣と間質の間に裂隙がないことが挙げられる．良性汗管腫 syringoma が考慮されることもある．良性汗管腫は顔面，特に眼瞼

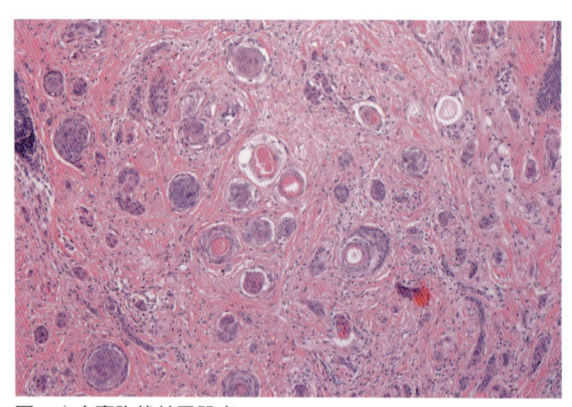

**図1** 小嚢胞状付属器癌
エックリン汗腺分泌部に類似した小管腔構造の比較的密な増生.

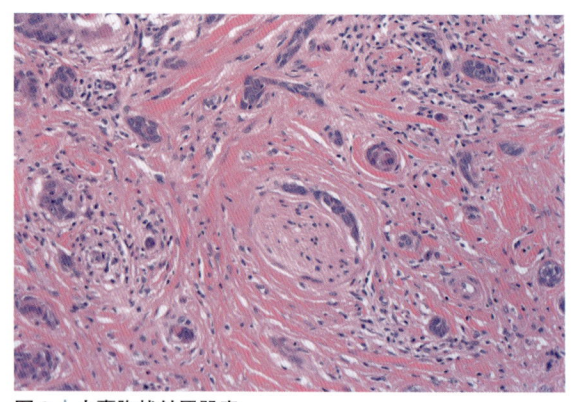

**図2** 小嚢胞状付属器癌
小型腺管の神経周囲侵襲像 neutropism.

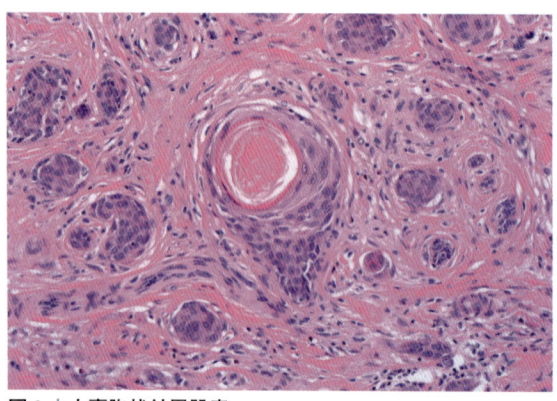

**図3** 小嚢胞状付属器癌
小型角質囊腫が認められる点は良性汗管腫との鑑別点でもある. 核多形性には乏しく, 核分裂像は認められない.

周囲や, 外陰部に好発するのに対して, MAC は顔面, 特に口唇に好発するものの, その他の部位にも生じることも稀にあるため, そのような場合には汗管腫より MAC をより考慮する必要がある. また, 汗管腫と異なり MAC は境界明瞭な硝子化間質を伴わず深部の皮下脂肪織, 筋膜, 骨格筋等に深く浸潤し, 深部に horn cysts がみられることもある. また神経周囲を侵襲する上皮性索状構造がしばしば皮下脂肪織にまで進展する. 稀に, 皮膚へ転移した転移性低分化型腺癌が MAC に類似した組織像を呈することがある.

## 6. 遺 伝

6q 欠失があるとする報告がある[8]. MAC の 2 例の報告例において DNA image cytometry では, 1 例は diploid であり, もう一方は aneuploid であったとの記載もみられる[9].

## 7. 治 療

第一選択は外科的切除で, 病理学的に取り残しがないことを確かめる必要がある.

〈小川史洋〉

### 文 献

1) LeBoit PE, Burg G, Weedon D et al：World Health Organization Classification of Tumours. Pathology and Genetics of Skin Tumours. IARC Press, Lyon, 2006
2) Chiller K, Passaro D, Scheuller M et al：Microcystic adnexal carcinoma：forty-eight cases, their treatment, and their outcome. Arch Dermatol 136：1355-1359, 2000
3) Requena L, Marquina A, Alegre V et al：Sclerosing-sweat-duct (microcystic adnexal) carcinoma—a tumor from a single eccrine origin. Clin Exp Dermatol 15：222-224, 1990
4) Requena L, Kiryu H, Ackerman AB：Neoplasms with apocrine differentiation. Lippincott-Raven and Ardor Scribendi, Philadelphia, 1997
5) Pujol RM, LeBoit PE, Su WP：Microcystic adnexal carcinoma with extensive sebaceous differentiation. Am J Dermatopathol 19：358-362, 1997
6) Cooper PH, Mills SE, Leonard DD et al：Sclerosing sweat duct (syringomatous) carcinoma. Am J Surg Pathol 9：422-433, 1985
7) Smith KJ, Williams J, Corbett D et al：Microcystic adnexal carcinoma：an immunohistochemical study including markers of proliferation and apoptosis. Am J Surg Pathol 25：464-471, 2001
8) Wohlfahrt C, Ternesten A, Sahlin P et al：Cytogenetic and fluorescence in situ hybridization analyses of a microcystic adnexal carcinoma with del (6)(q23q25). Cancer Genet Cytogenet 98：106-110, 1997
9) Vogelbruch M, Böcking A, Rütten A et al：DNA image cytometry in malignant and benign sweat gland tumours. Br J Dermatol 142：688-693, 2000

第2部　組織型と診断の実際

Ⅱ．皮膚付属器系腫瘍　【各論】A．腺および導管系腫瘍　2．悪性腫瘍

# (3) 悪性混合腫瘍

malignant mixed tumor（MMT）

## 1．定義・概念

　悪性混合腫瘍 malignant mixed tumor（MMT）は，極めて稀な皮膚付属器癌で，高度の侵襲性および転移能を有する．MMTの病理診断は，前駆病変として皮膚混合腫瘍が混在していることよりは，むしろ上皮成分と間葉成分の両方の成分が含まれ，その上皮成分が悪性所見を示す腫瘍であることが重要である[1]．同義語に malignant apocrine mixed tumor, malignant chondroid syringoma がある．

## 2．臨床的事項

　MMTは広い年齢層（15ヵ月児から89歳：平均50歳）で生じ，女性に多く男性の2倍の頻度で発生する．体幹と四肢に好発する傾向がある[2]．
　皮膚混合腫瘍と比較すると，発現時の直径は2〜15cmと大きいが，その他の点では臨床的特徴のほとんどを共有している．多くは切除前に長い経過を有し，どちらかといえば緩徐に出現するが，そのような場合は境界明瞭な腫瘍で，時に囊胞状を呈する．また，痛みや潰瘍形成は認められず，顕著な臨床症状は認めない．

## 3．肉眼所見

　固い境界明瞭な大型腫瘍である．腫瘍割面には，種々の程度にゼラチン様物質が認められる[2]．浸潤性増殖をする腫瘍であるため，核出術は困難である[3]．

## 4．組織学的所見

　真皮あるいは皮下組織の表層に発生し，大型，左右非対称性である（図1）．浸潤性の腫瘍縁とそれに近接した衛星結節からなる分葉状を呈する2相性腫瘍である．良性の前駆病変があって，悪性転化することも稀にみられるが，MMTの診断に必須というわけではない．腫瘍は上皮成分と間質成分からなり，上皮成分は主に腫瘍辺縁部に，間葉系軟骨成分は腫瘍中心部で，より豊富な傾向がある（図2）．軟骨様間質はPAS陰性でヒアルロン酸と硫酸ムコ多糖類よりなる[4]．骨化間質がみられることは稀である．上皮成分は，散在性に分布した管腔構造の領域とともに，様々な大きさ・形状の索状・胞巣構造が癒合している（図3）．上皮内腔面では断頭分泌様の凹凸を示し，管腔から離れた細胞は形質細胞に類似した特徴的な多角形状細胞を示す（図4）．二層性の上皮によって縁取られている長い管腔構造を示すアポクリン型，あるいは単層の異型上皮細胞が小型円形構造を示すエックリン型のどちらを示すこともある．管腔構造を伴わず充実性増殖のみよりなる症例もある．上皮性成分はおとなしい像であることもあるが，高いN/C比や多数の核分裂像を伴った核異型や多形性を示すこともある（図5）．壊死に陥った領域は頻繁にみられる．

## 5．免疫組織化学的特徴

　腫瘍細胞にはS-100蛋白とサイトケラチンを共発現するものや，アクチンを発現するものがある

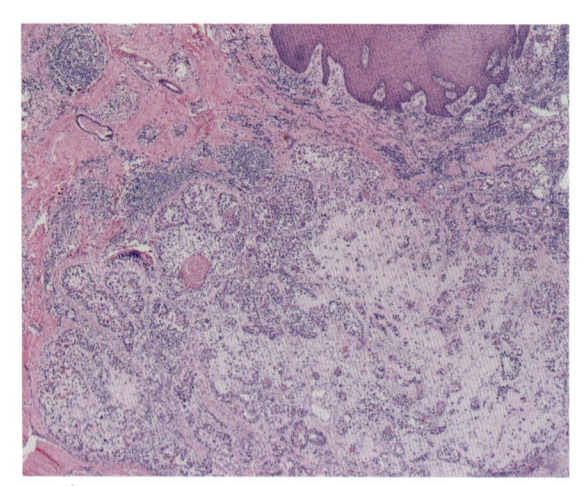

**図 1 | 悪性混合腫瘍**
表皮下に，軟骨様間質を伴って異型上皮細胞が種々の大きさの胞巣状・索状構造を形成して浸潤性に増殖する．

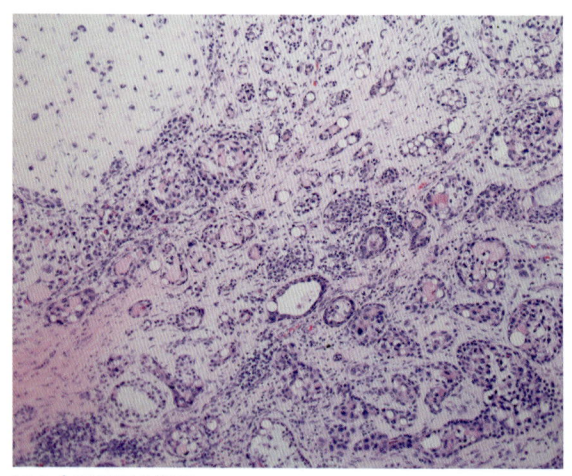

**図 2 | 悪性混合腫瘍**
上皮成分と間質成分からなる腫瘍は，腫瘍辺縁部に上皮成分，腫瘍中心部に間葉系軟骨成分がより豊富にみられる．

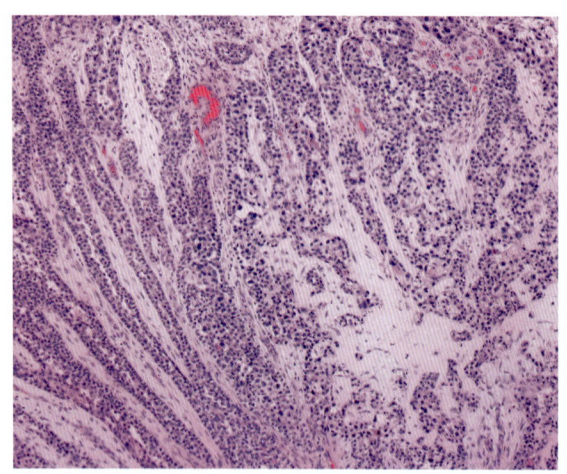

**図 3 | 悪性混合腫瘍**
幅の広い索状構造を形成して増殖する．

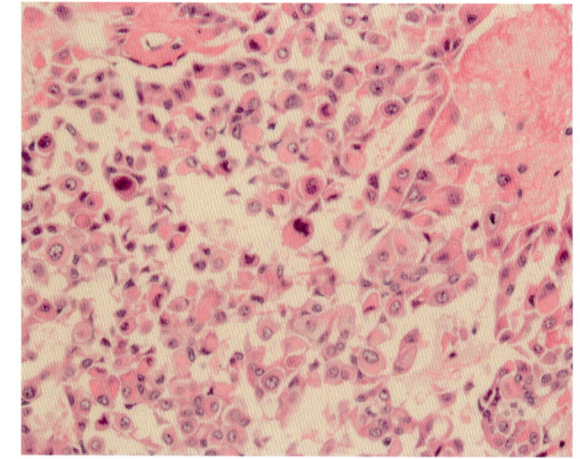

**図 4 | 悪性混合腫瘍**
形質細胞様の多角形状細胞の充実性増殖．

（図 6, 7）．粘液腫様間質の中の紡錘形細胞はビメンチン陽性である．

## 6. 電顕所見

腫瘍細胞はデスモソームと豊富な細胞質内フィラメントを有しており，筋上皮の特徴を示す．しかしながら，電顕的検索では今までのところ MMT がアポクリンあるいはエックリンのどちらに分化を示す腫瘍であるかに関しての証拠は示されていない[5]．

## 7. 鑑別診断

### 1）骨外性粘液型軟骨肉腫 extraskeletal myxoid chondrosarcoma

腺管や管状構造を伴わない結合性に乏しい腫瘍胞巣よりなり，腫瘍細胞はサイトケラチン陰性である[5]．

### 2）粘液癌 mucinous carcinoma と粘液乳頭状上衣腫 myxopapillary ependymoma

細胞外粘液性間質は，PAS 陽性を示す[3]．

### 3）皮膚筋上皮癌 cutaneous myoepithelial carcinoma

散在性の myxoid stroma に単相性の上皮性分化を

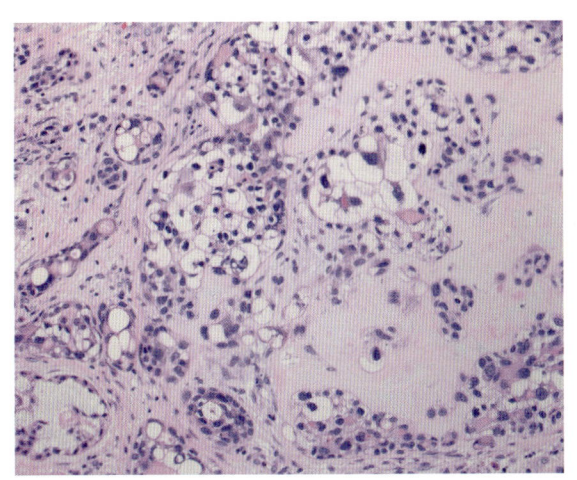

図5｜悪性混合腫瘍
クロマチン濃染性で腫大した核を有した細胞の増生がみられる．

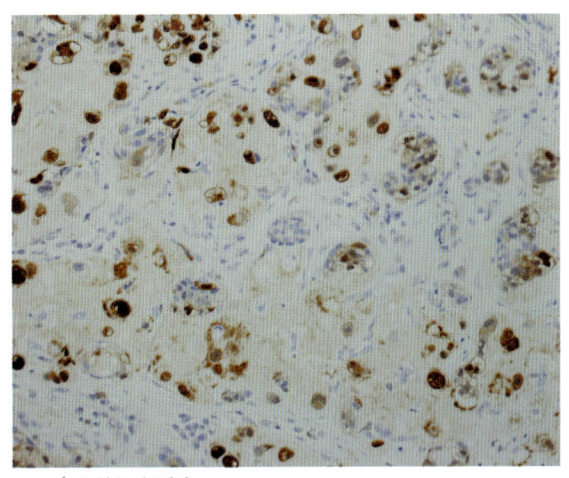

図6｜悪性混合腫瘍
S-100蛋白は主に間葉系軟骨細胞に陽性像を示すが，一部の上皮性腫瘍細胞にも陽性像が認められる．

示す傾向にある．しかし，MMTとcutaneous myoepithelial carcinomaとは，組織像が重なる一つの腫瘍のスペクトラム上にあると考えられている[6]．

## 8．組織発生

皮膚混合腫瘍の悪性転化として発生するものではなく，de novo発生と考えられている．また，MMTは筋上皮起源で，筋上皮腫瘍のスペクトラムの中に含まれていると考えられている[6]．

## 9．予後・予後予測因子

一般的にMMTの経過は長い．破壊性に浸潤増殖し，高率に局所再発する．半数以上の症例で所属リンパ節や肺，骨への転移がみられ，1/4以上の率で死に至る．しかしながら，MMTの30％以上の症例では再発や転移は生じない．一般的にMMTは長い経過をとる．転移がみられないMMTにおいても，細胞異型が軽度のものから高度のものまで組織学的スペクトラムを示すため，細胞異型のみで予後因子とはならない[2]．転移のない場合，完全切除を行えば，完全治癒となる[3]．

（小川史洋）

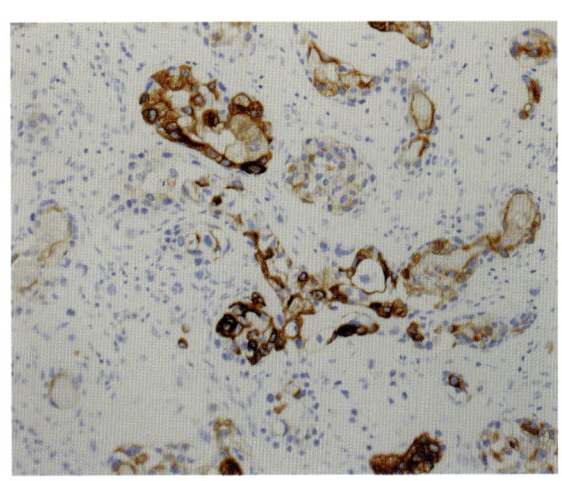

図7｜悪性混合腫瘍
AE1/AE3は主に上皮性腫瘍細胞に陽性を示すが，一部の間葉系細胞にも陽性像が認められる．

### 文　献

1) Wick MR, Swanson PE：Cutaneous adnexal tumors. A guide to pathologic diagnosis. ASCP Press, Chicago, 1991
2) Requena L, Kiryu H, Ackerman AB：Neoplasms with Apocrine Differentiation. Lippincott-Raven and Ardor Scribendi, Philadelphia, 1997
3) LeBoit PE, Burg G, Weedon D et al：World health organization classification of tumours. Pathology and Genetics of Skin Tumours. IARC Press, Lyon, 2006
4) Ishimura E, Iwamoto H, Kobashi Y et al：Malignant chondroid syringoma. Report of a case with widespread metastasis and review of pertinent literature. Cancer 52：1966-1973, 1983
5) Mentzel T, Requena L, Kaddu S et al：Cutaneous myoepithelial neoplasms：clinicopathologic and immunohistochemical study of 20 cases suggesting a continuous spectrum ranging from benign mixed tumor of the skin to cutaneous myoepithelioma and myoepithelial carcinoma. J Cutan Pathol 30：294-302, 2003

第 2 部　組織型と診断の実際

Ⅱ．皮膚付属器系腫瘍　【各論】A．腺および導管系腫瘍　2．悪性腫瘍

# (4) 汗管癌

porocarcinoma (malignant poroma)

## 1．定義・概念

　汗管癌 porocarcinoma（malignant poroma）は，表皮内汗管および真皮内導管に関連する悪性腫瘍である．Pinkus と Mehregan によって 1963 年に epidermotropic eccrine carcinoma として最初に記載された悪性腫瘍である[1]．

## 2．臨床的事項

　稀な腫瘍で，男女差はなく高齢者にみられる[2]．de novo 発生，あるいは poroma, hidroacanthoma simplex，あるいは脂腺母斑を前駆病変とし，それらの悪性転化によって発生するものがある．18～50％の例では，eccrine poroma に関連している．下肢および殿部に生じ，体幹，頭部に好発し，上肢での発生は少ない[2]．疣贅・ポリープ状腫瘍で，潰瘍形成をしばしば伴う．

## 3．組織学的所見

　表皮と連続性に大小様々な，不整形胞巣が癒合して真皮内に存在する．各胞巣辺縁部は核クロマチンに富み，細胞質に乏しい立方形の poroma 様の異型細胞がみられる．胞巣中心部は 1～3 個の明瞭な核小体を有し，細胞質の淡明な比較的大型細胞が敷石状に配列する（図 1）．淡明細胞は時に核分裂像を伴い，poroma 様の異型細胞との中間領域に移行型細胞が存在する．腫瘍胞巣内には大小様々な小管状構造や，細胞質内小腺腔が種々の程度に認められる（図 2）．腫瘍胞巣は，それに接する表皮との境界は明瞭である．腫瘍細胞は表皮内に孤在性あるいは胞巣状を呈して，pagetoid spread をすることもある．角化所見は通常欠いており，腫瘍細胞間の細胞間橋は不明瞭なことがある．腫瘍細胞はグリコーゲンを含んでいる．ときに真皮内エックリン管と連絡している像が認められる．真皮深層のリンパ管侵襲像は 15％以上の症例で認められる[2]．

## 4．鑑別診断

　poroma, hidroacanthoma simplex，そして Paget 病が含まれる．前 2 者は部分的に異型を示すことがあるが，左右対称性で境界明瞭な病変である．大型の病変で，皮下脂肪織に達する浸潤がみられる場合は，porocarcinoma であるとみられる[3]．Ackerman は，porocarcinoma の病理組織学的診断基準として，胞巣の大きさと形が様々であり，胞巣辺縁が不整であるとともに，核異型と多くの核分裂像がみられる点を挙げている．一方，限局性に異型性のある核と多数の核分裂像がみられるものの，構造上対称性で，辺縁が明瞭，胞巣の大きさや形が一定である場合，poroma with bowenoid changes/dysplastic poroma とされて，良性腫瘍の範疇としてとらえられている[4]．porocarcinoma は表皮内侵襲よりは，むしろ大きく真皮へ浸潤し，そして腫瘍細胞にムチンよりグリコーゲンが認められることで Paget 病から鑑別される．de novo 発生の porocarcinoma と SCC との鑑別は極めて困難である．

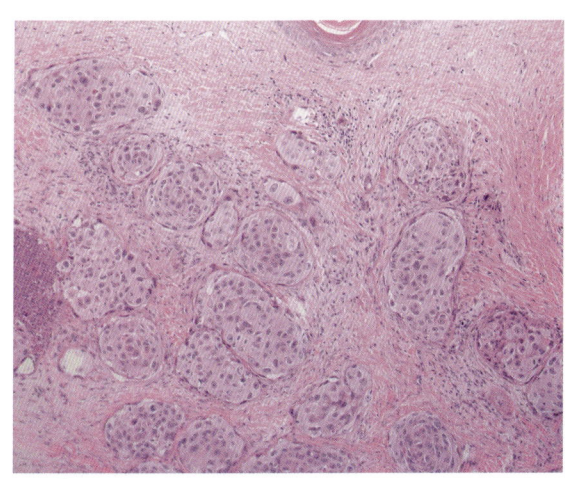

図1 | 汗管癌
充実状あるいは広い索状構造の広範な浸潤性増殖像.

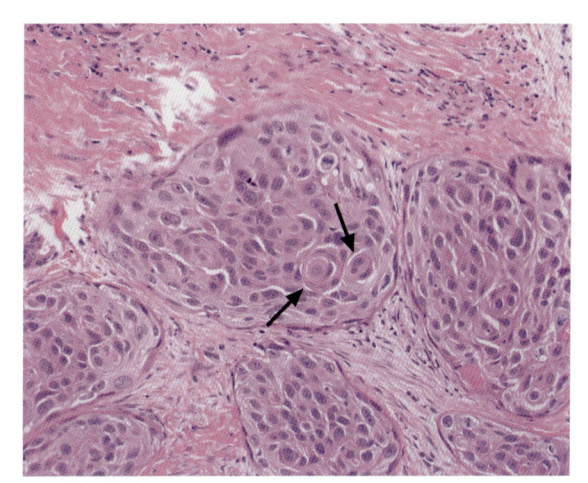

図2 | 汗管癌
cuticle 様分化とみられる構造(矢印).

## 5. 免疫組織化学的特徴

サイトケラチン，CAM5.2 が多くの腫瘍細胞に陽性である．管腔構造は CEA，EMA が強陽性で，汗管への分化が示される．

## 6. 遺 伝

p53 遺伝子の変異は malignant transformation 例において広く記載されているが，poroma と porocarcinoma の両方での発現が認められている[3]．p16 は両者で陰性である．

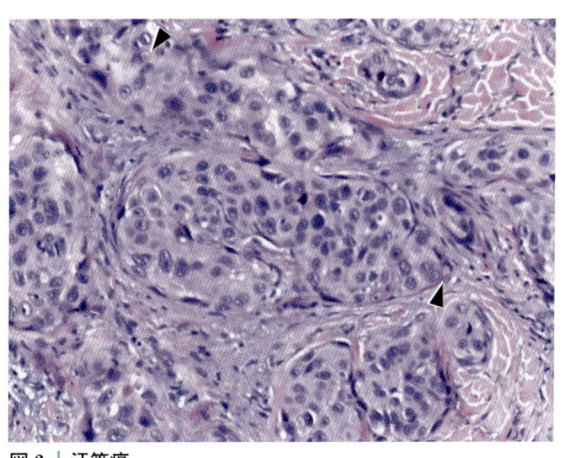

図3 | 汗管癌
細胞質内に小腔の形成がみられる(矢頭).

## 7. 予後・予後予測因子

約 20% の症例で，切除後に再発がみられる．所属リンパ節転移も，20% の頻度でみられ，遠隔転移は 12% で生じる．転移例では死亡率が高く，高い核分裂活性(強拡大にて 14 個以上)，脈管侵襲，7mm 以上の深い浸潤(顆粒層もしくは潰瘍表面から測定)は，予後不良因子と考えられている[2]．

(小川史洋)

### 文 献

1) Pinkus H, Mehregan AH：Epidermotropic eccrine carcinoma. A case combining features of eccrine poroma and Paget's dermatosis. Arch Dermatol 88：597-606, 1963
2) Robson A, Greene J, Ansari N et al：Eccrine porocarcinoma (malignant eccrine poroma)：a clinicopathologic study of 69 cases. Am J Surg Pathol 25：710-720, 2001
3) Requena L, Kiryu H, Ackerman AB：Neoplasms with apocrine differentiation. Lippincott-Raven and Ardor Scribendi, Philadelphia, 1997
4) Abenoza P, Ackerman AB：Neoplasms with eccrine differentiation. Lea & Febiger, Philadelphia, 1990
5) Crowson AN, Magro CM, Mihm MC：Malignant adnexal neoplasms. Mod Pathol 19：S93-S126, 2006

## 第2部　組織型と診断の実際

Ⅱ．皮膚付属器系腫瘍　【各論】A．腺および導管系腫瘍　2．悪性腫瘍

# (5) らせん腺癌

**spiradenocarcinoma (malignant spiradenoma)**

## 1．定義・概念

らせん腺癌 spiradenocarcinoma（malignant spiradenoma）は，らせん腫 spiradenoma の悪性転化によって生じる極めて稀な悪性付属器系腫瘍である[1]．

## 2．臨床的事項

男女差はなく，主に中年に発症する．どの部位にも発生しうるが，上肢に多く，次いで下肢，体幹，頭頸部と続く．典型的には長期間の存在後，突然増大，潰瘍化，軟化，そして色調が変化する．大きさは 0.8～10 cm と様々で，先駆病変は悪性転化の診断がされる以前に約 20 年の存在期間があるとされる[1]．円柱腫 cylindroma と共存することがある[2]．

## 3．組織学的所見

全ての症例で，いわゆる two cell pattern よりなる良性らせん腫が確認できる領域が存在する．らせん腫の悪性転化によって発生するらせん腺癌には 2 つの組織学的パターンがある．一つは，良性腫瘍から悪性腫瘍に徐々に移行した領域が存在するものである．このタイプは良性の two cell pattern が単調な細胞構成に徐々に変化し，不整形な細胞胞巣および束状構造によって置き換わっていくものである．腺管および管状様構造は減少・消失して，充実性に増殖する[2]．初期病変では，これらの変化はかなり局所的であるため，十分なサンプリングがない場合は容易に診断できない．もう一方は，構造あるいは細胞像の変化を伴わないらせん腫が存在し，それに接して組織学的悪性領域がみられるものである．このタイプには，squamous, bowenoid, adenomatous, ductal carcinoma-like, histiocyte-like, そして横紋筋芽細胞様あるいは骨肉腫様分化を伴う癌肉腫様変化等を含む広い組織学的スペクトラムが存在する．両亜型とも進行期においては壊死に陥った領域や，浸潤傾向が認められる[1]．

## 4．遺　伝

*p53* 遺伝子の変異はらせん腺癌の悪性転化領域でみられ，一方らせん腫ではその変異を欠いている[3]．

## 5．予後・予後予測因子

らせん腺癌は多発性に局所再発し，最終的に広範な転移をして死に至る侵襲性の強い腫瘍である．転移はほとんどがリンパ節，骨，そして肺を侵す．治療は外科的切除が第一選択で，放射線治療と化学療法の有効性はまだ不明である．

（小川史洋）

### 文　献

1) LeBoit PE, Burg G, Weedon D et al：World Health Organization Classification of Tumours. Pathology and Genetics of Skin Tumours. IARC Press, Lyon, 2006
2) Kazakov DV, Zelger B, Rütten A et al：Morphologic Diversity of Malignant Neoplasms Arising in Preexisting Spiradenoma, Cylindroma, and Spiradenocylindroma Based on the Study of 24 Cases, Sporadic or Occurring in the Setting of Brooke-Spiegler Syndrome. Am J Surg Pathol 33：705-719, 2009
3) Biernat W, Peraud A, Wozniak L et al：p53 mutations in sweat gland carcinomas. Int J Cancer 76：317-320, 1998

第2部 組織型と診断の実際
Ⅱ．皮膚付属器系腫瘍 【各論】A．腺および導管系腫瘍（アポクリン・エックリン系腫瘍） 2．悪性腫瘍

# (6) 汗腺癌

**hidradenocarcinoma**

## 1．定義・概念

汗腺癌 hidradenocarcinoma は汗腺腫 hidradenoma の悪性例に相当する腫瘍で，これまで malignant hidradenoma, malignant acrspiroma, clear cell papillary carcinoma, clear cell hidradenocarcinoma, clear cell eccrine carcinoma, nodular hidradenocarcinoma, primary mucoepidermoid carcinoma of the skin など種々の名称で報告されている．1954 年に Keasby らによって "Clear cell hidradenoma：report of three cases with widespread metastases" として Cancer に報告されたのが最初の症例で，これまでの報告例は約 50 例と少なく，極めて稀な腫瘍である[1,2]．多くは前癌状態を認めない de novo 癌であるが，hidradenoma から発生したという報告もある[2]．

## 2．臨床的事項

平均年齢は 60 歳で，女性にやや多いとする報告もあるが，逆に男性に多いとする報告もみられる[1]．皮膚のいかなる部位にも発生するが，四肢と頭部が好発部位である[1,2]．徐々に増大する単発性の皮膚結節で，潰瘍を伴う症例もみられ，大きさは 1cm～数 cm である．

## 3．組織学的所見

部分的に管腔様ないしは導管様構造を認め，表皮との連続性は通常みられない．腫瘍細胞は淡明な細胞で，細胞境界は明瞭である（図1）．淡明な細胞が特徴であることから，「定義・概念」の項目で述べたように過去の報告では "clear cell eccrine carcinoma" として報告されている症例も存在する．症例によっては淡明細胞が目立たず，basaloid もしくは squamoid な形態が主体の症例もみられる（図2）．また，細胞質内空胞 intracytoplasmic vacuole も認められる[3]．腫瘍内では hidradenoma でみられるような異型のない細胞が認められることもあるが，部位によっては多形性を示す異型細胞，核分裂像，壊死巣が認められる（図3）．症例によっては異型性の乏しい症例もみられ，扁平上皮への分化 squamous differentiation が認められることもある．腫瘍が構成する小葉の辺縁部はしばしば不規則で，浸潤がみられる（図1）．症例の多くはアポクリンへの分化を示すが，エックリンへの分化を示す症例もみられることから，combined apoecrine differentiation という考え方も提唱されている[3]．

## 4．免疫組織化学的特徴

腫瘍細胞は AE1/AE3，CAM 5.2，CK5/6，CK19，p63 が陽性で，androgen receptor や estrogen receptor も陽性である．症例によっては管腔様構造の内腔側は CEA や EMA が陽性である．また，Ki-67 や p53 の陽性率も高い（図4）[3]．

## 5．治療・予後

広範局所切除術 wide local excision が推奨される

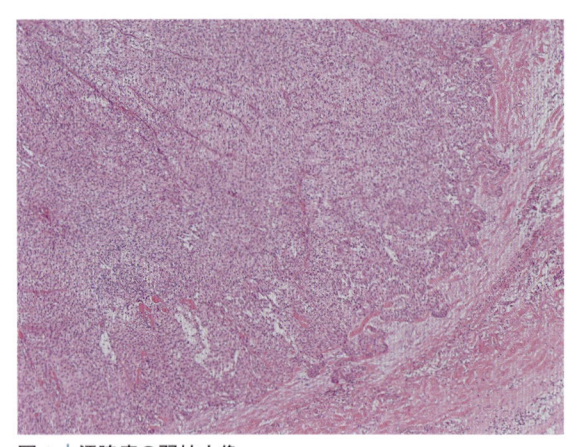

**図1 | 汗腺癌の弱拡大像**
淡明細胞が胞巣を形成し，増殖している．胞巣の辺縁部では周囲組織に浸潤性に増殖する像が認められる．

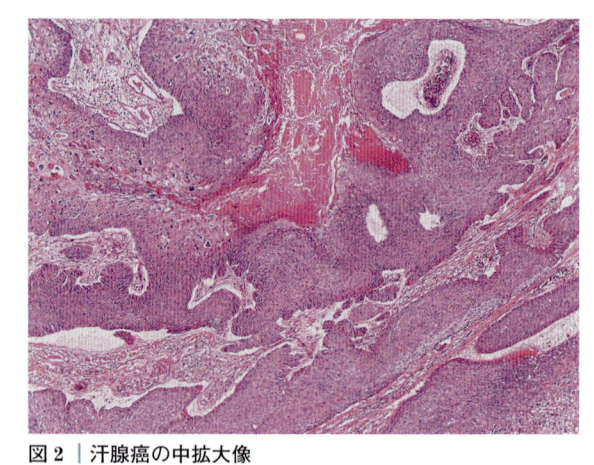

**図2 | 汗腺癌の中拡大像**
扁平上皮類似の異型細胞が胞巣を形成し，浸潤性に増殖している．

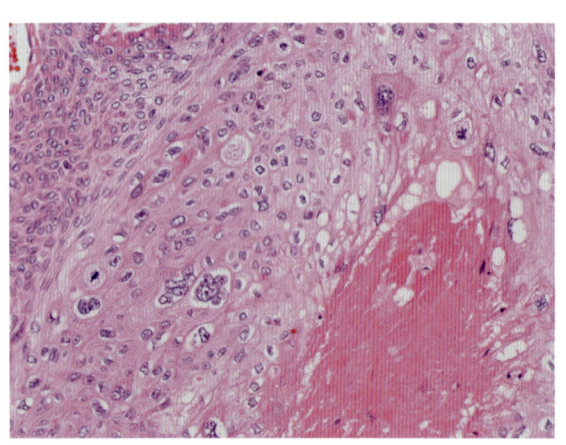

**図3 | 汗腺癌の強拡大像**
核異型が目立ち，異常核分裂像や壊死が認められる．

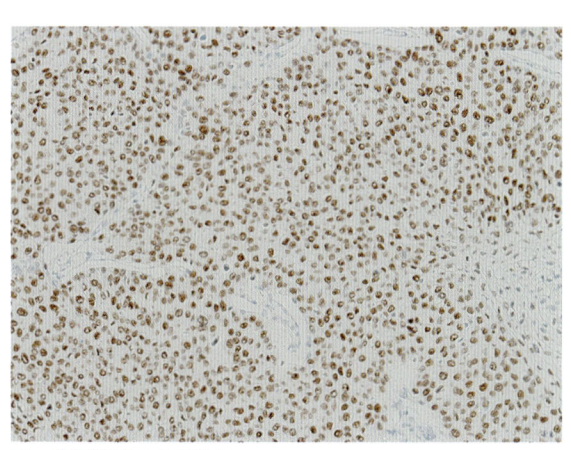

**図4 | 汗腺癌の免疫染色**
腫瘍細胞は p53 がびまん性に陽性である．

が，局所再発が多い．放射線治療は無効で，化学療法についても有効性は実証されていない．予後は不良で，リンパ節，骨，肺など広範に転移し，死亡に至る例が多い[4]．

（清水道生）

## 文　献

1) Nazarian RM, Kapur P, Rakheja D et al：Atypical and malignant hidradenomas：a histological and immunohistochemical study. Mod Pathol 22：600-610, 2009
2) Lim SC, Lee MJ, Kee KH et al：Giant hidradenocarcinoma：a report of malignant transformation from nodular hidradenoma. Pathol Int 48：818-823, 1998
3) Ko CJ, Cochran AJ, Eng W et al：Hidradenocarcinoma：a histological and imunohistochemical study. J Cut Pathol 33：726-730, 2006
4) Ohta M, Hiramoto M, Fujii M et al：Nodular hidradenocarcinoma on the scalp of a young woman：case report and review of literature. Dermatol Surg 30：1265-1268, 2004

第2部　組織型と診断の実際
II．皮膚付属器系腫瘍　【各論】A．腺および導管系腫瘍（アポクリン・エックリン系腫瘍）　2．悪性腫瘍

# (7) 粘液癌

mucinous carcinoma

## 1．定義・概念

皮膚原発の粘液癌 primary mucinous carcinoma of the skin は稀で，局所的に破壊性増殖を示し，しばしば局所再発がみられるが，病期の進行自体は比較的緩徐である．粘液癌 mucinous carcinoma は，1952年に Lennox らにより報告された症例が最初で，これまでに約180例の報告例がある[1,2]．乳腺や消化管などの粘液癌が皮膚に転移した症例との鑑別は困難な場合がある．同義語として，primary cutaneous mucinous carcinoma あるいは colloid, gelatinous and adenocystic carcinoma がある．その他，mucinous eccrine carcinoma を使用している教科書もみられるが，現在ではその多くはアポクリン系腫瘍であると考えられている．

## 2．臨床的事項

年齢としては40～60代に好発し，男性にやや多くみられる．頭部，特に頭皮と眼瞼に好発するが[1]，稀に腋窩，体幹，下肢，肛門周囲などにも出現する．単発性で，緩徐に増大する無痛性の腫瘍で，大きさは直径0.5～7cmである．半球状に隆起する弾性硬で，境界明瞭な結節で，表面は平滑である．

## 3．組織学的所見

肉眼的には，境界明瞭で，被膜を有さない腫瘍で，割面はゼラチン様である．大きさは1～8cmで，周囲組織から核出するのは困難なことが多い．

組織学的には，左右非対称性の腫瘍で，皮下組織に浸潤していることが多い．好塩基性の粘液塊（mucin pool）がみられ，薄い線維性被膜による隔壁がみられる（図1）．粘液，すなわちムチンは PAS 陽性で，ムチカルミン染色やコロイド鉄染色でも陽性を示す．粘液の中には異型上皮細胞の小集塊が浮遊する形で認められる（図2）[1]．核異型は軽度のことが多く，核分裂像も稀である（図3）．腫瘍細胞は胞巣を形成し，時に管腔様構造や篩状構造を呈することもある．最近の報告では，皮膚原発の粘液癌症例では，in situ lesion が認められることが多いといわれている[1]．アポクリンへの分化を示すものとエックリンへの分化を示すものがみられるが，前者への分化を示すものが多い．

## 4．免疫組織化学的特徴

腫瘍細胞は low molecular weight cytokeratin, CEA, EMA, GCDFP-15 が陽性で，estrogen receptor（ER）が陽性を示すこともある．MUC1 と MUC2 が種々の程度で陽性を示す．CK20 は消化管由来の粘液癌では陽性であるのに対し，皮膚原発の粘液癌では CK20 が陰性であり，鑑別に有用である．また，頻度としては高くないものの，in situ component の myoepithelial cell が p63 や CK5/6, calponin, smooth muscle actin などで陽性を示す場合は皮膚原発の粘液癌が示唆される[3]．

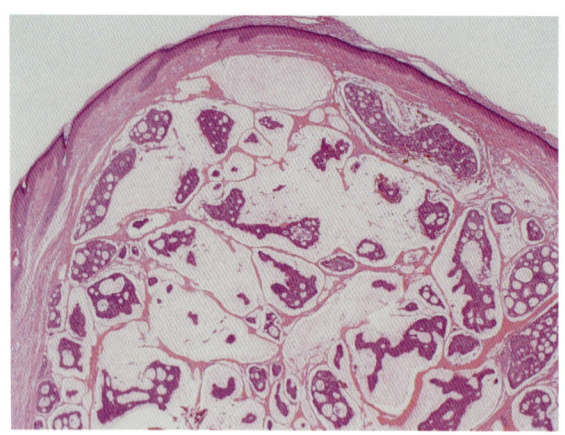

**図1｜粘液癌**
粘液塊がみられ，薄い線維性被膜による隔壁が認められる．

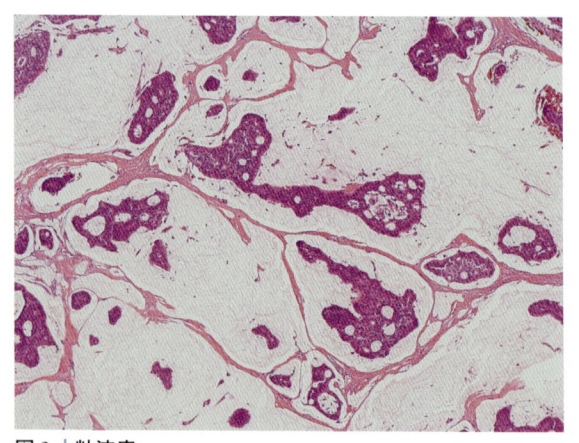

**図2｜粘液癌**
粘液の中には異型上皮細胞の小集塊が浮遊している．

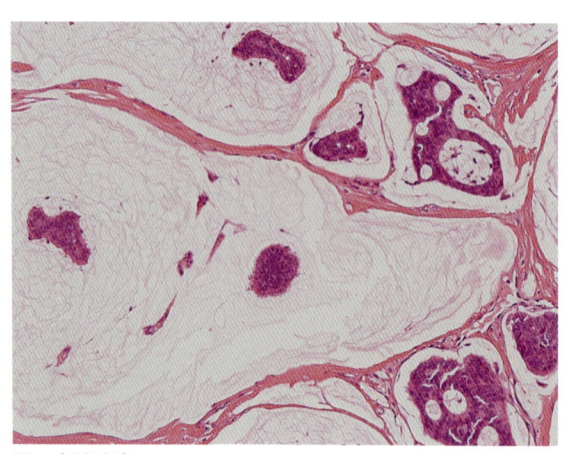

**図3｜粘液癌**
本例のように粘液内に浮遊する細胞の核異型は軽度のことが多い．

## 5．鑑別診断

 皮膚原発の粘液癌の診断にあたっては，他の部位（乳腺，消化管，卵巣，唾液腺，鼻など）からの皮膚転移を除外することが大切である．転移性の粘液癌では，粘液に浮遊する腫瘍細胞の異型がより目立ち，異型細胞が結節辺縁部の膠原線維間に浸潤する傾向がみられることもあるが，HE所見のみからでは鑑別が困難なことが多い．このため上述したような免疫組織化学による鑑別が重要となるが，既往歴を含めた臨床情報を含め，総合的に判断する必要がある．その他，悪性皮膚混合腫瘍 malignant mixed tumor of the skin なども鑑別に挙がるが，myxoid な間質や plasmacytoid な腫瘍細胞などから鑑別可能である．

## 6．治療・予後

 治療としては，広範局所切除術が行われる．他の多くの腺および導管系の悪性腫瘍，すなわち sweat gland carcinoma とは対照的に，皮膚原発の粘液癌は低悪性度に分類され，局所再発は30％とやや高いが，遠隔転移の頻度は2.7％と低く，死亡例は稀である[2]．

（清水道生）

## 文献

1) Kazakov DV, Suster S, LeBoit PE et al：Mucinous carcinoma of the skin, primary, and secondary：a clinicopathologic study of 63 cases with emphasis on the morphologic spectrum of primary cutaneous forms；homologies with mucinous lesions in the breast. Am J Surg Pathol 29：764-782, 2005
2) Miyasaka M, Tanaka R, Hirabayashi K et al：Primary mucinous carcinoma of the skin：a case of metastasis after 10 years of disease-free interval. Eur J Plast Surg 32：189-193, 2009
3) Levy G, Finkelstein A, McNiff JM：Immunohistochemical techniques to compare primary vs. metastatic mucinous carcinoma of the skin. J Cutan Pathol 37：411-415, 2010

第2部　組織型と診断の実際
II．皮膚付属器系腫瘍　【各論】A．腺および導管系腫瘍（アポクリン・エックリン系腫瘍）　2．悪性腫瘍

# (8) 指趾乳頭状癌

**digital papillary carcinoma**

## 1．定義・概念

　指趾乳頭状癌 digital papillary carcinoma は稀な腫瘍で，最初の報告は1987年のKaoらによる報告である．当初は aggressive digital papillary adenoma と aggressive digital papillary adenocarcinoma に分類されていた[1]．しかしながら，その後の検討で，adenoma と診断されていた症例で転移がみられ，再発や転移を組織学的に予測することが困難であることから，両者をまとめて aggressive digital papillary adenocarcinoma という提唱がなされた[2]．WHO 分類（2006年）では，悪性という観点から"aggressive" という単語をはずして digital papillary carcinoma という診断名が使用されている．

## 2．臨床的事項

　発生部位は指趾，足底，手掌にほぼ限られ，足に比べると手での発生頻度が高い．年齢としては19〜83歳までにみられ，平均年齢は52歳で，男性に多い[2]．腫瘍の発育は緩徐で，多くは2cm以下であるが，数cmに及ぶこともある．通常，痛みを伴わないが，周囲の骨，関節，神経などに腫瘍が及んだ場合には，疼痛を伴うことがある．

## 3．組織学的所見

　病変は真皮および皮下組織に結節性病変として認められる．囊胞部では上皮は乳頭状の発育を示し，部位によっては線維血管網を認める（図1, 2）．充実部では篩状構造（cribriform pattern）を示す腺の増生がみられる[2]．上皮は低円柱上皮ないしは立方上皮からなり（図3），細胞異型は軽度から中等度みられる（図3）．細胞異型が目立たない症例もあるが，核分裂像や壊死は認めることが多い．囊胞内では壊死破砕物 necrotic debris や好酸性分泌物 eosinophilic secretory material を認める（図4）．腫瘍の間質は症例により異なり，薄い被膜を示すものから厚い硝子様間質を示すものまでみられる．症例によっては周囲軟部組織や血管に浸潤する症例もある．また直下に存在する骨への浸潤を認める症例もある．好発部位がエックリン腺の豊富な部位であることからエックリンへの分化が示唆されるが，断頭分泌がみられ，アポクリンへの分化を示す症例もみられる．

## 4．免疫組織化学的および電顕的特徴

　腫瘍細胞は S-100 蛋白，CEA，cytokeratin が陽性である．この染色性はエックリンへの分化を示唆するものではないが，電顕所見として eccrine glandular differentiation が認められる．

## 5．鑑別診断

　papillary eccrine adenoma, hidradenocarcinoma, malignant spiradenoma などが鑑別に挙がる．papillary eccrine adenoma は二層性の細胞からなり，後2者では乳頭状や篩状構造がみられないことから鑑別可能である[2]．その他，乳頭状の発育を示す大腸

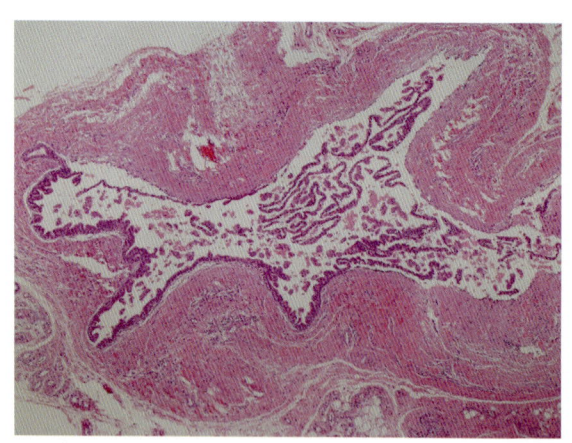

**図1 指趾乳頭状癌**
結節性病変として認められ，囊胞部が存在する．（新日鐵室蘭総合病院 藤田美悧先生のご厚意による）

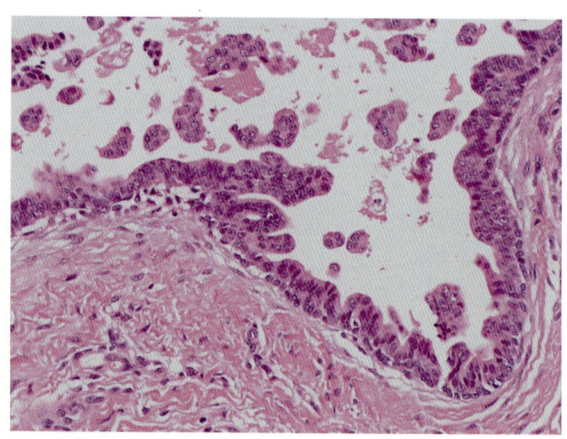

**図2 指趾乳頭状癌**
囊胞部では上皮は乳頭状の発育を示す．囊胞内部に好酸性分泌物がみられる．（新日鐵室蘭総合病院 藤田美悧先生のご厚意による）

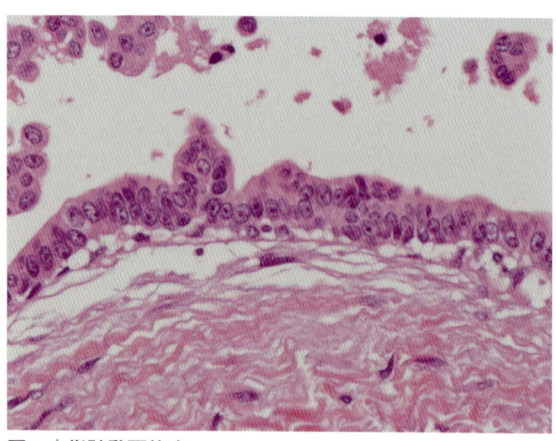

**図3 指趾乳頭状癌**
囊胞を覆う上皮は，低円柱上皮ないしは立方上皮で，核に細胞異型がみられる．（新日鐵室蘭総合病院 藤田美悧先生のご厚意による）

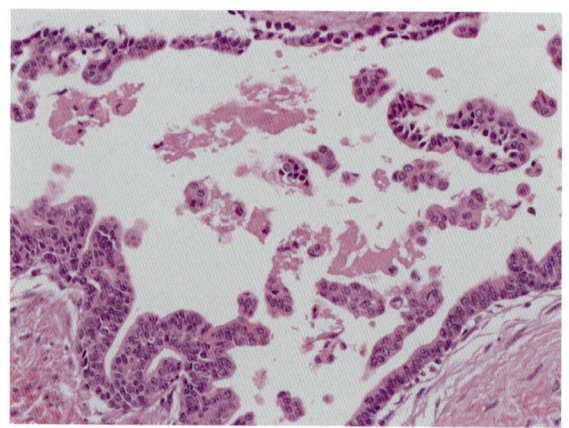

**図4 指趾乳頭状癌**
囊胞の内腔に，好酸性分泌物が断片化された形で認められる．（新日鐵室蘭総合病院 藤田美悧先生のご厚意による）

癌，甲状腺癌，乳癌，肺癌，卵巣癌などの皮膚転移を除外することも大切である[3]．

## 6. 治療・予後

広範な外科的局所切除が行われるが，時に指趾の切断が必要な場合がある．約半数で再発がみられる．また，14％の症例で肺などへの転移が認められる[2]．

（清水道生）

## 文献

1) Kao GF, Helwig EB, Graham JH：Aggressive digital papillary adenoma and adenocarcinoma. A clinicopathological study of 57 patients, with histochemical, immunopathological, and ultrastructural observations. J Cutan Pathol 14：129-146, 1987
2) Duke WH, Sherrod TT, Lupton GP：Aggressive digital papillary adenocarcinoma（aggressive digital papillary adenoma and adenocarcinoma revisited）. Am J Surg Pathol 24：775-784, 2000
3) Inaloz HS, Patel GK, Knight AG：An aggressive treatment for aggressive digital papillary adenocarcinoma. Cutis 69：179-182, 2002

## (9) 腺様囊胞癌

adenoid cystic carcinoma

### 1. 定義・概念

皮膚原発の腺様囊胞癌 adenoid cystic carcinoma は，篩状構造と神経周囲浸潤 perineural invasion を組織学的特徴とする稀な腫瘍である．腫瘍細胞の由来に関しては，アポクリン腺由来と考えられているが，エックリン由来とする意見もある．1975年に Boggio によって "Adenoid cystic carcinoma of scalp" として Arch Dermatol に letter として報告されたのが最初の症例で，これまでの報告例は約50例と極めて少ない[1]．ただし，eccrine carcinoma や basal cell carcinoma with eccrine differentiation としてこれまで報告されている症例の中に，本例が混じっている可能性も否定できない．組織像が唾液腺でみられる腺様囊胞癌にきわめて類似することから，皮膚においても腺様囊胞癌が存在すると考えられている．

### 2. 臨床的事項

中高年に好発し，女性にやや多い[1]．部位としては頭皮，胸部に多い．外陰部では Bartholin 腺由来の腺様囊胞癌の報告もみられる．大きさは0.5〜9cmで，平均3.5cmである[1]．緩徐に増大する腫瘍で，圧痛を認めることがあり，頭皮では脱毛を伴うことがある．

### 3. 組織学的所見

基本的には唾液腺でみられる腺様囊胞癌の組織像に類似する．境界は不明瞭で，好塩基性の細胞が篩状構造や腺腔構造を呈しながら浸潤性に増殖する[1,2]（図1, 2）．皮下脂肪組織に浸潤することもある．腫瘍胞巣は好酸性の硝子様基底膜物質で覆われ，囊胞内にはしばしば多量のムチンを入れており，Alcian blue が陽性である．腫瘍細胞は核・細胞質比が高く，小型の核小体を認める（図3）．核分裂像は目立たないこともあるが，しばしば perineural invasion，すなわち腫瘍細胞の神経周囲への浸潤性増殖像を認める（図4）．

### 4. 免疫組織化学的特徴

腫瘍細胞は CAM 5.2，CEA，EMA が陽性である．また，S-100蛋白，vimentin が focal に陽性像を示す[2]．最近では唾液腺の腺様囊胞癌で陽性である c-kit が皮膚の腺様囊胞癌においても陽性であるという報告もなされている[3]．

### 5. 鑑別診断

皮膚原発の腺様囊胞癌と診断するためには，他部位の腺様囊胞癌の皮膚転移を除外することが大切である[1]．また，基底細胞癌の adenoid cystic type も鑑別に挙がるが，この場合 nuclear palisading や間質の裂隙形成（retraction artifact）がみられ，EMA や CEA なども陰性である点で鑑別可能である．

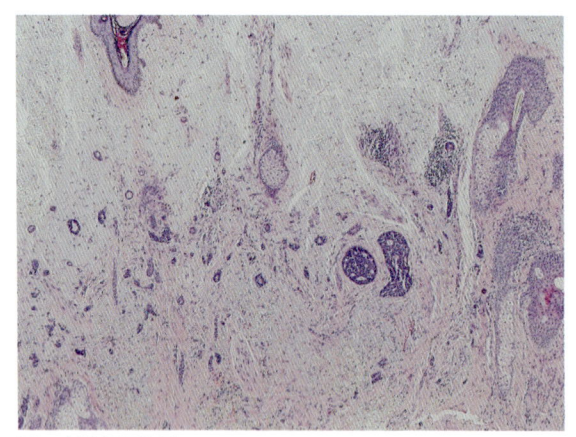

**図1** 腺様嚢胞癌
腫瘍の境界はやや不明瞭で，好塩基性の細胞が浸潤性に増殖している．

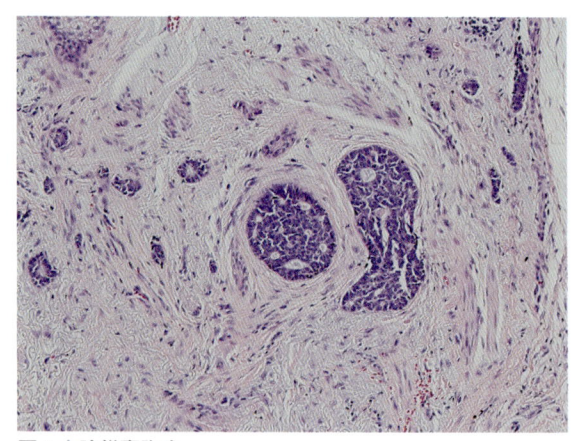

**図2** 腺様嚢胞癌
腫瘍細胞が篩状構造や腺腔構造を呈しながら浸潤している像がみられる．

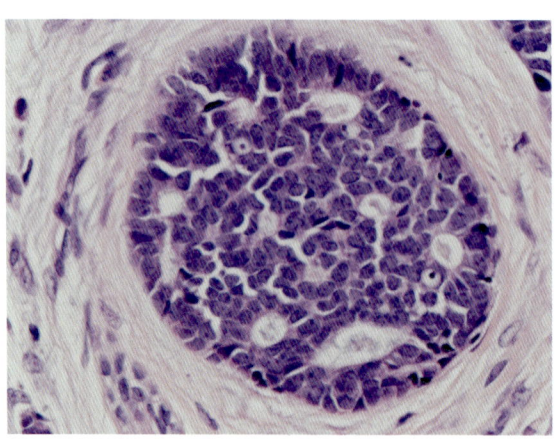

**図3** 腺様嚢胞癌
腫瘍細胞の核・細胞質比は高く，小型の核小体が認められる．

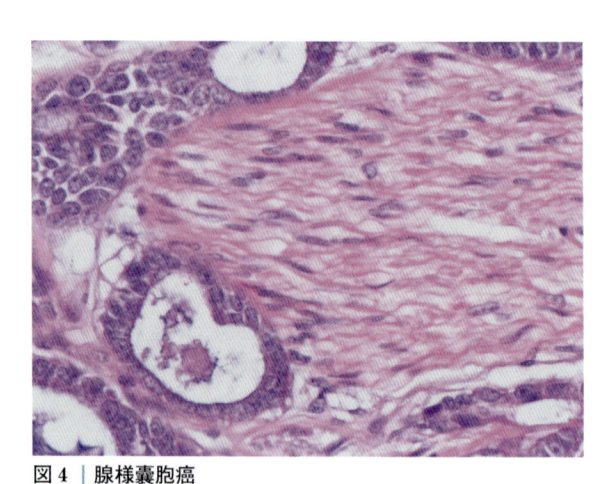

**図4** 腺様嚢胞癌
腫瘍細胞が神経周囲に浸潤性に増殖している．いわゆる perineural invasion の像である．

## 6. 治療・予後

再発率が高いため，広範な外科切除が行われる．遠隔転移は少ないとされていたが[2]，最近の報告では，肺転移は初発から平均227ヵ月後，すなわち約19年後にみられるとされている[1]．

（清水道生）

### 文 献

1) Naylor E, Sarkar P, Perlis CS et al：Primary cutaneous adenoid cystic carcinoma. J Am Acad Dermatol 58：636-641, 2008
2) Kato N, Yasukawa K, Onozuka T：Primary cutaneous adenoid cystic carcinoma with lymph node metastasis. Am J Dermatopathol 20：571-577, 1998
3) Barnes J, Garcia C：Primary cutaneous adenoid cystic carcinoma：a case report and review of the literature. Cutis 81：243-246, 2008

第2部　組織型と診断の実際
Ⅱ．皮膚付属器系腫瘍　【各論】A．腺および導管系腫瘍（アポクリン・エックリン系腫瘍）　2．悪性腫瘍

# (10) アポクリン癌

apocrine carcinoma

## 1．定義・概念

　アポクリン癌 apocrine carcinoma は，アポクリンへの分化を示す，極めて稀な悪性の汗腺腫瘍で，同義語として apocrine adenocarcinoma, apocrine gland carcinoma がある．男女差や人種差はみられず，25歳以上での発生例が多いことからアポクリン腺が完全に成熟することが腫瘍発生の必須条件と考えられている．

## 2．臨床的事項

　25〜91歳までの年齢でみられ，平均58歳である．性別や人種差はみられない[1]．多くは単発性の暗赤色の病変であるが，両側腋窩のアポクリン癌の報告例もある．好発部位は腋窩，肛門，外陰部で，稀に頭皮，顔，胸部などにも発生する[1,2]．耳に発生するものは ceruminous gland carcinoma, 眼瞼に発生するものは Moll gland carcinoma と呼称される．大きさは1.5〜8cmで，潰瘍や出血を伴うことがある．局所浸潤性のことが多く，リンパ節転移は高頻度に認められる．症例の多くは，10年以上を経過した症例で，診断までに30年を経過していたという症例もある．また，脂腺母斑から生じた症例もある．

## 3．組織学的所見

　腫瘍は真皮深層および皮下組織に認められ，被膜を欠く．腫瘍の境界は不明瞭で，辺縁部では浸潤性に増殖する．乳頭状，索状，管状，囊胞状，小結節状，充実性など種々の形態を取り，種々の程度で腺管形成を示す[1]（図1, 2）．腫瘍細胞は大型で，立方状ないしは多角形で，細胞質は好酸性に富み，顆粒状である．しばしば著明な好酸性の核小体を認める．細胞質内にジアスターゼ抵抗性の PAS 染色陽性顆粒が認められる．部分的に空胞を認め，断頭分泌も認められる．種々の程度で核異型，核分裂像，壊死巣を認める（図3）．腫瘍の間質は線維芽細胞ないしは硝子様で，リンパ球や形質細胞浸潤を認めることもある．症例によっては部分的に mucinous carcinoma や signet ring cell を認めることもあり，後者はしばしば眼瞼において認められる．なお，signet ring cell apocrine carcinoma は高齢者の男性に多い．

## 4．免疫組織化学的特徴

　腫瘍細胞は CAM 5.2, CK7, CEA, EMA, GCD-FP-15 が陽性である（図4）．SMA や CK5/6 で認識される myoepithelial cells は認められない．

## 5．鑑別診断

　apocrine adenoma が鑑別に挙がるが，adenoma では腫瘍細胞の血管侵襲や神経侵襲が認められない点や carcinoma では核異型や核分裂像が目立つことで鑑別可能である．扁平上皮への分化が目立つ症例では acantholytic squamous cell carcinoma が鑑別に挙がる．ただし，乳腺のアポクリン癌が皮膚に転移

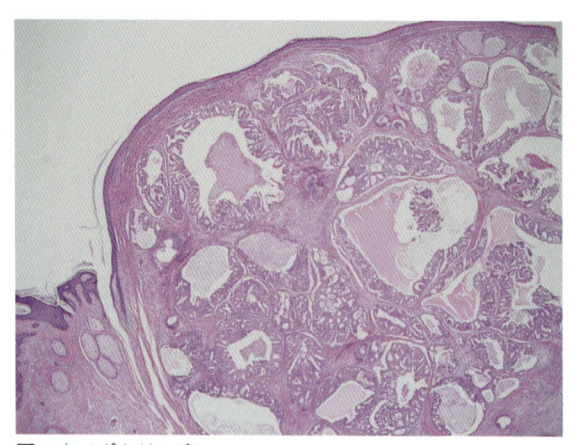

**図1│アポクリン癌**
乳糖状，管状，嚢胞状など種々の形態がみられる．部分的に乳腺の乳管癌を想起させる像を認める．

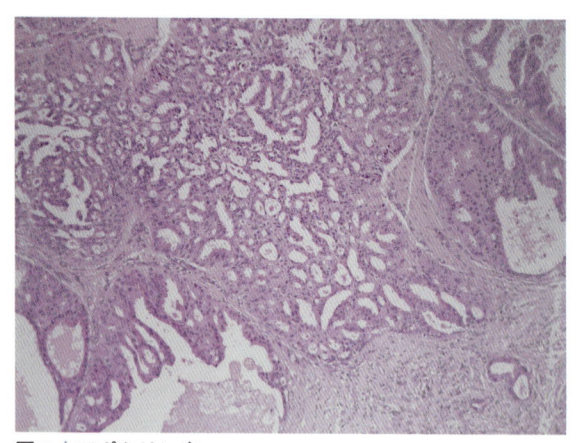

**図2│アポクリン癌**
腫瘍細胞の細胞質は好酸性で，種々の程度で腺管形成がみられる．

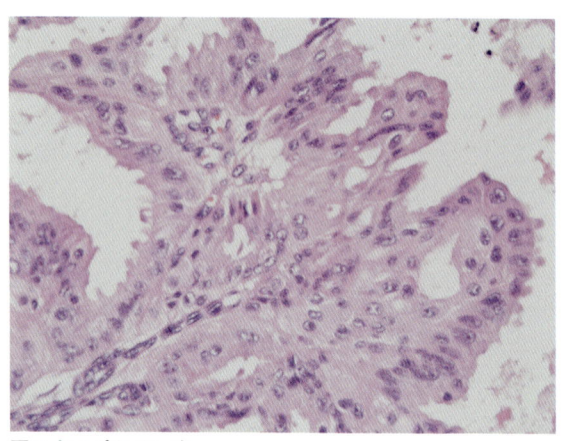

**図3│アポクリン癌**
細胞質は好酸性に富み，顆粒状で部分的に空胞を認める．また，断頭分泌や核異型もみられる．

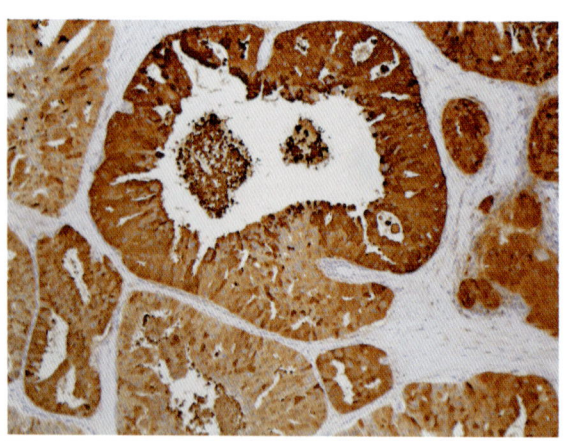

**図4│アポクリン癌（免疫組織化学）**
腫瘍細胞はGCDFP-15がびまん性に陽性である．

した症例や異所性乳腺組織においてアポクリン癌が発生した症例では皮膚原発のアポクリン癌との鑑別は困難で，このような症例では臨床病理学的に詳細な検討を行うことが大切である．

## 6．治療・予後

広範な外科的切除が行われる．経過は長く，再発率は30％で，局所リンパ節への転移は50％の症例で認められる[2]．広範囲に播種を認め，死に至る症例もある．

（清水道生）

## 文　献

1) Robson A, Lazar AJF, Nagi JB et al：Primary cutaneous apocrine carcinoma. A clinico-pathologic analysis of 24 cases. Am J Surg Pathol 32：682-690, 2008
2) Paties C, Taccagni GL, Papotti M et al：Apocrine carcinoma of the skin. A clinicopathologic, imunocytochemical, and ultrastructural study. Cancer 71：375-381, 1993

第2部 組織型と診断の実際
Ⅱ．皮膚付属器系腫瘍 【各論】A．腺および導管系腫瘍（アポクリン・エックリン系腫瘍） 2．悪性腫瘍

# (11) Paget病および乳房外Paget病

Paget disease and extramammary Paget disease

## 1．定義・概念

乳房Paget病および乳房外Paget病 extramammary Paget diseaseは，大型の淡明な異型細胞により特徴づけられる表皮内腺癌である．1874年に英国の外科医Sir James Pagetにより報告されたものが乳房Paget病の最初の報告で，その後1889年にRadicliffe Crockerにより陰嚢・陰茎に発生した乳房外Paget病が報告された[1]．乳房Paget病では，ほぼ全例で背景に非浸潤性乳管癌 ductal carcinoma in situ（DCIS）もしくは浸潤性乳管癌 invasive ductal carcinomaの像が認められる[2]．Paget病の発生母地に関しては，最近ではToker cellが注目されているが，結論は出ていない[2]．

## 2．臨床的事項

乳房Paget病は女性にみられ，乳癌患者ではその1～2％で乳房Paget病を認める．乳房外Paget病も女性に多く，多くの患者は60歳以上である．ただし，本邦では，乳房外Paget病は高齢者の男性に多く，大部分は外陰部に発生する．外陰部Paget病は，原発性の外陰部腫瘍の2％以下の頻度でみられ，それ以外の部位での乳房外Paget病の頻度はさらに低い[1]．また，乳房外Paget病の頻度は，乳房Paget病よりも低い．乳房外Paget病の発生部位としては，アポクリン腺分泌密度の高い外陰部，肛囲，腋窩，鼠径部などがあり，多発することもある．
乳房Paget病では乳頭・乳輪に発赤，びらんがみられる．半数の症例で腫瘤を触知するが，腫瘤が触知された場合は90％以上の症例で浸潤癌が認められる．全ての患者で症状がみられるのではなく，乳房切除症例で組織学的に偶然発見される症例も存在する．乳房外Paget病の症状としては紅斑やびらんがみられる．
WHO分類では，乳房外Paget病は一次性と二次性に分けられ，一次性のものはToker cell由来のapocrine adenocarcinoma in situで，二次性のものは背景に内臓癌（直腸癌，膀胱癌，Bartholin腺癌，前立腺癌，腟癌，子宮頸癌など）があり，それが表皮内に進展したものとして分類されている[1,3]．

## 3．組織学的所見

乳房Paget病，乳房外Paget病のいずれにおいても，大型で核小体の目立つ異型細胞，すなわちPaget細胞がみられ，細胞質は淡明である（図1）．Paget細胞は類円形で，細胞質は明るい泡沫状を呈する．これらの異型細胞は個々にあるいは小胞巣を作りながら増殖し，腺腔形成を示すこともある[1]．Paget細胞は細胞質内にメラニンを含有することがあるが，これはmelanocytic differentiationを意味するものではない（図2）．また，表皮はしばしば増殖性の変化を示す．また，付属器に沿って進展することもある（図3）．

## 4．免疫組織化学的特徴

腫瘍細胞はCK7，CAM 5.2，AE1/AE3，EMAが陽性である．GCDFP-15は約50％の症例で陽性で，

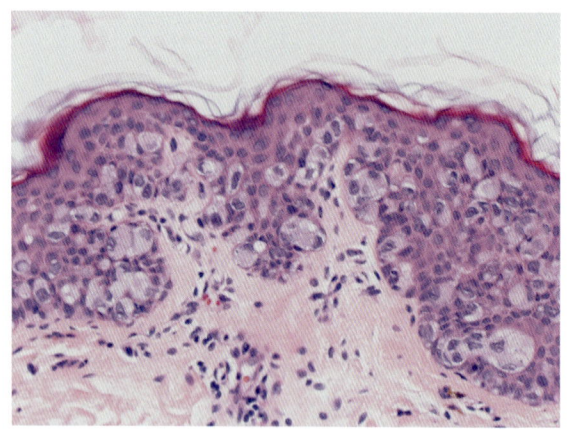

**図1 | 乳房外Paget病（陰嚢）**
大型で核小体の目立つ異型細胞がみられ，細胞質は淡明である．

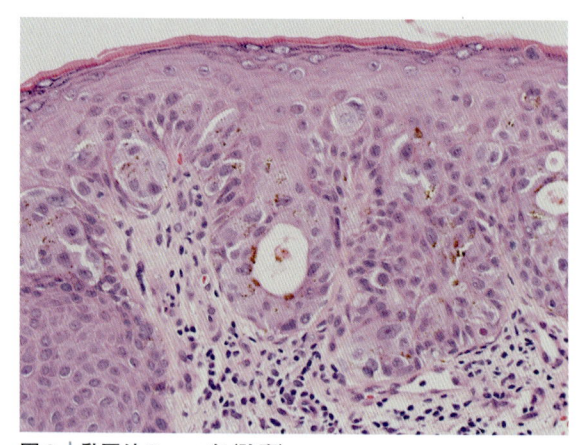

**図2 | 乳房外Paget病（陰嚢）**
Paget細胞は細胞質内にメラニンを含有することがある．ただし，これはmelanocytic differentiationを意味しない．

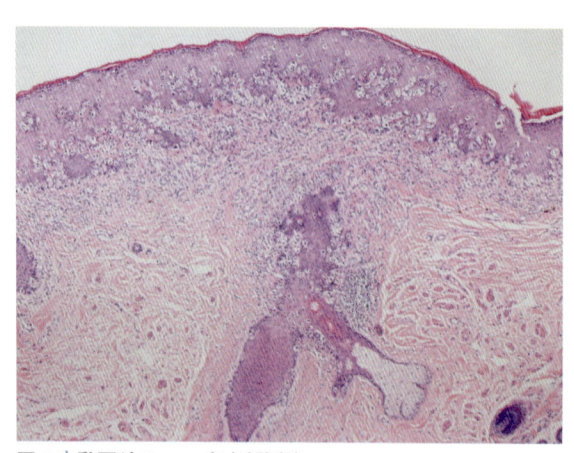

**図3 | 乳房外Paget病（外陰部）**
表皮に異型細胞がみられ，同時に同様の異型細胞付属器に沿って進展している像が認められる．

estrogen receptor（ER）やprogesterone receptor（PgR）は約5％の症例で陽性である[4]．

## 5. 鑑別診断

pagetoid spreadを示す疾患，すなわち，pagetoid squamous cell carcinoma in situ（Bowen病），superficial spreading malignant melanoma，pagetoid Spitz nevus，cutaneous T-cell lymphoma（mycosis fungoides），sebaceous carcinoma，Langerhans cell histiocytosisなどが鑑別に挙がるが，いずれも免疫組織化学でCK7が陰性である[1,4]．時にBowen病でCK7が陽性のことがあり，その場合はBer-EP4を追加するのが望ましい．その他，Toker cell，clear cell papulosis，intraepidermal Merkel cell carcinoma，epidermotropic metastasisなども鑑別に挙がる．

## 6. 治療・予後

予後は腫瘍の大きさや背景にみられる乳癌やその他の癌の進行度による．乳房Paget病では，臨床的に腫瘤を認めない症例は，腫瘤を認める症例に比べてはるかに予後が良好である．乳房外Paget病では術後の再発率は約30％とされている．

（清水道生）

### 文　献

1) Lloyd J, Flanagan AM：Mammary and extramammary Paget's disease. J Clin Pathol 53：742-749, 2000
2) Kuan SF, Montag A, Hart J et al：Differential expression of mucin genes in mammary and extramammary Paget's disease. Am J Surg Pathol 25：1469-1477, 2001
3) Minicozzi A, Borzellino G, Momo R et al：Perianal Paget's disease：presentation of six cases and literature review. Int J Colorectal Dis 25：1-7, 2010
4) Lundquist K, Kohler S, Rouse RV：Intraepidermal cytokeratin 7 expression is not restricted to Paget cells but is also seen in Toker cells and Merkel cells. Am J Surg Pathol 23：212-219, 1999

第2部 組織型と診断の実際

II．皮膚付属器系腫瘍　【各論】B．毛包系腫瘍　　1．良性腫瘍および腫瘍類似病変

# (1) 毛芽腫

**trichoblastoma**

## 1．定義・概念

毛芽腫 trichoblastoma[1,2]は，胎生期の毛芽（primary hair germ，ここから毛包，脂腺，アポクリン腺が発生する）や毛包の毛芽細胞（secondary hair germ）への分化所見をもつ良性の毛包系腫瘍である．多くの例では，さらに進んだ下部毛包への分化所見も存在する．毛包上皮腫 trichoepithelioma や，線維形成性毛包上皮腫 desmoplastic trichoepithelioma，皮膚リンパ腺腫 lymphadenoma（adamantinoid trichoblastoma）などは別の疾患と分類されることもあるが，ここでは WHO 分類[1]や Ackerman らの考え[2]に従い，毛芽腫の variant として述べる．

## 2．臨床的事項

どの年齢層にも発生するが，成人期以降に多く，性差はない．通常は単発性の常色の丘疹や小結節で，時に色素沈着を伴う．多くは 1 cm 以下であるが，より大きいものもある．潰瘍化することは稀である．頭頸部に好発するが，有毛部のどこにでも出現し，稀に皮下にも発生する．鼻の周囲に小丘疹が多発する例は，多発性丘疹状毛包上皮腫 trichoepithelioma papulosum multiplex として知られ，常染色体性優性遺伝性疾患である．また，毛芽腫は，脂腺母斑の二次性腫瘍として最も頻度が高い[3]．

## 3．組織学的所見（図 1〜3）

主に真皮に毛芽細胞様細胞 follicular germinative cell が大小様々なサイズの胞巣を形成して分布し，線維性間質と一体となった境界明瞭な結節を形成する．表皮や毛包との連続性は確認できないことも多く，稀に皮下に結節を形成することもある．胞巣を形成する腫瘍細胞は，核小体の目立たない類円形核をもつ基底細胞様細胞で，胞巣の辺縁では，楕円形の核をもつ毛芽細胞様細胞が柵状に配列する．角質嚢腫構造もしばしば存在する．腫瘍胞巣中心に塊状壊死を伴うことがあり，核分裂像も少数見出されるが，核異型性は乏しい．メラノサイトが共生し，メラニン顆粒を伴うこともある．Ackerman らは胞巣の形態により，結節型（large and small nodular），網状型（retiform），篩状型（cribriform），総状花序型（racemiform），柱状型（columnar）の5つの亜型に分類しているが，これらは混在することも多い．下部毛包分化として，毛球部を模倣する毛芽毛乳頭構築 follicular germ and papilla を見出すことが診断に重要である．間質には，紡錘形細胞が密に分布することが多く，腫瘍間質と，周囲の正常の結合織の間に裂隙を形成することが多い．

結節型で，胞巣内にリンパ球浸潤が著明な例があり，皮膚リンパ腺腫あるいは adamantinoid trichoblastoma と呼ばれている[4]（図 4）．網状型は上皮索が網目状に分布するものを，総状花序型はフジの花序のように分布するものをいう．篩状型は，多発性丘疹状毛包上皮腫や単発型の毛包上皮腫でみられるもので，篩状構築が目立ち，角質嚢腫構築を伴う（図 5）．索状型は，若年女性の顔面に，中央が陥凹した単発の常色の結節として生じることが多く，線維形成性毛包上皮腫と診断される．腫瘍は真皮に限

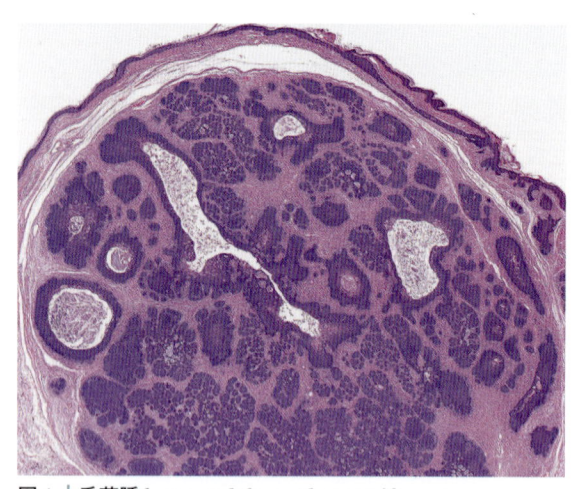

**図1 │ 毛芽腫 large nodular and racemiform type**
間質と一体となった上皮の増殖からなり，周囲間質との間に裂隙を形成している．結節内には多数の毛芽細胞からなる胞巣があり，胞巣内には壊死もある．（札幌皮膚病理診断科 木村鉄宣先生のご厚意による）

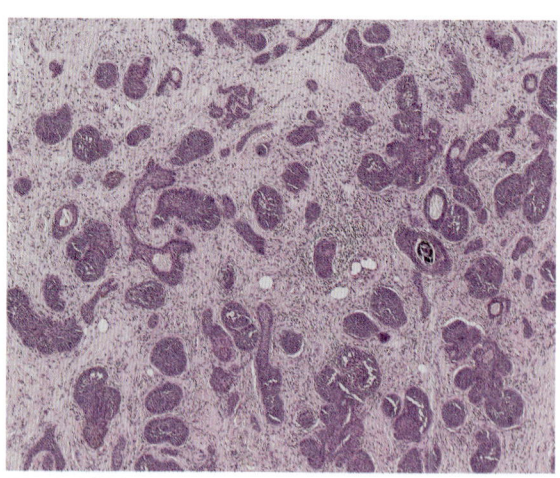

**図2 │ 毛芽腫 small nodular type**
真皮に多数の島状や索状の上皮胞巣が分布する．間質には多数の紡錘形細胞があり，胞巣と周囲間質が一体となった増殖を示す．

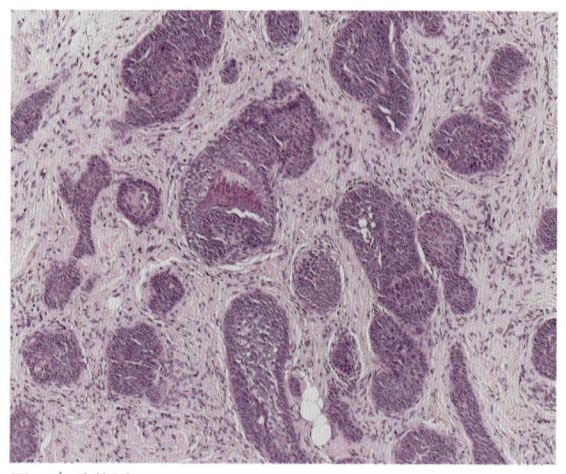

**図3 │ 毛芽腫 small nodular type**
胞巣の辺縁には毛芽細胞様細胞が柵状配列を示し，毛球部に類似した構築を示す．陥凹した部位には間葉系細胞が集簇し，毛乳頭に類似する．この症例では内毛根鞘への分化所見もある．

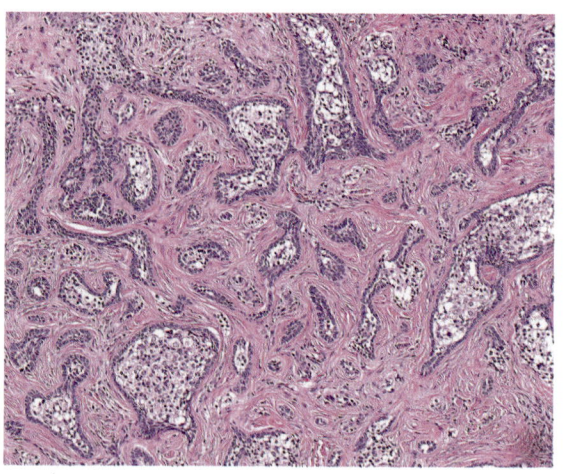

**図4 │ 皮膚リンパ腺腫 lymphadenoma**
adamatinoid trichoblastoma とも呼ばれる．真皮に索状や島状の上皮胞巣があり，辺縁に毛芽細胞様細胞の柵状配列がある．胞巣内部には胞体が淡染する細胞とともに多数のリンパ球が分布する．間質には膠原線維の沈着を伴う．（札幌皮膚病理診断科 木村鉄宣先生のご厚意による）

局し，密な膠原線維で囲まれた索状の上皮胞巣が散在し，角質嚢腫構築を伴う（図6）．時に脂腺分化細胞が存在し，しばしば石灰沈着を伴う．柱状型では，良性の色素細胞性母斑を合併することがある．

## 4．鑑別診断

### 1）基底細胞癌 basal cell carcinoma

毛芽腫と同様に基底細胞癌も，毛芽細胞様細胞が胞巣辺縁に柵状配列を示すため，時に鑑別が困難なことがある．詳細は別項を参照されたいが，基底細胞癌が胞巣周囲にムチン沈着を伴う裂隙を形成するのに対し，毛芽腫では周囲の間質と一体となった線維上皮単位 fibroepithelial unit を形成する．また，線維形成性毛包上皮腫と斑状型基底細胞癌の鑑別もしばしば問題となる．前者は若年者の顔面の小型の病変であり，多数の角質嚢腫構築をもつこと，胞巣周囲に膠原線維間のムチン沈着を伴う裂隙はないこと

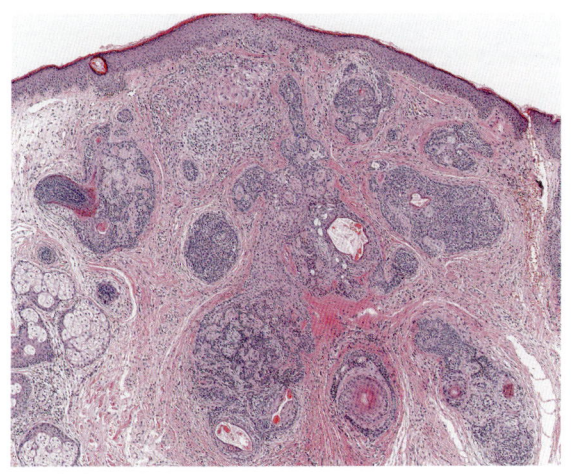

**図5｜毛包上皮腫**
表在型の毛芽腫で角質囊腫と篩状の毛芽細胞様細胞の分布が特徴的である．顔面に多い．

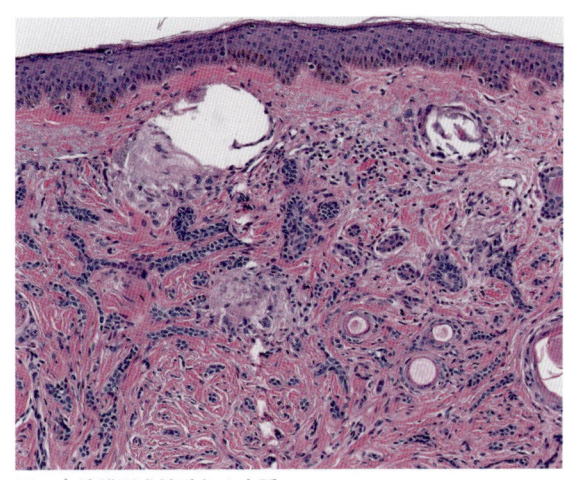

**図6｜線維形成性毛包上皮腫**
真皮内に角質囊腫構築とともに索状の上皮が散在し，周囲に膠原線維の沈着を伴う．脂腺分化細胞もある．

から鑑別する．線維形成性毛包上皮腫では，免疫染色でEMAが陽性となり，CK20陽性のMerkel細胞を混在するが，斑状型基底細胞癌では陰性である[5]．

### 2) 毛包腺腫 trichoadenoma[2]（図7）

顔面や殿部に好発する毛包漏斗部への分化を示す良性腫瘍で，真皮内に多数の角質囊腫構築が存在し，充実性の胞巣も存在する．角質囊腫は短い上皮索で連続する．線維形成性毛包上皮腫との鑑別が問題となるが，この腫瘍では，下部毛包や脂腺分化はほとんどみられない．

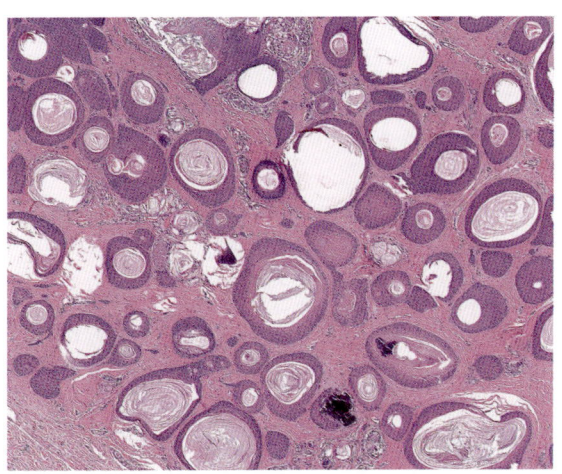

## 5. 治療・予後

単発型は単純切除で予後良好である．多発性丘疹状毛包上皮腫では，診断がつけば希望に応じて治療を行う．

（福本隆也）

**図7｜毛包腺腫**
真皮内に多数の角質囊腫構築が存在する．角質囊腫は短い上皮索で連続している部位もある．（札幌皮膚病理診断科　木村鉄宣先生のご厚意による）

### 文献

1) Hurt MA, Kaddu S, Kutzner H et al：Benign tumours with follicular differentiation. in LeBit PE, Burg G, Weedon D et al (eds)："WHO Classification of Tumours：Pathology and Genetics of Tumours of the Skin". IARC press, Lyon, 2006, pp152-159
2) Ackerman AB, Reddy VB, Soyer HP：Neoplasms with follicular differentiation, 2nd ed. Ardor Scribendi, Philadelphia, 2001, pp209-219, pp405-622
3) 安齋眞一，福本隆也，木村鉄宣：脂腺母斑の臨床病理学的検討―第2報 2次性腫瘍について．日皮会誌 117：2479-2487, 2007
4) McNiff JM, Eisen RN, Glusac EJ：Immunohistochemical comparison of cutaneous lymphadenoma, trichoblastoma, and basal cell carcinoma：support for classification of lymphadenoma as a variant of trichoblastoma. J Cutan Pathol 26：119-124, 1999
5) Abesamis-Cubillan E, El-Shabrawi-Caelen L, LeBoit PE：Merkel cells and sclerosing epithelial neoplasms. Am J Dermatopathol 22：311-315, 2000

## (2) 毛母腫

pilomatricoma

### 1．定義・概念

毛母腫 pilomatricoma[1,2] は，毛母と内毛根鞘そして毛への分化所見をもつ良性の毛包系腫瘍である．石灰化上皮腫 calcifying epithelioma や pilomatrixoma の名称も使われる．

### 2．臨床的事項

常色のごつごつした硬い結節で，小児や若年成人の頭頸部や上肢に好発するが，全ての年齢に出現する．ときに色素沈着を伴う．通常は直径3cm以下であるが，急速に増大するものや巨大になるものも知られている．腫瘍の被覆表皮はしばしば萎縮し，水疱様外観を呈することもある．炎症を伴ってチョーク様の白色物質が排出されることがある（穿孔性毛母腫 perforating pilomatricoma）．通常は単発であるが，筋緊張性ジストロフィーなどの疾患に付随して多発することがある．

### 3．組織学的所見（図1〜3）

病変は真皮から皮下脂肪組織にかけて存在し，比較的境界明瞭な結節を形成する．初期は多房性あるいは単房性の嚢腫様構築をとることが多く，好塩基性に染まる毛母細胞様の細胞（matrical cell, basophilic cell）が増殖し，次第に核が濃縮，消失し，好酸性に染まる陰影細胞（shadow cell）へと移行する．陰影細胞は，好酸性の胞体と消失した核の陰影があり，毛への分化を模倣していると考えられる．毛母細胞様細胞は，好塩基性の円形から卵円形の核をもち，核小体が目立つ．この部位には多数の核分裂像が存在することが多い．周囲には，種々の程度に異物型多核巨細胞を含む炎症細胞浸潤と膠原線維の沈着があり，陰影細胞に対する異物反応と考えられる．晩期病変になるにつれて，毛母細胞様細胞の量は減少し，ついには不規則に分布する陰影細胞の胞巣のみとなり，成長は停止する．陰影細胞の胞巣はしばしば石灰沈着を伴い，時に骨化もみられる[3]．

やや大型の病変で，陰影細胞が少量で，毛母細胞様細胞の胞巣が多数存在するものがあり，proliferating pilomatricoma と呼ばれることがある[4]．また，Ackerman らは毛母細胞様細胞の胞巣が真皮に多数散在して存在するものを matricoma と呼んでいる[2]．いずれも pilomatricoma の variant で，良性腫瘍と考えられる．

### 4．鑑別診断

#### 1) 悪性毛母腫 malignant pilomatricoma

極めて稀で，大型の病変を形成し，浸潤性増殖するシルエットを示す．毛母細胞の異型性や核分裂像が目立つ．通常の pilomatricoma でも多数の核分裂像がみられるので，核分裂像が多いことだけを悪性の根拠にしない．

#### 2) 基底細胞癌 basal cell carcinoma

毛母腫の毛母細胞様細胞の胞巣が炎症のために独立して真皮に散在すると，基底細胞癌の胞巣に類似することがある．年齢，部位，柵状配列の有無など

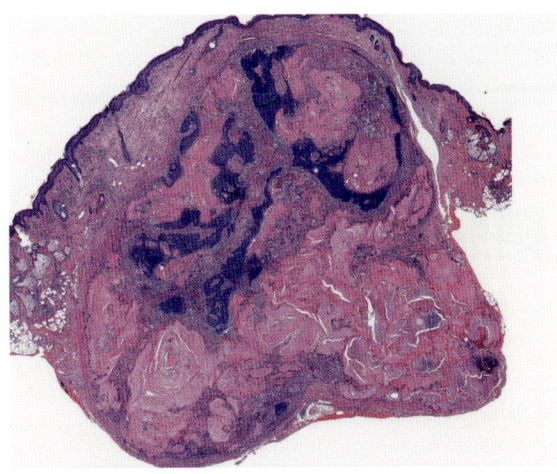

**図1｜毛母腫**
真皮から皮下組織にかけて結節状の病変があり，好塩基性の毛母細胞様細胞 matrical cell と好酸性の陰影細胞 shadow cell からなる．石灰沈着のある陰影細胞は青灰色にみえる．

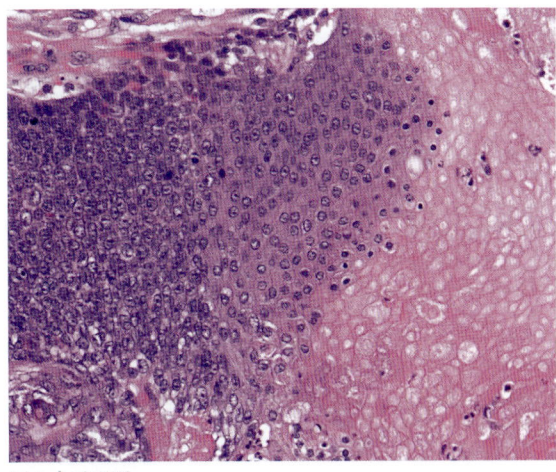

**図2｜毛母腫**
毛母細胞様細胞が上毛母細胞様細胞(supramatrical cell)を経て，陰影細胞へ移行する．毛母細胞様細胞には核分裂像がみられる．

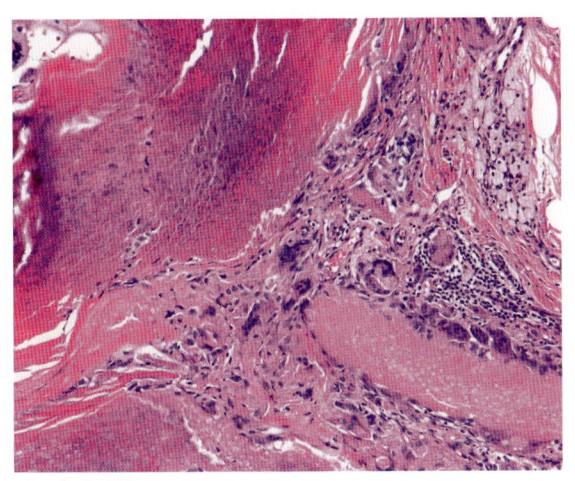

**図3｜毛母腫**
陰影細胞の集塊の中央は好塩基性となり，石灰沈着がある．周囲には多数の異物型多核巨細胞が存在する．

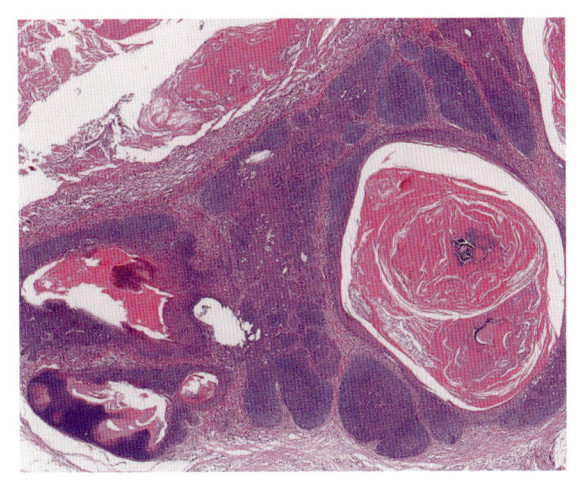

**図4｜panfolliculoma**
左下に毛母細胞様細胞の胞巣があるが，全体としては毛芽細胞への分化が目立つ．blue-gray corneocytes と呼ばれる青灰色の角質は内毛根鞘への分化像があることを示唆する．（札幌皮膚病理診断科 木村鉄宣先生のご厚意による）

### 3）panfolliculoma[2]（図4）

毛母腫が主として，毛母細胞と陰影細胞で構成されるのに対して，panfolliculoma では，毛母細胞とともに毛芽細胞への分化像が目立ち，漏斗部嚢腫構築，内毛根鞘や，陰影細胞など，毛包の全方向への分化所見を伴う．毛芽腫の亜型とする考えもある．

## 5．治療・予後

良性腫瘍であり，単純切除で予後良好である．原則として悪性化はない．

（福本隆也）

### 文　献

1) Hurt MA, Kaddu S, Kutzner H et al：Benign tumours with follicular differentiation. in LeBit PE, Burg G, Weedon D et al (eds)："WHO Classification of Tumours：Pathology and Genetics of Tumours of the Skin". IARC press, Lyon, 2006, pp152-159
2) Ackerman AB, Reddy VB, Soyer HP：Neoplasms with follicular differentiation, 2nd ed. Ardor Scribendi, Philadelphia, 2001, pp349-387, pp389-404
3) Kaddu S, Soyer HP, Hodl S et al：Morphological stages of pilomatricoma. Am J Dermatopathol 18：333-338, 1996
4) Kaddu S, Soyer HP, Wolf IH et al：Proliferating pilomatricoma. A histopathologic simulator of matrical carcinoma. J Cutan Pathol 24：228-234, 1997

## 第2部 組織型と診断の実際

II. 皮膚付属器系腫瘍 【各論】B. 毛包系腫瘍　1. 良性腫瘍および腫瘍類似病変

# (3) 外毛根鞘腫

tricholemmoma, trichilemmoma

## 1. 定義・概念

外毛根鞘腫 tricholemmoma, trichilemmoma[1,2] は，良性の毛包漏斗部由来の腫瘍で，外毛根鞘への分化を示す．

## 2. 臨床的事項

成人の顔面に好発する単発性の常色の角化性丘疹で，しばしば疣贅状の外観を示す．顔面に多発する外毛根鞘腫をみたときは，Cowden病（multiple hamartoma and neoplasia syndrome）の可能性が高い[1]．時に，脂腺母斑上に外毛根鞘腫が出現することがある．

## 3. 組織学的所見 (図1, 2)

小型の丘疹で，病変は外方向および内方向性に（exo-endophytic）分布する．表皮は手指状に凹凸を形成し，顆粒層の肥厚を伴い，錯角化した角層を付着する．真皮方向には，毛包中心性に球根状に，異形性の乏しい，均一な小型の多角形の細胞が増殖する．増殖している細胞は種々の程度に淡明な細胞質をもち，PAS染色ではグリコーゲンが陽性に染色される．胞巣の辺縁では，円柱状の細胞が柵状に配列し，間質との間に厚い好酸性の基底膜をもち，毛包下部の外毛根鞘に類似する．一部の症例では，辺縁が不整となり，小型の胞巣が分布し，間質へ浸潤しているようにみえる所見を伴うことがあり，膠原線維の沈着や硬化を伴うため，線維形成性外毛根鞘腫 desmoplastic tricholemmoma と呼ばれることがある (図3)[3]．

## 4. 鑑別診断

### 1) 毛包漏斗部腫瘍 tumor of the follicular infundibulum

構成細胞は類似することがあるが，毛包漏斗部腫瘍では，腫瘍胞巣は，真皮乳頭層に皿状 (plate-like pattern)，網状に分布する．

### 2) 尋常性疣贅 verruca vulgaris

Ackerman らが外毛根鞘腫は尋常性疣贅が外毛根鞘性分化を示したものであると主張しているように[2]，鑑別は必ずしも容易ではない．定型的な所見があれば外毛根鞘腫と診断する．

### 3) 反転性毛包角化腫 inverted follicular keratosis (図4)

脂漏性角化症や尋常性疣贅が毛包漏斗部に発生したもので，多数の squamous eddies（有棘細胞が同心円状に配列した構造で，しばしば顆粒細胞や角化を伴う）が存在する．柵状配列や基底膜の肥厚は目立たない．外毛根鞘腫でも squamous eddies は存在することがあるが，少数である．

### 4) 扁平上皮癌 squamaous cell carcinoma (SCC)

desmoplastic tricholemmoma は，間質に不規則に索状の胞巣が分布するため，SCC と鑑別が問題となることがある．外毛根鞘腫は，小型の病変である

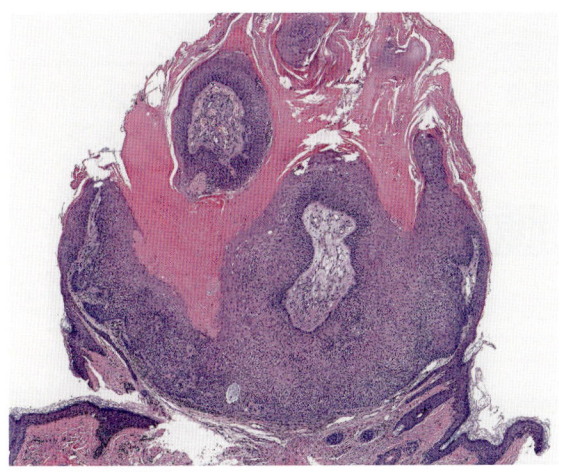

**図1｜外毛根鞘腫**
exo-endophytic growth を示す病変で，上方では手指状に，下方では蕾状の構築を示す．

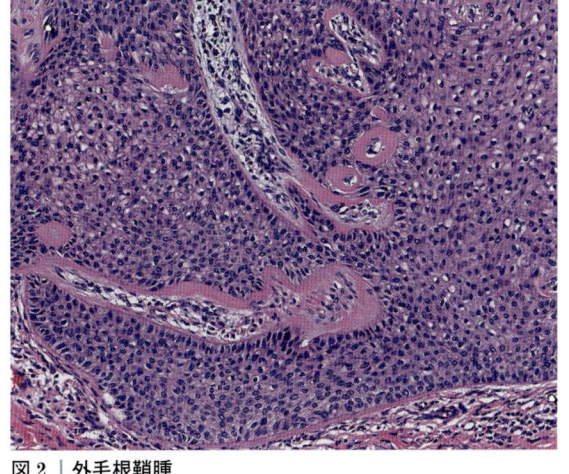

**図2｜外毛根鞘腫**
増殖している細胞は，細胞質が淡明で，辺縁で索状に配列する傾向があり，毛包下部の外毛根鞘に類似する．基底膜は肥厚している．

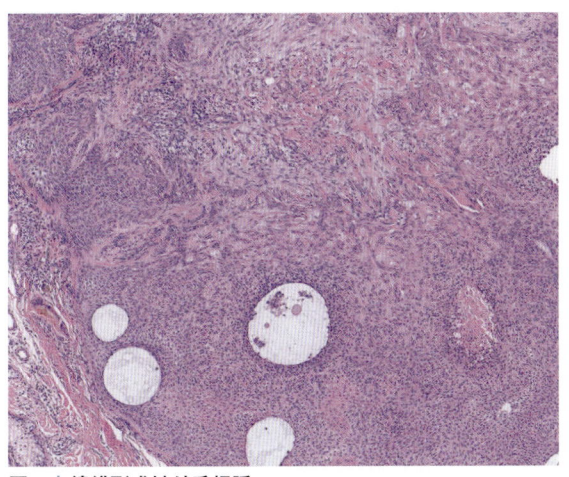

**図3｜線維形成性外毛根鞘腫**
淡明な細胞質をもつ細胞胞巣からなる外毛根鞘腫の構築があるが，病変中央では，間質に不規則に索状に分布している．
（札幌皮膚病理診断科 木村鉄宣先生のご厚意による）

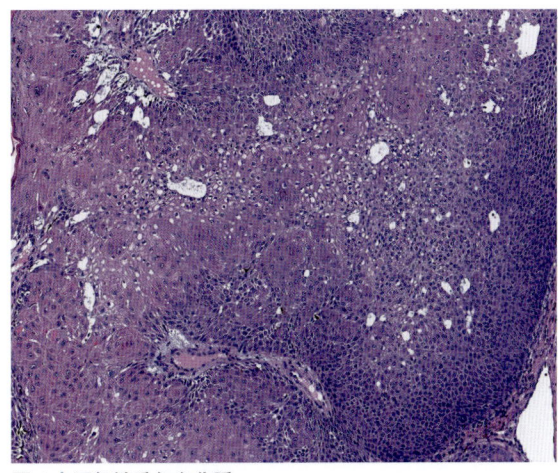

**図4｜反転性毛包角化腫**
辺縁では小型の基底細胞様細胞が増殖し，内部に向かうにつれて胞体が好酸性で豊富となり，多数の squamous eddies が存在している．

こと，腫瘍細胞の核異型性や核分裂像がほとんどないこと，そして，腫瘍胞巣の周囲に基底膜を伴うことから鑑別できる．

## 5．治療・予後

良性病変であり，単純切除で予後良好である．多発例では，Cowden 病の可能性と内臓悪性腫瘍の合併の可能性を考慮する．

（福本隆也）

## 文　献

1) LeBit PE, Burg G, Weedon D et al (eds)：WHO Classification of Tumours：Pathology and Genetics of Tumours of the Skin. IARC press, Lyon, 2006, pp152-159, pp288-290
2) Ackerman AB, Reddy VB, Soyer HP：Neoplasms with follicular differentiation, 2nd ed. Ardor Scribendi, Philadelphia, 2001, pp269-291, pp293-312
3) Hunt SJ, Kilzer B, Santa Cruz DJ：Desmoplastic trichilemmoma：histologic variant resembling invasive carcinoma. J Cutan Pathol 17：45-52, 1990

## 第2部 組織型と診断の実際
### Ⅱ．皮膚付属器系腫瘍　【各論】B．毛包系腫瘍　1．良性腫瘍および腫瘍類似病変

# (4) 毛包腫

**trichofolliculoma**

## 1．定義・概念

毛包腫 trichofolliculoma[1-3]は，全毛包分化を示す過誤腫で，開大した毛包漏斗部様構築から放射状に二次毛包が分布し，線維性間質とともに境界明瞭な結節を作る．

## 2．臨床的事項

成人の頭頸部，特に鼻の周囲に好発する．単発性の常色の丘疹や小結節で，中央にクレーター状の陥凹や角栓があり，しばしば複数の細い毛が存在する．

## 3．組織学的所見（図1～3）

隆起性病変で，表皮に開口した毛包漏斗部囊腫様の構築があり（一次毛包），その周囲に放射状に毛包構造が複数付着する（二次毛包）．これらの二次毛包は，毛芽毛乳頭構築のみのもの，峡部の分化を示すもの，そして成熟した毛包まで様々な分化段階のものが存在する．立毛筋は存在しない．間質は膠原線維に富み，周囲組織との間に裂隙を形成して，境界明瞭な病変を作る．通常，脂腺は明瞭ではないが，目立つことがあり，そのような病変は，sebaceous trichofolliculoma と呼ばれることがある[3,4]．

## 4．鑑別診断

1) **folliculosebaceous cystic hamartoma**[2,5]（図4）
頭頸部に好発する黄色調の丘疹や小結節で，組織学的にも周囲との間質に裂隙を形成する境界明瞭な結節である．拡張した毛包漏斗部構築の周囲に多数の成熟した脂腺小葉が分布する．周囲の間質には脂肪細胞が多数認められることが多い．この疾患は毛包腫の晩期病変であるとする考えもある[6]．

## 5．治療・予後

良性腫瘍であり，単発型は単純切除で予後良好である．

(4) 毛包腫　103

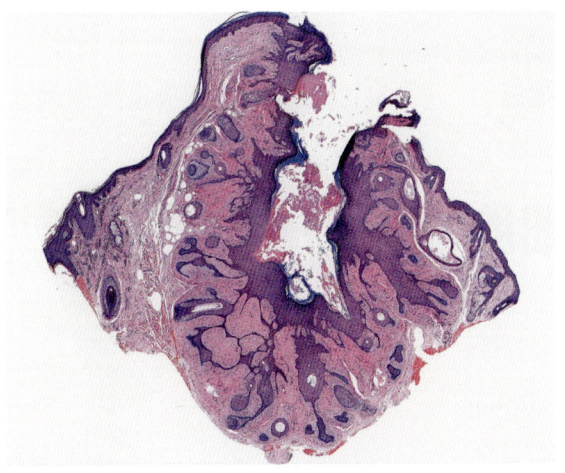

図1 | 毛包腫
間質と一体となった病変で，周囲の結合組織との間に裂隙がある．中央の開大した毛包漏斗部様構築から周囲に放射状に二次毛包の形成がみられる．

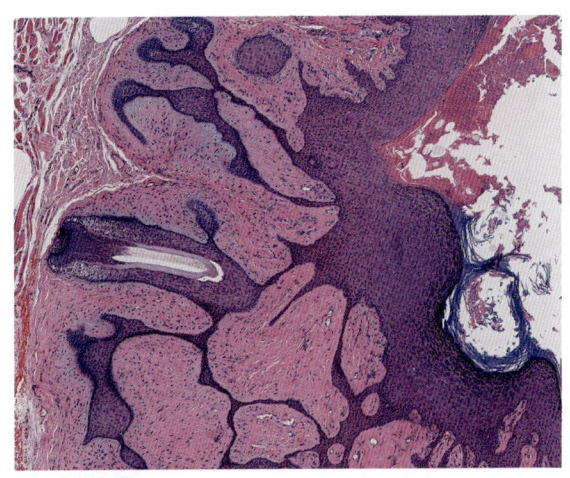

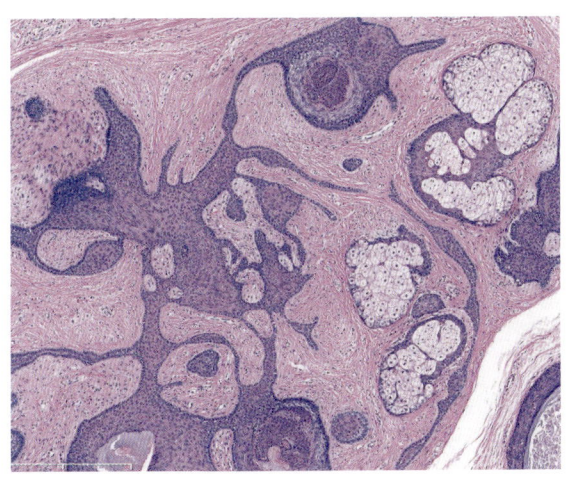

図2 | 毛包腫
二次毛包には成熟して毛を産生するものや，蕾状に突出した上皮胞巣の周囲に毛芽細胞が配列するだけの未熟なものがみられる．囊腫構築の内部には多数の毛の断面が存在する．

図3 | 毛包腫
この例のように脂腺を混在することもある．

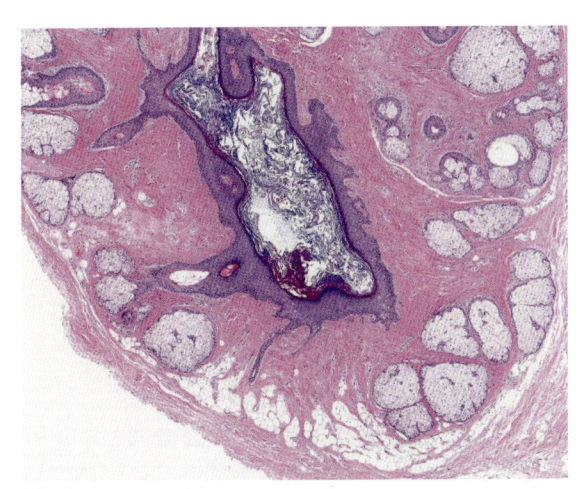

図4 | folliculosebaceous cystic hamartoma
中央に開大した毛包漏斗部様構築があり，周囲には成熟した脂腺が分布する．間質は膠原線維の増生や脂肪細胞の分布が目立つ．周囲の正常の結合織との間に裂隙の形成がある．
（札幌皮膚病理診断科　木村鉄宣先生のご厚意による）

（福本隆也）

## 文　献

1) Hurt MA, Kaddu S, Kutzner H et al：Benign tumours with follicular differentiation. in LeBit PE, Burg G, Weedon D et al (eds)："WHO Classification of Tumours：Pathology and Genetics of Tumours of the Skin". IARC press, Lyon, 2006, pp152-159
2) Ackerman AB, Reddy VB, Soyer HP：Neoplasms with follicular differentiation, 2nd ed. Ardor Scribendi, Philadelphia, 2001, pp149-173, pp191-208
3) Misago N, Kimura T, Toda S et al：A Revaluation of Trichofolliculoma：The Histopathological and Immuno-histochemical Features. Am J Dermatopathol 32：35-43, 2010
4) Plewig G：Sebaceous trichofolliculoma. J Cutan Pathol 7：394-403, 1980
5) Kimura T, Miyazawa H, Aoyagi T et al：Folliculosebaceous cystic hamartoma. A distinctive malformation of the skin. Am J Dermatopathol 13：213-220, 1991
6) Schulz T, Hartschuh W：Folliculo-sebaceous cystic hamartoma is a trichofolliculoma at its very late stage. J Cutan Pathol 25 (7)：354-364, 1998

## （5）毛包棘細胞腫

pilar sheath acanthoma

### 1．定義・概念

毛包棘細胞腫 pilar sheath acanthoma[1-3] は，毛包漏斗部嚢腫様構築の壁の上皮が球根状や蕾状に増殖する，主に毛包の漏斗部と峡部への分化を示す良性の毛包腫瘍である．

### 2．臨床的事項

顔面に発生する5mmまでの単発性の常色の丘疹で，中央に1～2mmの陥凹を伴う．

### 3．組織学的所見（図1～3）

中央に開大した毛包漏斗様の嚢腫構築があり，それに連続して球根状に上皮小葉が周囲に放射状に突出する．構成する細胞は，峡部の角化細胞に類似しており，豊富な好酸性の細胞質をもち，辺縁では，立方状の細胞が配列する．胞巣内に小さい角化性嚢腫あるいは管腔様の構築をみることがあり，この構造は脂腺管やアポクリン汗管を模倣していると考えられる．時に，毛包下部への分化像が部分的にみられることがあるが，毛は通常，存在しない．

### 4．鑑別診断

1）毛孔拡大腫 dilated pore（Winer）[2,4]（図4～5）

この疾患では，拡大した毛包漏斗部構築の周囲に軽度の放射状の上皮の増加がみられるが，峡部への分化所見はない．通常の毛包漏斗部嚢腫の壁が炎症などの刺激を受けても同様の変化が起こることがある．

2）毛包腫 trichofolliculoma（別項参照）

拡張した毛包漏斗部の周囲に種々の分化段階の二次毛包を多数認める．漏斗部内には多数の毛があることが多い．

### 5．治療・予後

良性病変であり，単純切除で予後は良好である．

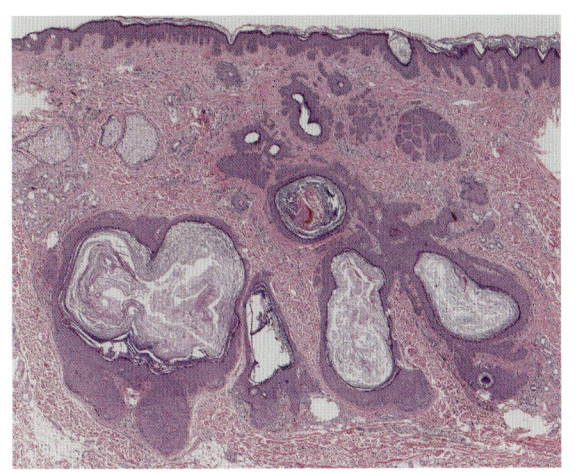

図1 | 毛包棘細胞腫
嚢腫構築から幅広い球根状の上皮が多数突出している．

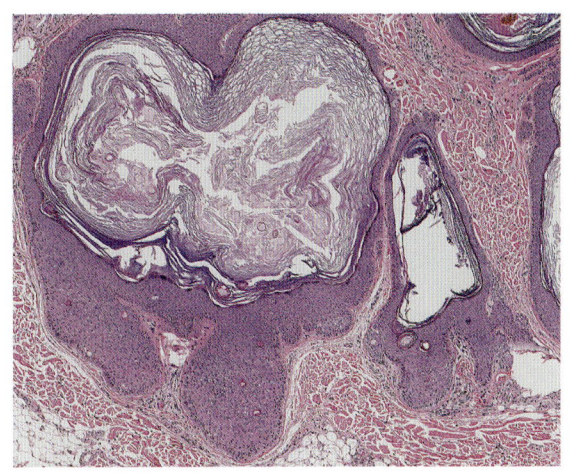

図2 | 毛包棘細胞腫
増殖している細胞は好酸性の細胞質をもつ有棘細胞様細胞で，その内部には管腔が散見される．

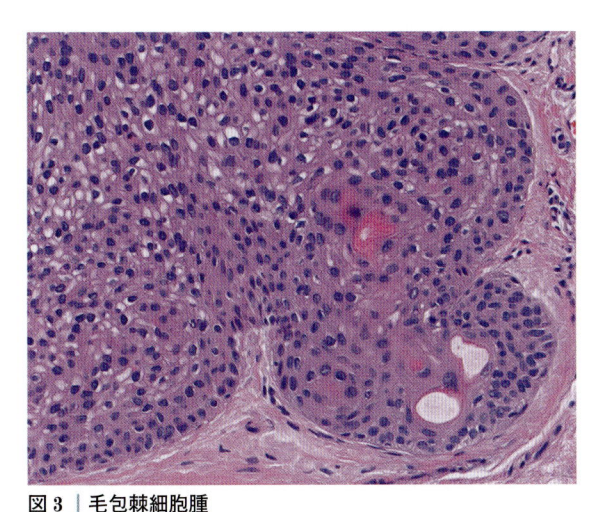

図3 | 毛包棘細胞腫
淡明な胞体をもつ細胞も目立つ．胞巣内部には脂腺導管様の管腔が散見される．

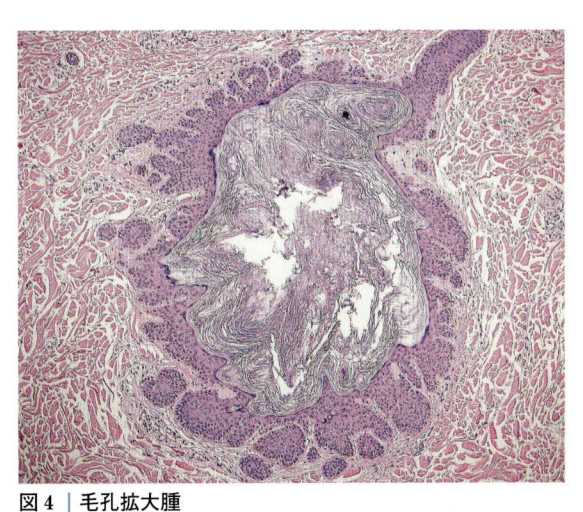

図4 | 毛孔拡大腫
開大した毛包漏斗部の周囲に放射状の上皮の増加があるが，峡部への分化所見は明らかではない．（札幌皮膚病理診断科 木村鉄宣先生のご厚意による）

（福本隆也）

## 文献

1) Hurt MA, Kaddu S, Kutzner H et al：Benign tumours with follicular differentiation. in LeBit PE, Burg G, Weedon D et al (eds)："WHO Classification of Tumours：Pathology and Genetics of Tumours of the Skin". IARC press, Lyon, 2006, pp152-159
2) Ackerman AB, Reddy VB, Soyer HP：Neoplasms with follicular differentiation, 2nd ed. Ardor Scribendi, Philadelphia, 2001, pp133-145, pp329-348
3) Mehregan AH, Brownstein MH：Pilar Sheath Acanthoma. Arch Dermatol 114：1495-1497, 1978
4) Steffen C：Winer's Dilated Pore The Infundibuloma, Am J Dermatopathol 23：246-253, 2001

第2部　組織型と診断の実際
Ⅱ．皮膚付属器系腫瘍　【各論】B．毛包系腫瘍　1．良性腫瘍および腫瘍類似病変

# (6) 毛包漏斗部腫瘍

tumor of the follicular infundiburum

## 1．定義・概念

毛包漏斗部腫瘍 tumor of the follicular infundiburum[1-3] は，毛包漏斗部への分化を示す良性腫瘍で，真皮乳頭層に皿状，網目状に分布する特徴をもつ．

## 2．臨床的事項

稀な病変で，中高年の頭頸部に常色で1cm以下の単発の丘疹や小結節を形成する．時にCowden病や脂腺母斑でみられる．

## 3．病理所見（図1〜3）

表皮下に小型の角化細胞が索状，網目状に真皮乳頭層に水平に分布する．この形態はしばしば，窓状，格子状（fenestrated）と呼ばれる．境界は明瞭で，表皮や毛包漏斗部と部分的に連続する．細胞索の幅は数層から十数層で，辺縁では時に核が索状に配列する．核には異型性や分裂像は乏しい．細胞質は豊富で明るく，グリコーゲンを含み，細胞索の周囲には好酸性の明瞭な基底膜がみられることがある．

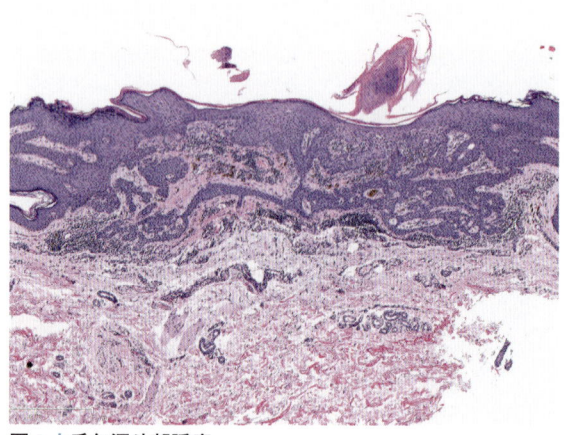

**図1｜毛包漏斗部腫瘍**
表皮と連続して網目状，格子状に分布する上皮胞巣がある．腫瘍は真皮乳頭層に皿状（plate-like）に存在する．（札幌皮膚病理診断科　木村鉄宣先生のご厚意による）

となることがある．毛芽細胞様の腫瘍細胞が腫瘍胞巣の辺縁に柵状配列し，周囲間質との間にムチン沈着を伴う裂隙形成があること，核に異型性や核分裂像がみられることから鑑別できる．

## 4．鑑別診断

1) 基底細胞癌 basal cell carcinoma

表在型やPinkus型の基底細胞癌との鑑別が問題

## 5．治療・予後

良性腫瘍であり，単純切除で予後良好である．

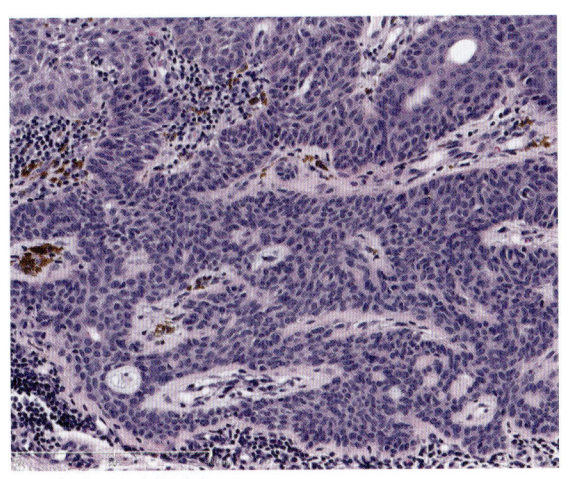

**図2 | 毛包漏斗部腫瘍**
上皮策は網目状，格子状に分布する．腫瘍細胞の核異型性は乏しい．（札幌皮膚病理診断科 木村鉄宣先生のご厚意による）

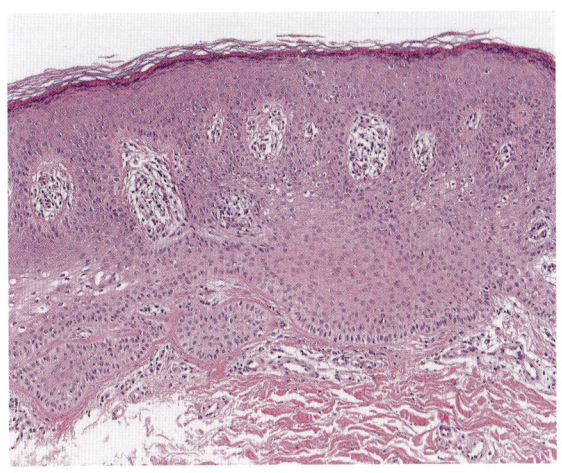

**図3 | 毛包漏斗部腫瘍**
腫瘍は真皮乳頭層に皿状（plate-like）に存在する．細胞索の周囲には好酸性の基底膜がみられる．この症例では，腫瘍細胞の細胞質は好酸性で，外毛根鞘腫に類似する．

（福本隆也）

## 文　献

1) Hurt MA, Kaddu S, Kutzner H et al：Benign tumours with follicular differentiation. in LeBit PE, Burg G, Weedon D et al（eds）："WHO Classification of Tumours：Pathology and Genetics of Tumours of the Skin". IARC press, Lyon, 2006, pp152-159
2) Ackerman AB, Reddy VB, Soyer HP：Neoplasms with follicular differentiation, 2nd ed. Ardor Scribendi, Philadelphia, 2001, pp315-328
3) Cribier B, Grosshans E：Tumor of the follicular infundibulum：a clinicopathologic study. J Am Acad Dermatol 33：979-984, 1995

第2部　組織型と診断の実際
Ⅱ．皮膚付属器系腫瘍　【各論】B．毛包系腫瘍　1．良性腫瘍および腫瘍類似病変

# (7) 線維毛包腫/毛盤腫

**fibrofolliculoma/trichodiscoma**

## 1．定義・概念

　線維毛包腫 fibrofolliculoma[1,2]と毛盤腫 trichodiscoma[1,2]は，毛包のマントルへの分化を示す，上皮と紡錘形の間葉系細胞からなる毛包脂腺系の過誤腫である．両者は一連のもので，脂腺の発達がない早期病変が線維毛包腫で，脂腺が発達した晩期の病変が毛盤腫であると考えられている．マントルとは，毛包の漏斗部の下端にある索状の上皮と間葉系細胞からなる組織で，ここから脂腺が発達する．

## 2．臨床的事項

　稀な病変で，30歳以上の成人の頭頸部，胸部に単発する，自覚症状のない常色の表面平滑なドーム状の丘疹である．特に鼻部に発生することが多い．多発する症例は，Birt-Hogg-Dubé症候群の可能性が高い．

## 3．組織学的所見

**1) 線維毛包腫**（図1）

　隆起性の病変で，1個あるいは数個の縦長に拡張した毛包漏斗部構造があり，線維性の間質で囲まれている．周囲の真皮網状層との間には裂隙があり，境界は明瞭なことが多い．1層〜数層の索状の上皮が毛包漏斗部と連続して存在する．これらの上皮索には脂腺細胞がしばしば存在する．間質は，繊細なリボン様の膠原線維束からなり，多数の紡錘形の線維芽細胞を含んでいる．血管の増加とムチン沈着もしばしば著明である．弾性線維は減少する．

**2) 毛盤腫**（図2, 3）

　ドーム状に隆起した病変で，線維毛包腫と比べて，より間質の増加が目立つ．腫瘍間質は，異型性の乏しい紡錘形細胞の増生が目立ち，リボン状の膠原線維の増加やムチン沈着を伴う．この間質の紡錘形細胞は免疫染色でCD34陽性である．その辺縁には，奇妙な型をした脂腺小葉が分布する．線維毛包腫でみられた上皮索はみられないことが多い．間質内には脂肪細胞がみられることがある．

## 4．鑑別診断

**1) 線維性丘疹/毛包周囲性線維腫 fibrous papule/perifollicular fibroma**[2]（図4）

　顔面，特に鼻の周囲に好発する，ドーム状に隆起した常色の丘疹で，毛包周囲の線維化が目立つ．間質にはしばしば多核の線維芽細胞が存在し，血管の増加を伴う．弾性線維は減少する．マントルに類似した索状の上皮はみられない．

**2) mantle hyperplasia**[3]

　外傷後に生じる，マントルの過形成病変で，毛包漏斗部に連続して索状の上皮が放射状や網状に増殖する．脂腺細胞を含むこともある．

## 5．治療・予後

　良性病変であり，単純切除で予後良好である．多

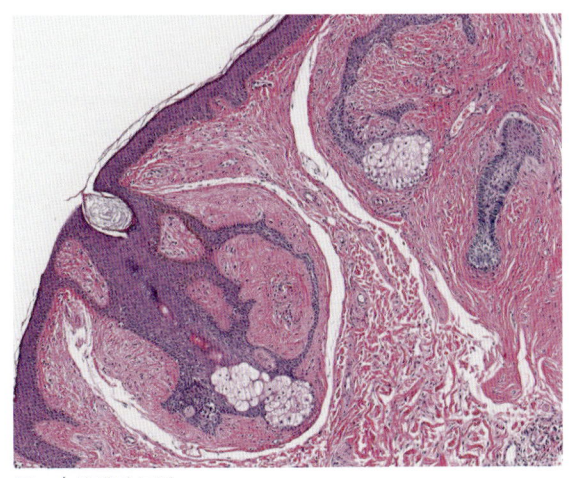

図1 | 線維毛包腫
毛包漏斗部と連続して二層から数層の幅からなる索状の上皮が存在し，紡錘形細胞に富む線維性の間質で囲まれている．周囲の結合組織との間に裂隙が形成されている．（札幌皮膚病理診断科 木村鉄宣先生のご厚意による）

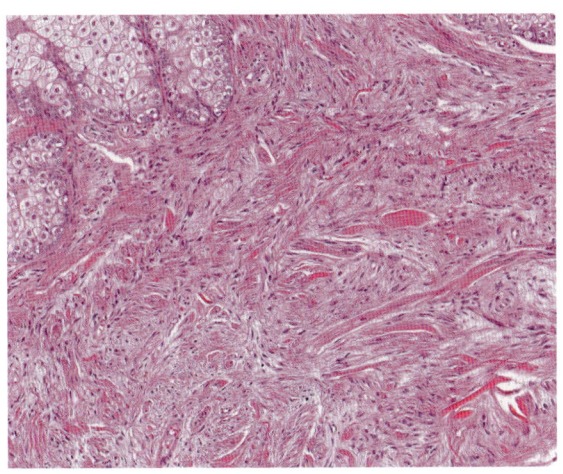

図2 | 毛盤腫
ドーム状に隆起した病変で，その部位に結合組織の増加があり，辺縁を奇形的な脂腺小葉が取り巻いている．（札幌皮膚病理診断科 木村鉄宣先生のご厚意による）

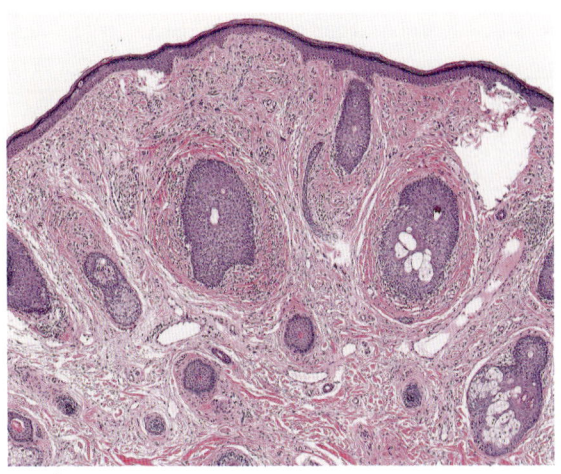

図3 | 毛盤腫
腫瘍間質は，リボン状の膠原線維束と楕円形の核をもつ紡錘形細胞が目立つ．ムチン沈着もある．（札幌皮膚病理診断科 木村鉄宣先生のご厚意による）

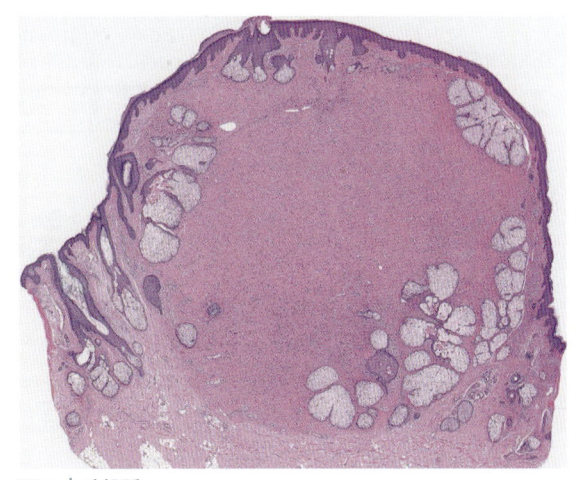

図4 | 線維性丘疹
隆起性の病変で，病変で毛包周囲の同心円状の線維化がある．間質には血管が増加し，多核の線維芽細胞もある．

発例では，常染色体優生遺伝を示す Birt-Hogg-Dubé 症候群の可能性があり，腎癌や肺嚢胞/気胸などの合併に注意が必要である[4]．

（福本隆也）

## 文 献

1) Hurt MA, Kaddu S, Kutzner H et al : Benign tumours with follicular differentiation. in LeBit PE, Burg G, Weedon D et al (eds) : "WHO Classification of Tumours : Pathology and Genetics of Tumours of the Skin". IARC press, Lyon, 2006, pp152-159
2) Ackerman AB, Reddy VB, Soyer HP : Neoplasms with follicular differentiation, 2nd ed. Ardor Scribendi, Philadelphia, 2001, pp175-190, pp221-244
3) Ackerman AB, Nussen-Lee S, Tan MA : Histopathologic Diagnosis of Neoplasms with Sebaceous Differentiation Atlas and Text, 2nd ed. Ardor Scribendi, NY, 2009, pp63-65
4) 三砂範幸：CPC Birt-Hogg-Dubé 症候群．Visual Dermatology 7：688-693, 2008

第2部　組織型と診断の実際

II．皮膚付属器系腫瘍　【各論】B．毛包系腫瘍　　2．悪性腫瘍

## (1) 基底細胞癌

**basal cell carcinoma**

### 1．定義・概念

　基底細胞癌 basal cell carcinoma（BCC, trichoblastic carcinoma）は WHO Blue Book[1]）において有棘細胞癌，Bowen 病，日光角化症，疣贅などその他の角化症と併せて第1章の「角化細胞性腫瘍」の最初に分類されている．そこでは基底細胞癌の定義として「好塩基性を示す胚芽細胞 germinative cells が小葉状や柱状・帯状・索状構造（lobules, columns, bands or cords）を呈して増殖する一連の皮膚悪性腫瘍」と記載され，同義語として basal cell epithelioma や trichoblastic carcinoma が挙げられている．BCC の多くは表皮の最下層から生じて，残りの少数は毛包脂腺ユニットの外毛根鞘から生じるが，いずれにしても，基底細胞癌の細胞は毛包上皮，特に毛母基の細胞（毛乳頭を包み込む上皮成分）と共通の形態を示しているのは明白であるから「毛芽細胞癌 trichoblastic carcinoma」と命名すべきであり，表皮系腫瘍に含むべきではないと Ackerman は主張した[2]）．

### 2．疫　学

　皮膚腫瘍の中では最もありふれたもので，全皮膚悪性腫瘍の約70％を占める．黒人には稀である．白人や日焼けしやすい人の日光露出部に多く生じ，彼らが子供のときに紫外線量が高い国へ移住すると，皮膚癌の発症率が上昇する．男性に好発するのは職業上または余暇の過ごし方で紫外線に曝露される率が女性よりも高いためである．BCC は典型的には成人発症であるが，子供にも生じうる．子供の場合は基底細胞母斑症候群（後述）や Bazex 症候群・色素性乾皮症・類器官母斑（脂腺母斑）に関連することが多い．砒素への曝露やイオン化した放射線を浴びた場合にも BCC を生じる．結節型 BCC は浅在型 BCC よりも発症年齢が遅く，特に頭部に生じやすい．一方浅在型では体幹が好発部位となる．

　緯度の低い（赤道に近い）国に住む皮膚色が薄い人種において BCC は最もなじみのある腫瘍であってオーストラリアのクイーンズランドでは人口10万人当たり2,000人に発症するという．

### 3．臨床的事項

　約80％が頭頸部に生じ，15％が肩・背・胸に生じる．類器官母斑（脂腺母斑）の約20％に BCC が生じ，稀に表皮母斑・線維上皮性ポリープ・多発性毛包上皮腫・表皮嚢腫・ポートワイン血管腫・日光黒子にも続発する．BCC の多発例は基底細胞母斑症候群（後述）でみられ，また稀に Bazex 症候群で生じる[3]）．

　BCC の典型像は毛細血管拡張を伴う光沢のある外観でびらんや潰瘍のある丘疹または結節である．こうした所見は浅在型の場合には軽微となり，どちらかというと皮膚炎でよくみられるような紅斑局面を呈する．色調の薄い瘢痕様の病変でも BCC のことがあり，この場合は数年かけてゆっくり増大する．色素を有する BCC は白色人種の多い国では2～5％と少ないが，黒人や日本人では色素を有することが多い．これらはメラノーマとの鑑別を要するが，真珠様の光沢の存在によって通常は区別でき

る．さらにダーモスコピーによる観察は色素を有するBCCの分析に有用であり，メラノサイト系腫瘍との鑑別にも有用である．臨床上生検なしではSCCやメラノーマでさえ鑑別できないこともある．BCC発症率の高い国では個人で複数のBCCを有するのはよくあることなので，定期的に新しい腫瘍がないか確認しなければならない．BCCを不完全に切除すると数年経ってから再発することがあり，深部に生じた場合や皮弁でマスクされる場合には再発が遅れる可能性がある．臨床診断におけるBCCの正診率は60～70％にとどまるという．

## 4．ダーモスコピー所見

色素性基底細胞癌に対して次のようなMenziesの診断基準がある[4]．
- Negative feature：pigment networkがみられない．
- Positive features（以下の6所見のうち少なくとも一つが認められる）：
  ① ulceration
  ② large blue-gray ovoid nests
  ③ multiple blue-gray globules
  ④ maple leaf-like areas
  ⑤ spoke-wheel areas
  ⑥ arborizing vessels

日本人の基底細胞癌は90％以上が色素性であるため，日本人の基底細胞癌を診断するのにこれらの診断基準は極めて有用である．

## 5．遺　伝

孤発性BCCの遺伝子解析は常染色体優生遺伝の稀な疾患の一つである基底細胞母斑症候群 basal cell nevus syndrome（BCNS）の原因である patched homologue 1 gene（PTCH1，クロモソーム9q22.3）における変異を同定することで進められてきた．BCNSの患者らは小児期より複数の基底細胞癌を発症する．PTCH1遺伝子はヘッジホッグシグナル伝達路の阻害剤となり得る蛋白質をエンコードする．そしてBCCは孤発例もBCNS患者に生じたものも全てこのシグナル伝達路に異常を有しているとされる．大抵の孤発性BCCではこのシグナル伝達異常が体細胞性に生じたPTCH1の異常によるものであり，多くの腫瘍において，PTCH1遺伝子変異を生じているものは紫外線によって誘発されている．孤発性

表1 | 安齋らによるBCCの組織亜型分類[5]

1. 結節型
2. 表在型
3. 斑状強皮症型
4. 線維上皮腫型
5. infundibulo-cystic型（IFC型）

BCCのうちの約10％は，SMOOTHENEDという遺伝子に変異を有しているのであるが，この遺伝子がエンコードする蛋白は，PATCHED1蛋白質によってその機能を阻害される．そこで重要なのはBCCのもたらす機能異常というものが，シグナルの変異を調節しているのがどの遺伝子であろうと異常なヘッジホッグシグナル伝達であるということであって，どの遺伝子がシグナル変異を調整しているかどうかはさほど重要でない．BCC形成に欠かせないヘッジホッグ遺伝子異常を同定することによって，遺伝的に操作されたヘッジホッグシグナル伝達異常のある実験マウスが開発されてきた．かつて研究された扁平上皮系腫瘍のセルラインを産生するマウスの発癌モデルとは異なり，これらのマウスはBCCを発症し，自発的にあるいは自然界の発癌要因（紫外線やイオン化放射線など）でBCCや付属器の基底細胞様腫瘍を発症する．

## 6．組織学的所見

安齋らが1,227例という多数の基底細胞癌を集計して日本皮膚科学会雑誌に発表して以来[5]，我が国の皮膚科医の間ではWHO Blue Bookの分類よりも安齋らの分類を好んで用いる傾向がある．彼らは臨床像と病理組織像から，症例を結節型，表在型，斑状強皮症型，線維上皮腫型，infundibulo-cystic（ICF）型の5型に分類し（表1），各症例の性別，切除時年齢，病変部位などを解析している．

一方，WHO Blue Bookでの分類は表2の通りである．

BCCの中には多数の亜型があるが，共通の組織像（図1）として胞体に乏しい基底細胞様細胞（胚芽細胞）が小葉状・円柱状・帯状または索状に配列し，さらに小葉辺縁で柵状に配列し，周囲には緩い（loose）線維粘液性の基質を有している．腫瘍と間質の間には人工的な裂隙形成がしばしばみられる．腫瘍と間質とのつながり（tumor-stromal interac-

表2 | WHO Blue Book での BCC の組織亜型分類

1. 浅在型基底細胞癌
2. 結節型基底細胞癌
3. 微小結節型基底細胞癌
4. 浸潤型基底細胞癌
5. 線維上皮型基底細胞癌
6. 付属器分化を示す基底細胞癌
7. 基底・扁平上皮癌
8. 角化型基底細胞癌
9. その他（嚢腫型・腺様型・硬化型/強皮症様・漏斗部嚢胞型・色素型など）

tion）が弱いのは正常の表皮が真皮に繋留しているヘミデスモソーム hemidesmosomes の構造が特徴的に欠損するためである．アポトーシスは大抵みられる．アポトーシスの結果としてケラチンが間質に排出されると結果的にアミロイド沈着を生じる．粘液性嚢腫様変性 mucinous-cystic degeneration や脂肪・腺管への分化を伴った局所性の空胞変性 vacuolation をみることもあるし，稀に脂腺細胞や渦形成 squamous eddies を伴った毛囊への分化もみられ，トリコヒアリン顆粒や青灰色の角質細胞も生じる．メラノサイトが幾つかの腫瘍中に増殖して色素を産生し，腫瘍細胞の胞体内や周囲のメラノファージに貯留する．

問題のある病変の一つとして扁平上皮癌 squamous cell carcinoma (SCC) が合併すること（basaloid squamous carcinoma）や，毛囊・脂腺など付属器への分化を一部に示すことが挙げられる．生検でごく微量の検体しか採取できなかった場合，モルフェア様または硬化性 BCC は退形成性毛芽上皮腫 desmoplastic trichoepithelioma や微小嚢胞性付属器癌 microcystic adnexal carcinoma に似ていることがある．

病理報告書には神経周囲浸潤の有無や切除断端からの距離が1mm未満であるかどうかということに加えて，BCC の発育様式についても記載するのが望ましい．ほとんどの BCC は結節型・微小結節型・浅在型・硬化性/モルフェア型または浸潤型の亜型に分類できるが，これらの混合型もめずらしくはない．

### 1）浅在型基底細胞癌 superficial basal cell carcinoma（図2）

この亜型は時に多発し，大きさも数mmのものから10cm以上にもなることがある．微細な光沢を有する境界をもち，通常は中央の表層部にびらんを有していて，接触による出血を生じている．自然消退をきたしている部位では色あせた斑や線維化を示す．この組織亜型は BCC の10〜30％を占め，ほとんどは体幹に生じる．

組織学的には表在性の小葉構造が表皮や毛囊・エックリン汗管の側方から真皮へ向かって突出するもので，緩やかな粘液基質に囲まれる．個々の腫瘍胞巣は通常，真皮乳頭層内に限局する．幾つかの浅在型 BCC において垂直方向での割面では多結節性にみえるが，デジタル画像分析による三次元の解析で再構築すると，基質で連絡し合っているのがわかる．しかしながら多発性の浅在型 BCC では小葉巣同士が間隔を置いて離れており，本当に直径数mmのものが多結節性に生じていることもある．結節型・微小結節型または浸潤型とときに並存することがある．

### 2）結節型基底細胞癌 nodular basal cell carcinoma（図3）

毛細血管拡張を伴って隆起する光沢を有する結節であるが，潰瘍化したり嚢腫様になったりすることがある．平坦で浸潤を触れる病変では内向性に増殖する結節であることもある．出血性の病変では血管腫や，色素があればメラノーマにも類似する．結節型 BCC は腫瘍全体の60〜80％を占め，頭部にしばしば好発する．

【組織像】基底細胞様細胞（または毛芽様細胞）が大型の小胞巣をなして増殖するもので，胞巣辺縁においては核の柵状配列を示して，網状層や，より深部の脂肪織に突出する．小胞巣は嚢腫や腺腫様（ふるい状）パターンを伴って粘液変性をきたすことがある．幾つかの胞巣はより小型の基底細胞胞巣を伴って類器官的外観を示すことがあり，緩やかな線維粘液性の基質につながっている．結節の辺縁には微小結節型の小型の胞巣が取り囲んでいないことを確認しなくてはならない（あれば次の微小結節型基底細胞癌となる）．

### 3）微小結節型基底細胞癌 micronodular basal cell carcinoma（図4）

背部に好発する隆起性あるいは平坦で浸潤性のタイプ．この亜型は小結節が真皮に浸潤するもので，個々の結節は正常の膠原線維で分画される．腫瘍結節の大きさは概ね毛芽の大きさで，深部へと浸潤しやすい．結節型基底細胞癌とは異なり，微小結節型

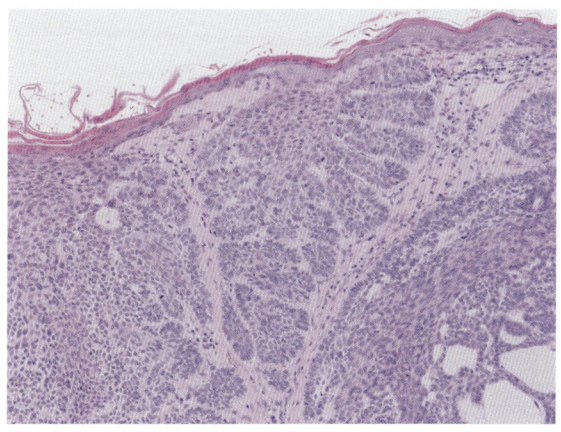

**図1 │ 基底細胞癌の共通の組織像**
胞体に乏しい基底細胞様細胞が小葉状・円柱状・帯状・索状に配列し，辺縁では柵状に配列して，周囲に線維粘液性の基質を有する．

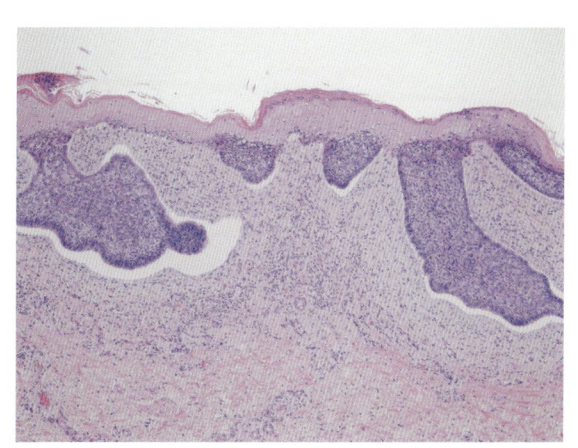

**図2 │ 浅在型基底細胞癌**
腫瘍は表皮基底層から真皮側へ向かって蕾状に突出する．

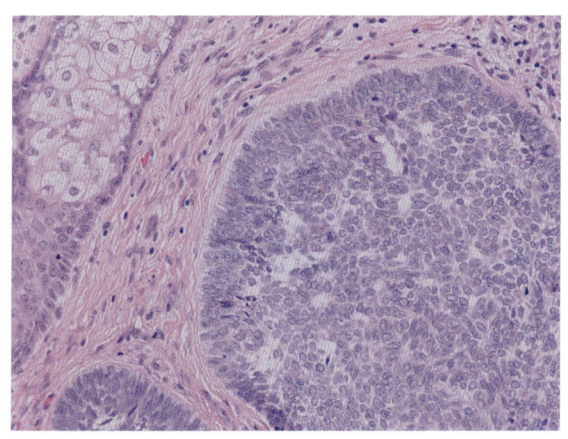

**図3 │ 結節型基底細胞癌**
腫瘍胞巣の辺縁では，毛芽細胞様細胞が柵状に配列する．周囲の間質との間には粘液腫様基質が沈着する．

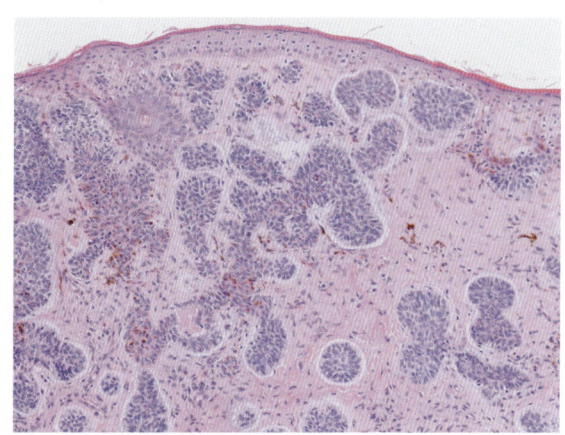

**図4 │ 微小結節型基底細胞癌**
結節型に比べて術後再発率が高い．

の場合は切除範囲を過小評価してしまう傾向がある．神経周囲浸潤をきたすこともある．

### 4）浸潤型基底細胞癌 infiltrating basal cell carcinoma（図5, 6, 7）

このBCCの亜型は基底細胞の細い配列・索・円柱状細胞が真皮の膠原線維束間に浸潤より深い組織へと進展する．

【臨床像】 浸潤型BCCは青褐色調paleで境界不明瞭な浸潤性局面を示す．通常体幹や顔面に生じる．特に顔に生じたときには，稀に神経周囲浸潤の結果として異常感覚や知覚の消失をきたすことがある．この亜型では広がりを過小評価しやすいので，手術時の切除断端の評価が極めて重要である．

【組織像】 BCCの浸潤するパターンは細い列や索や円柱をなして，細胞質に乏しい腫瘍細胞が浸潤するものである．通常，腫瘍辺縁での柵状配列や裂隙形成はみられない．硬化性・強皮症様の亜型でみられるような線維化や硬化はみられない．浸潤型は特に神経周囲浸潤しやすい．低分子量ケラチンマーカーを利用すると腫瘍細胞の存在レベルがよくわかり，腫瘍のクリアランスを評価し，神経周囲浸潤を確認することができる．

【鑑別診断】 この亜型は索状構造 cord-like arrangementを示すため，形態的に microcystic adnexal carcinoma や desmoplastic SCC, desmoplastic

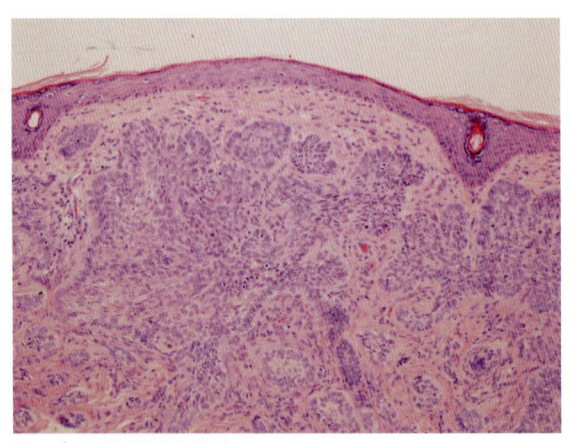

**図5 | 浸潤型基底細胞癌**
微小結節型とは異なり，青褐色調の索状・円柱状に配列する腫瘍細胞が線維増生を伴わずに浸潤性に増殖する．

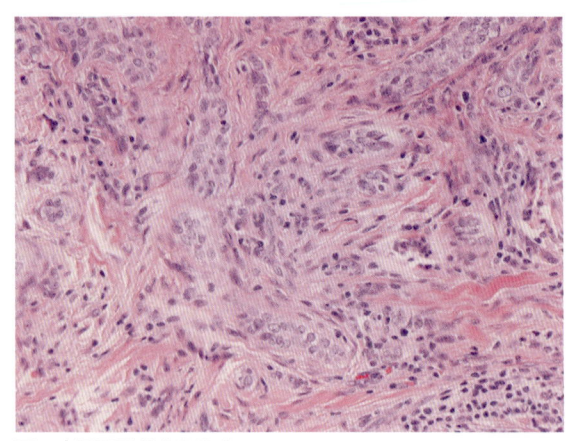

**図6 | 浸潤型基底細胞癌**
図5と同じ症例の拡大像．

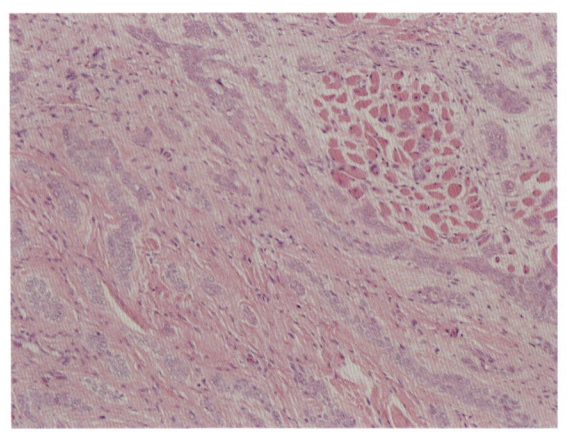

**図7 | 浸潤型基底細胞癌**
図5, 6とは異なる症例．細長く延びた胞巣が真皮よりも深部に浸潤する．

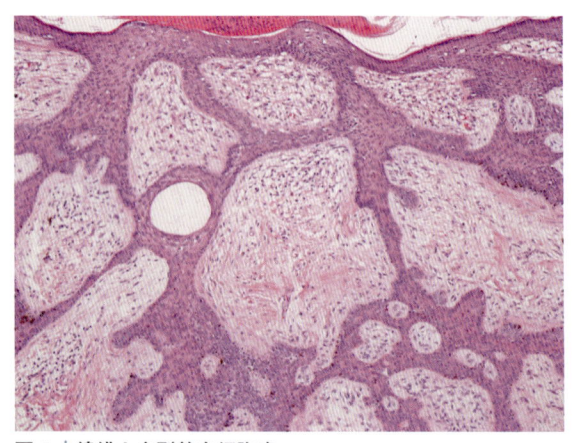

**図8 | 線維上皮型基底細胞癌**
基底細胞様細胞が細い索状となって互いに吻合し合う．

trichoepithelioma との鑑別を要する．

### 5）線維上皮型基底細胞癌 fibroepithelial basal cell carcinoma（図8）

　この亜型は臨床病理学的にユニークで良性の経過をたどる．同義語にPinkus線維上皮腫，Pinkus腫瘍がある．

　【臨床像】　肌色の隆起か紅色の結節で脂漏性角化症やアクロコルドンに似る．通常背中に生じ多発することは稀である．先行する放射線治療で生じ得る．

　【組織像】　索状に配列する基底細胞様細胞が表皮から下方へ延び出して樹枝状のネットワークを形成し，特徴的な開窓状 fenestrating の組織像を示す．基底細胞様細胞は線維血管性間質を取り囲む．索状構造の一部はあたかも既存の汗管が下方へ伸び出したかのような小腺管構造を有する．また小型の毛球に連続して外方の結合織に向かって突出することもある．

　【成因】　BCCを付属器腫瘍として分類するのと同じように，この腫瘍も *PTCH1* 遺伝子変異を有するのでBCCの亜型付属器腫瘍に分類すべきである．通常型のBCCやPaget病に連続性に発症したという報告もある．

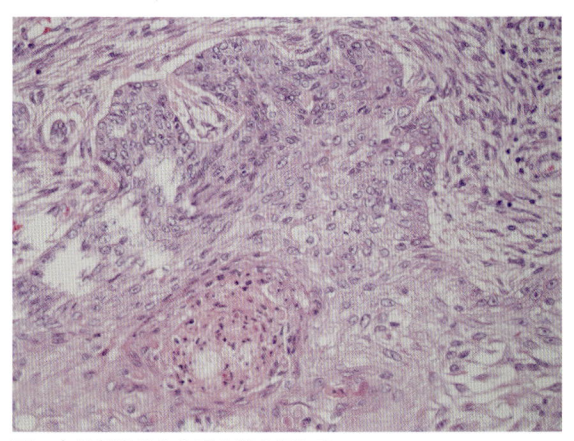

図9 | 付属器分化を示す基底細胞癌
脂腺への分化を示す症例．分化した脂腺細胞様細胞と脂腺管を見出すことができる．

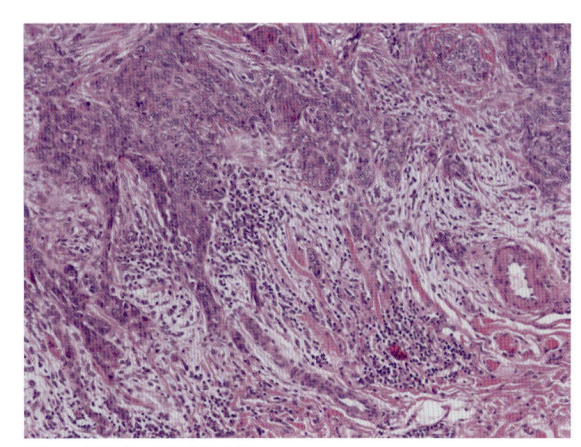

図10 | 基底・扁平上皮癌
基底細胞癌の基本構造である辺縁の柵状配列は消失して，豊富な胞体を有する腫瘍細胞が浸潤性に増殖する．浸潤部では核が水泡状で，胞体は明調となって脂腺癌に類似することがある．

### 6) 付属器分化を示す基底細胞癌 basal cell carcinoma with adnexal differentiation（図9）

基底細胞様細胞の蕾状突出や腺管・脂腺・毛囊要素を有する．浅在型BCCでは毛囊分化がよくある．エックリンやアポクリン分化も多い[6]．これらの腫瘍をより転移のリスクが高い汗器官癌 sweat gland carcinoma と間違えないことである．これらの変化は予後に影響を与えない．

### 7) 基底・扁平上皮癌 basosquamous carcinoma（図10）

扁平上皮への分化を伴う基底細胞癌．同義語に metatypical carcinoma，basosquamous cell carcinoma がある．

【組織像】典型的なBCCに比して豊富な胞体を有し，より顕著な角化傾向を示す．腫瘍細胞の核は水泡状 vesilular で多形性に富み，部位によって柵状配列を失う．この変異型の一部は部位によって脂肪の空胞や腺管が明瞭となり，脂腺癌の像を呈する．時に中央部で線維化をきたし，辺縁では放射状に延び出して真皮深部や皮下組織へと浸潤する．この変異型はより生物学的悪性度が高く，局所転移や広範な転移をきたす．

### 8) 角化型基底細胞癌 keratotic basal cell carcinoma（図11, 12）

腫瘍胞巣の中央部に顕著な角質増生（角質嚢胞）が存在する腫瘍．この変異型は特徴的な真珠様の光沢

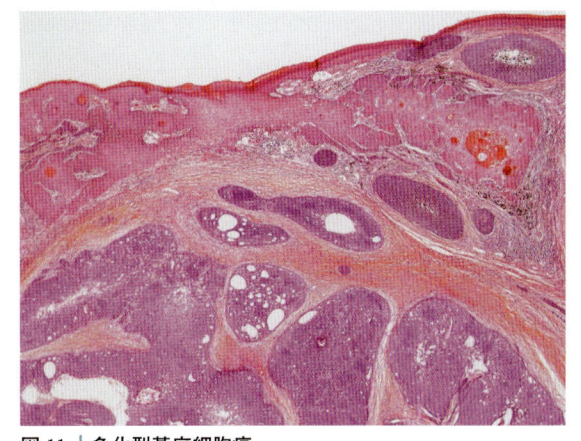

図11 | 角化型基底細胞癌
有棘細胞の成分（重層扁平上皮成分）が含まれる．

を有し，小さい角質嚢（稗粒腫）をちりばめる．これらの腫瘍は構造的には結節型BCCとほぼ同様．角化は概ね層状であり，時に毛胞漏斗部の角化のタイプや，硝子様の外毛根鞘性角化を示すタイプ，角化した陰影細胞のある毛母腫型のタイプもある．異形成性 dystrophic の石灰化はよくあることである．外毛根鞘性のケラチンの場合，取り囲む腫瘍細胞にアポトーシスを生じて角化細胞が青色調 pale にみえる．

### 9) その他の亜型

囊腫型 cystic，腺様型 adenoid，硬化型/強皮症様 sclerosing/morphoeiform，漏斗部囊胞型 infundibu-

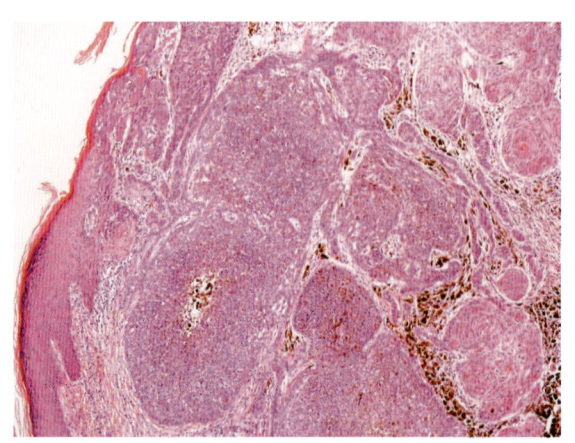

**図12 角化型基底細胞癌**
重層扁平上皮成分に異型はみられず，化生にみえる．

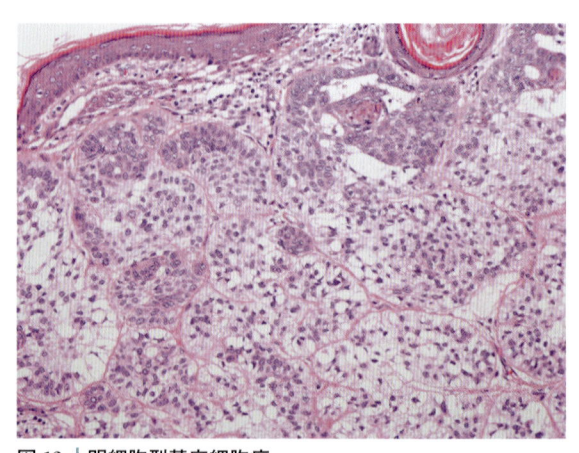

**図13 明細胞型基底細胞癌**
一部に明細胞への変化がみられる．グリコーゲンではなく，ライソゾームの集積による一種の変性像とされる．

locystic，色素型 pigmented，その他 miscellaneous （clear cell，（図13）"signet ring" cell, granular cell, giant（"monster"）cell, adamantanoid, neuroendocrine and Schwannoid variants）などがある．

## 8．免疫表現型

搔爬生検材料では小型細胞のメラノーマと鑑別するために，軽分子量ケラチンマーカーと S-100 酸性蛋白とを組み合わせるとよい．ケラチンマーカーである BerEP4 は SCC と BCC を鑑別するのに用いる．メルケル細胞のマーカーである CK20 はある種の毛芽細胞腫 trichoblastoma，毛芽細胞上皮腫 trichoepithelioma や線維上皮腫 fibroepithelioma を鑑別するのに用いられてきた．これらの腫瘍では CK20 陽性の Merkel 細胞が腫瘍内に散在しているのに対し，BCC ではそれがほとんどみられない．

## 9．予　後

BCC は局所破壊性であり，転移する確率は1万分の1にも満たない．致死率 morbidity は深部組織に浸潤する顔面の腫瘍で上昇し，直径10cm を越えるまで放置されたものでも上昇する（これらは巨大 BCC と表現される）．頭部で深部に取り残された腫瘍から多数の再発を生じた場合にも BCC が最終的に頭蓋内に浸潤して致死的となりうる．子供に BCC が生じたときには BCNS の可能性を考える．このときには家系に *PTCH1* 遺伝子の変異がないかをスクリーニングする．bcl-2 蛋白の発現率の低下には臨床的に aggressive な組織型が関与することが多い．鼻や鼻唇溝に生じた BCC は再発しやすいが，これは十分な切除範囲を確保するのが困難な部位であるためである．放射線照射後に再発する腫瘍は通常攻撃的で浸潤性である．転移する病巣は普通大型で潰瘍を形成しており，深部に浸潤して再発する．稀に顔面に生じた浸潤型 BCC で広範な神経周囲浸潤があると，中枢神経に浸潤して命を脅かすことがある．切除断端の腫瘍からの最短距離が BCC 再発の重要な因子となる．

（三浦圭子）

### 文　献

1) LeBoit PE, Burg G, Weedon D et al（eds）：World Health Organization Classification of Tumours, Pathology & Genetics of Skin Tumours. IARC Press, Lyon, 2006
2) Ackerman AB, Reddy VB, Soyer HP：Neoplasms with follicular Differentiations. Ardor Scribendi, New York, 2001
3) Weedon D：Weedon's Skin Pathology, 3rd ed. Elsevier, Amsterdam, 2010
4) 斎田俊明：ダーモスコピーの診かた・考えかた，医学書院，2007
5) 安齋眞一，木村鉄宣：基底細胞癌の臨床病理学的検討．日本皮膚科学会誌 118：1697-1707, 2008
6) Misago N, Satoh T, Narisawa Y：Basal cell carcinoma with ductal and glandular differentiation：a clinicopathological and immunohistochemical study of 10 cases. Eur J Dermatol 14：383-387, 2004

第2部　組織型と診断の実際
Ⅱ．皮膚付属器系腫瘍　【各論】B．毛包系腫瘍　　2．悪性腫瘍

# (2) 毛母細胞癌（悪性毛母腫）

**pilomatrical carcinoma**

## 1．定義・概念

　毛母細胞癌（悪性毛母腫）pilomatrical carcinoma は，毛母腫の悪性カウンターパート．同義語に pilomatrix carcinoma, matrical carcinoma, invasive pilomatrixoma, malignant pilomatrixoma, matrix carcinoma がある．

　これまでに約50例の報告がある極めて稀な腫瘍．各年代の成人に生じうる．診断時の平均年齢は約48歳．男女比は2：1．

　大多数の毛母細胞癌は de novo に生じるが，毛母腫の中に悪性転化を生じた例や，毛母腫を切除したところに毛母細胞癌が発生したという報告もある．

　毛母細胞癌は頭頸部，上肢と臀部に多い．腋窩と鼠径部に生じたという報告がある．

## 2．臨床的事項

　特徴的なものはない．単発で，時に潰瘍を形成する直径1〜10 cm大の結節．診断までの期間は数ヵ月から数年に及ぶ．最近の発症で急激に大きくなったという報告がある．

　β-カテニンをエンコードする CTNNB1 遺伝子の変異が多くの毛母細胞癌で報告されている．ただし，良性の毛母腫でも同様の変異がみつかっている．分子生物学的にも免疫組織化学的にも毛母腫と毛母細胞癌とを鑑別する方法はなく，唯一，組織学的に鑑別するしかないのである．

## 3．組織学的所見

　腫瘍は大きくて非対称性，境界不明瞭な真皮-皮下の腫瘤で，毛母細胞と上毛母細胞からなる基底細胞様細胞が不規則形・種々の大きさに集簇したもので構成される（図1）．陰影細胞を含む角化物が基底細胞様細胞集簇巣の中に特徴的に見出される．幾つかは基底細胞様細胞集簇巣を取り囲んで退形成性の基質がみられる．それらが被覆表皮や潰瘍に一部で繋がる像が時にみられる．基底細胞様細胞はクロマチンの増量した核，1個または複数の核小体があり，胞体の境界は不明瞭となっていて，異常核分裂像が高倍1視野あたり10個以上みられる（図2）．局所性に地図状の壊死や石灰化・骨化が観察される．核分裂像の数は良性の毛母腫でも多数みられるので，それのみでは悪性の指標とはならない．他のパラメーターとして浸潤性の増殖パターン，血管・リンパ管侵襲や神経周囲浸潤・骨浸潤などは，より信頼できる悪性の指標である．

## 4．治療・予後

　選択すべき治療法は，適切な切除縁での外科的切除である．Mohs顕微鏡的切除が有効なこともある．毛母細胞癌が遠隔転移することはめったにないが，所属リンパ節や肺・骨への転移で発見されることがある．

　補遺：毛母への分化 matrical differentiation とは毛母基 hair matrix と毛皮質 hair cortex および内毛根鞘の細胞への分化を示すことであり，その原型

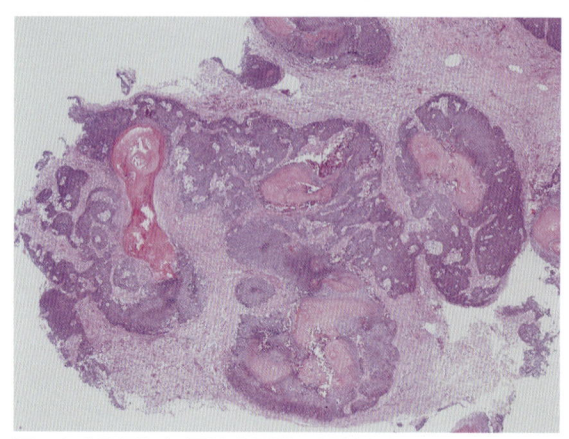

**図1│毛母細胞癌（悪性毛母腫）の弱拡大像**
毛母細胞と上毛母細胞からなる基底細胞様細胞が，境界不明瞭で不規則な胞巣をなして浸潤性に増殖している．

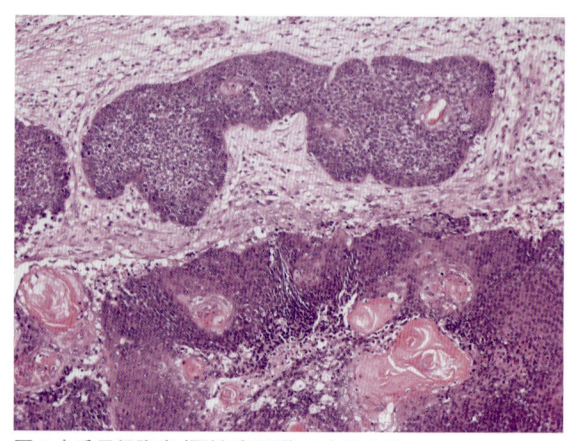

**図2│毛母細胞癌（悪性毛母腫）の中拡大像**
核分裂像が多いことや扁平上皮に分化することは良性の毛母腫でもみられるので，この段階ですぐに悪性とすることはできない．

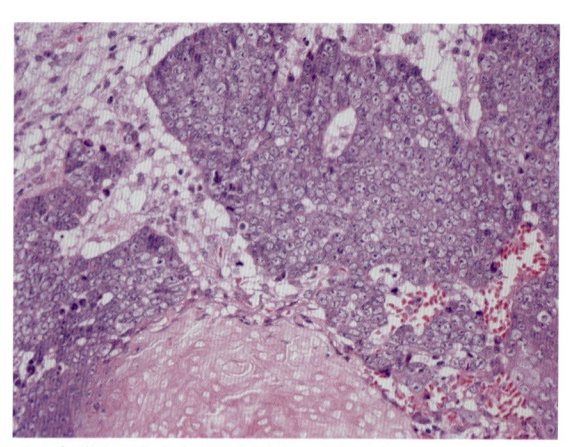

**図3│毛母細胞癌（悪性毛母腫）の強拡大像**
この写真ではさほど目立たないが，良性の毛母腫に比べて，基底細胞様細胞に2個の核小体や核の大小不同・多形性を認める．異常核分裂像が散見される．

prototypeとなるのが毛母腫である．また極めて稀な悪性の亜型として毛母細胞癌がある．ほかに，1994年には毛母細胞癌肉腫 pilomatrical carcinosarcoma の一例報告がなされている．毛母への分化はほかに以下の腫瘍でも認められる．

・melanocytic matricoma
・epidermal cyst
・trichoblastoma
・trichoepithelioma
・panfolliculoma
・basal cell carcinoma
・apocrine mixed tumor
・complex adnexal tumors.

（三浦圭子）

第2部 組織型と診断の実際

II．皮膚付属器系腫瘍　【各論】B．毛包系腫瘍　　2．悪性腫瘍

# (3) 増殖性外毛根鞘性腫瘍

**proliferating trichilemmal tumor**

## 1．定義・概念

　増殖性外毛根鞘性腫瘍 proliferating trichilemmal tumor は，毛包峡部における外毛根鞘性の分化に類似した分化を示す充実性-囊腫状腫瘍である．同義語に epidermoid carcinoma in sebaceous cyst, sub-epidermal acanthoma, proliferating epidermoid cyst, invasive hair matrix tumour of the scalp, trichochlamydocarcinoma, giant hair matrix tumour, proliferating tricholemmal cyst, proliferating pilar cyst, proliferating follicular cystic neoplasm, proliferating tricholemmal cystic squamous cell carcinoma, proliferating isthmic cystic carcinoma がある．

## 2．臨床的事項

　90％以上が頭皮に発症する．他に顔面・体幹・背部・前額部の報告がある．男性よりも女性に多く，高齢者に好発する．
　単発で多数の分葉構造を示して外方へ突出する．時に脂腺母斑に続発する．病変が多発することはめったにない．通常は直径が2〜10cmであるが，25cmに達したという報告例もある．脱毛斑や潰瘍を伴うことがある．

## 3．組織学的所見

　形態的に良性に近い像から悪性像まで広いスペクトラムを有する．良性の側では境界明瞭な充実性-囊腫状腫瘍で主に真皮に存在し，時に脂肪織に及ぶ．典型的な外毛根鞘性囊腫の所見に加えて，囊腫の内腔に向かって上皮が著明に折りたたむように増生する．上皮は小型の基底細胞様細胞として辺縁で柵状に配列し，内腔に向かって大型の角化細胞へと移行して，顆粒層を介さずに唐突に角化する．コンパクトな好酸性の角化物中には石灰化や豊富なコレステロール結晶がみられる．
　もう一方の悪性の側では核の多形性と高頻度の核分裂像を伴って，囊腫壁外に浸潤性に増殖するものがある．こうなると有棘細胞癌との区別がつきにくくなる．さらには部分的に毛母腫のように毛母細胞への分化を示したり，脂腺やアポクリン腺に分化したり，紡錘形細胞になったりする．

## 4．予後

　異型性のない増殖性外毛根鞘性腫瘍は良性の経過をたどることが多いが，再発を防ぐためには完全に切除して，組織学的検索を十分行うことが推奨される．浸潤性増殖を示す場合や細胞異型がある場合は，予測がつかない．局所破壊性を示すことも，転移することもある．そこで古典的な良性病変でも，有棘細胞癌として扱うべきであるとする考え方もある．

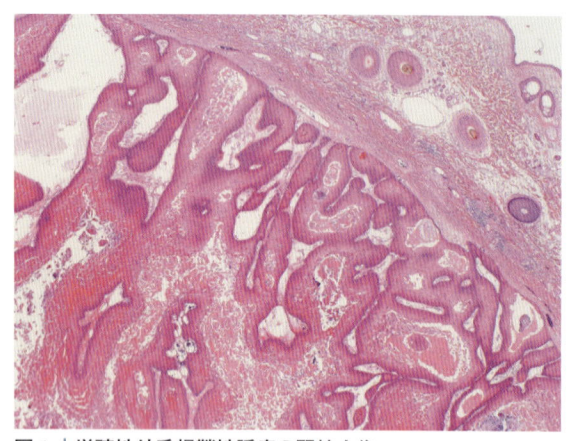

120　第2部　Ⅱ. 皮膚付属器系腫瘍　【各論】B. 毛包系腫瘍　2. 悪性腫瘍

**図1｜増殖性外毛根鞘性腫瘍の弱拡大像**
良性に近い症例．基質の石灰化があったため，標本作成時に脱灰という操作を必要とする．

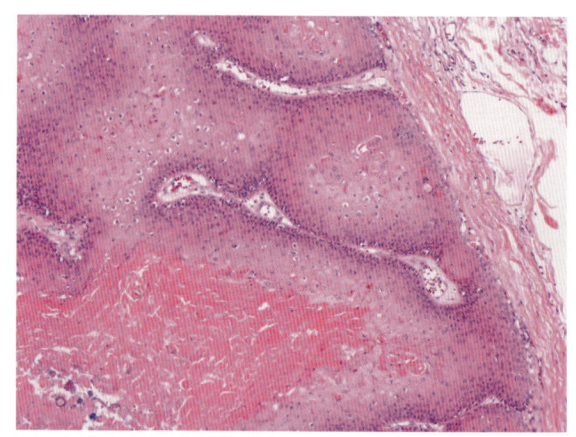

**図2｜増殖性外毛根鞘性腫瘍の中拡大像**
良性に近い症例．

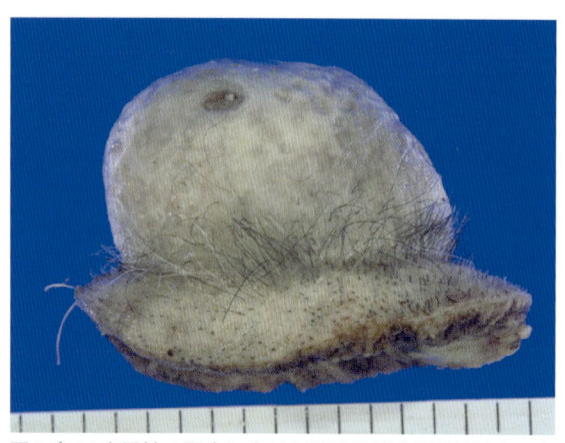

**図3｜64歳男性の頭皮に生じた増殖性外毛根鞘性腫瘍の肉眼像**
境界病変から悪性に近い症例．パンチ生検による部分切除生検の穴があるが，びらん・潰瘍形成はない．

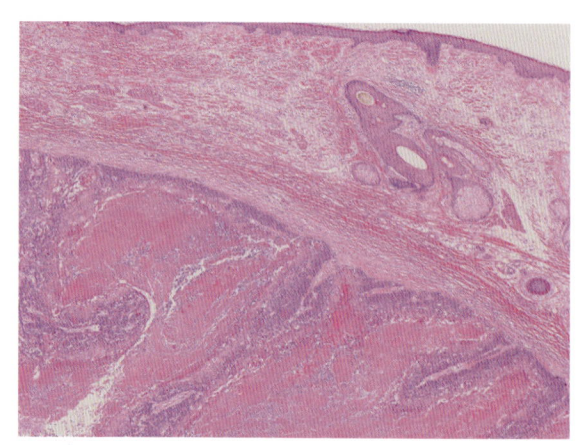

**図4｜図3の弱拡大像**
内腔へ向かって増殖し，多くは壊死に陥っている．

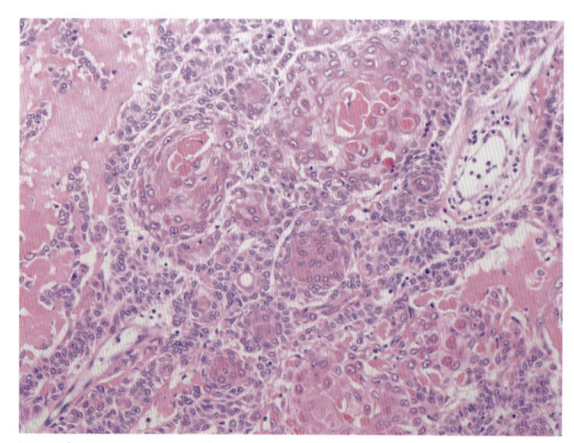

**図5｜図3の強拡大像**
渦形成 squamous eddies や変性・壊死と多彩であり，管腔形成もみられる．

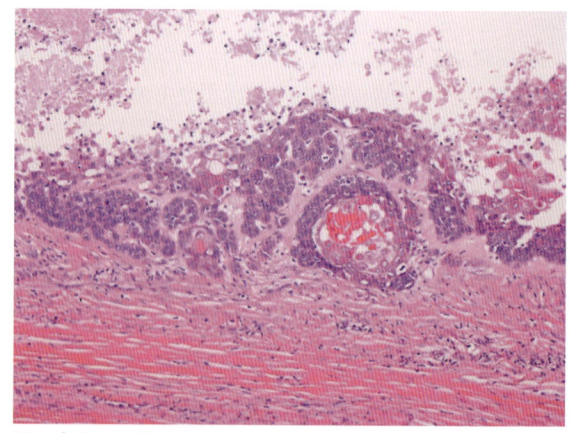

**図6｜図3の強拡大像**
多くは内腔に向かう増殖を示すが，一部では周囲の線維性結合織へ向かって外向性にわずかに浸潤する．

（三浦圭子）

第2部　組織型と診断の実際
II．皮膚付属器系腫瘍　【各論】　C．脂腺系腫瘍　　1．良性腫瘍

# （1）脂腺腺腫

**sebaceous adenoma**

## 1．定義・概念

　脂腺腺腫 sebaceous adenoma は，基底細胞様細胞 basaloid cell と十分に分化した脂腺細胞 sebocyte とから構成される小型の腫瘍．

　40歳以上の患者にみられ，多くは孤立性病変としてみられる．病変は，頭部や頸部のような日光による皮膚障害を受けやすい部位にみられる．稀に多発する症例がみられるが，その場合は Muir-Torre 症候群を考慮すべきである．この症候群は，脂腺系腫瘍との関連性が強いため表1, 2に要約した．

## 2．臨床的事項

　黄色調の比較的小型の腫瘤で，しばしば鱗屑や痂皮を伴う．通常，境界はほぼ明瞭で，表面に光沢がある．単発性結節で，顔面や頸部にみられる．成長は緩徐である．

## 3．組織学的所見

　境界明瞭な腫瘍である．脂腺細胞の集合とその周縁を基底細胞様細胞で覆われた小葉で構成されている．辺縁部から中心部にかけて脂腺細胞の成熟過程がみられる（図1）．小葉は胞体が空胞状を呈した分化した脂腺細胞からなり，これらの細胞は辺縁部の基底細胞様細胞より著しく優位となっている（図2）．腫瘍は腫瘤を覆っている表皮との間にしばしば関連性がみられ，厚い角質栓や脂腺細胞の崩壊を伴っている．導管構造や核分裂像がみられることは稀であ

表1 | Muir-Torre 症候群

| 定　義 | 脂腺腺腫など各種の脂腺腫瘍が多発し，同時に内臓悪性腫瘍の合併がみられるもの．時に家族性 |
|---|---|
| 原　因 | 常染色体優性遺伝．DNA ミスマッチ修復遺伝子の変異 |
| 既往歴 | しばしば悪性腫瘍の家族歴がある（大腸癌，泌尿器癌，子宮体癌など，特に消化管の腺腫や腺癌を合併） |
| 臨　床 | 成人（大部分40歳以上），男性に多い |

表2 | Muir-Torre 症候群に出現する皮膚疾患（文献8より）

| 組織型 | 出現率（%） |
|---|---|
| sebaceous carcinoma | 21 |
| sebaceous adenoma | 43 |
| sebaseous epithelioma | 18 |
| keratoacanthoma | 18 |

る．

## 4．鑑別診断

### 1) sebaceous hyperplasia
　脂腺小葉の中心部に表皮と連絡する開大した毛包漏斗がみられる．表皮には seborrheic keratosis に類似した変化がみられる．

### 2) sebaceoma
　脂腺細胞への未分化な基底細胞様の細胞が結節性病変を作る．空胞様の脂腺細胞はわずかにみられる

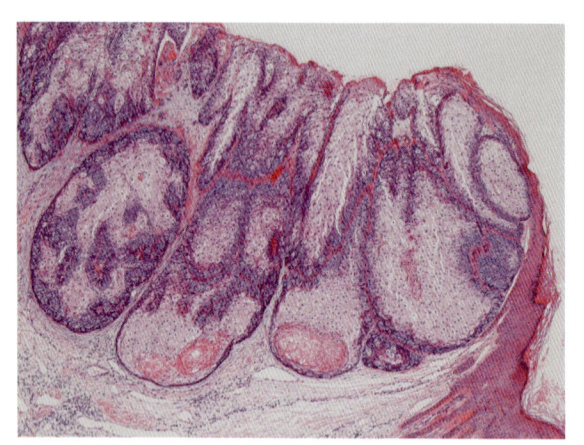

**図1｜脂腺腺腫**
境界明瞭な隆起性病変を形成する．よく保たれた多数の小葉から構成されている．

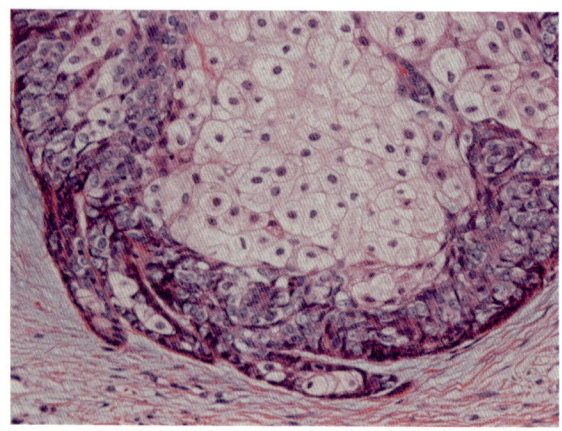

**図2｜脂腺腺腫**
よく分化した脂腺細胞からなる小葉で，その辺縁部には数層の基底細胞様細胞が認められる．

程度である．

　形態学的に sebaceous adenoma と sebaceoma は重複する可能性があるため，これらの異なる良性脂腺系付属器腫瘍を sebomatricoma という名称で統一しようという試みがなされている．

## 6. 遺　伝

　遺伝に関してはほとんどわかっていない．多くは孤立性病変であるが，Muir-Torre 症候群では様々の異なった脂腺腫瘍が認められる．免疫組織化学的に，MSH-1，MLH-1 修復蛋白の欠損がみられることがある．腫瘍はミスマッチ修復蛋白の欠損と関連があり，マイクロサテライト不安定性が高率で示されているとの報告がある．

　謝辞：組織の一部は，東京医科大学病理診断部泉　美貴先生のご協力をいただきました．ここに深謝致します．

（筑後孝章）

## 文　献

1) Rutten A, Wick MR, Sangueza OP et al：Tumours with sebaceous differentiation. in Leboit PE, Burg G, Weedon D et al (eds)："World Health Organization Classification of Tumours. Pathology & Genetics, Skin Tumours". IARC Press, Lyon, 2006, pp160-163
2) 片山一朗，土田哲也，橋本　隆 他（編）：皮膚科学．文光堂，2006, pp523-525
3) McKee PH, Calonje E, Granter S：Pathology of the Skin with Clinical Correlations, 3rd ed. Elsevier Mosby, Philadelphia, pp1568-1586, 2005
4) 泉　美貴：みき先生の皮膚病理診断 ABC 2. 付属器系病変．秀潤社，2007, pp118-150
5) Patterson JW, Wick MR：Nonmelanocytic Tumors of the skin. AFIP Atlas of Tumor Pathology series 4. Silver Spring, Maryland, 2006, pp117-136
6) Weedon D：Skin Pathology, 2nd ed. Churchill Livingstone, Philadelphia, 2005, pp872-877
7) Rao NA, Hidayat AA, Mclean IW et al：Sebaceous carcinoma of the Ocular adnexa：A clinicopathologic study of 104 cases, with five-year follow-up data. Hum Pathol 13：113-122, 1982
8) Ponti G, Losi L, Gregorio GD et al：Identification of Muir-Torre syndrome among patients with sebaceous tumors and keratoacanthomas. Cancer 103：1018-1025, 2005

第2部　組織型と診断の実際
Ⅱ．皮膚付属器系腫瘍　【各論】C．脂腺系腫瘍　1．良性腫瘍

# (2) 脂腺腫

**sebaceoma**

## 1．定義・概念

　脂腺腫 sebaceoma は，脂腺への分化を示す良性の表皮付属器系腫瘍．多発性の辺縁整な小葉で，管腔様構造がみられ，散在性に成熟した脂腺細胞を混じた，主として未熟な脂腺細胞からなる腫瘍．同義語に sebaceous epithelioma*, basal cell epithelioma with sebaceous differentiation, sebomatricoma がある．

　*「脂腺上皮腫 sebaceous epithelioma」という診断名は基底細胞上皮腫（癌）で一部に脂腺への分化がある病態に対して，分化の最も進んだ部位で診断するという原則を重視した場合に限り使用される[4]．McKee の教科書でも2版までは a synonym for basal cell carcinoma with sebaceous diffedrentiation としていたが，3版では entitiy としてはもはや認められないとしている[3]．

　発生は稀で，Muir-Torre 症候群と関連している可能性がある．典型例は成人後期（平均年齢は約70歳）で診断されるが，成人早期で発見されることもある．女性に多い傾向がある．
　顔面，頭部に好発する．稀に体幹の報告あり．

## 2．臨床的事項

　頭頸部に黄色〜橙色の境界明瞭な孤立性丘疹としてみられる（図1）．Muir-Torre 症候群と関連性がある場合は多発性である．発育は緩徐で，切除後の再発はみられない．

## 3．組織学的所見

　真皮上層に中心をもつ，大小様々で境界明瞭な多小葉性の腫瘤である．小葉には導管 duct や全分泌 holocrine secretion による内容物を入れた囊胞様病変がみられる（図2）．ごく稀に表層を覆っている表皮との間に関連性がみられる．導管や囊胞の内腔面は明るい好酸性のクチクラ様物質 cuticular material に覆われている．

　腫瘍細胞の形態は，柔らかい印象の核をもつ，主に小型で均一な基底細胞よりなり，成熟型（分化した）脂腺細胞が散在性に混在してみられる．成熟型脂腺細胞は豊富な空胞様の細胞質と卵円形核を有しており，核はしばしば帆立貝状 scalopped nuclear menbrane を呈している．典型的な核分裂像は稀にみられるが，異型核分裂像や壊死像は認められない（図3）．周囲の間質には密度の高い，好酸性の結合組織がみられる．腫瘍組織と間質との間に裂隙形成はみられず，これは基底細胞癌とは異なる所見である．

　様々な組織型がみられ，しばしば同一組織内にも多様性が認められる．組織型として，reticulatated, cribriform, glandular が分類される．さらに，variant として，エックリン系への分化を示すもの，色素沈着を伴うもの，seborrheic keratosis に合併するものなどが報告されている．Muir-Torre 症候群にみられるこれらの病変は keratoacanthoma 様の組織構築をとることもある．

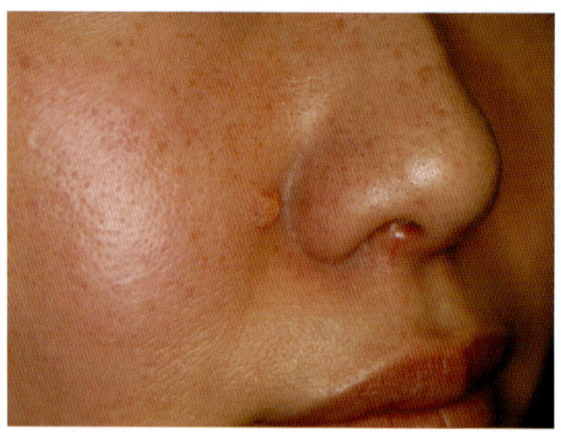

**図1｜脂腺腫**
顔面に境界明瞭な孤立性丘疹としてみられる．

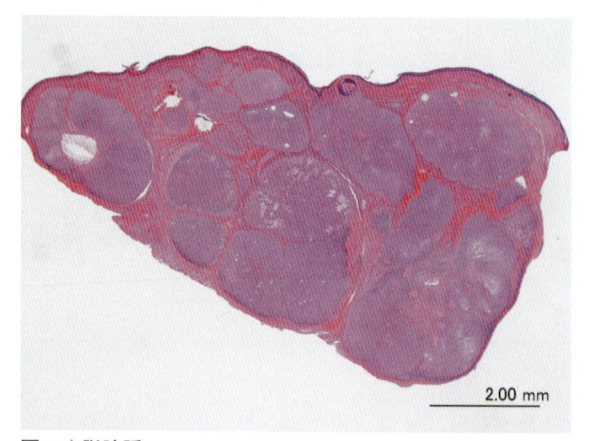

**図2｜脂腺腫**
真皮内に充実性胞巣が小葉構造をとっている．一部に拡張した導管がみられる．

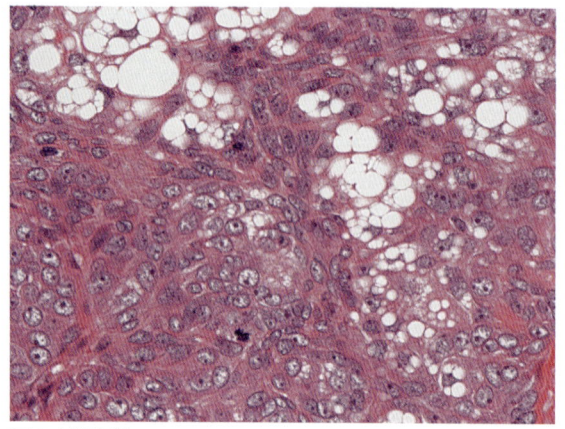

**図3｜脂腺腫**
小葉は主として基底細胞様細胞の充実性増生からなり，分化した脂腺細胞が混在してみられる．稀に核分裂像がみられる．

## 4．免疫組織化学的特徴

免疫組織化学では，高分子ケラチンが陽性を示す．EMAは成熟脂腺細胞に陽性を示し，腫瘍内に散在する成熟した空胞様胞体をもった脂腺細胞のみに陽性所見がみられる．同部の基底細胞様細胞では陰性である．幾つかの報告では，sebaceomaやMuir-Torre症候群の患者で，hMSH2近傍に存在するマーカー遺伝子のマイクロサテライト不安定性と同様にheterozygosity（ヘテロ接合体）の消失が示されている．免疫組織化学でMSH-2とMLH-1の欠損を検索することが可能である．

## 5．予後・予後予測因子

sebaceomaは良性腫瘍であり，治療後の再発や転移はみられない．また，同腫瘍は，内臓の悪性腫瘍のリスクが高いMuir-Torre症候群のよいマーカーになる．

謝辞：組織の一部は，東京医科大学病理診断部泉　美貴先生のご協力をいただきました．また，臨床画像は近畿大学医学部皮膚科　川原　繁先生のご協力をいただきました．ここに深謝致します．

（筑後孝章）

## 文　献

1) Rutten A, Wick MR, Sangueza OP et al : Tumours with sebaceous differentiation. in Leboit PE, Burg G, Weedon D et al (eds) : "World Health Organization Classification of Tumours. Pathology & Genetics, Skin Tumours". IARC Press, Lyon, 2006, pp160-163
2) 片山一朗，土田哲也，橋本　隆他（編）：皮膚科学．文光堂，2006, pp523-525
3) McKee PH, Calonje E, Granter S : Pathology of the Skin with Clinical Correlations, 3rd ed. Elsevier Mosby, Philadelphia, 2005, pp1568-1586
4) 泉　美貴：みき先生の皮膚病理診断ABC 2．付属器系病変．秀潤社，2007, pp118-150
5) Patterson JW, Wick MR : Nonmelanocytic Tumors of the skin. AFIP Atlas of Tumor Pathology series 4. Silver Spring, Maryland, 2006, pp117-136
6) Weedon D : Skin Pathology, 2nd ed. Churchill Livingstone, Philadelphia, 2005, pp872-877
7) Rao NA, Hidayat AA, Mclean IW et al : Sebaceous carcinoma of the ocular adnexa : A clinicopathologic study of 104 cases, with five-year follow-up data. Hum Pathol 13 : 113-122, 1982
8) Ponti G, Losi L, Gregorio GD et al : Identification of Muir-Torre syndrome among patients with sebaceous tumors and keratoacanthomas. Cancer 103 : 1018-1025, 2005

第2部　組織型と診断の実際

Ⅱ．皮膚付属器系腫瘍　【各論】C．脂腺系腫瘍　　1．良性腫瘍

## (3) 囊胞状脂腺系腫瘍

cystic sebaceous tumor

### 1．定義・概念

囊胞状脂腺系腫瘍 cystic sebaceous tumor は，大型の特徴ある腫瘍で，ほとんど常に Muir-Torre 症候群に関連してみられる．

hereditary non-polyposis colonic cancer syndrome (HNPCC) の表現型の異なる variant である Muir-Torre 症候群においてもっぱらみられる．

### 2．臨床的事項

大部分は体幹上部にみられる．通常，孤立性であるが，稀に多発する．毛包性囊胞に類似し，皮膚結節としてみられる．内臓の悪性疾患が診断された患者では，cystic sebaceous tumor は転移性皮膚腫瘍との鑑別目的でしばしば切除される．

### 3．組織学的所見

Muir-Torre 症候群の患者では，広範囲なスペクトラムをもち，分類困難な type の脂腺腫瘍や keratoacanthoma に進展する．胞巣の一部に囊胞様の拡張がみられる（図1）．本症はその組織学的特徴から症候群の診断的指標として有用と思われる．

謝辞：組織は，東京医科大学病理診断部 泉 美貴先生のご協力をいただきました．ここに深謝致します．

（筑後孝章）

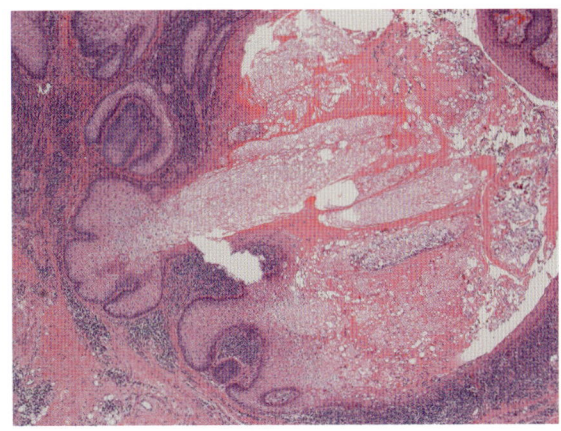

**図1** | cystic sebaceous tumor
Muir-Torre 症候群と考えられた症例にみられた脂腺腺腫．脂腺由来の腫瘍が囊胞を形成して増生している．

### 文　献

1) Rutten A, Wick MR, Sangueza OP et al：Tumours with sebaceous differentiation. in Leboit PE, Burg G, Weedon D et al (eds)："World Health Organization Classification of Tumours. Pathology & Genetics, Skin Tumours". IARC Press, Lyon, 2006, pp160-163
2) 片山一朗，土田哲也，橋本　隆 他（編）：皮膚科学．文光堂，2006, pp523-525
3) McKee PH, Calonje E, Granter S：Pathology of the Skin with Clinical Correlations, 3rd ed. Elsevier Mosby, Philadelphia, 2005, pp1568-1586
4) Patterson JW, Wick MR：Nonmelanocytic Tumors of the skin. AFIP Atlas of Tumor Pathology series 4. Silver Spring, Maryland, 2006, pp117-136
5) Weedon D：Skin Pathology, 2nd ed. Churchill Livingstone, Philadelphia, 2005, pp872-877
6) Ponti G, Losi L, Gregorio GD et al：Identification of Muir-Torre syndrome among patients with sebaceous tumors and keratoacanthomas. Cancer 103：1018-1025, 2005

第2部　組織型と診断の実際

II．皮膚付属器系腫瘍　【各論】C．脂腺系腫瘍　　2．悪性腫瘍

# (1) 脂腺癌

**sebaceous carcinoma**

## 1．定義・概念

　脂腺癌 sebaceous carcinoma は，主に脂腺細胞への分化を示す悪性腫瘍の総称である．皮膚における通常の脂腺の他に眼瞼部の Meibom 腺（瞼板腺）や Zeis 腺（睫毛腺），乳輪部の Montgomary 腺などの癌腫も含む．

　組織学的に ocular（眼型）と extraocular（眼外型）に亜分類されているが，これらに固有の生物学的違いはみられない．

　通常成人にみられ，患者の平均年齢は 62 歳，男女比はおおよそ 1：2 で女性に多くみられる．アジアでは眼瞼に最も多くみられ，また過去の放射線治療の合併症としてもみられる．

## 2．臨床的事項

　浸潤性で表面凹凸不整．硬い結節として認められる．全て無痛性腫瘍としてみられ，多発性のことがある．びらんや潰瘍形成などの二次性変化を伴いやすい（図1）．眼瞼付属器では，臨床的に chalazion，blepharitis，cicatricial pemphigoid，conjunctivitis などとの誤認がありうる．

　眼球外領域では頭頸部領域の皮膚で最もよくみられ，基底細胞癌や扁平上皮癌とよく混同される．その他では体幹，生殖器や四肢にみられ，稀に口唇，唾液腺，肺，乳腺での報告がある．

## 3．肉眼所見

　通常結節の増大は典型では緩徐であるが，時として急速な増大が認められる．時に潰瘍化する．脂腺癌の患者の一部は Muir-Torre 症候群でみられる．

## 4．組織学的所見

　様々な分化度の異型脂腺細胞が胞巣を形成し，浸潤性に増殖する（図2）．

　**【分化の低い部位】**　腫瘍細胞はやや小型で，細胞質が少なく，低分化扁平上皮癌に類似する．細胞質は空胞状のことが多い．

　**【分化の高い部位】**　成熟脂腺細胞に似た泡沫状の豊富な細胞質を有する異型細胞が増殖する．

　泡沫状および空胞状の胞体を典型とする脂腺分化は脂腺癌を含む脂腺腫瘍の必要条件である．それは単に胞体が明るいといった他の多くの系統の皮膚腫瘍における比較的共通の所見とは異なる．脂腺癌は，多様で異型な多角細胞の小葉を構成する器官様増殖で，線維血管性間質を有するが典型では desmoplasia を欠く．腫瘍胞巣の中心部では壊死で，「面皰」様を呈する（図3）．よく分化した腫瘍細胞は，胞体が豊富で明るい卵円形核を有し，核小体は明瞭である．核分裂数は様々である（図4）．一方，分化度の低い腫瘍細胞では，N/C 比が高く，核の多形性，核小体の腫大，分裂能の増加，時に異常核分裂像を示し，amphophilic な，あるいは好塩基性の胞体を有する．細胞内空胞はこれらの病変部では時に明瞭ではない．その証明のためには，oil red O や Sudan

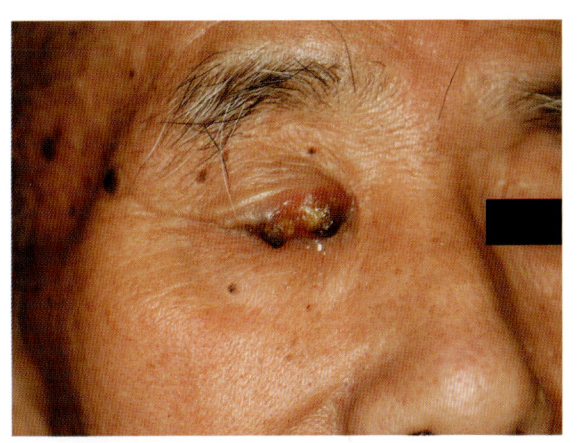

**図1｜脂腺癌**
右上眼瞼部に潰瘍，出血を伴う腫瘤がみられる．

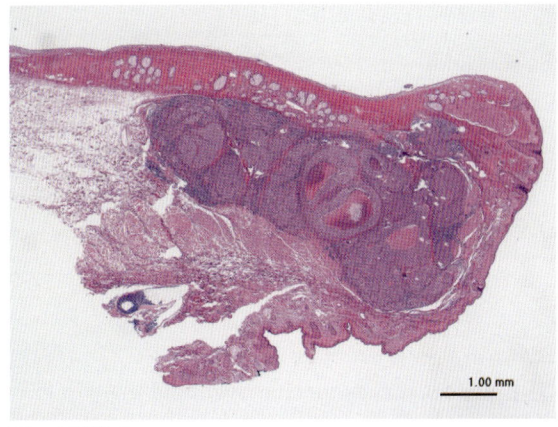

**図2｜脂腺癌**
眼瞼部に腫瘍の増殖巣がみられる．

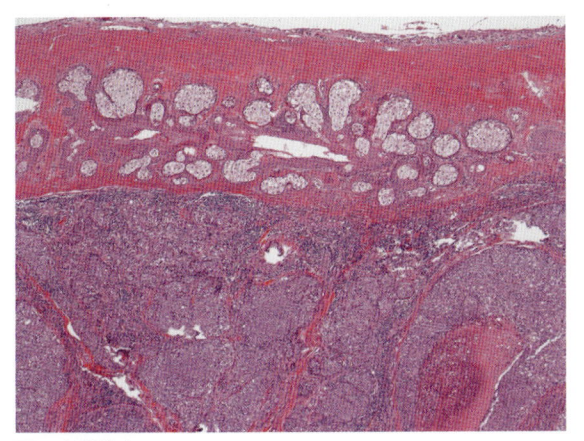

**図3｜脂腺癌**
腫瘍細胞は充実性胞巣をつくり，増殖している．胞巣には壊死像が認められる．

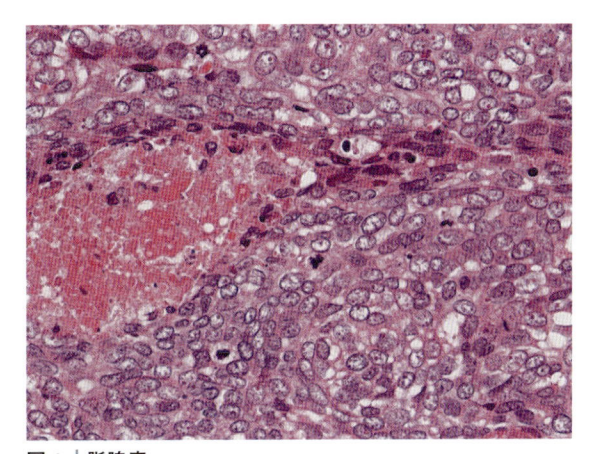

**図4｜脂腺癌**
類円形の大型核を有した異型細胞の増殖がみられる．腫瘍細胞は腫大した類円形〜円形核を有しており，一部に胞体は淡明である．多数の核分裂像，異常核分裂がみられ，壊死を伴っている．

Ⅳ染色などが有用である．

脂腺癌のgradingは，成長パターンによってgrade Ⅰ〜Ⅲに分類される[7]（**表1**）．全ての脂腺癌は表層上皮内および他の表皮付属器（特に毛包脂腺系）において，潜在的に上皮内癌や脂腺型の乳房外Paget病，あるいはその両者と関連がある．その理由は，腺癌が表皮内にのみ存在し，真皮内に浸潤成分がみられないという症例が時折みられるからである．しかしながら，表在性の生検組織に乳房外Paget病あるいは上皮内癌がみられる場合は常に浸潤性脂腺癌の可能性を考慮しなければならない．

また，脂腺癌との鑑別には，基底細胞癌，扁平上皮癌，神経内分泌癌，epithelial malignancies with potential spindle-cell differentiation，皮膚の淡明細胞腫瘍などが重要と思われる．以下のvariantの特徴に基づき鑑別が可能と考えられる．

### 1) basaloid sebaceous carcinoma

細胞質の乏しい小細胞で構成されている．胞巣辺縁ではしばしば核の柵状配列を示している．それは通常grade Ⅲの増殖形態を示しており，明瞭な脂腺細胞要素は散在性か否か確定するのは難しい．

### 2) squamoid sebaceous carcinoma

顕著な扁平上皮化生がみられ，しばしば角化真珠の形成を伴っている．いくつかの症例では，紡錘形細胞成分がみられ，肉腫と同様の形態を示す．

表1 | 脂腺癌の grading（文献7より）

| grading | 成長パターン |
|---|---|
| Grade I | 境界明瞭．ほぼ同サイズの小葉より構成される |
| Grade II | 限局部位と浸潤部あるいは細胞密度の高い部位が混在する |
| Grade III | 高度の浸潤がみられるか充実性でシート状配列をとるもの |

3) pseudo-neuroendocrine organoid growth carcinoma

腫瘍部の一部で「カルチノイド」類似の形態がみられるもの．

## 5．免疫組織化学的特徴

脂腺癌は一般的な上皮マーカー，例えば pankeratin，EMA，CD15，CA15.3，Ber-EP4 などで陽性を示す．EMAでは腫瘍細胞の胞体に一致して"bubbliness（泡沫状）"に陽性を呈することが特徴とされるが，全ての脂腺癌で観察されるものではない．また，androgen receptor protein や human milk fat globule protein-2 に対する反応性も報告されている．しかし，これらの抗体は他の淡明細胞性腫瘍との鑑別診断に有用かどうかはまだはっきりしていない．

## 6．遺　伝

様々なDNAミスマッチ修復遺伝子産物，特にMSH-2に対する免疫反応性が Muir-Torre 症候群との関連性を示しているとされる．しかし散発性脂腺癌と症候性脂腺癌との間の検討で，一致した遺伝子検索データはない．

## 7．予後・予後予測因子

眼型および眼外型脂腺癌のいずれも，局所の再発率は30～40％，遠隔転移は20～25％，そして腫瘍関連死亡率は10～20％に及ぶとされている．

いくつかの報告では，変異p53蛋白の免疫反応性が10％以上のもの，増殖マーカー陽性細胞が25％以上のものは予後が悪いとされている．c-erbB-2/HER-2/neuprotein の過剰発現に対しても同様といわれている．

### TOPICS：nevus sebaceus と皮膚付属器腫瘍

脂腺母斑 nevus sebaceus は，30歳以降になると様々な腫瘍ないし腫瘍類似病変の合併がみられる．良性腫瘍は脂腺母斑の約15％に発症し，悪性腫瘍は約1％以下であるとされている．発生頻度の高いものから，良性腫瘍では，乳頭状汗管嚢胞腺腫 syringocystadenoma papilliferum，毛芽腫 trichoblastoma-like lesions，trichilemmoma，脂腺系腫瘍，色素性母斑，keratoacanthoma などがあり，ほかに，ウイルス性疣贅，seborrheic keratosis，spiradenoma，pilar leiomyoma，nodular hidradenoma などがある．悪性腫瘍の80％以上は基底細胞癌である．脂腺癌が脂腺母斑から発生することは非常に稀であるため，過剰診断に注意すべきであろう．脂腺母斑から発生する脂腺癌は転移しないといわれる．

謝辞：組織の一部は，東京医科大学病理診断部泉　美貴先生のご協力をいただきました．また，臨床画像は近畿大学医学部皮膚科　川原　繁先生のご協力をいただきました．ここに深謝致します．

（筑後孝章）

## 文　献

1) Rutten A, Wick MR, Sangueza OP et al : Tumours with sebaceous differentiation. in Leboit PE, Burg G, Weedon D et al (eds): "World Health Organization Classification of Tumours. Pathology & Genetics, Skin Tumours". IARC Press, Lyon, 2006, pp160-163
2) 片山一朗, 土田哲也, 橋本　隆 他(編)：皮膚科学. 文光堂, 2006, pp523-525
3) McKee PH, Calonje E, Granter S : Pathology of the Skin with Clinical Correlations, 3rd ed. Elsevier Mosby, Philadelphia, 2005, pp1568-1586
4) 泉　美貴：みき先生の皮膚病理診断 ABC 2. 付属器系病変. 秀潤社, 2007, pp118-150
5) Patterson JW, Wick MR : Nonmelanocytic Tumors of the skin. AFIP Atlas of Tumor Pathology series 4. Silver Spring, Maryland, 2006, pp117-136
6) Weedon D : Skin Pathology, 2nd ed. Churchill Livingstone, Philadelphia, 2005, pp872-877
7) Rao NA, Hidayat AA, Mclean IW et al : Sebaceous carcinoma of the Ocular adnexa : A clinicopathologic study of 104 cases, with five-year follow-up data. Hum Pathol 13 : 113-122, 1982
8) Ponti G, Losi L, Gregorio GD et al : Identification of Muir-Torre syndrome among patients with sebaceous tumors and keratoacanthomas. Cancer 103 : 1018-1025, 2005

第2部 組織型と診断の実際

# III. 皮膚特有の間葉系腫瘍　総論

　間葉系腫瘍は間葉組織への分化を示す腫瘍であり，軟部腫瘍とほぼ同義と考えられ，質的に種類の異なった多くの腫瘍（様病変）が存在する．軟部組織は，非上皮性の骨外組織（網内系，グリア，および実質臓器の支持組織を除く）とされ，便宜的に末梢神経組織も含まれる[1]．内臓諸臓器，上皮に被覆された管腔臓器，皮膚の上皮成分，中皮，骨髄，およびリンパ節は含まれないのが通常である．皮下組織を皮膚に含めるか否かの議論はあるが，皮膚の間葉系腫瘍という場合は，一般に真皮あるいは皮下組織に原発性に発生する結合組織/線維性組織，血管，リンパ管，線維芽細胞，筋線維芽細胞，平滑筋細胞，あるいは末梢神経等に類似（分化）する細胞からなるスペクトラムの広い病態を指す．組織球に類似する腫瘍もある．軟部腫瘍には真の腫瘍のほかに炎症・感染・物理的刺激など，何らかの原因に対する反応性細胞増殖による腫瘍様病変や，過誤腫や組織奇形なども含まれる．

　皮膚（真皮と皮下組織）に発生する間葉系腫瘍の多くは皮膚以外の組織にも認められるが，皮膚に特有（あるいはかなり特有）のものとしては血管/リンパ管性腫瘍（様病変）の幾つかの型の他に，表1のような腫瘍（様病変）がある．

## 1. 軟部腫瘍の原因

　軟部腫瘍の発生原因は不明であるが，組織幹細胞（間葉系幹細胞）起源を示唆する臨床・病理学的事実と実験データが最近積み重ねられてきた[2]．また，創傷治癒，線維化や肥大性瘢痕（瘢痕性線維腫症），腎性全身性線維症では骨髄由来間葉系前駆細胞でCD34＋，CD45＋，collagen＋，vimentin＋の「fibrocyte」の関与が示されており，線維芽細胞や筋線維芽細胞へ分化しうるといわれる[3]．iPS細胞の示す

表1｜皮膚特有の間葉系腫瘍

| | |
|---|---|
| 隆起性皮膚線維肉腫 dermatofibrosarcoma protuberans | 表在性肢端線維粘液腫 superficial acral fibromyxoma |
| 巨細胞線維芽細胞腫 giant cell fibroblastoma | 富細胞性指趾線維腫 cellular digital fibroma |
| 異型線維黄色腫 atypical fiboxanthoma | 指趾粘液嚢腫 digital mucous cyst |
| 皮膚線維腫 dermatofibroma（fibrous histiocytoma） | 表在性血管粘液腫 superficial angiomyxoma |
| 叢状（蔓状）線維組織球性腫瘍 plexiform fibrohistiocytic tumor | 指趾線維角化腫 digital fibrokeratoma |
| 類血管腫性線維性組織球腫 angiomatoid fibrous histiocytoma | 多形性線維腫 pleomorphic fibroma |
| 乳児指趾線維腫症 infantile digital fibromatosis (inclusion body fibromatosis) | ケロイド keloid scar |
| | 肥厚性瘢痕 hypertrophic scar |
| 乳児線維性過誤腫 fibrous hamartoma of infancy | 神経鞘粘液腫/神経莢腫 nerve sheath myxoma/classic neurothekeoma |
| 皮膚筋線維腫 dermatomyofibroma | |
| 硬化性線維腫 sclerotic fibroma | 富細胞性神経莢腫 cellular neurothekeoma |
| 項部型線維腫 nuchal-type fibroma | |

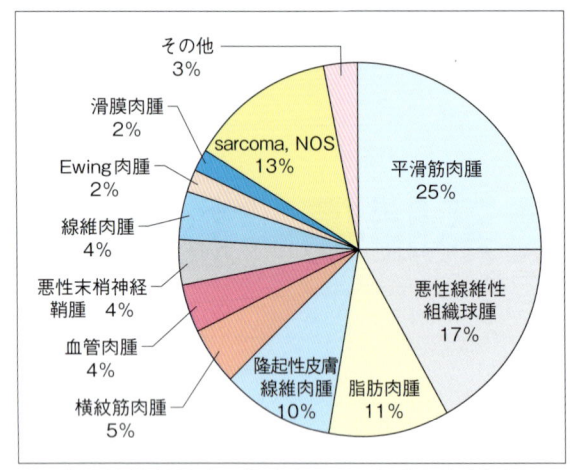

図1 | 悪性軟部腫瘍の頻度（Kaposi 肉腫を除く）（米国，1978-2001 年）

軟部悪性腫瘍の発生頻度は全臓器を対象にした場合，平滑筋肉腫が最多（23.9％）で，次いで悪性線維性組織球腫（MFH）（17.1％），脂肪肉腫（11.5％），隆起性皮膚線維肉腫（DFSP）（10.5％），横紋筋肉腫（4.6％），血管肉腫（4.1％），悪性末梢神経鞘腫（MPNST）（4.0％），線維肉腫（3.6％）であった（図1）．軟部肉腫の臓器別頻度をみると，最も多い臓器は「心臓を含む皮膚以外の軟部組織」で47.6％を占める．次いで皮膚（14.0％），子宮（7.0％），後腹膜（6.6％）と続き，皮膚での発生率が「軟部組織」以外では最も多い．

しかし，皮膚原発の肉腫は比較的稀であり，癌腫，悪性黒色腫，良性皮膚間葉系腫瘍，良性血管性腫瘍よりも遙かに少ない．良性軟部腫瘍については調査されていないが，血管性病変と線維・線維組織球性腫瘍として括られる病変が上位を占める．

皮膚の軟部肉腫の米国における疫学的調査（1992〜2004年）[7]では第1位は Kaposi 肉腫（71.1％），第2位は DFSP（18.4％）で，第3位の MFH（5.5％），第4位の平滑筋肉腫（2.2％），第5位の血管肉腫（1.6％）と続く．このように米国では Kaposi 肉腫が群を抜いて高頻度（全皮膚肉腫の71％）で圧倒的に男性に多い（約96％）が，女性では Kaposi 肉腫は全皮膚肉腫の18％を占め，DFSP に次いで多い．皮膚においては，上記の MFH の概念の変遷のほかに診断上（あるいは統計上）の大きな問題は，MFH と異型線維黄色腫 atypical fibroxanthoma（AFX）との関係である．皮膚 MFH は，発生部位は高齢者の頭頸部（70.7％）に多く，5年生存率は89％と良好である．AFX は紫外線傷害性と考えられており，再発率は低く転移はほとんどない．しかしその組織学的類似性から AFX と皮膚 MFH が混同されて登録されている可能性がある．

ところは，腫瘍の起源細胞がより多彩でありうることを示唆しているのかもしれない．たいていの軟部腫瘍は自然発症するが，少数例は Gardner 症候群（骨腫，デスモイド型線維腫症），Mafucci 症候群（軟骨性腫瘍と血管性腫瘍），Cowden 病（脂肪腫，血管腫）等の先天的・遺伝的な症候群と関連する．非遺伝性因子は染色体転座を示す種々の腫瘍でpathogenetic である．しかし，どのような細胞にこれらの遺伝子再構成が起こるのか知られていない．肉腫に関連するウイルスとしては Kaposi 肉腫におけるヒトヘルペスウイルス8（HHV-8），免疫抑制状態（臓器移植後や HIV 感染患者を含む）の小児や成人にみられる平滑筋性腫瘍のエプスタイン-バーウイルス Epstein-Barr virus（EBV）感染などが知られている[4]．長期間のリンパうっ滞に合併して現れる血管肉腫―特に乳房切除術・腋窩リンパ節郭清後（Stewart-Treves 症候群[5]）―もまた，局所の免疫抑制によるのかもしれない．肉腫は放射線治療を受けた部分に発生することもある．ほとんどの場合は，照射を受けたあと5年以上経過してから筋膜下に発生する high-grade pleomorphic sarcoma である．乳癌手術後の照射部の血管肉腫・血管増殖性病変の発生も知られている．

## 2．疫　学

軟部腫瘍の発生率は，人口10万人あたり1〜3人（0.001〜0.003％）である[6]．1978〜2001年における米国の大規模疫学的調査[6]では Kaposi 肉腫を除く

## 3．軟部腫瘍の概念

20年以上前から MFH の概念や名称，扱いに議論があった[8]．軟部腫瘍 WHO 分類（2002年）では，多形型 MFH/未分化多形肉腫（pleomorphic 'MFH'/undifferentiated pleomorphic sarcoma）という組織型名称で妥協が図られた[9]が，今後に議論を残すこととなった．免疫組織化学の進歩と普及により MFHの概念や組織学的診断基準の見直しが進み，従来のMFH から，例えば平滑筋肉腫や多形性脂肪肉腫，脱分化型脂肪肉腫，その他の「脱分化型」肉腫等，他

表2 | FNCLCC system における腫瘍組織型の腫瘍分化度スコア（文献20より）

| 組織型 | 腫瘍分化度スコア |
| --- | --- |
| Well differentiated liposarcoma | 1 |
| Myxoid liposarcoma | 2 |
| Round cell liposarcoma | 3 |
| Pleomorphic liposarcoma | 3 |
| Dedifferentiated liposarcoma | 3 |
| Well differentiated fibrosarcoma | 1 |
| Conventional fibrosarcoma | 2 |
| Poorly differentiated fibrosarcoma | 3 |
| Well differentiated malignant schwannoma (malignant neurofibroma) | 1 |
| Conventional malignant schwannoma | 2 |
| Poorly differentiated malignant schwannoma | 3 |
| Epithelioid malignant schwannoma | 3 |
| Malignant triton tumor | 3 |
| Myxoid MFH | 2 |
| Typical storiform/pleomorphic MFH | 2 |
| Giant cell and inflammatory MFH | 3 |
| Well differentiated leiomyosarcoma | 1 |
| Conventional leiomyosarcoma | 2 |
| Poorly differentiated/pleomorphic/epithelioid leiomyosarcoma | 3 |
| Biphasic/monophasic synovial sarcoma | 3 |
| Embryonal/alveolar/pleomorphic rhabdomyosarcoma | 3 |
| Well differentiated chondrosarcoma | 1 |
| Myxoid chondrosarcoma | 2 |
| Mesenchymal chondrosarcoma | 3 |
| Conventional angiosarcoma | 2 |
| Poorly differentiated/epithelioid angiosarcoma | 3 |
| Extraskeletal osteosatcoma | 3 |
| Ewing sarcoma/PNET | 3 |
| Alveolar soft part sarcoma | 3 |
| Epithelioid sarcoma | 3 |
| Malignant rhabdoid tumor | 3 |
| Clear cell sarcoma | 3 |
| Undifferentiated sarcoma | 3 |

の組織型に移行・吸収される症例が少なくなかった．本邦においても従前はMFHが最多頻度であったが，2002年には平滑筋肉腫がMFHよりも高頻度であるとする報告が出されたのはこのような腫瘍概念の変遷によるところが大きい[10]．

さらに，腫瘍概念の議論は，「平滑筋細胞」と「筋線維芽細胞」，そして「筋線維芽細胞」と「線維芽細胞」との関係も曖昧であり，今後の話題となろう．筋線維芽細胞の増殖性疾患は結節性筋膜炎や瘢痕性疾患などの反応性病変[11]から良性，中間悪性，悪性腫瘍まで多彩である[11-13]．電顕的に筋線維芽細胞の形質を示す紡錘形細胞肉腫の症例報告が散見されるが「筋線維芽細胞肉腫 myofibroblastic sarcoma」の明瞭な疾患概念はいまだ確立されていない．一つはMFHとされてきた多くの多形性肉腫は筋線維芽細胞の形質を示す（他の細胞への明らかな分化を認めない）という観点に立てば，いわば「多形性筋線維芽細胞肉腫 pleomorphic myofibrosarcoma」に相当するのかもしれない．アクチン陽性で低分化あるいは部分的に平滑筋細胞への分化を示す紡錘形細胞肉腫は平滑筋肉腫と呼ばれるが，本当は筋線維芽細胞肉腫なのかもしれない．このように筋線維芽細胞の本態はまだ必ずしも確立した見解が得られているとはいえず，今後に残された未解決の問題である．紡錘形細胞肉腫では間質細胞（筋線維芽細胞を含む）と腫瘍細胞の識別さえも，時に困難であるという問題も抱えている．

血管周皮腫 hemangiopericytoma の概念の変遷も

表3 | FNCLCC grading system：パラメーターの定義[20]

| 腫瘍の分化度 |
|---|
| Score 1：正常の成人の間葉系組織に極めてよく類似（例：low grade leiomyosarcoma） |
| Score 2：組織型を確定診断できる（例：myxoid liposarcoma） |
| Score 3：胎児型および未分化の肉腫，確定診断困難肉腫，synovial sarcoma，osteosarcoma，PNET |
| 核分裂数 |
| Score 1：0〜9 mitoses/10 HPF |
| Score 2：10〜19 mitoses/10 HPF |
| Score 3：≧20 mitoses/10 HPF |
| 腫瘍壊死 |
| Score 0：なし |
| Score 1：腫瘍の50％未満 |
| Score 2：腫瘍の50％以上 |
| 組織学的悪性度（上記のscoreを合計する） |
| Grade 1：score 合計2，3 |
| Grade 2：score 合計4，5 |
| Grade 3：score 合計6，7，8 |

PNET：primitive neuroectodermal tumour
HPF：high power field（1視野 0.1734 mm$^3$）

激しく，軟部腫瘍WHO分類（2002年）ではsolitary fibrous tumorと並列表記されているが，真にpericyte形質を有する腫瘍は皮膚ではmyofibroma（dermatomyofibromaではない）やmyopericytomaなどがあり，従来の認識の変革が急速に広まりつつある．

CD34陽性の紡錘形腫瘍も良性から悪性まで多彩であり[14]，免疫染色に過度に依存すると誤診を招くことになる．リンパ管内皮マーカーとして頻用されるD2-40も特異性は低く，多彩な細胞，腫瘍に発現することを認識しておきたい[15]．血管性腫瘍（様病変）の診断名もまだ混乱しており，今後の統一が待たれる．

## 4．軟部腫瘍の診断名

軟部腫瘍の診断名は何らかの正常間葉系組織の名称が付与されることが多い．しかし，軟部腫瘍の名称は発生起源の細胞/組織名を示すものではなく，形成された腫瘍の病理組織学的所見が，いずれかの正常組織（あるいは胎児組織）と類似点を認めることより腫瘍名が付与され，組織型が分類されるのが原則である．例えば平滑筋に類似すれば平滑筋腫であり，平滑筋肉腫である．軟部組織にも骨肉腫が発生

しうる．類似性は形態学的な場合もあれば，それが産生する特異的な分子的形質（免疫組織化学によって示される）の分化の方向によることもある．化学療法や放射線治療などの加わった腫瘍は所見が変化している可能性があるので，治療前の組織標本で病理診断を確定することが重要である．昨今，針生検での診断が求められることが多いが，僅少の標本で診断困難な場合はより大きな生検標本の採取を臨床医に要求することも，治療法決定，予後予測の上で必要なことと思われる．

悪性腫瘍の治療法選択や予後予測は，病理診断と大きく関わる．腫瘍の組織学的gradeは，例えば軟部腫瘍のFNCLL grading system（表2，3）やNCI grading systemでは，組織学的な細胞異型性の程度だけでなく，腫瘍の組織型と組織亜型（診断名）にも依存している．また腫瘍の生物学的態度評価も，例えば軟部腫瘍WHO分類（2002年）に提示されているように腫瘍の組織型および組織亜型（診断名）と相関する．したがって，可能な限り組織型と組織亜型を明確に診断することが求められる．grading（しばしばstagingも）systemは，多くの場合において個々の腫瘍組織型に応じた注文品（tailored）である必要がある．組織所見あるいは細胞所見の異型の程度だけを指標とするようなgradingの一般化は危険である．しかし，診断の難しい腫瘍も多い．これを無理に既存の分類のいずれかに押し込むことも危険であり，専門家のセカンドオピニオンを求めたり，分類不能例あるいは疑問例として記述し，臨床との対話が重要である．

## 5．境界悪性

境界悪性 borderline malignancy，中間悪性 intermediate malignancy，さらに unceratin malignant potential とか，minimal deviation といった様々な用語が作り出されてきた．このような用語はしばしば意味が曖昧である．軟部腫瘍で最初に borderline malignancy の概念を導入したのは Enzinger and Weiss であるという．彼らの軟部腫瘍の教科書の初版（1983年）では，例えば fibrohistiocytic lesions で intermediate category の腫瘍は DFSP だけであった．しかしその後，第5版（2008年）では Giant cell fibroblastoma, plexiform fibrohistiocytic tumor, angiomatoid fibrous histiocytoma, soft tissue giant cell tumor of low malignant potential が加えられている．

表4 | 軟部腫瘍の生物学的態度に関する軟部腫瘍 WHO 分類 (2002年) の定義

| |
|---|
| Benign (良性) |
| 　切除後の局所再発ほとんどない．再発しても非破壊的増殖である．転移は極めて例外的 (0.002％未満)．組織学的所見から転移能を予測することは困難 (例：皮膚良性線維性組織球腫) |
| Intermediate (良悪性中間的) |
| 　Intermediate (locally aggressive) (良悪性中間的・局所侵襲性) |
| 　　浸潤性増殖と局所の組織破壊性増殖があるため切除後の局所再発率が高い．明らかな転移能なし (例：デスモイド型線維腫症) |
| 　Intermediate (rarely metastasizing) (良悪性中間的・稀転移性) |
| 　　しばしば局所侵襲性で時々遠隔転移 (転移率は2％未満)．組織学的所見による確実な予後予測は困難 (例：蔓状線維性組織球腫，類血管腫型線維性組織球腫) |
| Malignant (悪性) |
| 　遠隔転移リスクが高い．多くは20～100％の転移率 (組織型と組織学的 grade に依存する)．組織学的に低 grade の肉腫には2～10％の転移率の腫瘍 (例：粘液型線維肉腫，平滑筋肉腫) があるが，局所再発や治療後に grade が増強し，転移リスクが高まる |

他の分野でも増加傾向がみられ，borderline malignancy の概念は拡大したが，その意味する臨床的 (あるいは生物学的) 態度の整理が必要となってきた．

上皮性腫瘍で示されている多段階発癌や前癌病変の概念の間葉系腫瘍における検討は今後の課題である．間葉系腫瘍では sarcoma in situ や前癌病変の概念は知られておらず，浸潤のとらえ方も上皮性腫瘍とは異なる．このような点からも上皮性腫瘍の borderline malignancy と同一に扱うことはできない．

このような背景のもとに軟部腫瘍 WHO 分類 (2002年) では軟部腫瘍の生物学的潜在能力 biological potential を示すために，新たに3つの生物学的態度範疇 behavioural categories が提示されている (表4)．

### 1) benign tumours

局所再発はほとんどなく (極々稀にしかなく)，再発しても非破壊的 (non-destructive fashion) であり，通常，局所切除によって治癒する．転移は極々稀に (0.002％未満) 例外的にしかみられない．例えば cutanoeous fibrous histiocytoma のように，組織学的には典型的な良性腫瘍の所見を示し，転移を予測することは全く不可能である．

### 2) intermediate tumours

locally aggressive と rarely metastasizing に2分類される．

#### a) locally aggressive

浸潤性でしばしば局所的に侵襲的 aggressive で局所的に破壊性の増殖パターンを示す．しかし転移能はない，あるいは極めて稀にしか転移しない．局所的に侵襲的な腫瘍 (例えば fibromatosis) は局所的に再発し，周囲組織に浸潤する．正常組織のマージンをつけた wide excision が必要である．このカテゴリーの prototype は desmoid fibromatosis である．

#### b) rarely metastasizing

しばしば locally aggressive であるが，加えて，2％未満という低い転移率だが転移のリスクをもつ．組織学的な所見だけでは正確な予後予測はできない．一般的に真皮あるいは皮下組織腫瘍であり，転移先はほとんどが領域リンパ節 regional lymph nodes だが，時に肺に転移する．例としては，plexiform fibrohistiocytic tumour と angiomatoid fibrous histiocytoma がある．

### 3) malignant tumours

局所的な破壊性増殖と再発を示し，腫瘍の組織型と grade に従って20％～ほとんど100％の転移率を示す．組織学に low-grade な sarcoma のあるものは2～10％の転移リスクであるが，局所再発によって grade が高くなり，転移リスクが増加する (例：myxofibrosarcoma, leiomyosarcoma)．

(以上の軟部腫瘍 WHO 分類 (2002年) の intermediate categories は，従来からよく使われている軟部肉腫の組織学的・細胞学的な intermediate grade とは必ずしも相関しないことに留意すべきである．)

## 6. grading

肉腫の組織型は治療法選択や臨床的経過の予測に

重要な要素であるが，それだけで十分な情報を提供できるとは限らない．grading は，組織学的な指標だけに基盤をおいて悪性度と転移の可能性を評価するものである．staging は，臨床的および組織学的 parameter に基盤をおいて，腫瘍の悪性度に関する情報を提供する[16,17]．

現在，最も広く使われている grading system は NCI（United States National Cancer Institute）system[16]と，FNCLCC（French Federation Nationale des Centres de Lufte Contre le Cancer）system[17-19]である．

NCI system は肉腫の組織型 histological type，細胞密度 cellularity，多形性 pleomorphism，核分裂率 mitotic rate を組み合わせて使用している．

FNCLCC system は，腫瘍の分化 tumor differentiation，核分裂数 mitotic count，腫瘍の壊死量 amount of tumor necrosis を各々3段階に点数化し，その合計点によって grade を3段階に分ける方法である（表2, 3）．tumor differentiation は腫瘍の組織型と亜型に大きく依存している．要約すれば，腫瘍は differentiation の度合いによって1点，2点，あるいは3点が与えられる．mitosis の率（10高倍率視野あたりの mitotsis の数）に対して1点，2点，3点（score 1：<10/10 HPF, score 2：11-20/10 HPF, score 3：>20/10 HPF），腫瘍組織に占める壊死の量によって0点，1点，2点（score 0：0%, score1：<50%, score 2：>50%）．これらの点数の合計点が2点と3点が grade 1 である．合計点4点と5点が grade 2．合計点6点，7点，8点が grade 3 である．

grade の変化（増加）は再発性腫瘍や転移性腫瘍でみられるが，腫瘍の grading は原発巣の未治療の腫瘍組織で評価されねばばらない．言い換えれば，例えば針生検などで確定診断が得られないまま単に悪性腫瘍と診断され，化学療法や放射線治療が加えられた後に摘出された腫瘍に対しては grading は馴染まないし，その腫瘍の正確な grading はすでに不可能である．

NCI system と FNCLCC system のいずれがよいか議論のあるところだが，両者を比較した一つの研究[20]では，転移と腫瘍死に関する予後予測では FNCLCC system の grading の方が若干高い相関性を示したという．これまでの histological grading system は肉腫全体を群として扱ってきたものであるので，今後は各々の組織型毎の検討も必要である[18]．

histological grade は全ての成人軟部肉腫の病理診断報告書に記述されるべきとされるが[21]，grade は肉腫の組織型診断・亜型診断の代替になるのではなく，あくまでも補完的である．また，grading を適用できない（あるいは予後と相関しない）軟部肉腫も存在するので，正確な組織型診断が重要である[9,22]．

Grading に際し以下の事項に注意が必要である[9,22]．
1. Grading は未治療の原発性軟部肉腫に対してだけ用いる．
2. Grading は代表的でよく保たれた検体に対して行われる．
3. Grading は組織学的診断の代用に使われるべきではないし，良性病変と悪性病変の鑑別に使用されるものではない．Grading する前に真の肉腫であることを確認し，偽肉腫ではないことを確認すべきである．

## 7. 予後・予後予測因子

局所再発の予測においては切除の完全さ（切除材料の切除縁の腫瘍浸潤の有無によって評価される）が最も重要な因子である．幾つかの肉腫，とりわけ類上皮肉腫は，例え全経過の後期まで転移しなくても，高頻度に再発する．転移に対しては一般的な不都合因子は，腫瘍サイズが大きいこと，腫瘍が表面から深部に向かって増殖することなどである．しかし，皮膚肉腫は深部の腫瘍と比較して転移のリスクは低い．実際，皮膚に限局する組織学的に悪性の平滑筋肉腫は転移を示すことはほとんど全くない．腫瘍の組織学的亜型は予後予測因子であるが，予後を評価し，治療方針を決めるためには組織学的 grade が必要である．しかしながら，low-grade sarcoma は完全な外科的切除が困難な場所に存在する場合（例えば後腹膜や頭頸部）は，腫瘍サイズが大きいことや完全切除が難しいことから，四肢の同様な腫瘍よりも予後は悪くなる．

悪性腫瘍を特徴づける重要な所見として転移がある．転移率が高ければ高悪性度であるし，転移率が低ければ低悪性度と考えられる．しかし「転移」は稀に皮膚線維組織球腫のような良性腫瘍でも所属リンパ節や肺に生じることがあることは，本書の別の項目でも述べられるであろう．

表5 | 軟部肉腫における融合遺伝子の例

| 腫瘍 | 融合遺伝子<br>(5'側-3'側) | 染色体転座 | 頻度(%) | 他の腫瘍 |
|---|---|---|---|---|
| Ewing's sarcoma/PNET | EWSR1-FLI1 | t(11;22)(q24;q12) | 95 | DSRCT |
| | EWSR1-ERG | t(21;22)(q22;q12) | 5 | |
| | EWSR1-ETV1 | t(7;22)(p22;q12) | <1 | |
| | EWSR1-EIAF | t(17;22)(q12;q12) | <1 | |
| | EWSR1-FEV | t(2;22)(q33;q12) | <1 | |
| synovial sarcoma | SYT/SS18-SSX1 | t(X;18)(p11.2;q11.2) | 65 | |
| | SYT/SS18-SSX2 | | 35 | |
| | SYT/SS18-SSX4 | | <1 | |
| alveolar rhabdomyosarcoma | PAX3-FOXO1A | t(2;13)(q35;q14) | 65〜80 | |
| | PAX7-FOXO1A | t(1;13)(p36;q14) | 15〜20 | |
| myxoid/round cell liposarcoma | FUS-DDIT3 | t(12;16)(q13;p11) | 95 | |
| | EWSR1-DDIT3 | t(12;22)(q13;q12) | 5 | |
| CCSS | EWSR1-ATF1 | t(12;22)(q13;q12) | 90〜100 | AFH |
| DFSP/GCF | COL1A1-PDGFB | t(17;22)(q22;q13) | 95〜100 | |
| extraskeletal myxoid chondrosarcoma | EWSR1-NR4A3 | t(99;22)(q22;q12) | 75〜95 | |
| | TAF15-NR4A3 | t(9;17)(q22;q21) | 5〜25 | |
| infantile fibrosarcoma | ETV6-NTRK3 | t(12;15)(p13;q25) | ? | |
| ASPS | ASPL-TFE3 | t(X;17)(p11;q25) | 95〜100 | TFE3腎癌 |
| low-grade fibromyxoid sarcoma | FUS-CREB3L2 | t(7;16)(q33;p11.2) | <95 | |
| | FUS-CREB3L1 | t(11;16)(p13;p11.2) | <5 | |
| angiomatoid fibrous histiocytoma | EWSR1-CREB1 | t(2;22)(q33;q12) | ≒72 | |
| | EWSR1-ATF1 | t(12;22)(q13;q12) | ≒21 | CCSS |
| | FUS-ATF1 | t(12;16)(q13;p11) | ≒7 | |

SRCT:desmoplastic small round cell tumor, PNET:primitive neuroectodermal tumor, AFH:angiomatoid fibrous histiocytoma, DFSP/GCF:dermatofibrosarcoma protuberans/giant cell fibroblastoma, TFE3腎癌:Xp11転座腎癌, CCSS:clear cell sarcoma of soft part, ASPS:alveolar soft part sarcoma.

## 8. 組織像以外の検索方法

新しい特異抗体や免疫組織化学技術の開発に加えて，遺伝子の変異を指標とする遺伝子診断の知見と技法の進展が目覚ましい．遺伝子変異の検索は，病名診断，予後診断のみならず，治療法や腫瘍の発生・属性等の解析にも有用である．病名診断においては組織所見との連携のもとに特異的な融合遺伝子（染色体転座）の検出がしばしば求められる（表5）．融合遺伝子の存在は通常のホルマリン固定後パラフィン包埋の組織でも fluorescence in situ hybridization（FISH）法や reverse transcriptase-polymerase chain reaction（RT-PCR）法によって検出可能であり，病理組織学的あるいは免疫組織化学的に診断確定の困難な場合には極めて有用で，必須でさえある．

しかし，詳細な（あるいは未知・新規の）遺伝子変異や細胞遺伝学的異常（核型分析）の検索，comparative genomic hybridization（CGH）法には，「放射線照射や化学療法」等の治療施行前の新鮮な生組織や未固定凍結保存組織が必要である．

(多田豊曠)

## 文献

1) Weiss SW, Goldblum JR:Enzinger and Weiss's Soft Tissue Tumors, 5th ed. Mosby, Phyladelphia, 2008, pp1-14
2) 戸口田淳也，石部達也，大塚聖視:骨軟部腫瘍における癌幹細胞．病理と臨床 25:343-351, 2007
3) Bellini A, Mattoli S:The role of the fibrocyte, a bone marrow-derived mesenchymal progenitor, in reactive and reparative fibroses. Lab Invest 87:858-870, 2007
4) Fisher C:Soft tissue tumours:Introduction. in LeBoit E, Burg G, Weedon D et al(eds):"Pathology and Genetics of Skin Tumours". IARC Press, Lyon, 2006, pp231-232
5) Stewart FW, Treves N:Lymphangiosarcoma in postmastectomy lymphedema. Cancer 1:64-81, 1948
6) Toro JR, Travis LB, Wu HJ et al:Incidence patterns of soft

tissue sarcomas, regardless of primary site, in the surveillance, epidemiology and end results program, 1978-2001 : An analysis of 26, 758 cases. Int J Cancer 119 : 2922-2930, 2006
7) Rouhani P, Fletcher CD, Devesa SS et al : Cutaneous soft tissue sarcoma incidence patterns in the U.S. : an analysis of 12, 114 cases. Cancer 113 : 616-627, 2008
8) Fletcher CD : Pleomorphic malignant fibrous histiocytoma : fact or fiction? A critical reappraisal based on 159 tumors diagnosed as pleomorphic sarcoma. Am J Surg Pathol 16 : 213-228, 1992
9) Fletcher CDM, Unni K, Martens F (eds) : Pathology and genetics of tumours of soft tissue and bone. IARC Press, Lyon, 2002, pp12-18, pp120-122, pp123-124
10) Oda Y, Tamiya S, Oshiro Y et al : Reassessment and clinicopathological prognostic factors of malignant fibrous histiocytoma. Patho Int 52 : 595-606, 2002
11) Eyden B : The myofibroblasts : a study of normal, reactive and neoplastic tissues, with an emphasis on ultrastructure. Part 1-Normal and reactive cells. J Submicrosc Cytol Pathol 37 : 109-204, 2005
12) Eyden B : The myofibroblasts : a study of normal, reactive and neoplastic tissues, with an emphasis on ultrastructure. Part 2-Tumours and tumour-like lesions. J Submicrosc Cytol Pathol 37 : 231-296, 2005
13) Mentzel T, Dry S, Katenkamp D et al : Low-grade myofibroblastic sarcoma : analysis of 18 cases in the spectrum of myofibroblastic tumors. Am J Surg Pathol 22 : 1228-1238, 1998
14) Tardio JC : CD34-positive tumors of the skin. An updated review of an ever-growing list of lesions. J Cutan Pathol 36 : 89-102, 2009
15) Kalof AN, Cooper K : D2-40 immunohistochemistry-so far! Adv Anat Pathol 16 : 62-64, 2009
16) Costa J, Wesley RA, Glatstein E et al : The grading of soft tissue sarcomas. Results of a clinicopathologic correlation in series of 163 cases. Cancer 53 : 530-541, 1984
17) Trojani M, Contesso G, Coindre JM et al : Soft-tissue sarcomas of adults ; study of pathological prognostic variables and definition of a histopathological grading system. Int J Cancer 33 : 37-42, 1984
18) Coindre J-M, Terrier P, Guillou L et al : Predictive value of grade for metastasis development in the main histologic types of adult soft tissue sarcomas. A study of 1240 patients from the French Federation of Cancer Centers Sarcoma Group. Cancer 91 : 1914-1926, 2001
19) Coindre JM, Trojani M, Contesso G et al : Reproducibility of a histopathologic grading system for adult soft tissue sarcoma. Cancer 58 : 306-309, 1986
20) Guillou L, Coindre J-M, Bonichon F et al : Comparative study of the National Cancer Institute and French Federation of Cancer Centers Sarcoma Group grading systems in a population of 410 adult patients with soft tissue sarcoma. J Clin Oncol 15 : 350-362, 1997
21) Association of Directors of Anatomic and Surgical Pathology (ADASP) : Recommendations for the reporting of soft tissue sarcomas. Mod Pathol 11 : 1257-1261, 1998
22) 橋本 洋：新 WHO 分類：軟部腫瘍について，病理と臨床 22 : 114-119, 2004

第2部　組織型と診断の実際
Ⅲ．皮膚特有の間葉系腫瘍　【各論】A．血管系・リンパ管系腫瘍　1．良性腫瘍および腫瘍類似病変

# (1) 乳児性血管腫

**hemangioma of infancy**

## 1．定義・概念

乳児性血管腫 hemangioma of infancy（HOI）は，生下時あるいは生後数週間以内に発症し，数ヵ月で急速に増大，その後年余にかけ自然退縮することを特徴とする毛細血管の良性増殖性病変である．臨床的にイチゴ様の外観を示すため本邦ではイチゴ状血管腫と呼ばれることが多い．他に同義語として infantile hemangioma, juvenile hemangioma などがある．

免疫組織化学的に，胎盤絨毛の trophoblast や血管内皮に強く発現する GLUT1（glucose transporter type Ⅰ）が HOI の血管内皮細胞に陽性となること[1]から胎盤組織内の trophoblast に由来する可能性が示唆されている．また chorionic villi sampling を行った妊婦より出生した児では HOI の発生頻度が高い[2]ため，胎盤組織への微細な外的な刺激により胎盤血管内皮細胞が胎児の循環血流に混入し，胎児の組織に到達し HOI が発症する可能性も考えられている．

## 2．臨床的事項

発症頻度は乳幼児の 10〜12％である[3]．男児より女児に多く，1：3〜5 の割合である[3,4]．胎生週数が少ないほど，あるいは低体重出生児ほど発症頻度が高く，妊娠 25〜29 週での出生では 18.8％，1,000g 以下での低体重出生児では正常体重児の約 4 倍の頻度である[5,6]．

発生部位は頭頸部に 60％，体幹に 25％，四肢に 15％程度である[7]．

生下時あるいは生直後数週以内に生じ，急速に拡大，その後年余にわたり退縮することが特徴で，その経過により初期 nascent phase，増殖期 proliferating phase，退縮期 involuting phase，退縮完了期 involuted phase に分けられる[3]．

生下時あるいは生後数週以内の発症初期では，毛細血管拡張が主体の斑状病変あるいは紅色局面である．その後の増殖期では生後 3〜6 ヵ月に急速な増大を示し，多くの病変では 9〜12 ヵ月に最大の大きさに達する．この時期では周囲皮膚との境界が明瞭な隆起性病変で，色調は鮮紅色で表面は顆粒状あるいは分葉状である．時に表面が潰瘍化することもある．病変の隆起が軽度である局面型，病変が 5mm 以上の厚さを示す腫瘤型に分けるが，病変が真皮深層から皮下脂肪組織に存在し皮下腫瘍を呈する場合もある（図 1）．

生後 12〜18 ヵ月頃より退縮期となり，3 歳までに約 30％，5 歳までに約 50％，7 歳までに約 70％，10 歳までに約 90％の症例が退縮する．5〜6 歳までに自然消退の徴候がなければ，完全な退縮の可能性が低くなる．病変中央より鮮紅色の色調が失われ，充実性で緊満感を有していた病変は軟性を増し，表面は皺皮状の皮膚となる．この変化は次第に病変の辺縁に拡大し，病変はより縮小する．腫瘤型の場合には退縮した後，表面皮膚の血管拡張が残存する場合や，萎縮して皺皮状となる場合がある[3,7]．

発生部位による特殊な合併症として眼瞼周囲に生ずれば視野狭窄による乱視，弱視，涙管閉塞が挙げられる．耳介周囲に生じた場合には難聴の合併，顎部に生じた場合には気道閉塞の合併に注意が必要で

**図1｜乳児性血管腫の肉眼像**
表面は鮮紅色，顆粒状を呈する腫瘤型の乳児性血管腫である．

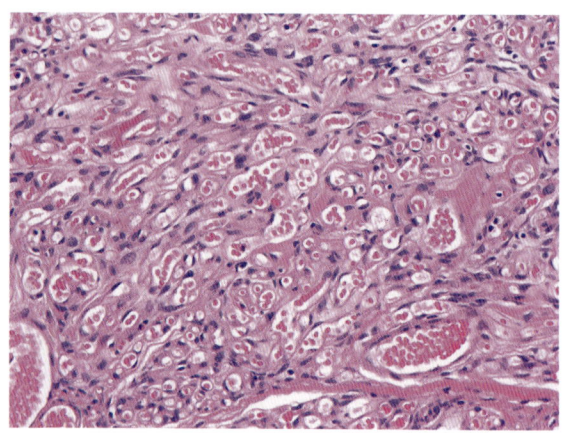

**図2｜乳児性血管腫の組織像**
小型から中型の密な血管の増生よりなり，腫大した血管内皮細胞が血管腔を形成する．

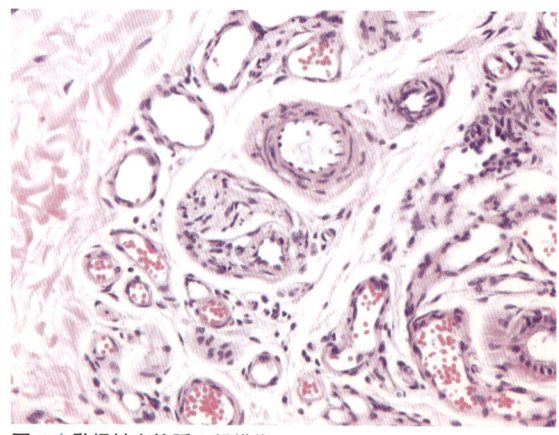

**図3｜乳児性血管腫の組織像**
神経周囲にも病巣血管が増生する．

ある．

顔面に生じた大型の血管腫に種々の合併症を伴う場合がある．①posterior fossa malformation, ②hemangiomas of the cervicofacial region, ③arterial anomalies, ④cardiac anomaly and coarctation of the aorta, ⑤eye abnormality, ⑥sternal cleft and/or supraumbilical raphe が生じる PHACES 症候群が知られており，90％は女児に発症する．

腰仙部に血管腫が生じた場合には脊髄形成異常，鎖肛，直腸腟瘻を合併する場合がある．

また HOI の多くが単発性であるが，15〜20％では血管腫が多発し，neonatal hemangiomatosis と呼ばれる．数個から，時に数百の病変が多発し，肝臓，肺，消化管，脳などの内臓臓器の血管腫を合併すれば disseminated neonatal hemangiomatosis と呼ばれ，時に右大動脈弓や大動脈縮窄症などの心血管系の奇形を合併することが知られている．

## 3. 組織学的所見

病理組織像も臨床病期により異なる[7-9]．

初期から増殖期では，内腔が狭く，比較的大きさの揃った多数の小血管が密に増生する（図2）．これらは分葉状のパターンを示し，分葉構造の間には繊細な線維成分がみられる．血管内皮細胞は腫大し，淡明な細胞質と大型の核を有する．正常核分裂像は多数みられるが，明らかな異型細胞はない．また腫大した周皮細胞が血管内皮細胞の周囲に存在し，肥厚した基底膜成分が血管周囲を取り巻く．また正常核分裂像は多数みられるが，明らかな異型細胞はない．さらに間質内には多数の肥満細胞を伴うこともある．また二次的な潰瘍化や治療による修飾が加わらない限り血管内の血栓やヘモジデリン沈着，壊死がみられることは少ない[7,8]．この時期には毛細血管が，腫瘍組織周囲の神経，脂肪組織や筋肉組織，周囲の唾液腺組織へ非破壊性に侵入する像を示すこともある（図3）．病変の進行とともに血管内皮細胞は平坦化し，血管内腔が拡大する．この変化が著明となり，cavernous appearance を呈することもある．

退縮期では，血管壁は硝子化し，血管内皮細胞の分裂像は減少，アポトーシスは増加し，内皮細胞は減少する．さらに病変が進行すれば，血管内皮細胞，周皮細胞が消失し，菲薄化した輪状の基底膜の

みが残存する ghost vessel がみられるようになる．それとともに徐々に血管数が減少し，線維脂肪組織に置き換わる．さらに硝子化した血管も消失し，病変は退縮する．

## 4．免疫組織化学的特徴

HOI でみられる血管内皮細胞は CD31，CD34，factor Ⅷ related antigen，Ulex europaeus lectin 1，Fli-1 等の血管内皮マーカーに陽性所見である．その他 GLUT，Lewis Y antigen，Fc gamma receptor Ⅱ，merosin 等が陽性であり，これらは胎盤 trophoblast との共通の抗原性を呈することを示唆し，その他の血管系腫瘍と鑑別に有用である．

## 5．鑑別診断

増殖期の HOI は kaposiform hemangioendothelioma，tufted angioma，pyogenic granuloma などとの鑑別が必要である．HOI では，内腔が狭小化した小血管が比較的均一に増生し，不整に拡張する血管やスリット状の血管がみられないこと，血管内皮細胞は腫大し紡錘形の形態を示さないことなどから，他の腫瘍と鑑別が可能である．また，いずれの病変も分葉状の像を示すが，HOI では分葉状の構造を正常の線維性結合組織が隔て，浮腫性変化，線維化はみられないことなどが特徴である[9]．

さらに生下時より皮膚表面に存在する血管腫である congenital hemangioma との鑑別が必要である[9]．congenital hemangioma は rapidly involuting congenital hemangioma (RICH) と non-involuting congenital hemangioma (NICH) の 2 つのタイプに分けられる．RICH は小血管の増生よりなる種々の大きさの小葉構造が比較的均一に増生する．血管内皮は腫大するが，異型像はない．早期では基底膜は菲薄化しているが，病変が進行すると肥厚する．病巣中央の小葉構造が減少することで病変の退縮が始まる．石灰化，血栓形成，ヘモジデリン沈着も伴う．NICH は RICH でみられる血管よりも拡張し，大型化した血管吻合よりなる小葉構造より形成される病変である．血管内皮は時に hobnail appearance を示す．小葉中央には壁が菲薄化し放射状となった血管がみられることもあり，小葉間の線維性結合組織内にも異常血管や動静脈吻合がみられる．これらは病変が血管奇形である可能性を示している．

HOI では RICH でみられるヘモジデリン沈着や血栓形成はみられない．また，退縮期で小葉の消失が病巣中央から始まるような病変の分布を示さない．さらに NICH でみられるような動静脈吻合は HOI では認めない．さらに RICH および NICH では免疫組織学的に GLUT1 が陰性である[9]．

退縮期の HOI は血管奇形に類似する所見を呈するが，血管内皮細胞の平坦化の所見やアポトーシスの増加などが鑑別点となる．さらに退縮期でも免疫組織学的に GLUT1 陽性であることも鑑別には有用である．

（信藤　肇，田中麻衣子）

## 文　献

1) North PE, Waner M, Mizeracki A et al：A unique microvascular phenotype shared by juvenile hemangiomas and human placenta. Arch Dermatol 137：559-570, 2001
2) Burton BK, Schulz CJ, Angle B et al：An increased incidence of hemangiomas in infants born following chorionic villi sampling. Prenat Diagn 15：209-214, 1995
3) Bruckner AL, Frieden IJ：Hemangiomas of infancy. J Am Acad Dermatol 48：477-493, 2003
4) Chiller KG, Passaro D, Frieden IJ：Hemangioma of infancy. Arch Dermatol 138：1567-1576, 2002
5) TG Powell, CR West, POD Pharoah et al：Epidemiology of strawberry hemangioma in low birthweight infants. Br J Dermatol 116：635-641, 1987
6) Metry DW, Hebert AA：Benign cutaneous vascular tumor of infancy. Arch Dermatol 136：905-914, 2000
7) North PE, Waner M, Buckmiller L et al：Vascular tumor of infancy and childhood. Cardiovasc Pathol 15：303-317, 2006
8) LeBoit PE, Burg G, Weedon D et al：World Health Organization Classification of Tumours. Pathology and genetics of skin tumors. IARC Press, Lyon, 2006, pp233
9) Goh SGN, Calonje E：Cutaneous vascular tumours. Histopathol 52：661-673, 2008

第2部　組織型と診断の実際
Ⅲ．皮膚特有の間葉系腫瘍　【各論】A．血管系・リンパ管系腫瘍　1．良性腫瘍および腫瘍類似病変

# （2）サクランボ様血管腫

**cherry hemangioma**

## 1．定義・概念

サクランボ様血管腫 cherry hemangioma は，良性後天性の病変で加齢とともにその数を増す．周囲との境界が明瞭な限局性病変であり，真皮上層の毛細血管の増生よりなる．老人性血管腫 senile hemangioma，Morgan's spots と呼ばれる．

加齢が最も重要な要因である．硫黄，nitrogen mustard，bromide などの化学物質の曝露により多発した症例[1]，また妊娠を契機に多発した症例も報告されている[2]が，それらの詳細な機序は不明である．

## 2．臨床的事項

若年成人期より生じ，年齢とともにその数を増し，大多数の中年成人に認められる．性差はない．

発生部位は胸部に多く，次いで背部，腹部，上腕に好発し，多発する場合が多い．顔面，手足には少ない．自覚症状のない1～5mmのドーム状に隆起した周囲皮膚との境界明瞭な鮮紅色丘疹である．硝子圧で完全に消退しない．

## 3．組織学的所見

皮表より隆起する病変に一致し，真皮上部に，内腔が軽度に拡張した毛細血管の限局性増生がみられる（図1）．血管内皮細胞の核が腫大し内腔面に突出する像や，一部では扁平化した血管内皮細胞がみられる．血管を取り巻く基底膜が肥厚することもあ

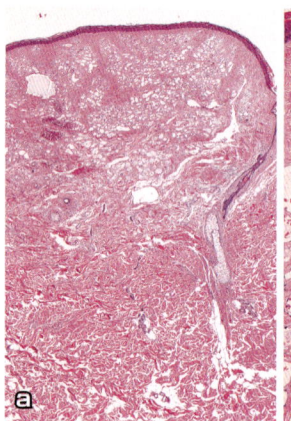

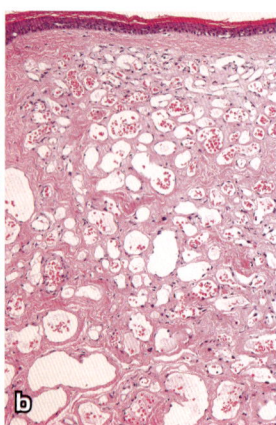

**図1｜サクランボ様血管腫**
真皮上層に毛細血管の増生がみられる．

る．また病変により圧排された表皮は菲薄化する傾向を示す．血管周囲の間質は浮腫状となり，さらに間質内に肥満細胞の増加をみることもある[3]．

（信藤　肇，田中麻衣子）

### 文　献

1) MA Hui-Jun, Guang ZHAO, Fei SHI et al：Eruptive cherry angiomas associated with vitiligo. J Dermatol 33：877-879, 2006
2) Requena L, Sangueza P et al：Cutaneous vascular proliferation. Part II. Hyperplasia and benign neoplasms. J Am Acad Dermatol 37：887-920, 1997
3) LeBoit PE, Burg G, Weedon D et al：World Health Organization Classification of Tumours. Pathology and genetics of skin tumors. IARC Press, Lyon, 2006, pp233-234

第2部 組織型と診断の実際
Ⅲ. 皮膚特有の間葉系腫瘍 【各論】A. 血管系・リンパ管系腫瘍　1. 良性腫瘍および腫瘍類似病変

# (3) 洞様毛細血管腫

**sinusoidal hemangioma**

## 1. 定義・概念

洞様毛細血管腫 sinusoidal hemangioma は，1991年，Calonje と Fletcher が海綿状血管腫の一亜型として報告した．成人に生ずる単発性後天性の血管病変である[1]．

## 2. 臨床的事項

多くは成人女性の上肢体幹に生ずる．単発性，無痛性の丘疹，小結節であり，病変が真皮上層にあれば紅色調を呈し，より深部に存在すれば青色調を示す[1]．海綿状血管腫との異同が時に問題となるが，より周囲との境界が明瞭で，なおかつ小型である．

## 3. 組織学的所見

病変は真皮内から皮下脂肪組織に存在し，非薄な血管壁よりなる拡張した血管が密に増生する．血管が線維性間質を介さず接し，いわゆる back-to-back appearance を示すこともある（図1）．血管は互いに不規則に分岐，吻合し，一般にみる血管腫より大きな内腔を形成することにより sinusouidal pattern を作る．少量の間質組織を茎とし，その周囲を扁平な一層の血管内皮細胞が被覆し，血管内腔面に突出する papillary pattern や，内皮細胞が折り畳むように内腔内へ突出する pseudopapillary pattern を形成する部分もある．pseudopapillary pattern の部位で血管内皮細胞の多型やクロマチンの増量がみられる場合には，血管肉腫との鑑別が重要である．

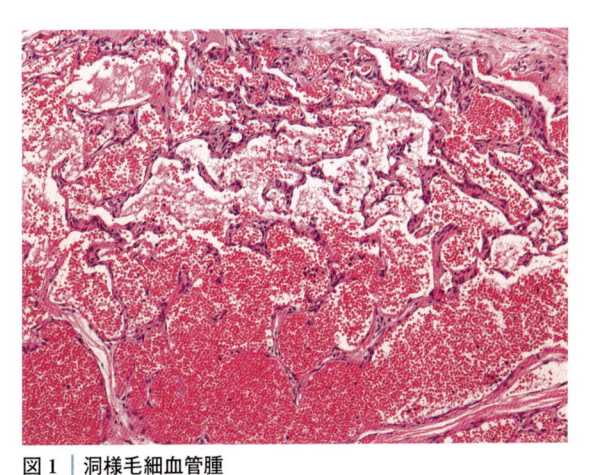

**図1 洞様毛細血管腫**
拡張した血管が間質を介さず密に増生する．

また血管壁に平滑筋成分や石灰化がみられる場合もある．

種々の血管腫にて血栓形成やその後の再疎通が生じると本疾患でみられるような sinusoidal pattern を示す可能性があり，本疾患が独立した疾患概念であるかを疑問視する意見もある[2]．

（信藤　肇，田中麻衣子）

### 文　献

1) Calonje E, Fletcher CD：Sinusoidal hemangioma. A distinctive benign vascular neoplasm within the group of cavernous hemangioma. Am J Surg Pathol 15：1130-1135, 1991
2) Weiss SW, Goldblum JR：Soft Tissue Tumors, 4th ed. CV Mosby, Saint Louis, 2001, pp849

第2部　組織型と診断の実際
Ⅲ．皮膚特有の間葉系腫瘍　【各論】A．血管系・リンパ管系腫瘍　1．良性腫瘍および腫瘍類似病変

# （4）鋲釘血管腫

hobnail hemangioma

## 1．定義・概念

　鋲釘血管腫 hobnail hemangioma は，真皮内に増生する良性血管性病変であり，種々の程度に拡張あるいは吻合した血管よりなる．病変全体が底とする楔状のシルエットを示し，血管内皮細胞が内腔へ向かい鋲釘状に突出する．標的様にみえる臨床像から targetoid hemosiderotic hamangioma とも呼ばれる[1]．
　既存の血管病変に対し，外傷などの刺激が加わることを契機に発症すると考えられている．先行するリンパ管腫や被角血管腫に外傷が加わり，内皮細胞あるいは赤血球が周囲真皮内に散布され発症するとの考えもある．

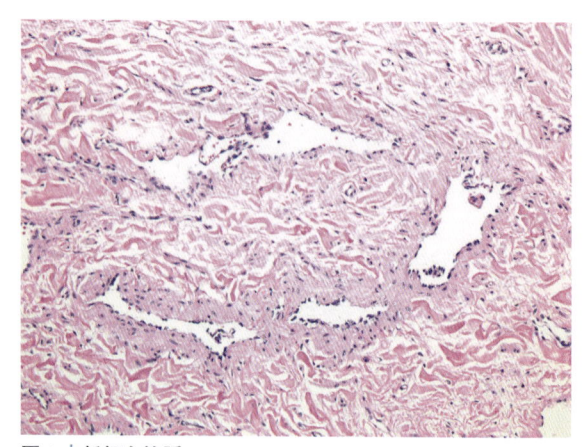

**図1｜鋲釘血管腫**
血管内皮細胞が内腔内へ向かい鋲釘に突出する．

## 2．臨床的事項

　成人に多く，平均年齢は30歳代，やや男性に多い．褐色あるいは紅色丘疹の周りを出血斑あるいはヘモジデリン沈着による黄褐色斑が取り囲み，標的様の臨床像を示す点が特徴である．単発性で自覚症状はなく，多くは2cm以下である[2]．時に誘因なく増大，縮小を繰り返す[3]．標的様の特徴的な臨床像を示さず，単なる血管腫，色素性母斑，皮膚線維腫などの臨床診断が下される場合もある．

## 3．組織学的所見

　真皮乳頭層から真皮下層の病変であり，上層を底辺とする楔状のシルエットを示す．病巣上層では大きく拡張した脈管が目立ち，下層では膠原線維間を離開するようなスリット状の血管の吻合がみられ，2相性を示す．上層で増生する不整に拡張した血管では血管壁は薄く，血管内腔側へ血管内皮細胞の核が突出する像が多くみられ，これが鋲釘 hobnail といわれる所以である．時に乳頭状に結合組織性の茎が突出し，その表面を内皮細胞が被覆する．またフィブリン血栓や，その器質化した像がみられることもある．
　真皮網状層の膠原線維間にみられるスリット状の血管はやや不規則な血管吻合を形成するなど，血管肉腫に類似するような増生パターンを示すが，病変下部ほど血管は徐々に小型化し，病巣上部では内腔面に突出していた内皮細胞核も平坦化する．周囲にはリンパ球浸潤や線維化，あるいは出血やヘモジデリン沈着がみられることがある[1,2]．

免疫組織化学染色では内皮細胞はCD31陽性であるが，CD34が陰性である例が報告されている．一方VEGER-3，D2-40は陽性であるとして，この腫瘍の一部がリンパ管へ分化していることを示唆している報告もある[4]．

hobnail hemangiomaは血管腫や被角血管腫など，既存の血管病変に外傷などの刺激が加わり，血栓やその再疎通が生じ，targetoid appearanceを呈するようになって発症すると考えられている[3]．それを示唆する所見として，病巣中央の上部にintravascular papillary endothelial hyperplasiaに類似する血管内皮の内腔へ向かう増生や血栓形成がみられることが挙げられている．またhobnail hemangiomaと被角血管腫を比較検討した報告では，いずれも四肢伸側に好発する病変であり，組織学的にいずれも拡張する血管の上部に表皮の肥厚がみられ，ヘモジデリン沈着，赤血球の血管外漏出，リンパ球浸潤，リンパ管の拡張などを伴うなど共通の所見が多いことが指摘されている[3]．この2つの疾患は近縁のものであり，いずれも既存の血管への外的刺激が発症に関わっていることが示唆されている．

## 4．鑑別診断

patch-stageのKaposi肉腫，Dabska腫瘍，高分化型血管肉腫との鑑別が必要である．Kaposi肉腫では血管内皮細胞は紡錘形であり，内腔へ突出するような鋲釘状の血管内皮細胞がみられない．また核クロマチンはより濃染する．スリット状の血管増生のため高分化型血管肉腫との鑑別が困難な場合がある．血管肉腫では血管内皮細胞に種々の程度の異型があり，内皮細胞の重層化，紡錘形や類上皮様の形態を示す血管内皮細胞がみられる点から鑑別できる[5]．

（信藤　肇，田中麻衣子）

## 文　献

1) LeBoit PE, Burg G, Weedon D et al：World Health Organization Classification of Tumours. Pathology and genetics of skin tumors. IARC Press, Lyon, 2006, pp234-235
2) Mentzel T, Partanen TA, Kutzner H：Hobnail hemangioma：clinicopathologic and immunohistochemical analysis of 62 cases. J Cutan Pathol 26：279-286, 1999
3) Carlson JA, Daulat S, Goodheart P：Targetoid hemosiderotic hemangioma-a dynamic vascular tumor. J Am Acad Dermatol 41：215-224, 1999
4) Franke FE, Steger K, Marks A et al：Hobnail hemangioma are true lymphangiomas. J Cutan Pathol 31：362-367, 2004
5) Guillou L, Calonje E, Speight P et al：Hobnail hemangioma：A pseudomalignant vascular lesion with a reappraisal of targetoid hemosiderotic hemangioma, Am J Surg Pathol 23：97-105, 1999
6) Requena L, Sangueza P et al：Cutaneous vascular proliferation. Part II. Hyperplasia and benign neoplasms. J Am Acad Dermatol 37：887-920, 1997
7) Santa Cruz DJ, Aronberg J：Targetoid hemosiderotic hemangioma. J Am Acad Dermatol 19：550-558, 1988

第2部 組織型と診断の実際
Ⅲ．皮膚特有の間葉系腫瘍　【各論】A．血管系・リンパ管系腫瘍　1．良性腫瘍および腫瘍類似病変

# (5) 房状血管腫

tufted hemangioma

## 1．定義・概念

　房状血管腫 tufted hemangioma は，本邦で1949年中川が血管芽細胞腫として報告した腫瘍である[1]．欧米では acquired tufted angioma としての報告が多い[2]．小児，若年成人に多くみられる血管増殖性病変である．

　病変内に D2-40 陽性内皮細胞と CD31，CD34 陽性内皮細胞がみられるためリンパ管，血管内皮細胞の性質を有する stem cell 由来の腫瘍である可能性が示唆されている[3]．

## 2．臨床的事項

　多くは小児から若年成人に生ずるが，本邦では1歳未満での発症が約70％を占め，先天性の場合もある．性差はない．発生部位は体幹，下肢，上肢，顔面の順に多い．単発性の病変であり，境界不鮮明な紅斑として生じ，緩徐に増大しながら赤褐色調，弾性硬の浸潤性局面を形成する．時に丘疹や結節性病変あるいは pyogenic granuloma に類似した紅色丘疹を伴う．connective tissue nevus に類似する様な硬化性局面を形成する場合もある．局所多汗や多毛がみられたり（図1），疼痛などの自覚症状を呈する例もある．病変が線状の配列を示す例も報告されている．病変は数年にわたって緩徐に拡大し，その後，拡大は停止する．稀に自然消退もみられる．nevus flammeus や，その他の血管奇形に合併した例や，小児腹壁遠心性脂肪萎縮症に合併した報告もある．また肝移植後や，妊娠，クローン病に伴って

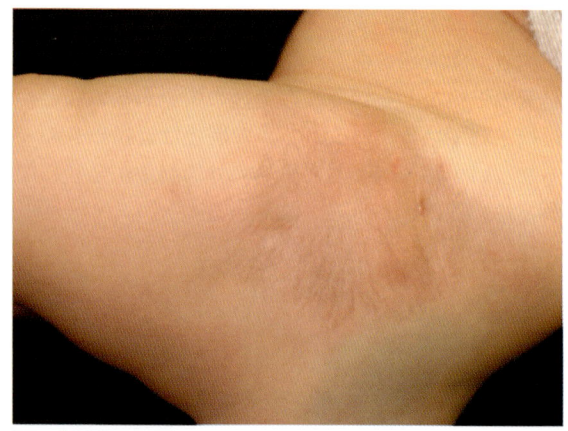

図1｜房状血管腫の臨床像
表面に発毛を伴う褐色局面である．

出現した報告もある[4]．

　小児に発生する tufted hemangioma に Kasabach-Merritt syndrome が生ずる例も多く報告されている．Kasabach-Merritt 症候群での基礎疾患の多くは乳児性血管腫ではなく，房状血管腫あるいは Kaposiform hemangioendothelioma であるとも報告されている．また tufted hemangioma で血小板減少を伴わず，長期に経過する凝固異常を合併する場合もある[5]．

## 3．組織学的所見

　真皮から皮下脂肪組織に，周囲組織との境界が明瞭な島状，結節状の腫瘍胞巣が散在性に多数増生する．房状あるいは cannon-ball pattern と称され，あ

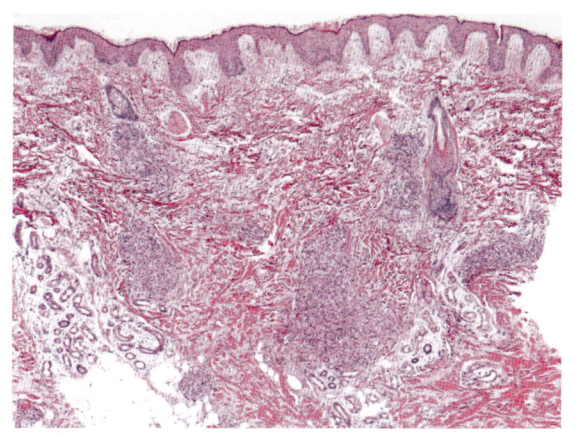

**図2** 房状血管腫の組織像
真皮内で島状，結節状の腫瘍胞巣を形成する．

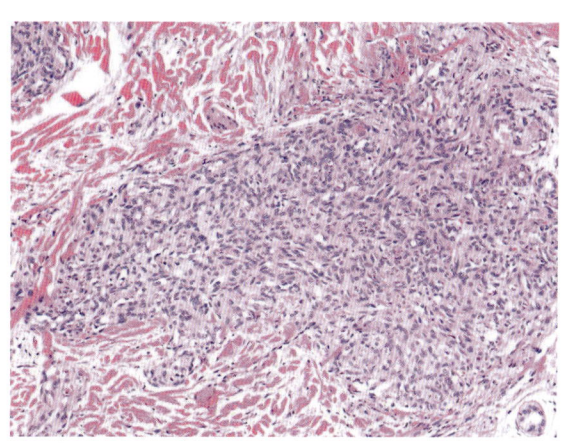

**図3** 房状血管腫の組織像
個々の病変は血管内皮細胞と血管の密な増生より形成される．

たかも既存の血管構造を中心にその周囲に病変が形成されるような像を示す（図2）．個々の島状の病変は血管内皮細胞の密な増生と，それらにより形成される大小様々の血管よりなる．血管内皮細胞は紡錘形あるいは類円形の核を有し，明らかな異型像はない（図3）．さらに血管内皮細胞と周皮細胞が充実性に増生する部分もみられる．一つの胞巣が拡張した血管腔内（あるいはリンパ管内）へ突出し，辺縁に三日月状のスリット構造がみられることがあり，semilunar appearance あるいは crescentic peripheral vascular space と呼ばれる．また豊富な粘液腫状の間質や多数のエックリン汗腺を伴った例も報告されている[3,4]．

免疫組織化学的に CD 31，CD 34 陽性を示す血管内皮細胞と，αSMA 陽性である周皮細胞の性格を示す細胞よりなる．また胞巣辺縁の拡張した脈管壁に D2-40 が陽性となることが報告されている．

## 4．鑑別診断

hemangioma of infancy，Kaposiform hemangioendothelioma，Kaposi's sarcom 等との鑑別を要する．hemangioma of infancy では tufted hemangioma に類似した結節状の増生を示すことがあるが，病変のごく一部に限られることが多い．Kaposiform hemangioendothelioma でも分葉状の増生を示すが個々の結節性病変は大型で境界が不明瞭であり，浸潤，癒合傾向がみられる．またより紡錘形細胞の束状の増生が目立つ．Kaposi's sarcoma でも tufted hemangioma でみられるようなスリット状の血管がみられることがあるが，より紡錘形細胞の束状の密な増生が目立ち，好酸性の硝子体やリンパ球，形質細胞の浸潤がみられる．

（信藤　肇，田中麻衣子）

### 文　献

1) 中川　清：皮膚血管芽細胞腫の1例．皮膚科性病科雑誌 59：92-94, 1949
2) Jones EW, Orkin M：Tufted angioma (angioblastoma). A benign progressive angioma, not to be confused with Kaposi's sarcoma or low-grade angiosarcoma. J Am Acad Dermatol 20：214-225, 1996
3) Arai E, Kuramochi A, Tsuchida T et al：Usefulness of D2-40 immunohistochemistry for differentiation between kaposiform hemangioendothelioma and tufted hemangioma. J Cutan Pathol 33：492-497, 2006
4) Al-Za'abi AM, Ghazarian D, Greenberg GR et al：Eruptive tufted angiomas in a patient with Crohn's disease. J Clin Pathol 58, 214-216, 2005
5) Osio A, Fraitag S, Hadj-RS et al：Clinical spectrum of tufted angiomas in childhood. Arch Dermatol 146：758-763, 2010
6) LeBoit PE, Burg G, Weedon D et al：World Health Organization Classification of Tumours. Pathology and genetics of skin tumors. IARC Press, Lyon, 2006, pp239

第2部 組織型と診断の実際
Ⅲ．皮膚特有の間葉系腫瘍 【各論】A．血管系・リンパ管系腫瘍　1．良性腫瘍および腫瘍類似病変

# (6) 糸球体様血管腫

glomeruloid hemangioma

## 1．定義・概念

糸球体様血管腫 glomeruloid hemangioma は，組織学的に，拡張した血管腔内に毛細血管が房状に密集・増殖し，あたかも腎糸球体を思わせるような構造を形成する良性血管増殖症である[1]．新生物というよりも反応性の血管増殖によるもので，後述の反応性血管内皮細胞腫症の一型と考えられている．POEMS 症候群の原因は不明であるが，骨や一部のリンパ節の病変に起こる形質細胞腫から何らかの物質が出され，いろいろな症状を誘発していると考えられている．この物質の一つとして，腫瘍などで血管の増殖を促進し，また体液の血管外への透過性を亢進する血管内皮増殖因子 vascular endothelial growth factor（VEGF）が非常に高い濃度で血液中に存在することが明らかとなっているため，本症にみられる血管の増殖と硝子様物質の存在はこれによるとの説がある．

## 2．臨床的事項

非常に稀な病変で，ほとんどが多中心性 Castleman 病を伴った POEMS 症候群患者にみられる[2]．POEMS 症候群（Crow-Fukase 症候群，高月病）とは，多発性神経炎 polyneuropathy，肝脾腫などの臓器腫大 organomegaly，内分泌異常 endocrinopathy（女性化乳房など），単クローン性ガンマグロブリン血症 monoclonal gammopathy，皮膚病変 skin lesions などの症状を併せもつ疾患をいう．皮膚病変には**表1**のように多彩な病変がみられる．また，血管系の病変には**表2**のようなものが知られており，POEMS 症候群でみられる血管病変が全て糸球体様血管腫というわけではなく，また実際にはサクランボ様血管腫のほうが多い．

40〜70 歳までで，女性に多い傾向がある．個疹は，数ミリ大の小さい，やや硬い赤色ないし紫赤色のドーム状の丘疹で，体幹，顔面や四肢近位部に好発する．POEMS 症候群の診断後に発生することや，診断時にすでに存在することがある．

表1 | POEMS syndrome の皮膚病変

hyperpigmentation
hypertrichosis
scleroderma-like skin thickening
digital clubbing
edema
nail change
acquired ichthyosis
multiple seborrheic keratosis
livedo reticularis
purpura
ulcers
flushing
Raynaud's phenomenon
angiomas

表2 | POEMS syndrome にみられる皮膚血管病変

microvenular hemangioma
cherry hemangioma
multinucleate cell angiohistiocytoma
glomeruloid hemangioma

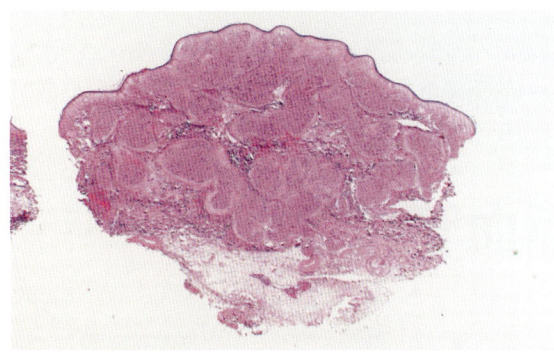

**図1│糸球体様血管腫**
真皮上層から下層にかけて，多結節性に病変が存在する．

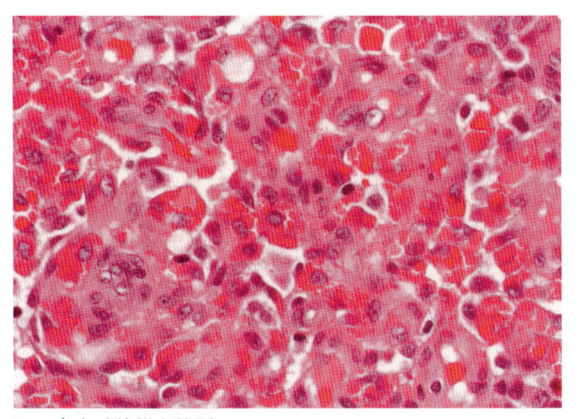

**図3│糸球体様血管腫**
内部の血管内皮細胞の細胞質には空胞や好酸性の硝子様球状物がみられる．

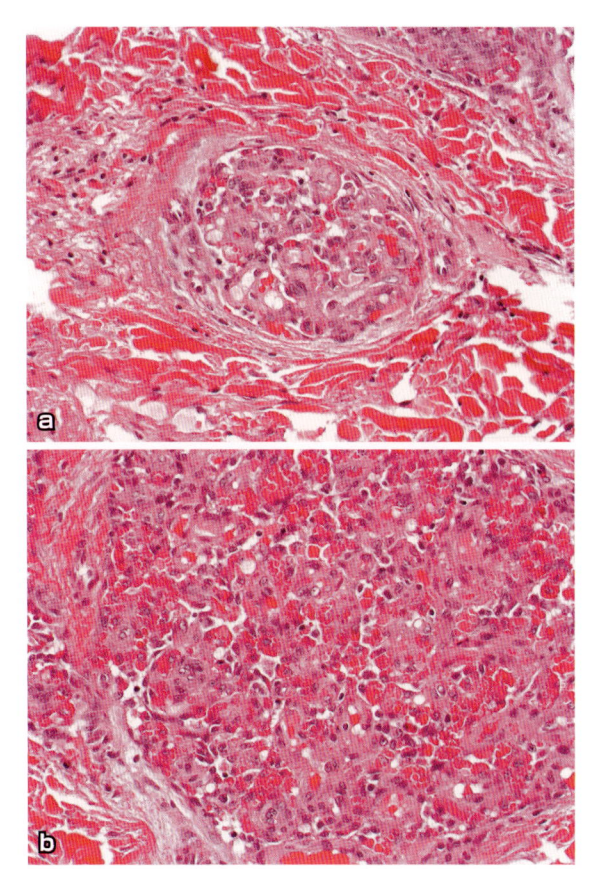

**図2│糸球体様血管腫**
基本は，拡張した血管内に多数の毛細血管が集簇し，あたかも腎糸球体のようにみえる．結節の大きさは様々である．

## 3．組織学的所見

病変は，一般に真皮上部から中層にかけて存在する（図1）．多結節性で，拡張した壁の薄い血管構造内に腎糸球体に類似する毛細血管がとぐろを巻くように集簇している（図2）．壁を裏打ちする内皮細胞や内部に増殖・突出している毛細血管を覆う外側の内皮細胞は，扁平であるが，内部の内皮細胞は丸く核はやや濃縮してみえる．内皮細胞の細胞質中には空胞や好酸性で，PAS染色で陽性となる硝子様球状物が存在する（図3）．後者は間質にも認められる．周皮細胞も介在している．

免疫組織化学的に，内部に存在する血管の内皮細胞はCD31やCD34に陽性であるが，外部を覆う内皮細胞のうち，最外側を覆うものはCD31強陽性，CD34弱陽性，内部血管の外側を覆うものはCD31陽性だが，CD34は陰性であるという．硝子様球状物はガンマグロブリンが陽性になることが多い．

## 4．鑑別診断

血管内化膿性肉芽腫，血管芽腫 tufted angioma，Dabska 腫瘍（malignant endovascular papillary angioendothelioma）が鑑別に挙がる．

## 5．予　後

本病変は良性の経過を辿る．患者の予後はPOEMS症候群の進行による．

〈小谷泰一，真鍋俊明〉

### 文　献

1) Chan JKC, Fletcher CDM, Hicklin GA et al：Glomeruloid hemangioma. A distinctive cutaneous lesion of multicentric castleman's disease associated with POEMS syndromes. Am J Surg Pathol 14：1036-1046, 1990
2) Tsai CY, Lai CH, Chan HL et al：Glomeruloid hemangioma - a specific marker of POEMS syndrome. Int J Dermatol 40：403-406, 2001

第2部 組織型と診断の実際
Ⅲ．皮膚特有の間葉系腫瘍 【各論】A．血管系・リンパ管系腫瘍　1．良性腫瘍および腫瘍類似病変

# （7）微小細静脈血管腫

microvenular hemangioma

## 1．定義・概念・臨床的事項

　微小細静脈血管腫 microvenular hemangioma は1991年に Hunt らによって命名された良性の血管腫で，単形性つまりほぼ同様の形態を示し，内腔が小さく不明瞭な小血管から構成されるものである[1]．

　妊娠や避妊薬使用など，ホルモンとの関係が指摘されている．また，Wiskott-Aldrich 症候群や POEMS 症候群患者での発生もある．実際の病理発生については明らかでない．

　後天性で，孤立性の病変である．緩徐に発育し，無症候性で，上肢，特に前腕に発生することが多いが，体幹，顔面，下肢にも認められる．

## 2．組織学的所見

　真皮全層にわたって，不整に分枝する小血管が増殖してみえる（図1）．線維性間質を伴い境界不明瞭な病巣を形成している．血管腔は虚脱し，円形ないし卵円形，長軸で薄切されると細長く伸びた小血管としてみえることがある．内腔が不明瞭となり，赤血球をわずかに含む程度であるのが特徴的である．内皮細胞は小さく，核は円形で，内腔へ突出したようにみえる[2]．免疫組織化学的に，細胞は factor Ⅷ，CD 31 や UEA 1 に陽性である．

## 3．鑑別診断

　斑状期の Kaposi 肉腫が鑑別疾患として挙げられる．本病変では，Kaposi 肉腫にみられる岬サイン

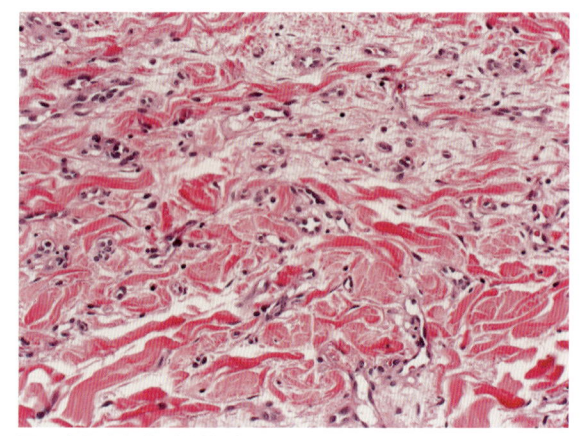

図1｜微小細静脈血管腫
真皮全層にわたって不整に分枝する小血管が増生している．内皮細胞は小さく内腔へ突出してみえる．（東京慈恵会医科大学　福永真治博士のご厚意による）

（既存の血管叢や皮膚付属器を取り囲むように血管が存在する）や偽肉芽腫性変化，硝子様球状体，紡錘形細胞の存在を認めない．

## 4．予後

　単純摘出で治癒する．悪性転化は知られていない．

（小谷泰一，真鍋俊明）

### 文　献

1）Hunt SJ, Santa Cruz DJ, Barr RJ：Microvenular hemangioma. J Cutan Pathol 18：235-240, 1991
2）Fukunaga M, Ushigome S：Microvenular hemangioma. Pathol Int 48：237-239, 1998

第2部　組織型と診断の実際
Ⅲ．皮膚特有の間葉系腫瘍　【各論】A．血管系・リンパ管系腫瘍　1．良性腫瘍および腫瘍類似病変

# (8) 好酸球増加随伴性血管類リンパ組織増殖症

angiolymphoid hyperplasia with eosinophilia

## 1. 定義・概念

好酸球増加随伴性血管類リンパ組織増殖症 angiolymphoid hyperplasia with eosinophilia［類上皮血管腫 epithelioid hemangioma］は反応性血管増殖症ととらえられる良性病変で，上皮様ないしは組織球様の内皮細胞を伴う幼若な血管の増生と好酸球を含む慢性炎症細胞の浸潤からなる．

1969年にWellsとWhimster[1]によって命名，報告されたが，epithelioid hemangioma, cutaneous histiocytoid angioma, atypical pyogenic granuloma, pseudo-pyogenic granuloma, inflammatory angiomatous nodule, nodular angioblastic hyperplasia with eosinophilia, papular angioplasia, inflammatory arteriovenous hemangioma, intravenous epithelioid hemangioma, atypical vascular proliferation の名称で報告されたものと同一であると考えられている．現在，Kimura病とは別疾患であると信じられている．

罹患者の中には，先行する外傷の既往を有する者や組織学的に病変周囲に血管傷害の所見をみることがあること，かなりの症例で動静脈シャントの存在を伴うことから，本疾患は新生物ではなく，血管障害に伴う，動脈あるいは静脈の修復再生像，反応性，過形成性変化であると考えられている[2,3]．ヒトヘルペスウイルス8 human herpesvirus 8（HHV-8）の存在が数例の報告例でみつけられているが，その意義は不明である．いずれにせよ，粘稠間質や細胞質内空胞の存在は，vasculogenesisの血管形成過程への模倣を意味しているものかもしれない．

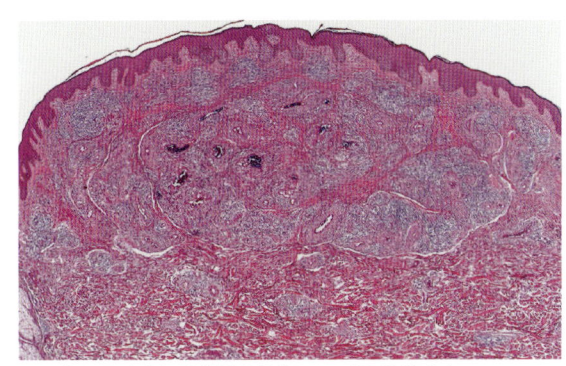

図1｜好酸球増加随伴性血管類リンパ組織増殖症
境界明瞭な結節として認められる．

## 2. 臨床的事項

頭部，特に耳介周囲に好発する．口，体幹，四肢，外陰部，内眼角の報告もある．男女差はほとんどなく，いずれの年齢にもみられるが，20～50歳にピークがある．結節ないし丘疹として認められ，多発する場合は，群生あるいは融合する傾向がある．1cm大程度の大きさを示すが，10cm大に及ぶものもある．通常，無症候性である．時に，末梢血に好酸球増加をみる．

## 3. 組織学的所見

真皮あるいは皮下脂肪織の境界明瞭な結節として存在する（図1）．2つの成分が混在してみられるのが特徴で，不規則に増生する血管と炎症細胞の集簇からなる．それぞれの成分の量は症例やおそらく時期によって異なる．壁の厚い血管が不規則に増生

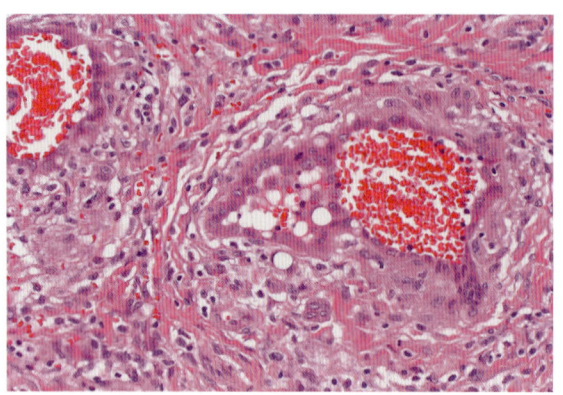

**図2** 好酸球増加随伴性血管類リンパ組織増殖症
内皮細胞は腫大し，好酸性で上皮様である．細胞内空胞をみる．

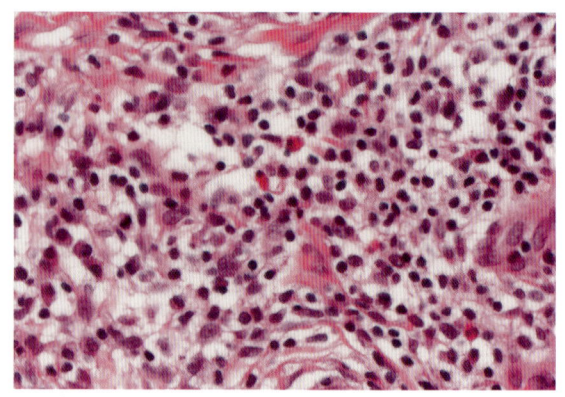

**図3** 好酸球増加随伴性血管類リンパ組織増殖症
リンパ球，好酸球浸潤を認める．

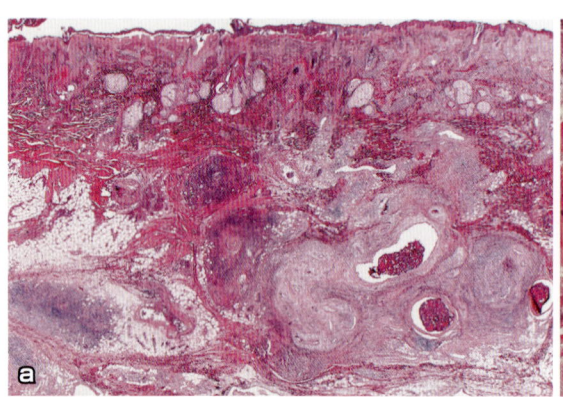

**図4** 好酸球増加随伴性血管類リンパ組織増殖症
中には，動静脈シャントを伴う症例がある．

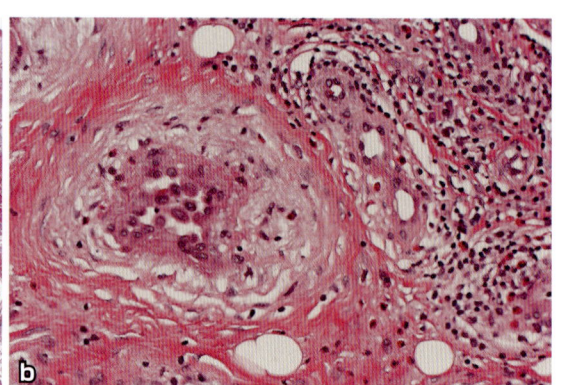

し，丸い内皮細胞で裏打ちされている．しばしば内皮細胞は豊富で好酸性の細胞質を有し，内腔へ突出してみえる．細胞質内には空胞が存在することがあり（図2），時に内部に赤血球が含まれている．シート状の増殖を示すこともある．線維性血管間質には好酸球，肥満細胞やリンパ球が存在し（図3），リンパ濾胞の形成，時に胚中心を伴う．一般に，動静脈シャントを伴う症例（図4）では，大型の血管は皮下脂肪織の領域にみられることが多く，病変は大きい傾向がある．

## 4．鑑別診断

Kimura病との異同が問題視されていたが，現在では全く異なる病変と考えられている．Kimura病は原因不明の全身性炎症性あるいは反応性疾患であり，血管の病変ではないと考えられる．通常強い好酸球増加とリンパ節腫大を伴う．免疫組織化学的に，胚中心にはIgEの沈着が認められる．

## 5．予 後

摘出術，皮膚凍結療法，レーザー治療などで十分とされるが，大きな病変で切除不完全な場合は，治療後も持続したり局所再発することがある．

（小谷泰一，真鍋俊明）

### 文 献

1) Wells GC, Whimster IW：Subcutaneous angiolymphoid hyperplasia with eosinophilia. Br J Dermatol 81：1-15, 1969
2) Olsen TG, Helwig EB：Angiolymphoid hyperplasia with eosinophilia. A clinicopathologic study of 116 patients. J Am Acad Dermatol 12：781-796, 1985
3) Onishi Y, Ohara K：Angiolymphoid hyperplasia with eosinophilia associated with arteriovenous malformation：a clinicopathological correlation with angiography and serial estimation of serum levels or rennin, eosinophil cationic protein and interleukin 5. Br J Dermatol 140：1153-1156, 1999

第2部 組織型と診断の実際

Ⅲ. 皮膚特有の間葉系腫瘍 【各論】A. 血管系・リンパ管系腫瘍　1. 良性腫瘍および腫瘍類似病変

# (9) 紡錘形細胞性血管腫

spindle cell hemangioma

## 1. 定義・概念

　紡錘形細胞性血管腫 spindle cell hemangioma は，海綿状の血管と紡錘形細胞の密な混在を示す腫瘤性病変を指す．

　紡錘形細胞性血管腫は，初め紡錘形細胞性血管内皮細胞腫症として Weiss と Enzinger によって報告された[1]．当時は，放射線治療後に血管肉腫が生じたため，低悪性度の血管肉腫ととらえられたが，その後の症例の蓄積と検討によって，現在では良性の血管増殖症と考えられている[2]．さらには，本病変は新生物ではなく，反応性病変で，繰り返す血管内血栓と再疎通化に基づく変化と考える研究者もいる．また，良性腫瘍と繰り返す血栓症を伴う血管奇形の両方の病変を含むものであるとする研究者もいる．

## 2. 臨床的事項

　小児，若年成人の四肢遠位部に好発する．男女差はない．多発性で，赤青色の結節を形成し，しばしば痛みを伴う．大きさは，数 mm のものから 10 cm 以上に及ぶものがあるが，一般には 2 cm 以下である．Maffucci 症候群，Klippel-Trenaunay 症候群に伴ってみられることがある．

## 3. 組織学的所見

　紡錘形細胞性血管腫，一般に，真皮から皮下脂肪織にかけて存在する．境界明瞭だが，被膜の形成を伴わない結節として存在する．結節内は，拡張した薄い壁を有する血管に富み，しばしば内部に器質化された血栓や結石を含んでいる（図1）．血管と血管の間には紡錘形細胞が束状に走り（図2），Kaposi 肉腫に類似する形態を示す．細胞の中には円形のものも存在し，細胞室内には空胞を有するものもある．この所見が全体的に，あるいは部分的に血管内に局在しているようにみえることがある．

　免疫組織化学的には，血管腔を覆う細胞は Factor Ⅷ, CD31, CD34 に陽性である．紡錘形細胞はこれら内皮細胞マーカーに陰性で，actin に陽性のことがある．Ki-67 などの増殖活性は低い．

## 4. 鑑別診断

　結節形成期の Kaposi 肉腫が鑑別疾患として重要である．Kaposi 肉腫では，拡張した血管はほとんどみられず，細胞内空胞を有する上皮様円形細胞を欠く．また，HHV-8 の存在を証明する．

## 6. 予後

　局所的な摘出術では，半数以上が再発するといわれているが，転移をみることはない．

（小谷泰一，真鍋俊明）

### 文献

1) Weiss SW, Enzinger EM : Spindle cell hemangioendothelioma, a low grade angiosarcoma resembling a cavernous hemangioma and kaposi's sarcoma. Am J Surg Pathol 10 : 521-530, 1986

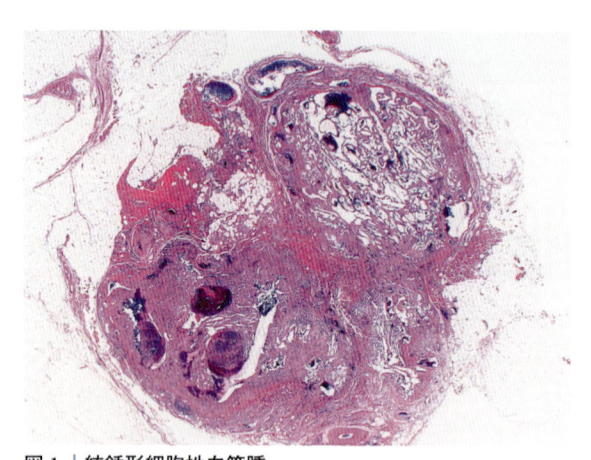

**図1│紡錘形細胞性血管腫**
皮下脂肪組織内に境界明瞭な結節が存在する．大小の血管腔に富み，器質化された血栓や結石を含む．

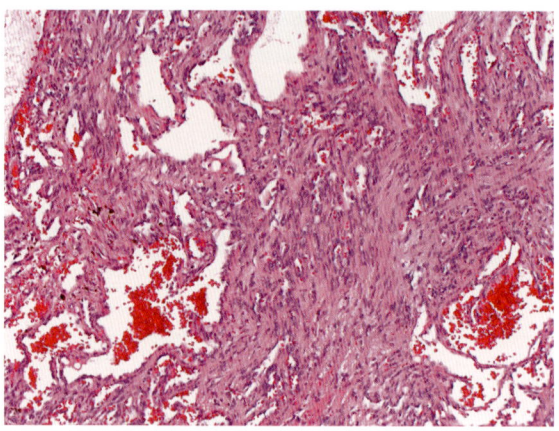

**図2│紡錘形細胞性血管腫**
紡錘形細胞が束状に走っている．

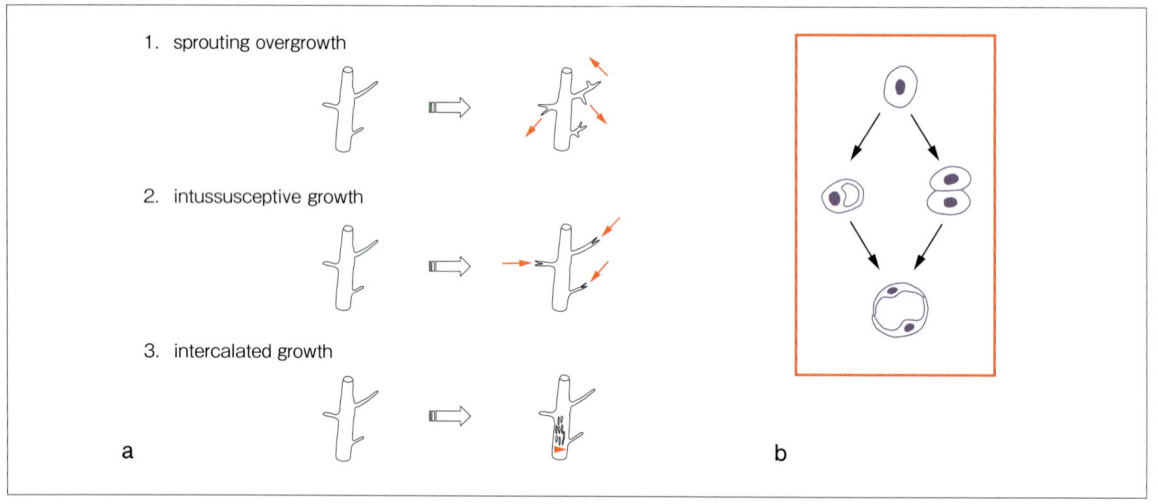

図3│angiogenesis（from a preexisting vessel）

---

### TOPICS　血管の形成

　vasculogenesis と angiogenesis は，ともに「血管形成」と訳されることが多いが，発生学的には意味が異なる．時に，それぞれを「脈管形成」と「血管形成」と呼び分ける識者もいるが，なかなか適訳がないのが現状である．

　血管の形成は，幹細胞あるいは原始内皮細胞から発生する vasculogenesis と分化した内皮細胞から微小血管の形成が起こる angiogenesis に分けられる．両者ともよく類似はしているが，前者では粘調な間質を利用し，後者は暫定基質としてのフィブリンを利用して，血管が増生してくる．実際の angiogenesis には sprouting（発芽性），intussusceptive（陥入性），intercalated（挿入性）と称される形成過程があると考えられている（図3a）．

　一方，血管内腔の形成には，幾つかの内皮細胞が集まり，細胞間が離開して内腔ができるものと，内皮細胞内に小空隙 intracytoplasmic lumen（ICL）がまず形成され，これが破れて隣接する内皮細胞のそれとつながり，内腔ができる場合がある（図3b）．

---

2）Fletcher CDM, Beham A, Schmid D：Spindle cell hemangioendothelioma：a clinicopathological and immunohistochemical study indicative of a non-neoplastic lesion. Histopathology 18：291-301, 1991

第2部　組織型と診断の実際
Ⅲ．皮膚特有の間葉系腫瘍　【各論】A．血管系・リンパ管系腫瘍　1．良性腫瘍および腫瘍類似病変

# (10) 桿菌性血管腫症

**bacillary angiomatosis**

## 1．定義・概念

桿菌性血管腫症 bacillary angiomatosis は Bartonella 属の細菌，特に B. Henselae や B. quintana の感染によって引き起こされる血管の反応性（過形成性）増殖をいう．

1983年に Stoler ら[1]によって初めて報告された．disseminated pyogenic granuloma や epithelioid angiomatosis などの名称で呼ばれていたが，やがて原因が明らかになり，現在では桿菌性血管腫症と呼ばれている．

バルトネラ菌は，リケッチアに類似する偏好性のグラム陰性桿菌である．この菌の感染によって起こる疾患には，ねこひっかき病，塹壕熱の他に桿菌性血管腫症や肝紫斑病などの血管病変が知られている．後二者は B. Henselae によって起こるものが多い[2]．免疫不全患者では，バルトネラ菌は血中に侵入し，赤血球表面に吸着し破壊することで貧血を起こしたり，毛細血管内皮細胞にも侵入し，血管閉塞を起こす．免疫ができるのに伴って，血中および内皮細胞内の菌数は急激に減少するが，潜伏期の後，菌は再び皮膚や皮下組織に現れ，血管内皮細胞に寄生し，血管の傷害と再生を促し，血管腫性小結節を形成するようになる．これが，桿菌性血管腫症あるいは細菌性血管腫症と呼ばれる病変である．

## 2．臨床的事項

HIV 感染の続発症としてみられるが，その他の免疫不全疾患，白血病，ステロイド投与患者，腎移植患者での報告もある．いずれの場所の皮膚にも発生する．多発性の赤色ないし赤褐色の皮膚結節あるいは皮下結節として認められる（図1）．発熱，悪寒，倦怠感，頭痛を伴う．

皮膚の他，骨，軟部組織，肝臓，リンパ節，脾臓にも病変の形成が報告されている．

## 3．組織学的所見

結合織隔壁で境された小葉状構造からなり，それぞれ毛細血管の著明な増殖層からなっている（図2）．血管内皮細胞は腫大し，上皮様で，内腔に突出してみえる．好中球や好中球の核破砕物，マクロファージが散見される．やや紫色の顆粒状物質が認められるが（図3），これが細胞質外に存在する細菌の塊である[3]．Warthin-Starry 染色や Giemsa 染色で明瞭に認められる（図4）．血管構造が見難いことがあるが，細毛線維を染めるとその構造が明らかとなる．また，増殖した血管内皮細胞は，Facter Ⅷ-related antigen，CD 31 や CD 34 で確認することができる．

これらの病変は，孤立性あるいは多発性に認められ，病巣が真皮表層にあるとポリープ状に皮表から突出し，辺縁部には epidermal collarette と称する表皮突起や皮膚付属器が病巣を取り囲むように延長してみえる．このため，化膿性肉芽腫 pyogenic granuloma に類似する．

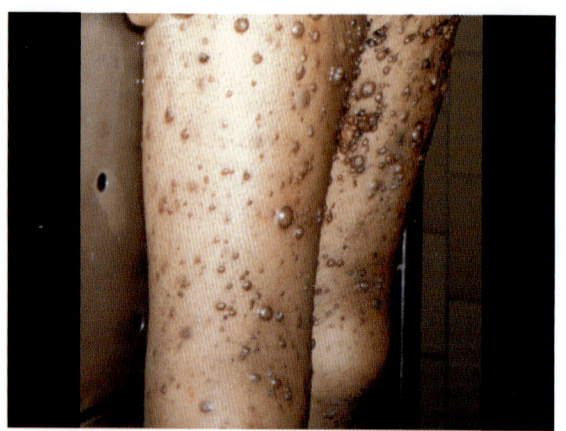

**図1 | 桿菌性血管腫症**
HIV感染の続発症の一つで，多発性皮下結節として現れたもの．

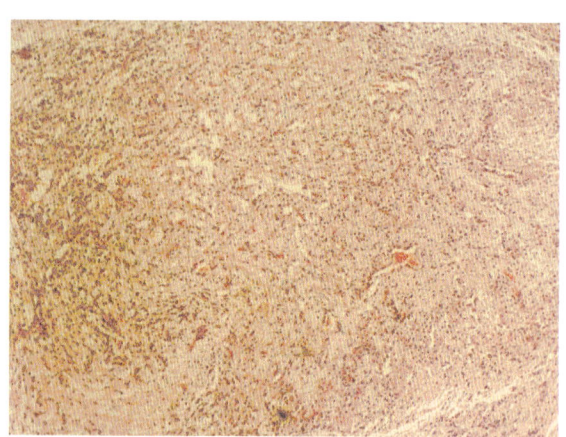

**図2 | 桿菌性血管腫症**
毛細血管の著明な増殖巣がみられる．

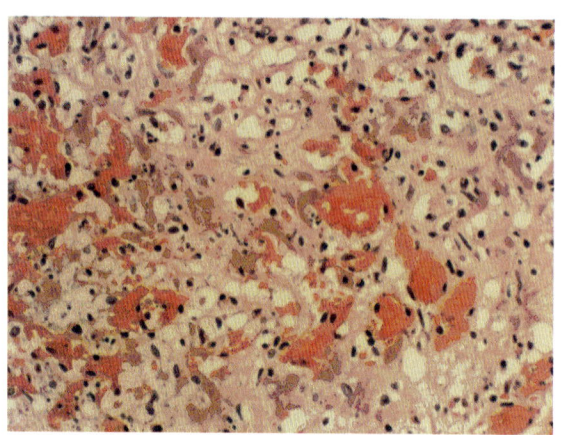

**図3 | 桿菌性血管腫症**
紫色の顆粒状物が認められる．

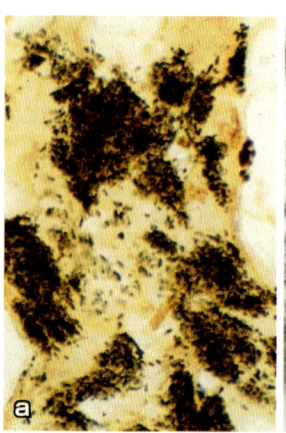

**図4 | 桿菌性血管腫症**
Warthin-Starry染色（a），電子顕微鏡（b）で菌が認められる．

## 4．鑑別診断

ペルー疣 verruga peruana で同様の病変を認めることがある．その他，組織学的には，化膿性肉芽腫が鑑別疾患として挙げられるが，紫色の顆粒状物質は存在しない．

## 5．予後

エリスロマイシンやテトラサイクリンの経口投与によく反応する．再燃することがあるので，十分注意しながら治療する必要がある．患者の予後は免疫状態と病変の傷害部位による．

（小谷泰一，真鍋俊明）

### 文献

1) Stoler MH, Bonfiglio TA, Steigbigel RT et al：An atypical subcutaneous infection associated with acquired immune deficiency syndrome. Am J Clin Pathol 80：714-718, 1983
2) Gasquet S, Maurin M, Brouqui P et al：Bacillary angiomatosis in immunocompromised patients. AIDS 12：1793-1803, 1998
3) LeBoit PE, Berger TG, Egbert BM et al：Bacillary angiomatosis：the histopathology and differential diagnosis of a pseudoneoplastic infection in patients with human immunodeficiency virus disease. Am J Surg Pathol 13：909-920, 1989

第2部 組織型と診断の実際
Ⅲ. 皮膚特有の間葉系腫瘍 【各論】A. 血管系・リンパ管系腫瘍 1. 良性腫瘍および腫瘍類似病変

# (11) 反応性血管内皮細胞腫症

**reactive angioendotheliomatosis**

## 1. 定義・概念

反応性血管内皮細胞腫症 reactive angioendotheliomatosis はいろいろな刺激に対する反応として血管内内皮細胞の自己制限性の増殖を示す病態で, 通常皮膚に限局してみられる[1].

亜急性細菌性心内膜炎, Chagas 病, 肺結核, クリオグロブリン血症, 慢性リンパ球性白血病, 抗リン脂質抗体症候群, リウマチ様関節炎, 皮膚アミロイド血管症, 末梢血管粥状硬化症, 長期血液透析などに伴っての報告が知られている[2]. 実際の病理発生のメカニズムは不明であるが, POEMS 症候群患者にみられる糸球体様血管腫のような血中への血管増殖因子の放出や, クリオグロブリンの血管内沈着による血管内皮細胞の増殖の誘発あるいは低酸素血症による局所性の血管内皮増殖因子の増加, などによるとの説がある[3,4]. 検索された限りでは HHV-8 については陰性である. いずれにせよ, 本病態は反応性変化であり, 新生物ではない. 以前, 悪性血管内皮細胞腫症と呼ばれていたものは, 本症や血管内皮細胞病変とは関係なく, 血管内悪性リンパ腫と考えられている[1].

## 2. 臨床的事項

本症は比較的稀な疾患で, 病変は顔面, 四肢の皮膚にみられる. 赤褐色ないしすみれ色の結節ないし局面として現れる. 点状, 斑状出血や小壊死を伴う.

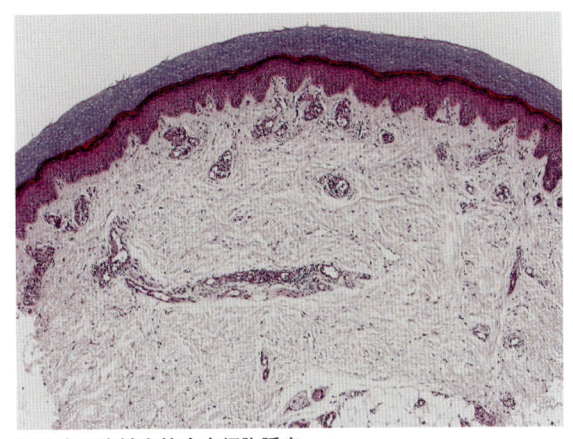

**図1 | 反応性血管内皮細胞腫症**
血管の走行に異常はない. 毛細血管, 細静脈領域が太く, 細胞に富んでみえる.

## 3. 組織学的所見

真皮上層から中層にかけて, 既存の血管に沿った毛細血管の増生が認められる (図1). 血管はやや拡張し, 内皮細胞が増加し, しばしば内腔を閉塞しているようにみえる (図2). フィブリン血栓を伴っていることもある (図3). 時に再疎通像をみる. 内皮細胞の核はやや腫大したり, 細胞質に富み, 上皮様にみえることがある. 細胞異型や核分裂像はない. 血管周囲には周皮細胞が取り囲んでいる. リンパ球, 好中球や逸脱した赤血球が散見される.

血管内の細胞は, 免疫組織化学的に第Ⅷ因子関連抗原, CD 31, CD 34, UEA-I に陽性であるが, リンパ球のマーカーにはいずれも陰性である.

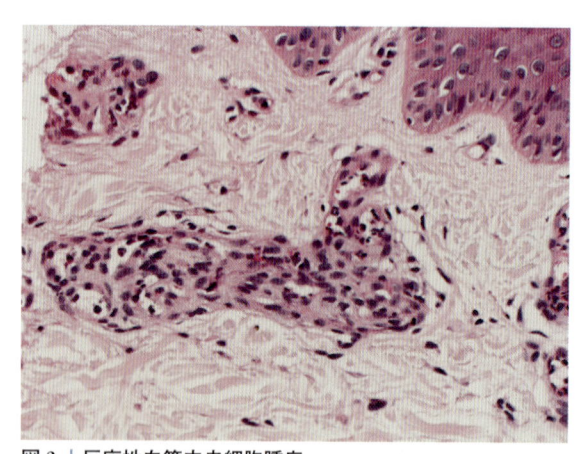

**図2** 反応性血管内皮細胞腫症
血管は太く，細胞に富んでいる．多数の内腔も観察され，再疎通を受けたようにみえる．

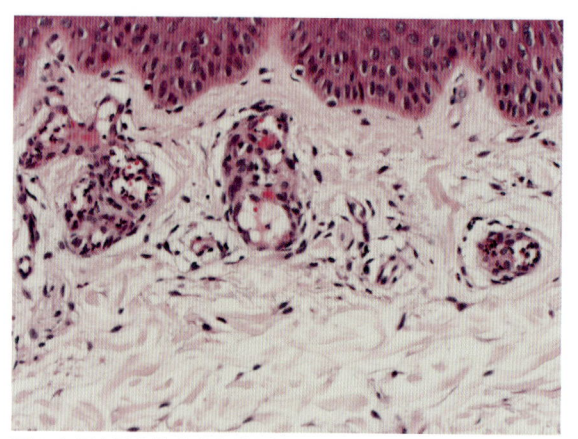

**図3** 反応性血管内皮細胞腫症
血管内に小さい血栓を認めることがある．

## 4. 鑑別診断

房状血管腫と血管内またはリンパ管内組織球症 intravascular (or endolymphatic) histiocytosis が挙げられる[5]．前者とは，大きな血管集簇巣をもたないこと，後者とは管内細胞が組織球ではなく内皮細胞であることから鑑別される．

## 5. 予後

ほとんどが自己制限性で，治療の必要なく，数週間から数ヵ月で完全に消退する．

（小谷泰一，真鍋俊明）

### 文献

1) Wick MR and Rocamora A：Reactive and malignant "angioendotheliomatosis"：a discriminant clinicopathollogic study. J Cut Pathol 15：260-271, 1988
2) Lazora R, Slater C, Scott G：Reactive angioendotheliomatosis. Case report and review of the literature. Am J Dermatopathol 18：63-69, 1996
3) Porras-Luque JI, Fernandez-Herrera J, Dauden E et al：Cutaneous necrosis by cold agglutinins associated with glomeruloid reactive angioendotheliomatosis. Brit J Dermatol 139：1068-1072, 1998
4) Requena L, Farina MC, Renedo G et al：Intravascular and diffuse dermal reactive angioendotheliomatosis secondary to iatrogenic arteriovenous fistulas. J Cut Pathol 26：159-164, 1999
5) Rieger E, Soyer HP, LeBoit PE et al：Reactive angioendotheliomatosis or intravascular histiocytosis? An immunohistochemical and ultrastructural study in two cases of intravascular histiocytic cell proliferation. Br J Dermatol 140：497-504, 1999

Ⅲ．皮膚特有の間葉系腫瘍　【各論】A．血管系・リンパ管系腫瘍　1．良性腫瘍および腫瘍類似病変

# (12) 疣贅性血管腫

verrucous hemangioma

## 1．定義・概念

　疣贅性血管腫 verrucous hemangioma（VH）の疾患概念の独立性を疑問視する考えもあり，現在は hyperkeratotic capillary-venous malformation とも呼ばれる．これは VH と鑑別上問題となる母斑様限局性体幹被角血管腫 angiokeratoma circumscriptum neviforme（ACCN）をも含有しうる診断名である．ACCNは幼児期に生じる多発性の角化性小丘疹を示す病変で，組織学的に過角化を伴い，拡張した血管腔が真皮乳頭層のみに限局すると定義されているが，臨床的に両者の区別が困難な例も多いため，両者を厳密に区別しない名称である．

## 2．臨床的事項

　VH は，出生時あるいは乳幼児期に生じる．下肢に多く，単発性の隆起した赤色局面を呈し，その後に角質をのせた疣状の暗赤色隆起を示す．

## 3．組織学的所見

　角質増生と拡張した毛細血管-静脈腔が真皮浅層のみならず，真皮深層，皮下組織まで及ぶ（図1）．拡張血管を包み込むように延長した表皮突起が目立ち，有棘細胞層は薄い．内腔は一層の内皮細胞からなり，腔内に血栓の形成もみられることがある．炎症細胞浸潤やヘモジデリン沈着，線維化を伴うこともある．

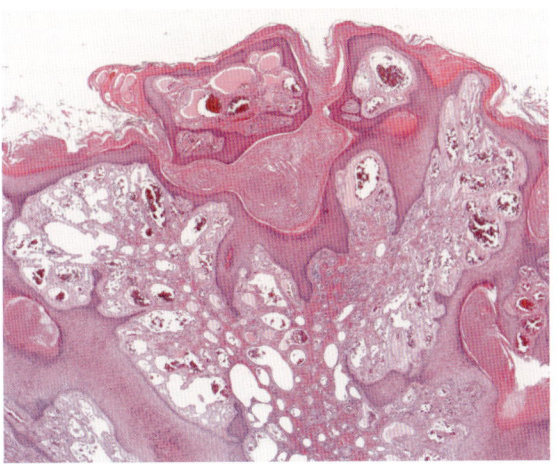

**図1｜疣贅性血管腫**
38歳女性の下肢の皮膚腫瘤．生下時より存在．角質増生，表皮の乳頭状過形成を示す．真皮内に拡張した毛細血管-静脈腔が広がる．

## 4．治療・予後

　自然消退はなく，外科的切除が必要である．局所再発する傾向がみられる．

（宮川（林野）文）

### 文　献

1) 倉持　朗：脈管系．玉木邦彦（編）：最新皮膚科学大系13 神経系腫瘍，間葉系腫瘍．中山書店，2002, pp165-166
2) Mackee PH, Calonje E, Granuter SR：Tumors of vascular origin. Pathology of the skin, 3rd ed. Elsevier Mosby, Philadelphia, 2005, pp1812-1820
3) LeBoit PE, Burg G, Weedon D et al：World Health Organization Classification of Tumors. Pathology and Genetics of Skin Tumours. IARC Press, Lyon, 2006, pp242-246

第2部　組織型と診断の実際
Ⅲ．皮膚特有の間葉系腫瘍　【各論】A．血管系・リンパ管系腫瘍　　1．良性腫瘍および腫瘍類似病変

# (13) 化膿性肉芽腫

pyogenic granuloma

## 1．定義・概念

化膿性肉芽腫 pyogenic granuloma は，外傷などが誘因となって生じた毛細血管の増生からなる血管の反応性病変である．

同義語に lobular capillary hemangioma, telangiectatic granuloma, ボトリオミコーゼ botryomykose がある．

外傷の先行があることが多く，腫瘍性よりも反応性血管増生と考えられている．好発部位が動静脈吻合の分布領域に重なることから，何らかの背景要因に加え，外傷などによる動静脈吻合の機能不全→支配領域への血液の大量流入→毛細血管増生，といった機序が考えられている．

## 2．臨床的事項

2cmまでの半球状に隆起した赤色の軟らかい腫瘤．通常単発である．菲薄化した表皮で覆われ，容易に出血，潰瘍を形成する．若年者に多い．小児では顔面，成人では体幹，四肢，妊婦では歯肉に好発する．妊婦に生じる歯肉の病変は epulis gravidarum とも呼ばれる．

通常，数週間で最大径に達し，数ヵ月の経過で退縮する．稀に nevus flammeus や spider angioma などの病変上に生じたり，血管内に生じることもある．

## 3．組織学的所見

毛細血管の集合からなり，線維性結合組織より区画された小葉状の構築が特徴である（図1）．増生血管は裂隙状から管腔まで多彩である．好中球，リンパ球などの炎症細胞浸潤も伴う．表面は薄く伸展した表皮に覆われ，潰瘍化をきたすことが多い．表皮の上方では表皮は薄いが，病変周囲の表皮の下縁は取り残されたようにみえ，襟 collarette と呼ばれる．これは病変の急激な増大を反映する．病変下層の脂肪組織まで採取されている場合，表層の病変から連続して下層に伸びる血管拡張と，動静脈吻合と思われる血管が観察されることがある．血管内皮の部分的な異型や核分裂像はよくみられる所見である（図2）．退行期の病変は fibroma 様になる．血管内に生じた病変は静脈壁に接し，有茎性に発育し，通常型よりも小葉構造が目立たないことが多い（図3）．

## 4．免疫組織化学的特徴

比較的内腔の明瞭な血管では内皮細胞が第Ⅷ因子関連抗原などの内皮マーカーに陽性を示すが，毛細血管の密在した部分では陰性である．

## 5．鑑別診断

細菌性血管腫症 bacillary angiomatosis や肉芽組織などと鑑別する必要がある．いずれも化膿性肉芽腫とは，葉状の構築が不完全であること，好中球が病変全体に分布することなどの所見から区別する．

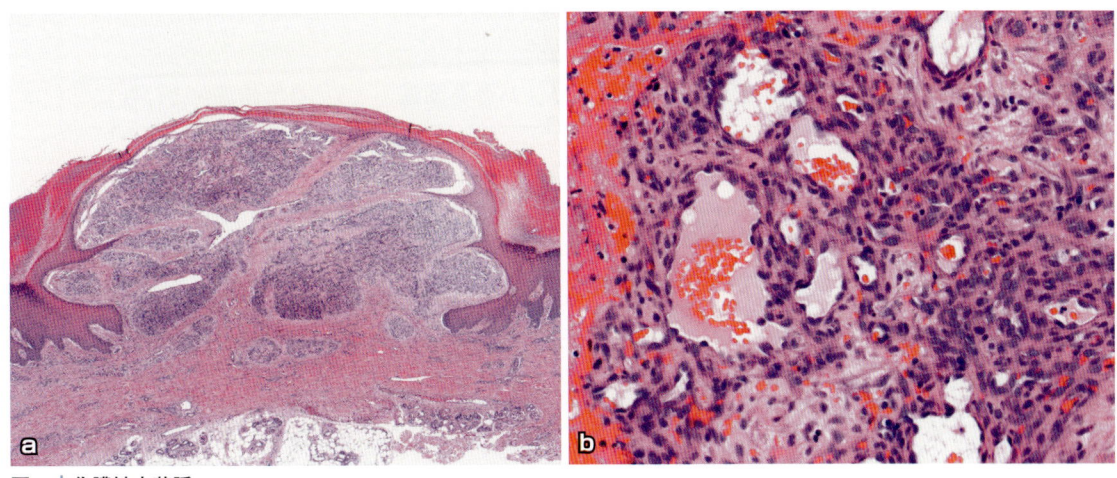

**図1 | 化膿性肉芽腫**
37歳男性の第二指基部の赤色腫瘤．皮膚表面から隆起した毛細血管の増生（a，弱拡大）．分葉状構造が明瞭である（b，強拡大）．

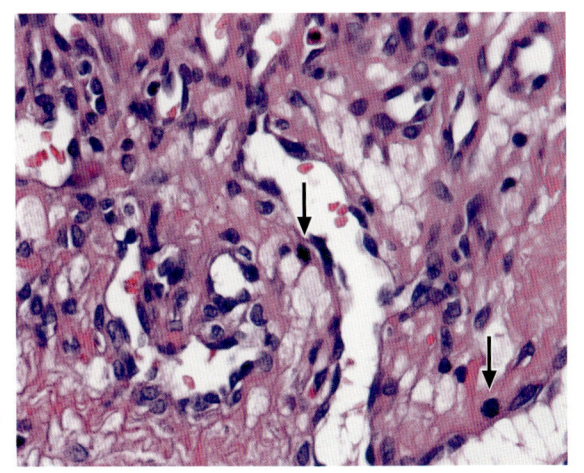

**図2 | 77歳男性の足底の化膿性肉芽腫強拡大像**
毛細血管内皮の腫大や核分裂像（矢印）が認められる．

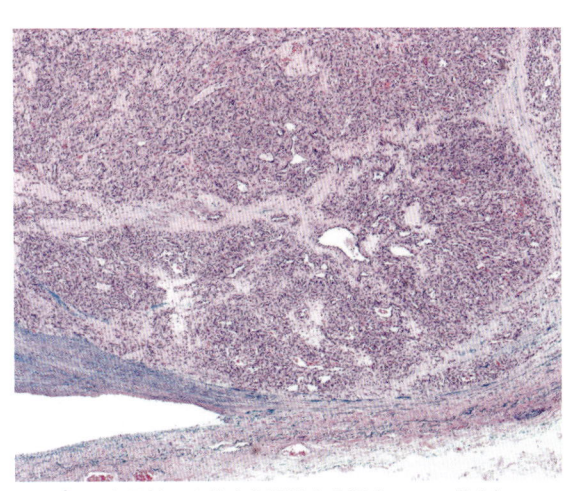

**図3 | 68歳男性の血管内化膿性肉芽腫（VB-HE染色）**
静脈壁に付着した肉芽腫．

## 6. 治 療

外科的切除や電気凝固などが行われる．

(宮川（林野）文)

### 文 献

1) 今山修平：脈管系．玉木邦彦（編）：最新皮膚科学大系13 神経系腫瘍，間葉系腫瘍．中山書店，2002, pp132-135
2) Bhaskar SN, Jacoway JR：Pyogenic granuloma—clinical features, incidence, histology, and result of treatment：report of 242 cases. J Oral Surg 24：391-398, 1966
3) Mills SE, Cooper PH, Fechner RE：Lobular capillary hemangioma：the underlying lesion of pyogenic granuloma. A study of 73 cases from the oral and nasal mucous membranes. Am J Surg Pathol 4：470-479, 1980
4) Requena L, Sangueza OP：Cutaneous vascular proliferation. Part II. Hyperplasias and benign neoplasms. J Am Acad Dermatol 37：887-919, 1997

第2部　組織型と診断の実際

Ⅲ．皮膚特有の間葉系腫瘍　【各論】A．血管系・リンパ管系腫瘍　1．良性腫瘍および腫瘍類似病変

# （14）海綿状血管腫

cavernous hemangioma

## 1．定義・概念

海綿状血管腫 cavernous hemangioma は，成熟した静脈の奇形で，出生時に存在し，通常単発の軟らかい皮下腫瘤を形成する．正常皮膚色，淡青色，赤紫色を呈する．腫瘍ではなく，静脈奇形と位置づけられている．

## 2．臨床的事項

通常単発性だが，多発した場合，多発性の内軟骨腫を合併する Maffucci 症候群，消化管を中心に全身に血管腫が合併する青色ゴムまり様母斑症候群 blue rubber bleb nevus syndrome の可能性がある．また，病変部で血小板が消費され，出血傾向を示すことがある（Kasabach-Merritt 症候群）．

## 3．組織学的所見

真皮深層主体に多数の拡張した血管（静脈）の増生からなり（図1），血管内皮は扁平で異型はない．血管壁の厚さは血管により様々である．間質の炎症細胞浸潤を伴う．周囲組織との境界は不明瞭で，被膜形成はない．分葉状の構築は明らかではない．

## 4．治療・予後

自然消退せず，緩徐に進行する．外科的切除，硬

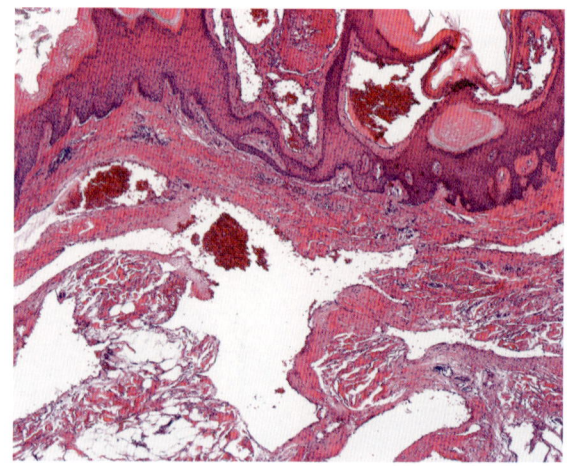

図1 | 海綿状血管腫
blue rubber bleb nevus syndrome の15歳女児．真皮深層主体に一層の内皮細胞で囲まれた拡張した多数の海綿状血管がみられる．

化療法が行われることもある．

（宮川（林野）文）

### 文　献
1) 倉持　朗：脈管系．玉木邦彦（編）：最新皮膚科学大系 13 神経系腫瘍，間葉系腫瘍．中山書店，2002, pp132-185
2) Mackee PH, Calonje E, Granuter SR：Tumors of vascular origin. Pathology of the skin, 3rd ed. Elsevier Mosby, Philadelphia, 2005, pp1812-1820
3) LeBoit PE, Burg G, Weedon D et al：World Health Organization Classification of Tumors. Pathology and Genetics of Skin Tumours. IARC Press, Lyon, 2006, pp242-246

第2部　組織型と診断の実際

III．皮膚特有の間葉系腫瘍　【各論】A．血管系・リンパ管系腫瘍　1．良性腫瘍および腫瘍類似病変

# (15) 被角血管腫

angiokeratomas

## 1．定義・概念

　被角血管腫 angiokeratomas は，真皮乳頭層の毛細血管の拡張とそれを取り囲むような表皮の肥厚と角質増生を伴い，表面が疣贅状を呈する血管腫である．表皮の肥厚は二次的変化とされる．血管腔は一層の内皮細胞で囲まれ，しばしば血栓を認める（図1）．臨床的には直径2〜10mm程度の疣贅状角化性紅色丘疹を呈する．

　5つの病型に分類され，種々の病因が背景にみられる．組織像は共通である．

## 2．病　型

### 1）単発性被角血管腫 solitary angiokeratoma

　若年者の下肢に好発する．外傷後に反応性に生じる．

### 2）Mibelli 被角血管腫 angiokeratoma of Mibelli

　若年者に発症．女性に多い傾向にある．凍瘡や四肢末端チアノーゼが先駆症状としてみられ，手足に好発する．稀に先天性末梢血管脆弱（常染色体優先遺伝）に由来する．

### 3）陰嚢被角血管腫 angiokeratoma scroti（Fordyce）

　高齢者の陰嚢に多発する暗紅色の孤立性丘疹として認められる．女性では大陰唇に生じる．静脈瘤や血栓性静脈炎に伴うことが多く，静脈圧の亢進の結果と考えられている．一種の老人性血管腫である．

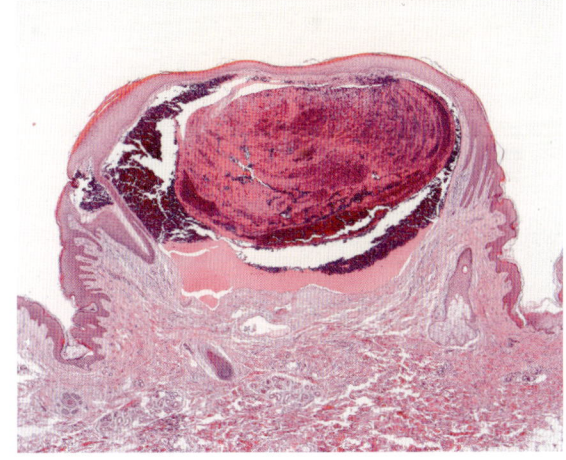

**図1｜被角血管腫**
61歳女性の右大腿部黒色腫瘤．真皮乳頭層の血管拡張，表皮突起の延長がみられる．血栓形成が認められる．

ライソゾーム蓄積症の一つであるマンノシドーシスに伴うこともある．妊娠中や経口避妊薬服用の若年女性にも生じることがある．陰嚢型は年齢とともに増大する．

### 4）母斑様限局性被角血管腫 angiokeratoma circumscriptum neviforme

　出生時から疣状列序性の血管性丘疹が四肢や体幹に片側性に生じる稀な型．女児に多い．この型では真皮深層や皮下組織にも血管増生をみることがあり，疣贅状血管腫 verrucous hemangioma との異同が問題となる．

表1 | 被角血管腫の分類

| 病型 | 遺伝 | 原因・病因 | 好発部位 |
|---|---|---|---|
| 単発性被角血管腫 | なし | 外傷 | 下肢 |
| Mibelli 被角血管腫 | AD | 凍瘡 | 指・趾背，手・足背 |
| 陰嚢被角血管腫 | 一部 AR | 静脈圧上昇，代謝異常 | 陰嚢，大陰唇 |
| 母斑様限局性被角血管腫 | なし | 母斑性 | 下腿，足 |
| びまん性体幹被角血管腫 | XR，AR，AD | 代謝異常 | 体幹，四肢近位 |

AD：autosomal dominant（常染色体優性），AR：autosomal recessive（常染色体劣性），XR：X-linked recessive（X連鎖劣性）．（文献1より引用）

表2 | びまん性体幹被角血管腫の分類（文献1より）

| 病型 | 遺伝 | 欠損酵素 | MIM |
|---|---|---|---|
| Fabry 病 | XR | α-ガラクトシダーゼ | *301500 |
| Kanzaki 病（Schindler 病） | AR | α-N-アセチルガラクトサミニダーゼ | *104170 |
| フコシドーシス | AR | α-フコシダーゼ | *230000 |
| ガングリオシドーシスI型 | AR | β-ガラクトシダーゼ-1 | *230500 |
| ガングリオシドーシスIII型 | AR | β-ガラクトシダーゼ | #230650 |
| ガラクトシアリドーシス | AR | β-ガラクトシダーゼ-2，ノイラミニダーゼ | *256540 |
| マンノシドーシス | AR | β-マンノシダーゼ | *248510 |
| アスパルチルグルコサミン尿症 | AR | N-アスパルチル-β-グルコサミニダーゼ | *208400 |
| 動静脈瘻に伴うびまん性体幹被角血管腫 | AD | 不明 | 600419 |

XR：X-linked recessive（X連鎖劣性），AR：autosomal recessive（常染色体劣性），AD：autosomal dominant（常染色体優性）．
MIM：米国 NCBI の OMIM™（Online Mendelian Inheritance in Man）上での疾患コード番号（http://www.ncbi.nlm.nih.gov/omim/）

5）びまん性体幹被角血管腫 angiokeratoma corpris diffusum

　代謝異常症に伴う稀な病型．Fabry 病，Kanzaki 病などのライソゾーム蓄積症の患者に生じる．他に，フコシドーシス，ガングリオシドーシス，アスパルチルグルコサミン尿症，マンノシドーシスなどの患者でもみることがある（表2）．
　体幹，特に bathing-trunk area と呼ばれる腹腰部を中心に多発する小丘疹状血管腫である．

## 3．治　療

切除，電気凝固，色素レーザーなどが行われる．

（宮川（林野）　文）

### 文　献

1）田中　勝：脈管系．玉木邦彦（編）：最新皮膚科学大系13 神経系腫瘍，間葉系腫瘍．中山書店，2002, pp144-149
2）Mackee PH, Calonje E, Granuter SR：Tumors of vascular origin. Pathology of the skin, 3rd ed. Elsevier Mosby, Philadelphia, 2005, pp1812-1820
3）LeBoit PE, Burg G, Weedon D et al：World Health Organization Classification of Tumors. Pathology and Genetics of Skin Tumours. IARC Press, Lyon, 2006, pp242-246
4）Schiller PI, Itin PH：Angiokeratomas：an update. Dermatology 193：275-282, 1996
5）Imperial R, Helwig EB：Angiokeratoma. A clinicopathological study. Arch Dermatol 95：166-175, 1967

第2部 組織型と診断の実際

Ⅲ. 皮膚特有の間葉系腫瘍 【各論】A. 血管系・リンパ管系腫瘍　1. 良性腫瘍および腫瘍類似病変

# (16) 動静脈血管腫

arteriovenous hemangioma

## 1. 定義・概念

動静脈血管腫 arteriovenous hemangioma は口唇などの頭頸部や四肢に好発する血管増生を示す良性腫瘍である．単発，1cm 以下の赤紫色丘疹を呈する．中年に好発し，性差はみられない．epidermal nevus syndrome や慢性肝疾患との関連がある場合もある．同義語に cirsoid aneurysm，acral arteriovenous tumor がある．乳頭直下の血管網の動静脈吻合を伴う過誤腫とする考えもあるが，病態は不明である．

## 2. 組織学的所見

真皮内から皮下脂肪組織に，境界明瞭な壁の厚い多数の脈管を認める（図1）．動脈，静脈が混在する．1/4 の症例では動静脈の吻合も認められる．脈管内にしばしば血栓や石灰化が認められる．内皮に異型はない．

## 3. 治　療

切除が行われる．

（宮川（林野）文）

### 文　献

1) 倉持　朗：脈管系．玉木邦彦（編）：最新皮膚科学大系 13 神経系腫瘍，間葉系腫瘍．中山書店，2002，pp161-165
2) Mackee PH, Calonje E, Granuter SR：Tumors of vascular origin. Pathology of the skin, 3rd ed. Elsevier Mosby, Philadelphia, 2005, pp1812-1820
3) LeBoit PE, Burg G, Weedon D et al：World Health Organization Classification of Tumors. Pathology and Genetics of Skin Tumours. IARC Press, Lyon, 2006, pp242-246

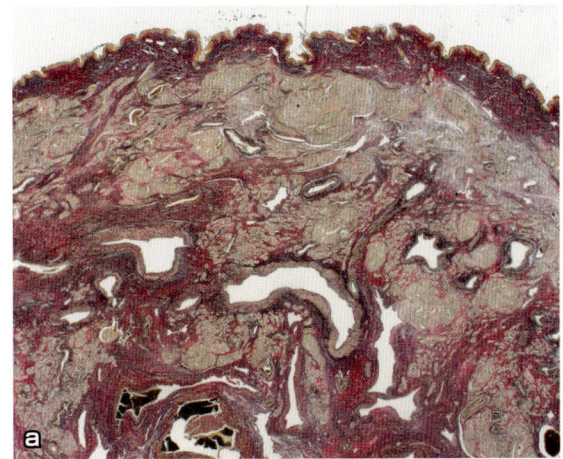

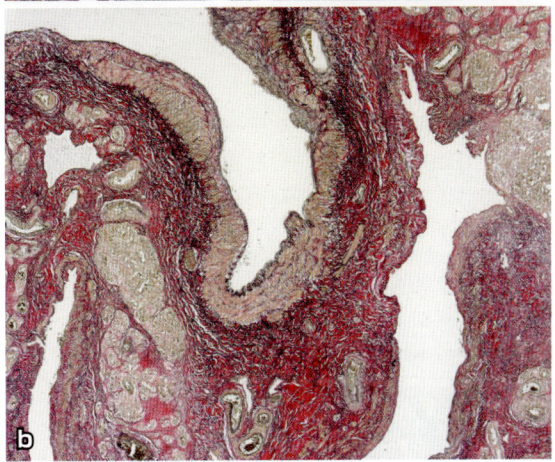

図1 | 動静脈血管腫
12歳男児の前腕腫瘤．真皮内に動静脈性血管が密在する．
（a, 弱拡大．b, 強拡大）

第2部 組織型と診断の実際

Ⅲ. 皮膚特有の間葉系腫瘍 【各論】A. 血管系・リンパ管系腫瘍　1. 良性腫瘍および腫瘍類似病変

## (17) 限局性リンパ管腫

**lymphangioma circumscriptum**

### 1. 定義・概念

限局性リンパ管腫 lymphangioma circumscriptum は，皮膚・粘膜または皮下組織でのリンパ管の形成異常より生じたリンパ管の過形成と拡張をみる良性病変である．主なリンパ液貯留部位が浅在性であれば，透明な小丘疹，深在性であれば柔らかい腫瘤としてみられるが，この病名では一般に前者を指す[1,2]．同義語に cutaneous lymphangioma, superficial type, deep type がある．

真の腫瘍なのか，過誤腫なのか，または単に lymphangiectasia なのかわかっていないが，いずれにしても良性で，部位と広がりにより治療法が決定される．リンパ管発生段階での異常とされ，正常のリンパ系との結合不全，すなわちリンパ管分画症との説が有力である．

成人では外科的侵襲，放射線照射後といった後天的要因により発生し，長期のリンパうっ滞が原因と考えられている．この場合，lymphangiectasis が適当かもしれないが，組織学的には先天性のものと区別はできない[1]．

### 2. 臨床的事項

通常生下時あるいは乳幼児期に出現．成人でみられることもある．

舌などの頭頸部，腋窩が半分以上を占め，四肢近位，側胸腹が続く．皮膚リンパ管腫の表在型の皮膚所見は特徴的で，1～2mm大の透明な小水疱が集まり，不規則な局面を形成する．水疱内出血，血栓形成のため紅色―黒色丘疹にみえる．過角化による表皮肥厚を伴って疣贅様にみえることもある．皮膚深在型や軟部組織では波動性腫瘤を形成する[2,3]．

### 3. 組織学的所見

浅在型では真皮乳頭層から浅層にかけてのリンパ管拡張．内腔は不連続な扁平な内皮細胞で覆われる．しばしば内腔に突出する弁がみられる．内腔には好酸性均質なリンパ液や泡沫細胞がみられ（図1），時に赤血球が混在する．拡張したリンパ管間には繊細な結合組織がみられ，リンパ球集簇が散在する．拡張した異常リンパ管は真皮深層から皮下脂肪組織にも認められることもある．深在性になるにつれ，リンパ管壁に平滑筋層を伴った海綿状の大きな管腔を形成する[1,2]．

一般に頸部や腋窩では cystic hygroma（cystic lymphangioma）と呼称されるように，結合組織浅層に発生し，結合組織が疎であるために，外方性に大きく発育する傾向がある．肉眼的に多房性の嚢腫を形成し，組織学的にはリンパ管腔は著明に拡張，壁に平滑筋は目立たない．これに対し，口唇，舌，頬などでは結合組織は密で筋肉が発達しているため，深部まで広がり，海綿状のリンパ管腔を形成することが多い[1]．

### 4. 免疫組織化学的特徴

血管内皮マーカー（CD31, Factor Ⅷなど）にも陽性になるとされるが，vascular endothelial growth

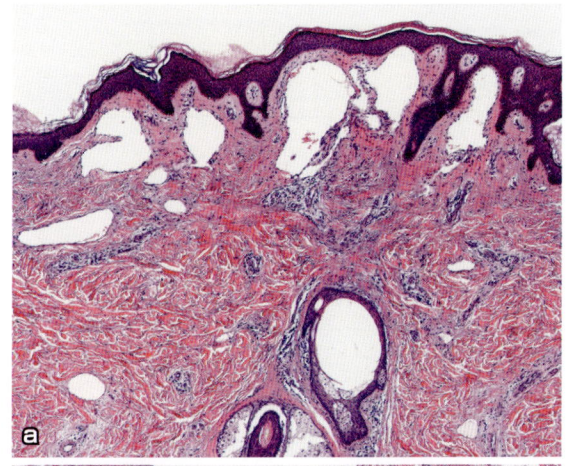

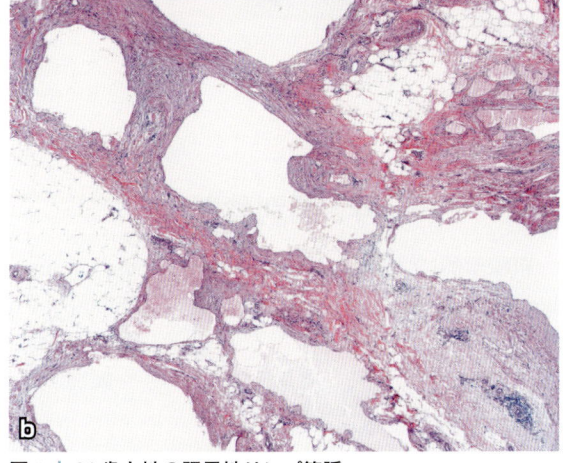

**図1 | 24歳女性の限局性リンパ管腫**
生下時より大腿部に小水疱, 赤色丘疹の集簇が存在. 徐々に皮下腫瘤が出現した. **a**: 真皮乳頭層に不規則な裂隙としてみえるリンパ管拡張. リンパ管内皮は直接真皮結合組織と接する. **b**: 皮下組織にも種々の大きさのリンパ管が認められる. 内腔には好酸性均質なリンパ液を入れる. 間質にリンパ球の集簇を伴う.

## TOPICS 血管系とリンパ管系の発生

リンパ管系は静脈系と密接に関係し, 発達する. 中胚葉におけるFlk1陽性の血管前駆細胞hemangioblastの出現後, この前駆細胞が互いに癒合し, 原始血管叢の形成vasculogenesisが起こる. 血管前駆細胞が血島とよばれる細胞の集簇を形成した後, 辺縁部の細胞は内皮細胞に分化し, 中心部の細胞は血球に分化すると推定されている. 既存血管の内皮細胞が血管新生刺激に反応して, 血管新生angiogenesisが起こる. その後, 壁細胞による裏打ち構造の形成(血管成熟・リモデリング)と動静脈の形成を経て, 胎生6週に基本静脈cardinal veinの転写因子Prox1を発現する内皮細胞が原始静脈から発芽することによってリンパ管が形成される. さらにリンパ管内皮に特異的な遺伝子*LYVE1*, *VEGFR3*などを誘導する. 胎生3ヵ月目には管が折りたたまれ, リンパ嚢を形成し, その周囲にリンパ球が集合することでリンパ節が形成される. 生後数週間以降にリンパ節の構築が完成される.

factor receptor-3(VEGFR-3), D2-40, Prox1などがリンパ管内皮細胞に特異的に陽性である[4].

## 5. 鑑別診断

二次性の出血を伴っている場合, 組織学的にも管腔内にかなりの赤血球の混在があり, 限局性被角血管腫 angiokeratoma circumscriptum や Kaposi肉腫との鑑別も必要となる. 拡張した管腔にはリンパ管の特徴を示し, 血栓形成はないこと, 間質にリンパ球集簇があること, 深在性のリンパ管拡張も伴うことなどから鑑別する. 血管腫よりも腔は不規則な拡張を示し, 内皮はより疎に分布することも鑑別の助けになる[1,2].

## 6. 治療・予後

外科的切除が行われる. しばしば手術不可能な範囲にも及び, 再発は必発である. 部位によっては致死的になる.

(宮川(林野) 文)

### 文 献

1) Weiss SW, Goldblum JR : Tumors of lymph vessels. Enzinger & Weiss's Soft Tissue Tumors, 5th ed. Mosby Elsevier, Philadelphia, 2008, pp733-749
2) 今山修平: リンパ管系良性・悪性腫瘍. 玉木邦彦(編): 最新皮膚科学大系13 神経系腫瘍, 間葉系腫瘍. 中山書店, 2002, pp202-209
3) LeBoit PE, Burg G, Weedon D et al : World Health Organization Classification of Tumors. Pathology and Genetics of Skin Tumours. IARC Press, Lyon, 2006, pp114-116
4) Peachey RD, Lim CC, Whimster IW : Lymphangioma of skin. A review of 65 cases. Br J Dermatol 83 : 519-527, 1970

第2部 組織型と診断の実際

Ⅲ．皮膚特有の間葉系腫瘍　【各論】A．血管系・リンパ管系腫瘍　1．良性腫瘍および腫瘍類似病変

## (18) 進行性リンパ管腫

progressive lymphangioma

### 1．定義・概念

進行性リンパ管腫 progressive lymphangioma[1-4]は真皮および皮下組織に存在する血管の進行性の限局性腫瘍性増生である．

同義語に acquired progressive lymphangioma, benign lymphangioendothelioma がある．

外科的手術や虫刺症などの外傷後に発生する．放射線照射後，数ヵ月〜数年後に発生することもある．外傷後の炎症が発生に関与すると考えられている．また，リンパ管への分化を示す内皮の腫瘍性増生と考えられている．

### 2．臨床的事項

中年以降に発生し，性差はない．下肢に好発．単発で境界明瞭な赤紫調局面が年余にわたり徐々に増大する．

### 3．組織学的所見

真皮内に単調な血管内皮の単層の増生からなる血管腔が不規則に拡張する．拡張した血管腔は膠原線維間や既存の血管周囲に存在する．内皮は時に乳頭状に増生する．真皮深層—皮下組織に広がるにつれ，血管密度は増す．内皮の数，密度は増加しているが，内皮に異型性や核分裂像は認められない．脈管周囲に平滑筋は一部にみられるのみで，電顕ではリンパ管への分化を示す．

### 4．鑑別診断

組織学的には lymphangioma-like Kaposi sarcoma, lymphangiosarcoma（angiosarcoma associated with lymphedema）が鑑別に挙がる．前者は紡錘形細胞や出血性変化の有無，後者とは異型性から鑑別する．

### 5．治療・予後

緩徐だが進行性である．予後は良好で，転移はないとされる．画像検査により範囲を決定し，経過観察あるいは切除を行う．

（宮川（林野）文）

### 文　献

1) Weiss SW, Goldblum JR：Tumors of lymph vessels. Enzinger & Weiss's Soft Tissue Tumors, 5th ed. Mosby Elsevier, Philadelphia, 2008, pp733-749
2) 今山修平：リンパ管系良性・悪性腫瘍．玉木邦彦（編）：最新皮膚科学大系 13 神経系腫瘍，間葉系腫瘍．中山書店，2002, pp202-209
3) Peachey RD, Lim CC, Whimster IW：Lymphangioma of skin. A review of 65 cases. Br J Dermatol 83：519-527, 1970
4) Guillou L, Fletcher CD：Benign lymphangioendothelioma (acquired progressive lymphangioma)：a lesion not to be confused with well-differentiated angiosarcoma and patch stage Kaposi's sarcoma：clinicopathologic analysis of a series. Am J Surg Pathol 24：1047-1057, 2000

第2部　組織型と診断の実際

Ⅲ．皮膚特有の間葉系腫瘍　【各論】A．血管系・リンパ管系腫瘍　1．良性腫瘍および腫瘍類似病変

# (19) リンパ管腫症

lymphangiomatosis

## 1．定義・概念

リンパ管腫症 lymphangiomatosis[1,2,3,4] は，多臓器においてリンパ管腫が多発した状態である．腫瘍性増生よりも血管・リンパ管系の形成異常と考えられている．

## 2．臨床的事項

20歳代までに発症．出生時にリンパ液貯留による症状が少ないため診断されることはなく，徐々に症状が出現する．性差はなく，皮膚，頸部，体幹，四肢の浅層に好発する．浅在性の場合は丘疹，深在性の場合は皮膚の波動性腫脹がみられる．骨，肺，胸膜，肝，脾臓などの実質臓器，縦隔や後腹膜にも生じる．約3/4は多発性骨病変を示す．病的骨折，乳び胸水，腹水がみられる．

## 3．組織学的所見

皮下脂肪組織まで広がる著明に拡張した多数のリンパ管がみられ，単層の扁平な内皮で裏打ちされる．真皮膠原線維間や既存の構造の周囲を取り巻くように存在する．間質にはヘモジデリン沈着やリンパ球浸潤が認められる．

血管腫症 angiomatosis と組織学的にも類似し，両者はオーバーラップするため，リンパ管への分化が明瞭な場合のみ lymphangiomatosis と診断する[1]．

## 4．鑑別診断

血管肉腫に類似することもあるが，内皮の異型性や多層化，核分裂像はない．局面期のKaposi肉腫とは紡錘形細胞や異型がないことから鑑別する．angiomatosis は血管構造がより複雑で，海綿状血管から毛細血管の大きさまで大小混在する．

組織学的に progressive lymphangioma との区別は困難であるので，臨床経過，病変の広がりから鑑別する．

## 5．治療・予後

広範囲であるため，治療は困難である．リンパ管腫の発生部位と程度により予後は異なる．肝臓や肺などの実質臓器に発症した場合，予後は不良である．軟部組織のみに生じた例は切除可能のことが多い．

(宮川（林野）　文)

## 文　献

1) Weiss SW, Goldblum JR：Tumors of lymph vessels. Enzinger & Weiss's Soft Tissue Tumors, 5th ed. Mosby Elsevier, Philadelphia, 2008, pp733-749
2) 今山修平：リンパ管系良性・悪性腫瘍．玉木邦彦（編）：最新皮膚科学大系13 神経系腫瘍，間葉系腫瘍．中山書店，2002, pp202-209
3) Peachey RD, Lim CC, Whimster IW：Lymphangioma of skin. A review of 65 cases. Br J Dermatol 83：519-527, 1970
4) Ramani P, Shah A：Lymphangiomatosis. Histologic and immunohistochemical analysis of four cases. Am J Surg Pathol 17：329-335, 1993

## (1) 皮膚血管肉腫

cutaneous angiosarcoma

### 1．定義・概念

　血管肉腫 angiosarcoma は，血管あるいはリンパ管の内皮細胞の形質を発現する悪性腫瘍である．
　皮膚血管肉腫 cutaneous angiosarcoma の多くは太陽光線に曝される皮膚に格別の原因なしに発生し，頭蓋部に好発する．少数はリンパ浮腫関連あるいは放射線照射後（いずれも主に乳癌治療例）に生じる．皮膚血管肉腫はこのような臨床的観点から，①特発性血管肉腫 idiopathic angiosarcoma，②リンパ浮腫性血管肉腫 lymphedema-associated angiosarcoma[1]，③放射線照射後血管肉腫 postirradiation angisarcoma に分けられる．後2者は稀である．臓器移植を受けた患者の免疫抑制との関連も報告されているが，ヒトヘルペスウイルス-8（human herpesvirus-8：HHV-8）が血管肉腫の成因と関連した役割を果たしている証拠はない．

### 2．臨床的事項

#### 1）特発性血管肉腫 idiopathic angiosarcoma

　高齢者に好発し，男性に多く認められる（男性：女性＝2：1）．不明瞭な暗赤紫紅斑，血疱，易出血隆起局面，小結節などを形成して主に頭蓋や顔面に生じる．しばしば多結節性で潰瘍形成も示す．臨床診断は非典型例では，びまん性顔面浮腫と間違われることがある[2,3]．血管肉腫の特徴の一つは衛星的進展 satellite spread を示す傾向である．原発部位から，通常，中枢に向かって放射状に，青色あるいは赤青色の病変が広がる．これは局所転移 locoregional metastasis の可能性が高いといわれる．切除手術をしても局所進展を制御できない理由であろう．予後は極めて不良であり，5年生存率は12〜33%である[4]．

#### 2）リンパ浮腫関連性血管肉腫 lymphedema-associated angiosarcoma

　Stewart-Treves 症候群[1,5]とも呼ばれる．種々の原因で長期間にわたってリンパ浮腫が持続する部位に稀に発生する血管肉腫である．乳癌根治術/腋窩リンパ節郭清後の患側のリンパ浮腫のみられる上肢に発生することが多いが，乳癌以外にも卵巣癌や子宮癌手術後あるいは他の原因で長期持続性浮腫を伴う下肢にも発生することがある．

#### 3）放射線照射後皮膚血管肉腫 radiation-associated angiosarcoma

　放射線照射を受けた部位に発生する血管肉腫である．照射を受けたどの部位にも発生しうる．乳癌治療法の変化によって乳腺部分切除術に伴う術後放射線治療が増加している昨今，被照射部の胸壁や乳房の皮膚に発生する症例が注目されている．

### 3．組織学的所見

#### 1）特発性血管肉腫

　上記の臨床的分類にかかわらず，いずれもよく似た組織学的所見[3,6,7]を呈し，はっきりした管腔を形成するものから低分化で充実性（血管の形状が容易には確認できない）のものまで幅広い所見のスペ

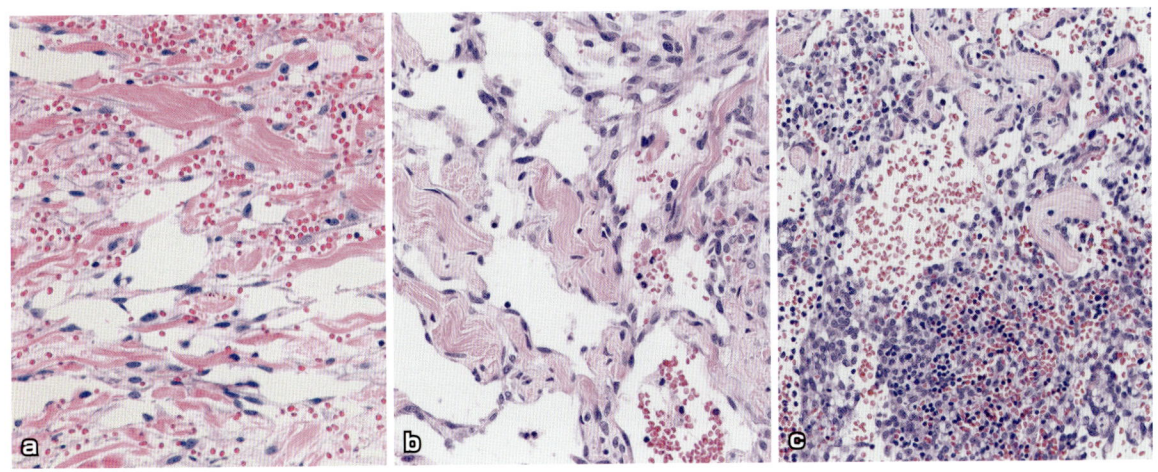

**図1｜頭部の皮膚血管肉腫**
a，b，c全て同一症例．生検される部位によって所見が異なる．a：真皮膠原線維を解離して血管腔が形成されるが，内皮の細胞異型は軽度．注意深くみれば内皮の多層化するところがある．高分化の血管肉腫の所見を示す．b：吻合状血管もみられ，部分的に内皮の多層化が存在する．c：内皮の充実性増殖が認められる低分化血管肉腫へ連なる．（刈谷豊田総合病院病理科　伊藤　誠先生のご厚意による）

クトラムを示す（図1）．

　皮膚血管肉腫の典型例は浸潤性で境界不明瞭な真皮の腫瘍であり，膠原線維束を解離するように多数の不規則な吻合状（anastomosing）の血管腔を形成する．皮下組織や骨格筋，骨膜への浸潤を示すこともある．血管腔はいろいろな程度の異型性あるいは多形性を示す内皮細胞によって裏打ちされ，この内皮細胞はしばしば多層化や乳頭状増殖を呈する．しかし，反応性病変でも内皮のある程度の細胞異型や核分裂像が出現するので注意が必要である．良性・悪性の鑑別の難しい症例では管腔壁の核濃染を示す異型内皮細胞の多層化が血管肉腫の診断的clueとなる．核分裂像は容易に認められる．多稜形や細長あるいは紡錘形の腫瘍細胞の充実性増殖は稀ではなく，そのような低分化の病変では血管構造を容易には認識できない．低分化腫瘍の場合は，腫瘍組織のどこかに腫瘍細胞が構成する脈管構造や血湖blood lakes，あるいは細胞質内空胞（細胞質内管腔intracytoplasmic lumenであり，印環細胞様にみえたり，管腔内に赤血球を含むことがある．粘液を含まない）を探し出すことが診断に役立つ．鍍銀染色は有用で，充実性増殖を示す血管肉腫組織内で細網線維で囲まれる血管構造を浮かび上がらせるのに役立つ．しかし，細胞内空胞は他の腫瘍でも出現したり人工的産物のこともあるので注意が必要である．

　組織学的異型度と予後の関係は，相関するという報告[8,9]がある一方，相関しないとの主張[10,11]もあ

り，腫瘍の大きさや摘出の完全さの方がより重要な指標だという．

### 組織学的亜型

　幾つかの組織学的亜型がある．内皮細胞の細胞異型が軽度で正常内皮に近い所見を示す最小偏倚血管肉腫，類上皮細胞が優勢を占める類上皮血管肉腫[12]，主に顆粒細胞granular cellからなる血管肉腫granular cell angiosarcoma[13,14]や紡錘形細胞増殖が優勢な紡錘形細胞血管肉腫[15]が報告されている．

#### a）最小偏倚血管肉腫 minimal-deviation (hemangioma-like) angiosarcoma (MDAS)[16,17]

　真皮表層に内皮細胞の異型が極めて軽度で管状の血管腔形成が良好であるが，真皮深層や皮下組織には蔓状racemose，解離状の管腔を形成する内皮細胞の増生が認められる．浅い皮膚生検（shallow punch biopsy, shave biopsy）ではこのようなMDASは異型血管性病変atypical vascular lesion（AVL）や良性リンパ管内皮腫と誤診される危険性があるので，正常ではない血管腔（リンパ管腔）の増生を認める場合は切除術が必要となる．炎症性細胞浸潤は通常存在し，高度な場合もある．

#### b）類上皮血管肉腫 epithelioid angiosarcoma[6]

　稀な腫瘍であり，epithelioid vascular tumorのスペクトラムの悪性側の端に位置する[6,18]．通常型の血管肉腫も部分的には類上皮細胞が認められるが，この腫瘍名はほとんどの腫瘍細胞が類上皮細胞から

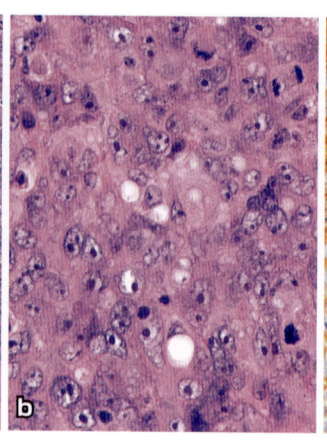

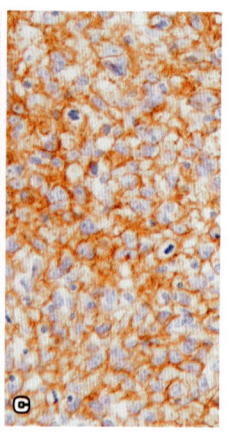

**図2 | 類上皮血管肉腫**
a：類上皮性異型細胞の充実性増殖，血管腔の形成，腫瘍の壊死がみられる．b：腫瘍細胞は好酸性胞体と大きな核小体，核分裂像が目立つ．胞体内管腔の形成を認める．c：CD31の免疫染色．類上皮腫瘍細胞の細胞膜に陽性．

なる血管肉腫に対して用いられる（図2a）．おそらく血管肉腫の5%程度であろう．大多数の症例は深軟部に発生する．皮膚と軟部の症例は通常，中年から高年の成人に発生し，男性に多い．通常，壊死と出血を示す．大型の卵円形から円形の類上皮細胞の充実性シート状の増殖からなる．腫瘍細胞は好酸性もしくは両染性の広い胞体をもち，核は大型vesicularで，明瞭な好酸性の核小体をもつ．顕著な多形性を示すことはない．核分裂像は多い．細胞質内管腔も部分的に認められ（図2b），その腔内に赤血球をみることがある．大抵の症例では少なくとも一部に血管形成が認められる．ほとんどの症例は侵襲的な臨床経過を示すとともにsystemicな転移をきたし，2〜3年で死亡する．

### 2）リンパ浮腫関連性血管肉腫

基本的に血管肉腫の病理組織学的所見と同じであるが，明らかに血管肉腫と診断できる所見（図3b）のほかに，内皮細胞の細胞異型を示さず重層化もみられない拡張したリンパ管や吻合状（anastomosing）あるいは膠原線維束を解離する腔を形成する．リンパ管腫との鑑別の難しい部位も存在する．また多発性・飛び石状の病巣分布もあり，血管肉腫の広がり（水平および垂直方向いずれも）を把握することに難渋する（図3a, c）．予後は不良である．

### 3）放射線照射後皮膚血管肉腫

真皮に発生する境界不明瞭なびまん性浸潤性を示す腫瘍であり，しばしば皮下組織にも浸潤する．組織学的には高分化病変から低分化病変まで幅があり，しばしば異なった分化や悪性度を示す病変が一つの腫瘍の中に混在する．高分化病変は明瞭な脈管を示しつつ，既存の膠原線維を解離してびまん性に浸潤する．加えて，内皮細胞の明らかな細胞異型と多層化がみられる．腫瘍の分化が低くなると内皮細胞の多層化は高度となり，しばしば腫瘍細胞の充実性増殖があり，細胞異型を伴う紡錘形細胞や類上皮細胞のシート状の増殖を示す（図4）．基本的には上述の通常型血管肉腫（特発性血管肉腫）と同様の所見である．興味深いことに，血管肉腫の広範切除標本では，後述の異型血管病変（AVL）との鑑別困難な小血管病変が同時に多発性に認められる．

## 4．鑑別診断

一般論として（しばしば例外はあるが）分葉状増殖パターンは良性のことが多く，内皮が単層性で細胞異型だけを示す場合や，そのような内皮による膠原線維を解離する増殖パターンdissecting growth patternだけでは血管肉腫とは必ずしもいえず，このような所見はいろいろな良性病変でも認められる．

異型血管病変（AVL）（後述）は乳癌手術後の放射線治療を受けた皮膚に発生するが，血管肉腫と誤診されることがある．AVLはクロマチンの増量する核をもつ内皮細胞で被覆された拡張した血管腔のfocalな増加からなるが，内皮細胞は単層であり，多層化を示さず，また核分裂も認められない．

血管内乳頭状内皮過形成，房状血管腫，紡錘形細胞血管腫，類上皮血管腫，鋲釘状血管腫，細静脈性血管腫，各種血管内皮腫症との鑑別が必要である（本書の別の項目に詳述される）．低分化の血管肉腫は他の紡錘形細胞肉腫，悪性黒色腫，上皮性悪性腫

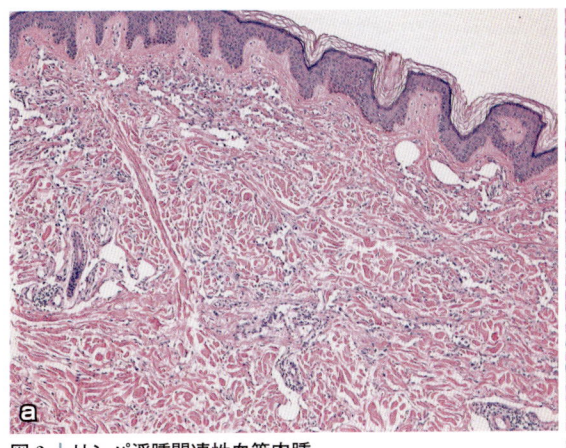

**図3 | リンパ浮腫関連性血管肉腫**
子宮癌手術後の持続性下肢リンパ浮腫部に発生．a：真皮に膠原線維を解離し角張った腔を形成する内皮によって裏打ちされた壁の薄い脈管の増生がみられる．拡張リンパ管も存在する．b：細胞異型を示す内皮細胞の多層化や充実性増殖を示す部分があり，血管肉腫と診断できる．c：皮下組織深層まで膠原線維の密な増生があり，壁の薄い脈管の増生を伴う．（小牧市民病院病理科 桑原恭子先生のご厚意による）

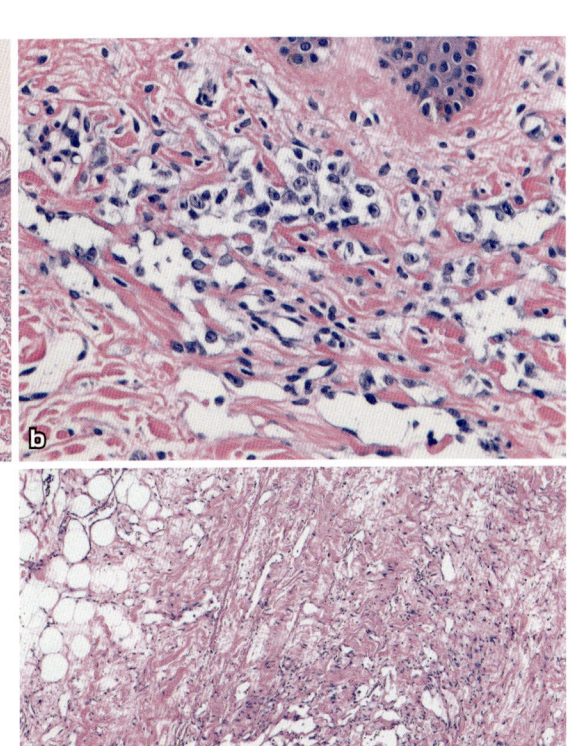

腫，Kaposi 肉腫と類似することがあるが，細胞質内管腔や血湖 blood lakes を認めることの他に，正確な診断には鍍銀染色や CD31 等の内皮マーカーの免疫組織学的染色が必要である．稀には電顕が役立つ．

類上皮血管肉腫の鑑別診断[19]は，ほとんど全ての類上皮細胞性の腫瘍が対象になる．転移性癌腫，中皮腫，悪性黒色腫，類上皮肉腫，悪性末梢神経鞘腫，悪性リンパ腫等が含まれる．鑑別は，細胞質内管腔 intracytoplasmic lumen や血管形成の同定によって通常可能である．最も重要なことは，内皮細胞に特異的なマーカー，特に CD31（図2c）と第Ⅷ因子関連抗原の発現を認めることである．約50％の症例でケラチン陽性が認められ，上皮性悪性腫瘍との鑑別が求められる．EMA は稀で部分的にしか陽性を示さない．CD30 陽性の症例の報告[20]もあり，その場合は悪性リンパ腫の鑑別が必要である．悪性黒色腫，類上皮悪性末梢神経鞘腫との鑑別にはHMB45 や S-100 蛋白の免疫染色が役立つ．類上皮肉腫はしばしば腫瘍中央に壊死を形成し，壊死巣を腫瘍細胞が柵状に取り囲む所見を示す．時に腫瘍細胞内に空胞をもつ．免疫染色ではケラチンと（あるいは）EMA が陽性で CD31 は陰性であるが，半数の症例が CD34 陽性を示すので，鑑別には組織学的所見が重要である．類上皮血管内皮腫，皮膚類上皮血管腫性結節 cutaneous epithelioid angiomatous nodule[21,22]，類上皮血管腫等の類上皮血管性病変の鑑別はそれぞれの項を参照されたい．

**【参考】放射線照射後の異型血管病変 radiatoin-associated atypical vascular lesion (AVL)[23]**

過去に放射線照射を受けた部位に明らかな血管肉腫以外にも血管増殖性病変 postradiation vascular proliferations[24] が稀に生じることがある．最近では乳癌の乳腺部分切除術の普及に伴う術後放射線治療の増加とともに被照射部の胸壁や乳房の皮膚で注目されるようになった．境界明瞭な丘疹 papule として認められる．皮膚血管肉腫に対して，AVL は真皮内の小型の境界明瞭な，対称性の楔形を示す病変である．病変は真皮表層から中層にかけて存在し，

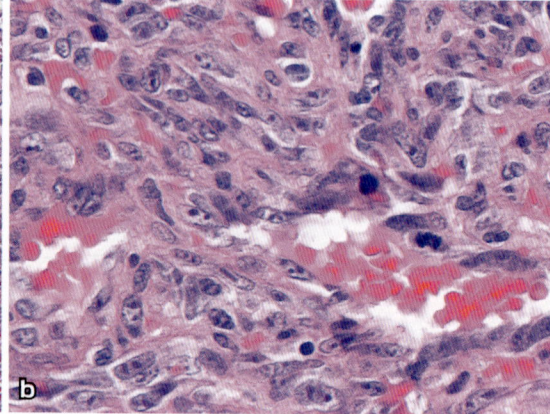

図4 | 乳癌手術後の放射線治療を受けた皮膚に発生した放射線照射後血管肉腫
a：短紡錘形腫瘍細胞の充実性増殖を示すが，blood lakes も認められる．右上には血管形成がある．b：腫瘍細胞で裏打ちされる血管様血液貯留腔．

病変の表在部分にしばしば拡張した壁の薄い血管腔が認められる．既存の真皮膠原線維の解離も所見の一つである．より大型の病変では真皮深層にも及ぶ（図5）．しかし，血管肉腫と異なり，皮下組織へ進展することはAVLの所見ではない．AVLは内皮細胞の多層化，細胞異型，核分裂像，壊死を欠き，blood lakes の形成もない．それらの臨床的に良性とされ，Fineberg らは病理組織学的に「atypical vascular lesion（AVL）」と呼称した[25]．AVLの他にも種々の名称（acquired lymphangiectasis, lymphangioma circumscriptum, acquired（progressive）lymphangioma, benign lymphangiomatous papules など）[26,27]で記載されており，良性経過を辿るとする報告が相次いだ．しかし近年，Brenn and Fletcher（2005）は，AVL症例の中には組織学的に高分化血管肉腫との所見の重なりを示す場合があるとして，その扱いに注意を喚起した[23]．Brennらによれば，高分化血管肉腫とAVLの間には形態学的重なりがあり，それ故に，放射線照射後のこれらの血管病変の明確な分類や鑑別が常に可能であるとはいえないという．単一の entity というよりも，むしろ良性から悪性病変まで広がる形態学的スペクトラムの連続性があると主張している[23,24]．最近，Patton ら[28]は，AVLは組織学的にリンパ管型と血管型に分類できることを提唱し，血管型AVLは血管肉腫の前駆病変の可能性があることを示唆した[28]．このように，AVLが血管肉腫と関連するか否かは見解が分かれている[23~25,27~30]．より多数例の，より長期の経過観察が必要である．

> **TOPICS**
>
> ## radiation induced cutaneous angiosarcoma と cutaneous angiosarcoma with lymphedema（Stewart-Treves syndrome）
>
> リンパ浮腫関連皮膚血管肉腫は長期間のリンパ浮腫を起こしやすい四肢に好発する．多くは乳癌手術に伴う腋窩・鎖骨窩リンパ節郭清患者の上肢に発生し，女性に多い．1949年に Stewart and Treves が「lymphangiosarcoma in postmastectomy lymphedema」と題して最初のまとまった報告をした．推定頻度は0.1~0.4%．術後10年以上経て発生し，しばしば multifocal である．乳癌部分切除術とセンチネルリンパ節摘出が普及してから頻度は減少している．外傷，先天的，フィラリア感染症，特発性などによるリンパ浮腫でも稀に発生し得る．原因としてリンパうっ滞による局所免疫障害の関与の示唆もあるが，十分には解明されていない．
>
> これに対して放射線照射後血管肉腫は乳癌部分切除術後放射線治療の普及とともに頻度は増加傾向にある．放射線治療を受けた部位に発生する稀な「続発性腫瘍」で，婦人科領域やその他でも知られているが，多くは乳癌手術後の乳房/胸壁放射線照射を受けた部位に発生する．放射線治療後の atypical vascular lesion（AVL）との関連は目下の研究課題である．

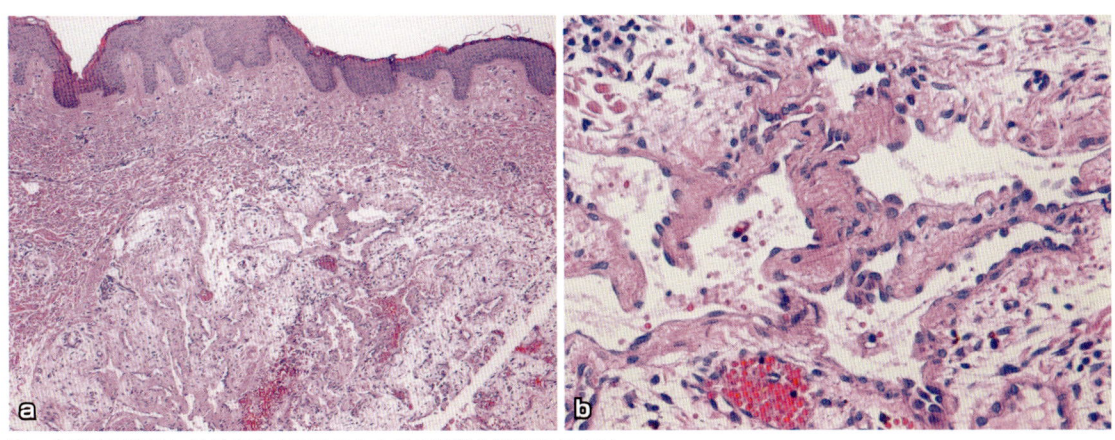

**図5** 乳癌手術後に放射線治療を受けた皮膚の異型血管病変（AVL）
a：真皮内にぎざぎざした複雑な管腔を形成する．b：内皮細胞は鋲釘様だが単層である．（Brigham and Women's Hospital, Boston, CDM Fletcher 先生のご厚意による）

## 5．免疫組織化学的特徴

　第Ⅷ因子関連抗原，CD31，CD34 がよく使用される．低分化血管肉腫では免疫組織学が役立つ．これらのうち1種類しか陽性染色されない症例もある．

　**a）CD31**：血管とリンパ管の内皮細胞に対して最も感受性が強く，特異性の高い内皮マーカーであり，多くの血管肉腫が CD31 陽性である．しかし，血小板，骨髄巨核球，マクロファージ[31]，形質細胞腫[32]も陽性を示す．内皮細胞と血小板が接して存在する場合は慎重な判定が求められる．癌腫では乳癌と甲状腺癌に陽性とする報告がある．

　**b）CD34**：内皮細胞に対する感受性は高く90％以上の悪性・境界悪性の内皮細胞に陽性を示す．Kaposi 肉腫では極めて高い感受性を示す．しかし，内皮細胞の他に多数の正常組織（造血幹細胞，Cajal の間質細胞，皮膚の樹状間質細胞，神経線維束周囲の樹状細胞）や種々の間葉系腫瘍に陽性を示す．したがって血管肉腫に対する特異性は低いので診断には十分な組織学的所見の評価と他の内皮マーカーの併用が望ましい[33]．類上皮肉腫は50〜60％の症例が CD34 陽性である点に注意すべきである．しかし癌腫には陰性である．

　**c）FLI-1蛋白**：内皮細胞の唯一の核マーカーであり，内皮細胞性腫瘍（血管腫，血管内皮腫，血管肉腫，カポジ肉腫）に対する感受性が高く，CD31 と類似の感受性と特異性を示すといわれる[34]．しかし腫瘍組織内の非腫瘍性の血管・リンパ管内皮の核や，反応性浸潤リンパ球の核にも陽性を示すので腫瘍細胞と誤らぬことが肝要である．Ewing 肉腫/PNET のマーカーでもある．類上皮肉腫，悪性黒色腫，癌腫には陰性である．

　**d）第Ⅷ因子関連蛋白（von Willebrand 因子：vWF）**：理論的には内皮細胞の Weibel-Palade 小体にのみ存在する凝固因子である．したがって最も高い内皮細胞特異性を示すと考えられるが，血清に分泌されるのでバックグラウンド染色として細胞外組織や細胞の外側表面に陽性に染色される．その結果，細胞膜の偽陽性所見を示すことになる．血管肉腫に対する感受性は低く，血管肉腫の診断上の価値は乏しい．

　**e）D2-40**：podoplanin に対する単クローン抗体の一つ．リンパ管内皮のマーカーとして繁用され，血管肉腫も陽性を示す．しかし，中皮腫やある種の上皮性腫瘍，間質組織等にも陽性を示し，特異性が低い[35]．

（多田豊曠）

## 文　献

1) Stewart FW, Treves N：Lymphangiosarcoma in postmastectomy lymphedema. Cancer 1：64-81, 1948
2) Holden CA, Spittle MF, Jones EW：Angiosarcoma of the face and scalp, prognosis and treatment. Cancer 59：1046-1057, 1987
3) Maddox JC, Evans HL：Angiosarcoma of skin and soft tissue：a study of forty-four cases. Cancer 48：1907-1921, 1981
4) Lydiatt WM, Shaha AR, Shah JP：Angiosarcoma of the head and neck. Am J Surg 168：451-454, 1994
5) Roy P, Clark MA, Thomas JM：Stewart-Treves syndrome-treatment and outcome in six patients from a single centre. Eur J Surg Oncol 30：982-986, 2004

6) Fletcher CD, Beham A, Bekir S et al：Epithelioid angiosarcoma of deep soft tissue：a distinctive tumor readily mistaken for an epithelial neoplasm. Am J Surg Pathol 15：915-924, 1991
7) Meis-Kindblom JM, Kindblom LG：Angiosarcoma of soft tissue：a study of 80 cases. Am J Surg Pathol 22：683-697, 1998
8) Merino MJ, Carter D, Berman M：Angiosarcoma of the breast. Am J Surg Pathol 7：53-60, 1983
9) Rosen PP, Kimmel M, Ernsberger D：Mammary angiosarcoma. The prognostic significance of tumor differentiation. Cancer 62：2145-2151, 1988
10) Billings SD, McKenney JK, Folpe AL et al：Cutaneous angiosarcoma following breast-conserving surgery and radiation：an analysis of 27 cases. Am J Surg Pathol 28：781-788, 2004
11) Nascimento AF, Raut CP, Fletcher CD：Primary angiosarcoma of the breast：clinicopathologic analysis of 49 cases, suggesting that grade is not prognostic. Am J Surg Pathol 32：1896-1904, 2008
12) Marrogi AJ, Hunt SJ, Cruz DJ：Cutaneous epithelioid angiosarcoma. Am J Dermatopathol 12：350-356, 1990
13) Hitchcock MG, Hurt MA, Santa Cruz DJ：Cutaneous granular cell angiosarcoma. J Cutan Pathol 21：256-262, 1994
14) McWilliam LJ, Harris M：Granular cell angiosarcoma of the skin：histology, electron microscopy and immunohistochemistry of a newly recognized tumor. Histopathology 9：1205-1216, 1985
15) Schwartz RA, Kardashian JF, McNutt NS et al：Cutaneous angiosarcoma resembling anaplastic Kaposi's sarcoma in a homosexual man. Cancer 51：721-726, 1983
16) Miyachi Y, Imamura S：Very low-grade angiosarcoma. Dermatologica 162：206-208, 1981
17) Wick MR, Manivel JC：Vascular neoplasms of the skin：a current perspective. Adv Dermatol 4：185-252；discussion 253, 1989
18) Tsang WY, Chan JK, Fletcher CD：Recently characterized vascular tumours of skin and soft tissues. Histopathology 19：489-501, 1991
19) Mobini N：Cutaneous epithelioid angiosarcoma：a neoplasm with potential pitfalls in diagnosis. J Cutan Pathol 36：362-369, 2009
20) Weed BR, Folpe AL：Cutaneous CD30-positive epithelioid angiosarcoma following breast-conserving therapy and irradiation：a potential diagnostic pitfall. Am J Dermatopathol 30：370-372, 2008
21) Brenn T, Fletcher CD：Cutaneous epithelioid angiomatous nodule：a distinct lesion in the morphologic spectrum of epithelioid vascular tumors. Am J Dermatopathol 26：14-21, 2004
22) Sangueza OP, Walsh SN, Sheehan DJ et al：Cutaneous epithelioid angiomatous nodule：A case series and proposed classification. Am J Dermatopathol 30：16-20, 2008
23) Brenn T, Fletcher CD：Radiation-associated cutaneous atypical vascular lesions and angiosarcoma：clinicopathologic analysis of 42 cases. Am J Surg Pathol 29：983-996, 2005
24) Brenn T, Fletcher CD：Postradiation vascular proliferations：an increasing problem. Histopathology 48：106-114, 2006
25) Fineberg S, Rosen PP：Cutaneous angiosarcoma and atypical vascular lesions of the skin and breast after radiation therapy for breast carcinoma. Am J Clin Pathol 102：757-763, 1994
26) Diaz-Cascajo C, Borghi S, Weyers W et al：Benign lymphangiomatous papules of the skin following radiotherapy：a report of five new cases and review of the literature. Histopathology 35：319-327, 1999
27) Requena L, Kutzner H, Mentzel T et al：Benign vascular proliferations in irradiated skin. Am J Surg Pathol 26：328-337, 2002
28) Patton KT, Deyrup AT, Weiss SW：Atypical vascular lesions after surgery and radiation of the breast：a clinicopathologic study of 32 cases analyzing histologic heterogeneity and association with angiosarcoma. Am J Surg Pathol 32：943-950, 2008
29) Di Tommaso L, Rosai J：The capillary lobule：a deceptively benign feature of post-radiation angiosarcoma of the skin：report of three cases. Am J Dermatopathol 27：301-305, 2005
30) Gengler C, Coindre JM, Leroux A et al：Vascular proliferations of the skin after radiation therapy for breast cancer：clinicopathologic analysis of a series in favor of a benign process：a study from the French Sarcoma Group. Cancer 109：1584-1598, 2007
31) Mckenney JK, Weiss SW, Folpe AL：CD31 expression in intratumoral macrophages. A potential diagnostic pitfall. Am J Surg Pathol 25：1167-1173, 2001
32) Govender D, Harilal P, Dada M et al：CD31 (JC70) expression in plasma cells：an immunohistochemical analysis of reactive and neoplastic plasma cells. J Clin Pathol 50：490-493, 1997
33) Tardio JC：CD34-positive tumors of the skin. An updated review of an ever-growing list of lesions. J Cutan Pathol 36：89-102, 2009
34) Folpe AL, Chand EM, Goldblum JR et al：Expression of Fli-1, a nuclear transcription factor, distinguishes vascular neoplasms from potential mimics. Am J Surg Pathol 25：1061-1066, 2001
35) Kalof AN, Cooper K：D2-40 immunohistochemistry-so far！ Adv Anat Pathol 16：62-64, 2009

第2部　組織型と診断の実際

Ⅲ．皮膚特有の間葉系腫瘍　【各論】A．血管系・リンパ管系腫瘍　　2．悪性腫瘍

# (2) Kaposi 肉腫

Kaposi sarcoma

## 1．定義・概念

Kaposi 肉腫 Kaposi sarcoma(KS)は軟部腫瘍 WHO 分類(2002 年)では intermediate(rarely metastasizing)カテゴリーに分類される内皮細胞性腫瘍である．特に，リンパ管内皮由来あるいはその形質を示す証拠が集積されつつある[1]．全て HHV-8 感染が関わる．

## 2．臨床的事項

臨床的・疫学的に 4 型に分類される[2~4]．① 古典型 KS，② AIDS 型 KS，③ 医原性(免疫抑制関連)KS，④ アフリカ型(地方病型 endemic type)である．AIDS 型は急速に進行するが，他の型は緩徐に進行する．

3 つの stage がある(互いにオーバーラップがある)[5]．最初は斑状局面を示す斑状期 patch stage であるが，次いで隆起性局面期 plaque stage，結節期 nodular stage へと進展する．斑状期と隆起性局面期は AIDS 関連の KS で最も高頻度に認められる．その理由はこのような早期病変は AIDS 関連の病変として早期に生検されるからである．

## 3．組織学的所見

臨床的な亜型にかかわらず，同様な組織所見を示す．

### 1) 斑状期

早期の変化は大変微妙で軽度であるので炎症性皮膚病変と紛らわしい．真皮網状層の特に表層部分と，既存血管と皮膚付属器の周囲に不規則で小型でギザギザした(jagged)脈管腔の増加がみられる．この腔は単層で軽度細胞異型を示す内皮細胞によって裏打ちされている．これらの脈管腔は表皮に対して平行の向きで存在する傾向がある．これらの脈管を囲んで赤血球の漏出 extravasation があり，ヘモジデリン沈着を示す．リンパ球と形質細胞からなるまばらな炎症性細胞浸潤もみられる．形質細胞浸潤は程度は様々だが，役立つ診断的 clue である．正常の血管と皮膚付属器がその周囲に新規に形成された脈管腔によって囲まれ，あたかも腔内に岬状に突き出るように存在する所見は岬状徴候 promontory sign と表現される(図1)．しかしこの変化は KS に特異的ではなく，他の良性および悪性の状態，例えば良性リンパ管内皮腫や血管肉腫でも認められる．部分的には血管肉腫に似た膠原線維解離もしばしば認められる．紡錘形細胞は血管周囲にみられるだけである．

### 2) 隆起性局面期

斑状期が誇張されたように病変が真皮網状層全体に及び，皮下組織に達することもある．紡錘形細胞成分はより目立ち(図2)，ヘモジデリン沈着もより多くなる．好酸性の硝子様小球(hyaline globule, eosinophilic globule，赤血球由来ともいわれ，ジアスターゼ消化 PAS 反応陽性)は容易にみつけられる．

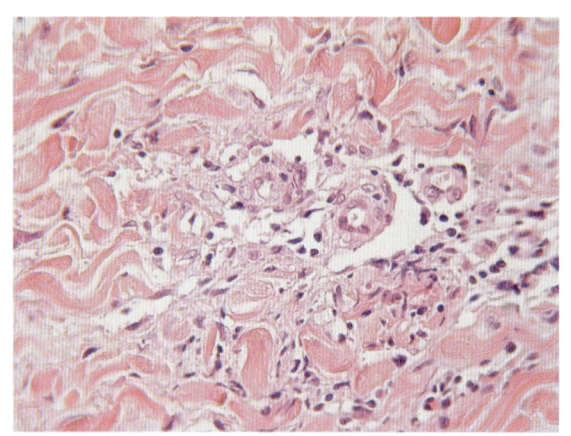

図1 | 斑状期 Kaposi 肉腫（AIDS 関連例）
真皮内の膠原線維解離と岬状徴候 promontory sign を示す管腔形成がみられる．開大した腔内に既存の小血管が突出する所見が岬状である．

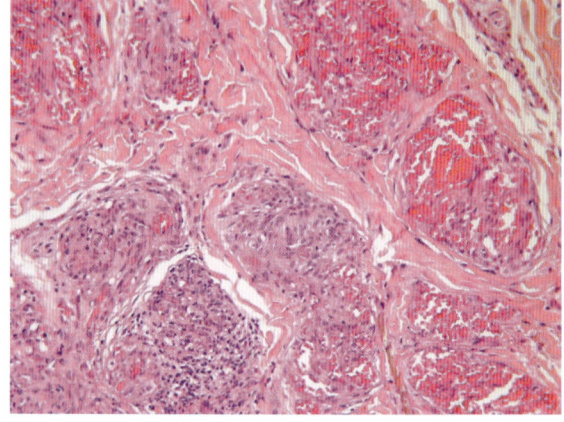

図2 | 隆起性局面期 Kaposi 肉腫（AIDS 関連例）
管腔形成と軽度の紡錘形細胞増殖がみられる．部分的にリンパ球・形質細胞浸潤を伴う．

### 3）結節期

境界明瞭な結節性腫瘍（図3a）で，ほとんどの場合真皮に存在し，形状の均等な紡錘形細胞が錯綜する束を形成して増殖する（図3b）．細胞異型は軽度に過ぎない．核分裂像は高頻度である．紡錘形細胞の細胞と細胞の間には多数の裂隙状 slit-like な脈管腔が存在し，しばしば赤血球が存在する．結節の辺縁には拡張した血管腔が存在することもある．細胞内あるいは細胞外の好酸性硝子様小球（図3c）が通常認められる．これらの小球は全ての型の KS で認められるが，AIDS 関連 KS により高い頻度で存在する．腫瘍細胞の多形性と壊死は一般的には結節性 KS には認められない．血管および末梢神経浸潤は極めて稀である．

いわゆる lymphangiomatous variant of KS は，classical patch/plaque-stage KS を示し，そこでは膠原線維間を解離するように脈管 vascular channels が増殖し，腔が中等度に拡張し，部分的には良性の lymphangioendothelioma に類似する．anaplastic variant of KS の存在は議論のあるところであり，他の悪性腫瘍を鑑別する必要がある．classic KS の anaplastic transformation の症例報告がある．

### 4．鑑別診断

組織学的に，鑑別診断は良性リンパ管内皮腫，鋲釘血管腫，紡錘形細胞血管腫，Kaposi 様血管内皮腫，皮膚血管肉腫，肢端血管皮膚炎，動脈瘤様良性線維性組織球腫などが挙げられる．臨床的には細菌性血管腫症，化膿性肉芽腫が KS に類似するが，組織学的には容易に鑑別でき，通常問題はない．

新規に形成された脈管腔による膠原線維の解離は KS だけでなく血管肉腫でも認められるが，血管肉腫では内皮細胞の多層化とより強い細胞異型がある．動脈瘤様良性線維性組織球腫はより polymorphic で泡沫細胞や多核巨細胞が出現し，血管性裂隙 vascular clefts は認められない．肢端血管皮膚炎は真皮表層の血管叢の小血管の増殖が通常小結節状にみられ，線維化，ヘモジデリン沈着，極軽度の炎症性細胞浸潤が認められる．丘疹期 KS とは反対に新生血管はより小型で，形状の不規則さはなく，皮膚付属器構造を侵すこともなく，形質細胞浸潤もはっきりしない．紡錘形細胞増殖巣は他の多くの紡錘形細胞性腫瘍との鑑別が必要であるが，通常 KS の紡錘形細胞は多形性を示さず，細胞と細胞の間には赤血球を入れる多数の裂隙 slit が存在し，好酸性硝子様小球が存在することから鑑別できる．しかし，後述の CD34 や HHV-8 の免疫染色（あるいは PCR 法）で確認することが望ましい．HIV 感染の有無の情報も重要である．

### 5．免疫組織化学的特徴

KS の血管は種々の内皮細胞マーカーを様々な程度に発現するが，紡錘形細胞は CD34 が恒常的に強く陽性を示し，最も感受性が高いといわれる．CD31 にもしばしば陽性である．FLI-1，D2-40 も陽性を示す．通常，第Ⅷ因子関連抗原は陰性である．

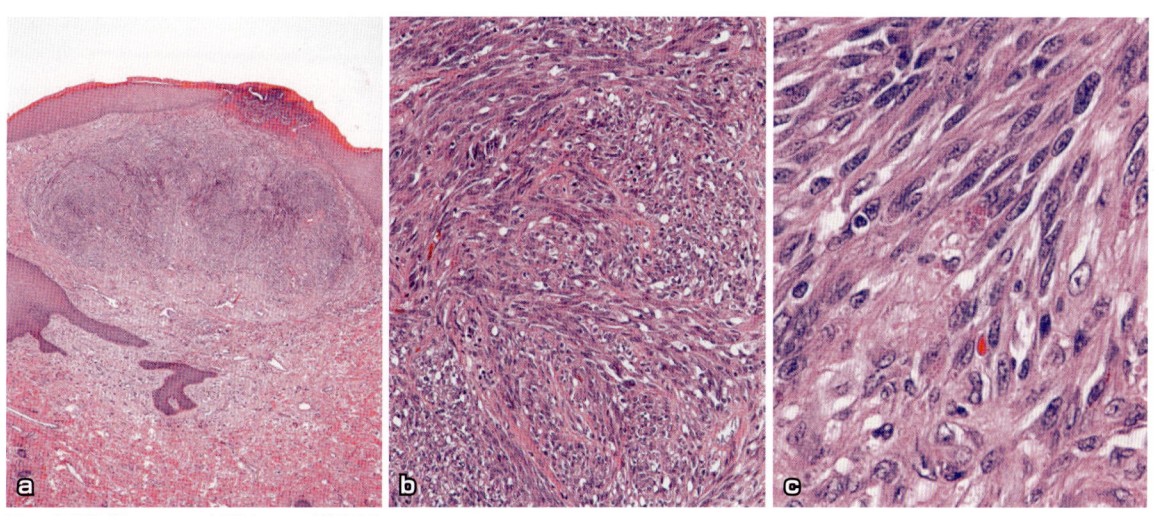

**図3 | 結節期 Kaposi 肉腫（AIDS 関連例）**
a：真皮に境界明瞭な結節を認める．b：結節は錯綜する紡錘形細胞束からなるが，軽度ながら膠原線維が介在する．しばしば紡錘形細胞間に細長の列隙をみる．c：紡錘形細胞は多形性を示さない．図の中央に好酸性硝子様小球が存在する．（京都大学病院病理診断部　真鍋俊明先生のご厚意による）

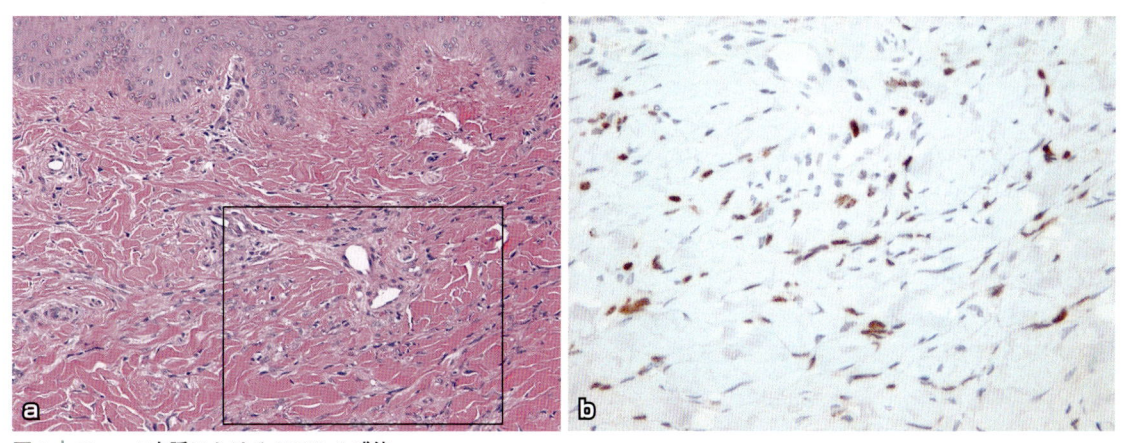

**図4 | Kaposi 肉腫における HHV-8 感染**
a：AIDS 症例の皮膚の斑状期 Kaposi 肉腫．管腔の明瞭な小脈管の他に，真皮膠原線維を解離して内皮細胞で裏打ちされたスリット状の不規則な脈管が存在する．b：免疫組織化学によって，HHV-8 後期核抗原 HHV-8 latent nuclear antigen (LNA-1) が内皮細胞（様細胞）の核に検出される．図 a の四角で囲まれた部を示す．（名古屋医療センター病理　森谷鈴子先生，市原　周先生のご厚意による）

HHV-8（後期核抗原 LNA-1）は全ての臨床型の KS で陽性を示すので，KS の組織学的診断には極めて有用である（図4）．他の血管性腫瘍で HHV-8 が陽性を示すことは極めて例外的である．

（多田豊曠）

## 文　献

1) Beckstead JH, Wood GS, Fletcher V：Evidence for the origin of Kaposi's sarcoma from lymphatic endothelium. Am J Pathol 119：294-330, 1985
2) Chor PJ, Santa Cruz DJ：Kaposi's sarcoma. A clinicopathologic review and differential diagnosis. J Cutan Pathol 19：6-20, 1992
3) Lamovec J, Knuutila S：Kaposi sarcoma. in Fletcher CDM, Unni KK, Mertens F (eds)："Pathology and Genetics of Tumours of Soft Tissue and Bone", IARCPress, Lyon, 2002, pp170-172
4) Tappero JW, Conant MA, Wolfe SF et al：Kaposi's sarcoma. Epidemiology, pathogenesis, histology, clinical spectrum, staging criteria and therapy. J Am Acad Dermatol 28：371-395, 1993
5) Ruszczak Z, Mayer da Silva A, Orfanos CE：Angioproliferative changes in clinically noninvolved, perilesional skin in AIDS-associated Kaposi's sarcoma. Dermatologica 175：270-279, 1987

第2部 組織型と診断の実際

Ⅲ．皮膚特有の間葉系腫瘍 【各論】A．血管系・リンパ管系腫瘍　2．悪性腫瘍

# (3) 類上皮血管内皮腫

epithelioid hemangioendothelioma

## 1．定義・概念

粘液状ないし硝子様間質を伴って，索状・小胞巣状に増殖する上皮様内皮細胞からなる腫瘍である．転移能を有し，軟部腫瘍WHO分類(2002年)ではmalignantに分類される．予後は血管腫と通常型の血管肉腫の中間といわれるが，転移率と死亡率は腫瘍の組織学的異型の程度と相関する．肺，肝，骨に好発することが知られているが，少ないながら他の組織にも発生する．軟部組織では他の組織とは異なって孤在性のことが多く，体幹や四肢の表在性あるいは深部に発生する．皮膚では皮下組織に発生し，真皮は少ない．

## 2．臨床的事項

中年期で男女同率あるいは僅かに女性に多く発生する[1]．小児にはほとんどみられない．患者の多くが疼痛を訴える．疼痛は病変が血管中心性に発生し血管閉塞をきたすことと関連するようである．切除例はほとんどが径5cm以下であり，10cmを超える例は少ない．10%程度の症例は，非常に長い期間（しばしば10年以上）多数の臓器の類上皮細胞血管内皮腫を同時にもつか，あるいはその後に発生してくる．このことが転移 indolent metastasis を意味するのか否か明らかではない．

## 3．組織学的所見

ほとんどの症例は境界不明瞭であり，浸潤性病変である．時に結節性である．約1/3の症例は，血管（通常，静脈）から発生し，粘液状ないし硝子様の間質の中を放射状に広がる．他の症例は完全にびまん性の増殖を示し，間質の性状にも特徴がない．腫瘍のほとんどの部分は索状，紐状，小胞巣状に増殖する腫瘍細胞からなり（図1a），明瞭な血管形成はみられない．孤在性の腫瘍細胞も認められる．個々の腫瘍細胞は豊満，類円形のことが多い．頻度は低いが紡錘形細胞を認めることもある．細胞異型は軽度に過ぎず，胞体は淡好酸性でしばしば硝子様である．核はvesicularで核小体はあまりはっきりしない．症例によって頻度は異なるが，特徴的な所見として腫瘍細胞の胞体内に境界明瞭な空胞を認める（図1b）．これは胞体内の管腔形成 (intracytoplasmic lumina) とされる．印環細胞癌に類似するが，腔は粘液を含まない．時々，その腔内に赤血球が存在する．核分裂像は少数 (2/10HPF 未満) である．間質には新旧の出血，硝子化，巣状の炎症性細胞浸潤がみられる．15%の症例に化生性骨形成がみられる[1]．EHEの少数例では，特に縦隔のそれ，反応性の破骨細胞型多核巨細胞が出現する[2]．

10〜15%の症例で腫瘍細胞の核異型や多形性，紡錘形細胞化，核分裂像増加 (2/10HPF以上)，あるいは巣状に異型細胞の充実性シート状増殖があり，類上皮血管肉腫に類似する所見を伴う[1]．時には部分的に類上皮血管肉腫と識別できない所見を示すこともある．通常このような症例は予後が不良である[1]．このように病変が全体的には類上皮血管内皮腫の所見を示しながらも，明瞭な充実性増殖巣が存在し，細胞異型が増強するような症例は，予想され

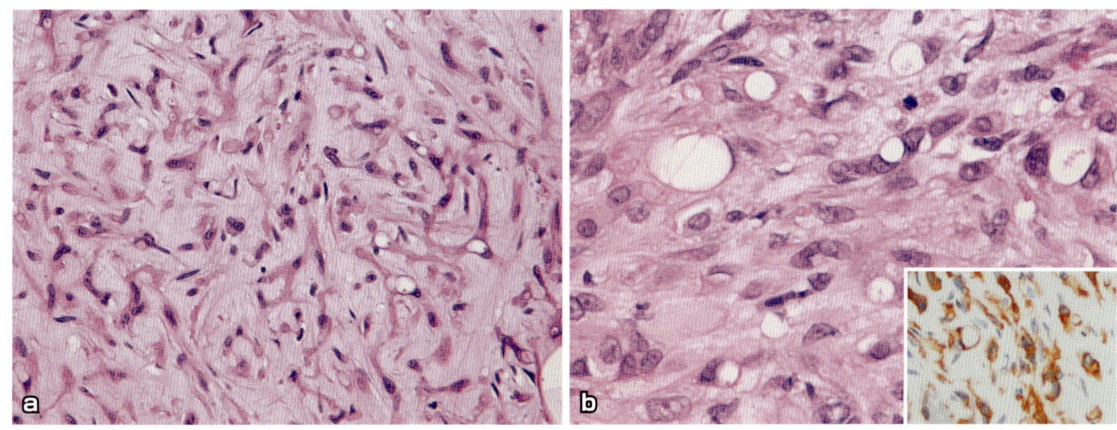

**図1 類上皮血管内皮腫**
a：上皮様細胞が連なってコード状に増殖する．血管を形成することはないが，腫瘍細胞内に胞体内管腔を認める．腫瘍細胞の核異型は軽度．粘液状の間質が特徴的である（症例によっては硝子様である）．b：aとは異なる症例．胞体内管腔が印環細胞様である．核異型は比較的目立つが，腫瘍細胞の充実性増殖は本例ではみられない．充実性増殖が増す場合は類上皮血管肉腫との鑑別が難しくなる．挿入図はCD31陽性を示す．

る臨床的態度を考えあわせて「悪性類上皮血管内皮腫 malignant epithelioid hemangioendothelioma」と呼ばれる．組織学的異型度と予後との間に明瞭な相関はないが，強い核異型，核分裂増加，血管肉腫様病巣が認められる場合は予後不良の傾向がある．

## 4. 鑑別診断

主要な鑑別診断は，転移性および原発性の癌腫である．鑑別に役立つ所見は類上皮腫瘍細胞内の胞体内空胞（胞体内管腔）形成（腔内に赤血球が存在することがある）と粘液の欠如である．核の多形性の程度は癌腫の方が強いのが通常である．

軟部組織では類上皮肉腫 epithelioid sarcoma の鑑別も重要である[3]．類上皮肉腫は腫瘍細胞のシート状パターンがより強く，胞体内空胞は偶にみられるだけであるが胞体内管腔ではない．免疫染色ではケラチンだけでなく EMA も陽性である．ほぼ半数の類上皮肉腫は CD34 陽性だが，CD31 と von Willebrand 因子（vWF）は常に陰性である．

間質の myxoid な変化が強い症例では粘液性脂肪肉腫や粘液性軟骨肉腫と混同されることがあるが，前者は蜘蛛の足状の細い分岐状血管構造と脂肪芽細胞の存在が特徴であり，後者は胞体内空胞を欠き，分葉状構造を示す．

類上皮血管腫や皮膚類上皮血管腫性結節 cutaneous epithelioid angiomatous nodule[4]，細菌性血管腫症などの類上皮血管性病変の鑑別はそれぞれの項を参照されたい．

## 5. 組織化学的特徴

全ての症例は1種類かそれ以上の内皮マーカーが免疫染色で陽性であり，中でも，CD31 と vWF が最も特異性が高い．45％の症例でα平滑筋アクチン陽性，26％の症例でケラチンが陽性だが[1]，EMAは通常陰性である．多くの場合ケラチンは部分的に陽性であるが，癌腫と誤診しないことが重要である．ケラチン陽性症例の頻度は骨で最も高い．

（多田豊曠）

## 文 献

1) Mentzel T, Beham A, Calonje E et al：Epithelioid hemangioendothelioma of skin and soft tissues：clinicopathologic and immunohistochemical study of 30 cases. Am J Surg Pathol 21：363-374, 1997
2) Suster S, Moran CA, Koss MN：Epithelioid hemangioendothelioma of the anterior mediastinum. Clinicopathologic, immunohistochemical, and ultrastructural analysis of 12 cases. Am J Surg Pathol 18：871-881, 1994
3) Billings SD, Folpe AL, Weiss SW：Epithelioid sarcoma-like hemangioendothelioma. Am J Surg Pathol 27：48-57, 2003
4) Brenn T, Fletcher CD：Cutaneous epithelioid angiomatous nodule：a distinct lesion in the morphologic spectrum of epithelioid vascular tumors. Am J Dermatopathol 26：14-21, 2004

## 第2部　組織型と診断の実際

III. 皮膚特有の間葉系腫瘍　【各論】B. 平滑筋・横紋筋腫瘍　1. 良性腫瘍および腫瘍類似病変

# (1) 平滑筋過誤腫

**smooth muscle hamartoma**

## 1. 定義・概念

　平滑筋過誤腫 smooth muscle hamartoma は，真皮内に成熟平滑筋が不規則に増殖する稀な過誤腫性病変である[1-6]．生下時ないしは乳児期に気付かれるため先天性平滑筋過誤腫 congenital smooth muscle hamartoma とも呼ばれるが，若年成人の報告もある[1,2]．大半は散発性で，稀に家族内発生の報告もある[2]．

## 2. 臨床的事項

　好発部位は体幹（特に腰部）・四肢近位部で，わずかに男児に多い．通常，単発性で，常色から褐色調，10cm 大までの斑 patch ないしは局面 plaque としてみられる．時に色素沈着や多毛を伴う場合がある（図1）[1-4]．稀ながら，毛包一致性の病変，多発例，びまん性（全身性）病変の報告もある．

　臨床的には1型（一般的な限局型），2型（毛包型），3型（多発型），4型（びまん型）に分類されている[1]．

　びまん性病変は環状の巨大ヒダを形成し，"Michelin tire baby"様外観と形容される（ミシュラン・タイヤ社のマスコット人形に似る）[1-4]．

　病変部に不随意運動や擦過による一過性の膨隆がみられる場合があり，それぞれ筋波動症 myokymia および pseudo-Darier's sign として知られている[1,3,6]．

## 3. 組織学的所見

　組織学的には，真皮内に不規則な方向性を示す多数の成熟平滑筋束が散在性にみられ，筋束間には多量の膠原線維が介在する（図2-4）．一部に毛包と連続する平滑筋束や，時に皮下脂肪織内にも病変がみられる．軽度の表皮肥厚，表皮突起の延長，表皮基底層のメラニンの増加を認める場合があり，このような症例では Becker 母斑との鑑別が容易ではない．

## 4. 免疫組織化学的特徴

　診断に免疫組織化学的検索の必要はないが，desmin，α-smooth muscle actin，h-caldesmon の免疫染色や van Gieson 染色，Masson trichrome 染色で平滑筋の分布が容易に判定できる（図3）．また，平滑筋周囲には CD34 陽性の紡錘形細胞がみられる[1]．

## 5. 鑑別診断

　鑑別疾患として Becker 母斑と立毛筋平滑筋腫 pilar leiomyoma が挙がる．

　Becker 母斑は色素沈着と多毛を特徴とし，時に真皮内に多数の立毛筋様の平滑筋がみられる．色素沈着と多毛を伴う平滑筋過誤腫との鑑別が困難であるが，一般に両者は一連の病変と考えられている[1,5,6]．しかし，基本的に平滑筋過誤腫は先天性，Becker 母斑は思春期頃に発症する後天性病変である．

　立毛筋平滑筋腫は平滑筋過誤腫に比べ，より明瞭

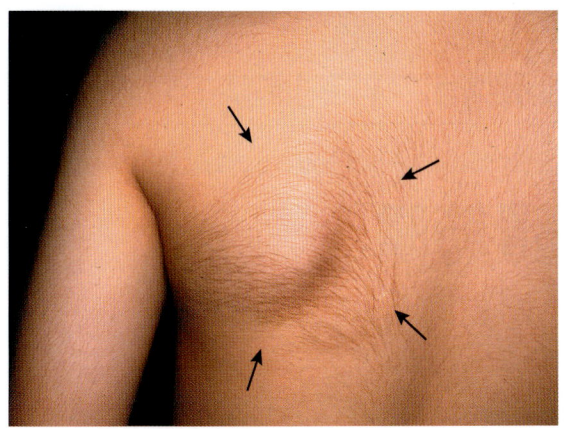

**図1 | 平滑筋過誤腫の肉眼像**
左肩甲骨部に，常色の有毛性病変がみられる（矢印）．

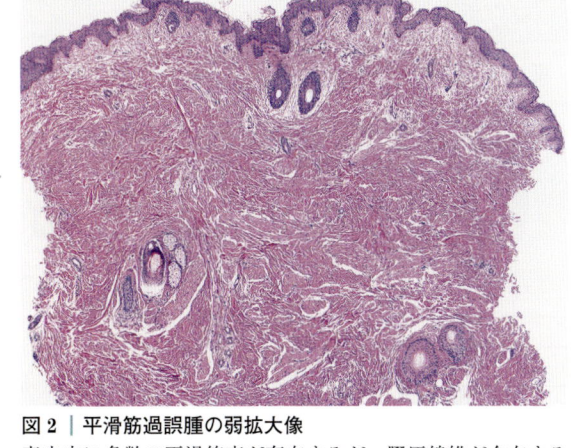

**図2 | 平滑筋過誤腫の弱拡大像**
真皮内に多数の平滑筋束が存在するが，膠原線維が介在するため弱拡大では同定しにくい．

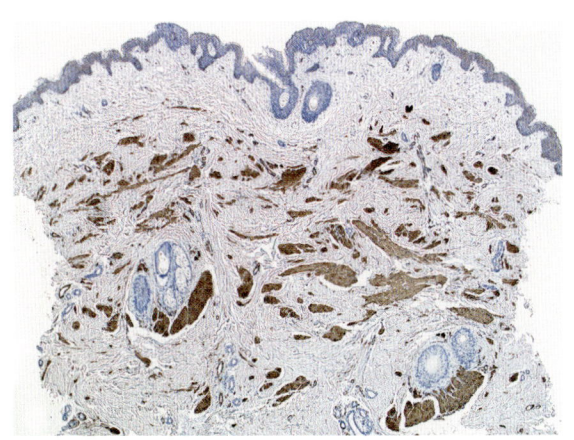

**図3 | 平滑筋過誤腫における平滑筋の分布**
smooth muscle actin の免疫染色．境界不明瞭な病変で，真皮内に小さな平滑筋束が不規則かつ疎に分布する．

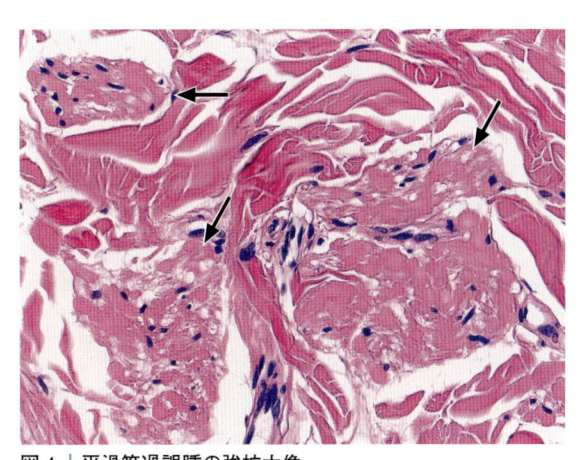

**図4 | 平滑筋過誤腫の強拡大像**
平滑筋（矢印）に異型性はなく，平滑筋束間には膠原線維が介在する．

な結節を形成し，平滑筋束が密で，介在する膠原線維が少ない[1,3,5,6]．

## 6．治療・予後

悪性化の報告もないので，特に治療の必要はないが，希望があれば単純切除術が行われる[7]．

（横山繁生，駄阿　勉，加島健司）

### 文　献

1) Weedon D, Williamson RM, Patterson JW：Smooth and skeletale muscle tumours. in LeBoit PE, Burg G, Weedon D et al (eds)："World Health Organization Classification of Tumours, Pathology & Genetics, Skin Tumours". IARC Press, Lyon, 2006, pp250-253
2) Weedon D：Skin Pathology, 2nd ed. Churchill Livingstone, London, 2002, pp968-972
3) Ragsdale BD：Tumors with Fatty, Muscular, Osseous, and/or Cartilagenous differentiation. in Elder DE (ed)："Lever's Histopathology of the Skin", 10th ed. Lippincott Williams & Wilkins, Philadelphia, 2009, pp1075-1083
4) Weiss SW, Goldblum JR：Enzinger & Weiss's Soft Tissue Tumors, 5th ed. Mosby Elsevier, China, 2008, pp517-564
5) McKee PH, Calonje E, Granter SR：Pathology of the Skin with Clinical Correlations, 3rd ed. Elsevier Mosby, China, 2005, pp1796-1803
6) Patterson JW, Wick MR：AFIP Atlas of Tumor Pathology, Series 4, Nonmelanotic tumors of the Skin. American Registry of Pathology, Washington, DC, 2006, pp365-373

第2部　組織型と診断の実際
Ⅲ．皮膚特有の間葉系腫瘍　【各論】B．平滑筋・横紋筋腫瘍　1．良性腫瘍および腫瘍類似病変

# （2）立毛筋平滑筋腫

pilar leiomyoma

## 1．定義・臨床的事項

　立毛筋平滑筋腫 pilar leiomyoma は立毛筋由来の平滑筋腫で，多発性と単発性病変がある[1-5]．
　多発性がより一般的で，若年成人の顔面，背部，四肢伸側に硬い小結節の集簇としてみられることが多い（図1）[4]．複数の部位に発生する例や家族内発生の報告もある[3,4]．単発性病変は成人女性の被毛部に好発し，多発例に比べ，一般に腫瘍径が大きい[3]．臨床症状として有名な疼痛は多発例に多く，氷で冷やすと収縮が起こる[1,5]．

## 2．組織学的所見

　組織学的には，辺縁不規則な真皮内腫瘍としてみられ，錯綜する紡錘形細胞の束状増殖からなる．腫瘍辺縁部や小さな病変では平滑筋束間に既存の膠原線維が介在するが，比較的大きな病変の中央部は充実性で，膠原線維に乏しい（図2, 3）．腫瘍細胞は直線状で，好酸性の細胞質，先端が鈍な紡錘形核（cigar-shaped, eel-like と形容），核周囲の空胞など正常平滑筋の特徴がみられる（図5）[3,6]．稀に，子宮の合胞体平滑筋腫 symplastic leiomyoma に似た多形性を伴う症例もあるが，核分裂像はあってもごく少数で，異常核分裂はみられない[1,3,4]．柵状配列 palisading，顆粒状変化 granular cell change，明細胞化 clear cell change を伴う症例も報告されている[1,2,4,5]．なお，陰嚢肉様膜筋や乳頭・乳輪平滑筋に由来する性器平滑筋腫も同様の組織像を呈する[3,5]．

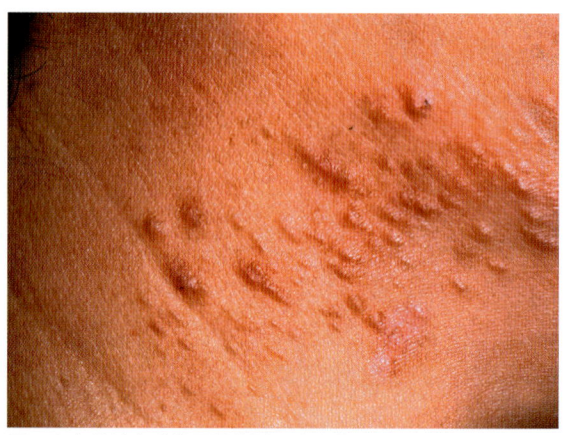

**図1｜多発性立毛筋平滑筋腫の肉眼像**
側頭部に多数の丘疹が集簇してみられる．

## 3．免疫組織化学的特徴

　診断に免疫組織化学的検索の必要はないが，desmin，α-smooth muscle actin（α-SMA），h-caldesmon の免疫染色で平滑筋の分布が容易に判定できる（図4）．

## 4．鑑別診断

　特殊な変化を伴わない限り診断は容易と考えるが，平滑筋過誤腫，皮膚線維腫，神経線維腫などが鑑別に挙がる．
　平滑筋過誤腫はより境界不明瞭で，平滑筋束がより散在性に分布し，筋束間に多量の膠原線維が介在する．
　皮膚線維腫や神経線維腫との鑑別には，必要に応

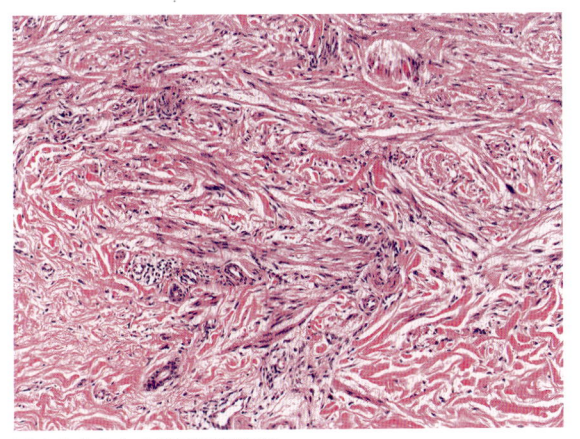

**図2 | 小さな立毛筋平滑筋腫**
境界は不明瞭で，平滑筋束間に膠原線維が介在するが，平滑筋過誤腫に比べ平滑筋束がより密である．

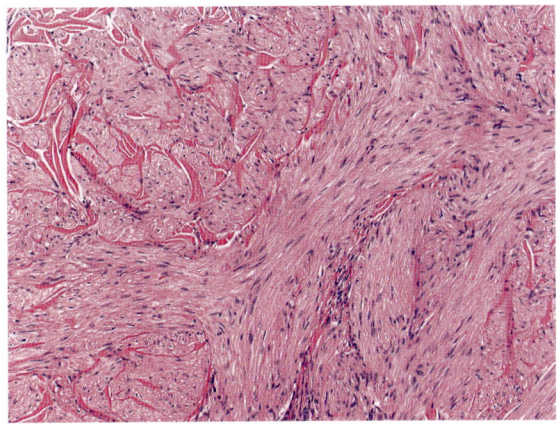

**図3 | 大きな立毛筋平滑筋腫の中央部**
錯綜する平滑筋束が充実性にみられ，膠原線維はほとんどない．

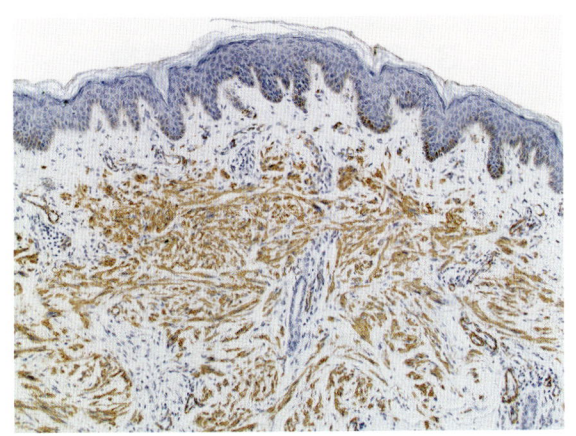

**図4 | 立毛筋平滑筋腫におけるα-smooth muscle actinの免疫染色**
境界不明瞭で，平滑筋の分布は中央部で密，周辺部で疎である．

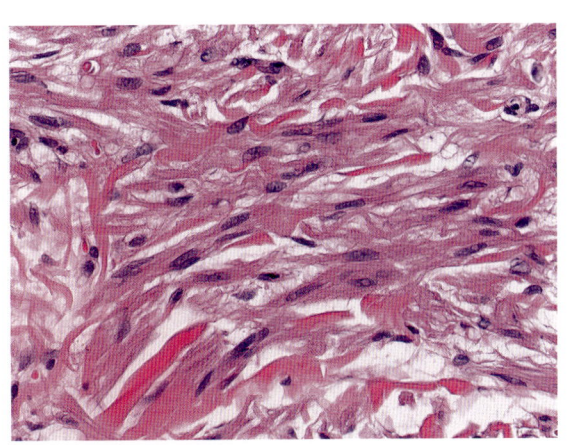

**図5 | 立毛筋平滑筋腫の強拡大像**
好酸性の細胞質，先端が鈍な紡錘形核を有する異型性のない平滑筋からなる．

じて筋原性マーカーやS-100蛋白などの免疫染色が有用である．ただし，筋線維芽細胞にも陽性になるα-SMAのみで判断すべきではない．また，立毛筋平滑筋腫でも，皮膚線維腫の特徴とされる色素沈着を伴う表皮過形成がみられる場合があるので注意が必要である．

## 5．治療・予後

多発例の全切除は困難で，疼痛等の症状に応じて個別に切除が行われる．

（横山繁生，駄阿　勉，加島健司）

### 文　献

1) Weedon D, Williamson RM, Patterson JW : Smooth and skeletale muscle tumours. in LeBoit PE, Burg G, Weedon D et al (eds) : "World Health Organization Classification of Tumours, Pathology & Genetics, Skin Tumours". IARC Press, Lyon, 2006, pp250-253
2) Weedon D : Skin Pathology, 2nd ed. Churchill Livingstone, London, 2002, pp968-972
3) Ragsdale BD : Tumors with Fatty, Muscular, Osseous, and/or Cartilagenous differentiation. in Elder DE (ed) : "Lever's Histopathology of the Skin", 10th ed. Lippincott Williams & Wilkins, Philadelphia, 2009, pp1075-1083
4) McKee PH, Calonje E, Granter SR : Pathology of the Skin with Clinical Correlations, 3rd ed. Elsevier Mosby, China, 2005, pp1796-1803
5) Patterson JW, Wick MR : AFIP Atlas of Tumor Pathology, Series 4, Nonmelanotic tumors of the Skin. American Registry of Pathology, Washington, DC, 2006, pp365-373
6) Weiss SW, Goldblum JR : Enzinger & Weiss's Soft Tissue Tumors, 5th ed. Mosby Elsevier, China, 2008, pp517-564

第2部 組織型と診断の実際

III. 皮膚特有の間葉系腫瘍 【各論】B. 平滑筋・横紋筋腫瘍　1. 良性腫瘍および腫瘍類似病変

# (3) 横紋筋腫様間葉系過誤腫

rhabdomyomatous mesenchymal hamartoma

## 1. 定義・臨床的事項

横紋筋腫様間葉系過誤腫 rhabdomyomatous mesenchymal hamartoma は，成熟横紋筋の存在を特徴とする皮膚の先天性過誤腫性病変で，同義語として横紋筋過誤腫 striated muscle hamartoma や congenital midline hamartoma がある[1-6]．非常に稀な病変で，現在までに20数例の報告しかない[2,6]．男児に多く（男女比2：1），典型的には，新生児・乳児の頭頸部正中線上，特に外鼻孔部やオトガイ部に単発性の柔らかいポリープ状病変（skin tag-like）としてみられる（図1）[1-6]．稀に成人発生例，頭頸部以外の皮膚や口腔内発生例，多発例，無茎性病変の報告もある[2,4,5]．時に口唇・口蓋裂，合指症，眼異常などの奇形を伴う症例や，Delleman 症候群（oculocerebrocutaneous syndrome）の皮膚病変としてもみられる[2,4,5]．啼泣時や授乳時に自然運動を認める場合がある[2,5]．

## 2. 組織学的所見

組織学的には，表皮，付属器，線維組織，脂肪組織，神経などの正常皮膚の構成成分に加え，錯綜する成熟横紋筋束がみられる．横紋筋は深部で密度が高く，浅層で疎になる（図2, 3）[2]．筋束は表皮に垂直に向かう傾向があり，毛包・皮脂腺を取り囲む像もみられる（図4）．これら横紋筋には容易に横紋が確認できる（図5）．一般に軟毛が増加し，神経が目立つ症例もある．稀に，アポクリン腺，軟骨，骨を認める[2,3]．

## 3. 免疫組織化学的特徴

横紋のある成熟横紋筋がみられるので免疫組織化学的検索の必要はないが，desmin，α-sarcomeric actin，myoglobin が陽性を示す．

## 4. 鑑別診断

鑑別疾患として，肉眼像の類似性から線維性上皮性ポリープ fibroepithelial polyp や副耳珠 accessory tragus などが挙がるが，横紋筋の有無で容易に鑑別できる．神経筋過誤腫 neuromuscular hamartoma/benign triton tumor は神経と成熟横紋筋からなり，神経幹に発生する[7]．また，胎児型横紋筋腫は小児の頭頸部に好発するが，より深在性で未熟な横紋筋細胞がみられる[7]．

## 5. 治療・予後

単純切除で十分で，再発の報告もない[6]．

（横山繁生，駄阿　勉，加島健司）

### 文　献

1) Weedon D：Skin Pathology, 2nd ed. Churchill Livingstone, London, 2002, pp968-972
2) Weedon D, Williamson RM, Patterson JW：Smooth and skeletale muscle tumours. in LeBoit PE, Burg G, Weedon D et al (eds)："World Health Organization Classification of Tumours, Pathology & Genetics, Skin Tumours". IARC Press, Lyon, 2006, pp250-253
3) Ragsdale BD：Tumors with Fatty, Muscular, Osseous, and/or Cartilagenous differentiation. in Elder DE (ed)："Lever's Histopathology of the Skin", 10th ed. Lippincott

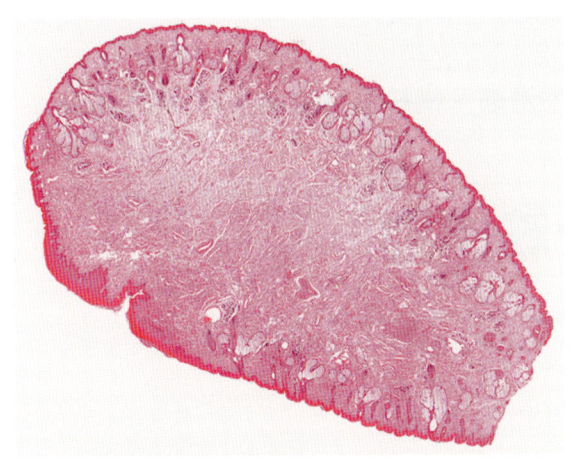

**図1** 横紋筋腫様間葉系過誤腫のルーペ像
ポリープ状の病変で軟毛が目立つ（左下は瘢痕組織）．この拡大では判別できないが，中央部には錯綜する多数の成熟横紋筋束が存在する．（富山赤十字病院皮膚科　東　晃先生のご厚意による）

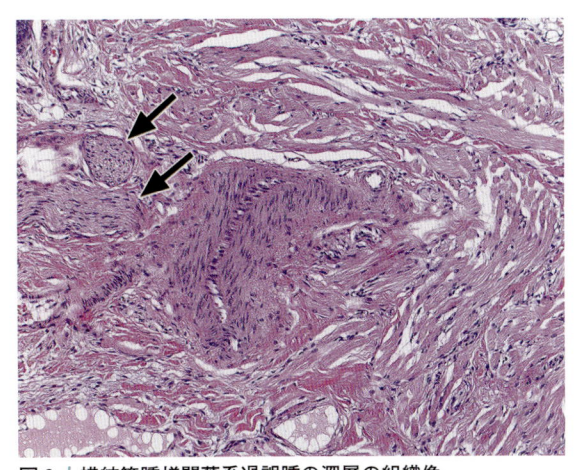

**図2** 横紋筋腫様間葉系過誤腫の深層の組織像
血管周囲，神経（矢印）周囲に錯綜する横紋筋側が密にみられる．（富山赤十字病院皮膚科　東　晃先生のご厚意による）

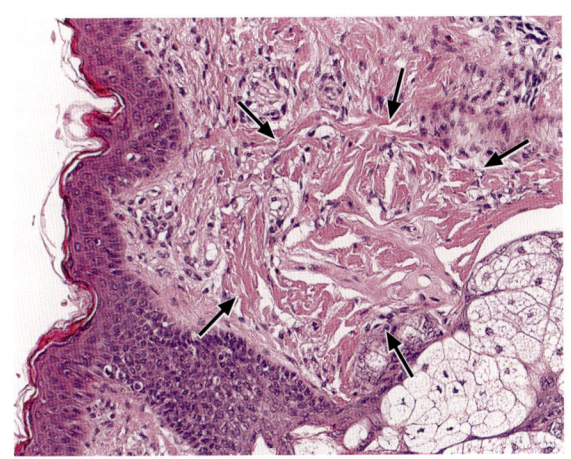

**図3** 横紋筋腫様間葉系過誤腫の浅層の組織像
皮脂腺に隣接して，錯綜する成熟横紋筋束（矢印）を認める．（富山赤十字病院皮膚科　東　晃先生のご厚意による）

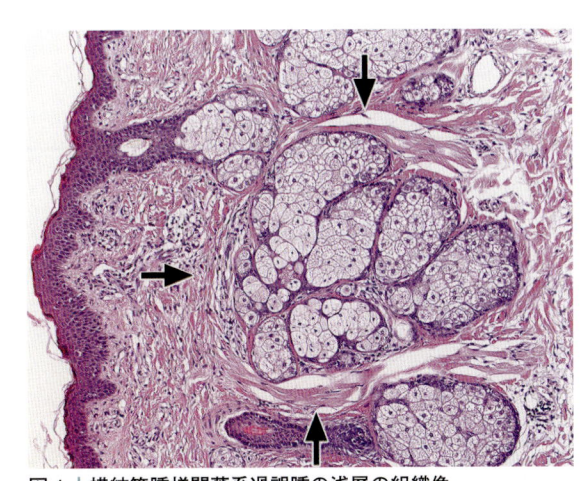

**図4** 横紋筋腫様間葉系過誤腫の浅層の組織像
毛包，脂腺を取り囲むように横紋筋がみられる（矢印）．（富山赤十字病院皮膚科　東　晃先生のご厚意による）

Williams & Wilkins, Philadelphia, 2009, pp1075-1083
4) McKee PH, Calonje E, Granter SR : Pathology of the Skin with Clinical Correlations, 3rd ed. Elsevier Mosby, China, 2005, pp1796-1803
5) Patterson JW, Wick MR : AFIP Atlas of Tumor Pathology, Series 4, Nonmelanotic tumors of the Skin. American Registry of Pathology, Washington, DC, 2006, pp365-373
6) 石垣　光，十河香奈，中谷友美 他：下顎正中に生じた Rhabdomyomatous Mesenchymal Hamartoma の1例．皮膚臨床 49：412-413, 2007
7) Weiss SW, Goldblum JR : Enzinger & Weiss's Soft Tissue Tumors, 5th ed. Mosby Elsevier, China, 2008, pp517-564

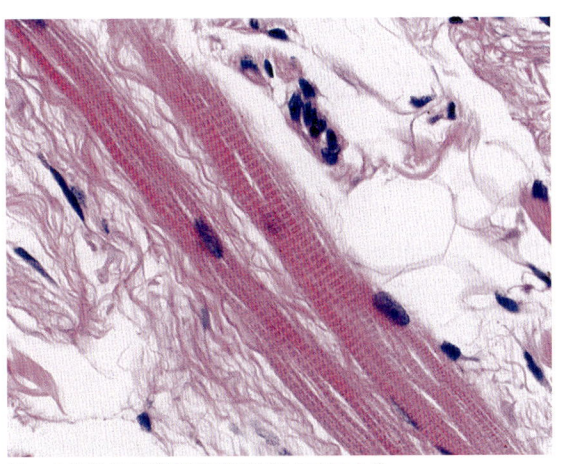

**図5** 横紋筋腫様間葉系過誤腫の強拡大像
横紋筋に異型性はなく，明らかな横紋がみられる．（富山赤十字病院皮膚科　東　晃先生のご厚意による）

## 第2部　組織型と診断の実際

### III. 皮膚特有の間葉系腫瘍 【各論】 B. 平滑筋・横紋筋腫瘍　2. 悪性腫瘍

# (1) 皮膚平滑筋肉腫

**cutaneous leiomyosarcoma**

## 1．定義・臨床的事項

皮膚平滑筋肉腫 cutaneous leiomyosarcoma は占拠部位によって真皮型と皮下型に分類されるが，WHO 分類（2006 年版）[1]では真皮型のみを皮膚平滑筋肉腫と定義している．

中高年の四肢，特に下肢に単発性腫瘍としてみられることが多く，男性優位である[1-6]．小児発生例は例外的である．通常，2～3cm までの腫瘍で発見され，2/3 程度の症例に皮下脂肪組織への進展がみられる[2]．時に自発痛や圧痛を伴う場合がある[1,2]．

皮膚平滑筋肉腫の大半は立毛筋に由来するため一般に境界不明瞭である．また，陰嚢肉様膜筋や乳頭・乳輪平滑筋に由来する皮膚平滑筋肉腫も同様の組織像を呈する[2]．一方，皮下型は血管平滑筋に由来し，境界は比較的明瞭である[1-5]．両型の腫瘍の主座はそれぞれ真皮ないしは皮下にあるが，進展に伴い，それぞれ皮下脂肪織や真皮にも浸潤が及ぶ．

## 2．組織学的所見

組織学的に真皮型平滑筋肉腫は，立毛筋平滑筋腫に似て境界不明瞭なびまん性増殖を示す．少なくとも腫瘍辺縁では腫瘍細胞間に膠原線維が介在することが多い（図1）[2,4]．陰嚢肉様膜筋や乳頭・乳輪平滑筋由来の平滑筋肉腫も同様の組織像を呈する．

一方，血管由来の皮下型平滑筋肉腫は比較的境界明瞭な結節状腫瘍としてみられる（図2）[2-5]．分化度にもよるが，いずれの型でも錯綜する紡錘形細胞の束状増殖がみられる．また，腫瘍細胞には核異型や核分裂像に加え，好酸性の細胞質，先端が鈍な紡錘形核（cigar-shaped, eel-like と形容），核周囲の空胞など正常平滑筋の特徴を残している（図1, 2）．

悪性の判定に重要な核分裂像の頻度は報告者によって異なるが，強拡 10 視野中に 1～3 個以上（WHO 分類（2006 年版）では＞1/10HPF）とされている[1-3,5]．一般に "mitotic hot spots" と呼ばれる核分裂像の目立つ領域がある[1]．

特殊な形態学的変化として，核の柵状配列，類円形細胞（epithelioid leiomyosarcoma），高度の多形性（pleomorphic leiomyosarcoma），顆粒状変化（granular cell leiomyosarcoma），高度の線維化（desmoplastic/sclerotic leiomyosarcoma），高度のリンパ球浸潤（inflammatory leiomyosarcoma），粘液変性（myxoid leiomyosarcoma），著明な血管形成，破骨型巨細胞の出現などが報告されている[1-5]．

## 3．免疫組織化学的特徴

平滑筋肉腫の免疫組織化学的検索には，α-smooth muscle actin（α-SMA），desmin，h-caldesmon，muscle specific actin（HHF35）に対する抗体が用いられている．しかし，いずれも単独では絶対的な平滑筋マーカーにはなりえず，α-SMA，desmin，h-caldesmon の2つ以上が陽性を示すことが望ましい[1,6,7]．特に，α-SMA の感度は高いが，筋線維芽細胞も陽性を示し，悪性線維性組織球腫 malignant fibrous histiocytoma（MFH）など様々な腫瘍でも陽性となる[6,7]．

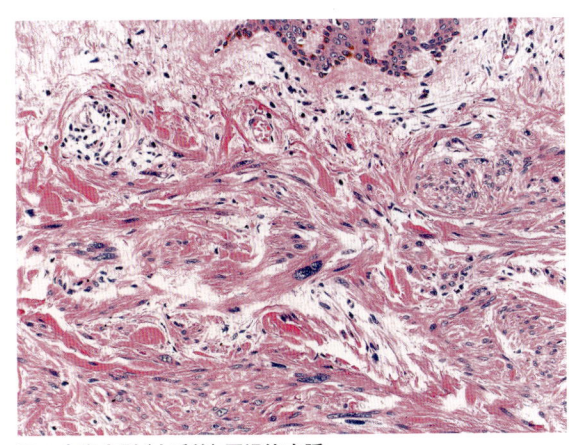

**図1│真皮型（立毛筋）平滑筋肉腫**
錯綜する異型平滑筋の増殖を認め，腫瘍細間には膠原線維が介在する．（名古屋第二赤十字病院病理部 都築豊徳先生のご厚意による）

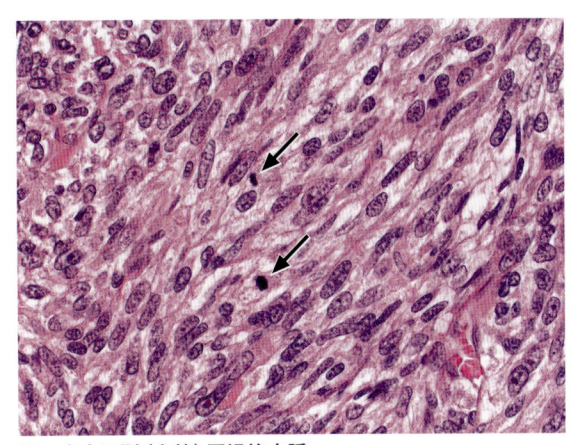

**図2│皮下型（血管）平滑筋肉腫**
紡錘形細胞からなる富細胞性の充実性腫瘍で，腫瘍細胞には核異型，核分裂像（矢印）を認める．

## 4. 鑑別診断

通常型平滑筋肉腫と鑑別すべき腫瘍としては，紡錘形細胞癌，紡錘形細胞の目立つメラノーマ，異型線維黄色腫/悪性線維性組織球腫（MFH），悪性末梢神経鞘腫 malignant peripheral nerve sheath tumor（MPNST）など多数の悪性紡錘形腫瘍が挙がる[3-6]．また特殊な細胞形態を示す場合には，柵状配列を示す平滑筋肉腫と MPNST，epithelioid leiomyosarcoma とメラノーマ・類上皮肉腫・extra-gastrointestinal stromal tumor など，pleomorphic leiomyosarcoma と MFH，granular cell leiomyosarcoma と悪性顆粒細胞腫，desmoplastic leiomyosarcoma と desmoplastic melanoma，myxoid leiomyosarcoma と粘液型 MFH との鑑別が問題となる．

組織像のみでは鑑別困難な場合も多いので，積極的に免疫組織化学的検索を行うべきである．

## 5. 治療・予後

皮膚平滑筋肉腫の予後は腫瘍の発生部位（深さ）と最も関連し，真皮型の転移は極めて稀である．

皮膚平滑筋肉腫の予後因子としては腫瘍径と深達度，特に後者が最も重要である．皮膚（真皮内）平滑筋肉腫は早期に気付かれることもあり，予後良好で，再発率も低く，転移は例外的である．治療としては初期の広範切除術が推奨されている．

（横山繁生，駄阿 勉，加島健司）

### 文 献

1) Weedon D, Williamson RM, Patterson JW: Smooth and skeletale muscle tumours. in LeBoit PE, Burg G, Weedon D et al (eds): "World Health Organization Classification of Tumours, Pathology & Genetics, Skin Tumours". IARC Press, Lyon, 2006, pp250-253
2) Weedon D: Skin Pathology, 2nd ed. Churchill Livingstone, London, 2002, pp968-972
3) Ragsdale BD: Tumors with Fatty, Muscular, Osseous, and/or Cartilagenous differentiation. in Elder DE (ed): "Lever's Histopathology of the Skin", 10th ed. Lippincott Williams & Wilkins, Philadelphia, 2009, pp1075-1083
4) McKee PH, Calonje E, Granter SR: Pathology of the Skin with Clinical Correlations, 3rd ed. Elsevier Mosby, China, 2005, pp1796-1803
5) Patterson JW, Wick MR: AFIP Atlas of Tumor Pathology, Series 4, Nonmelanotic tumors of the Skin. American Registry of Pathology, Washington, DC, 2006, pp365-373
6) Weiss SW, Goldblum JR: Enzinger & Weiss's Soft Tissue Tumors, 5th ed. Mosby Elsevier, China, 2008, pp517-564
7) Hashimoto H, Quade B: Smooth muscle tumours. in Fletcher CDM, Unni KK, Mertens F (eds): "World Health Organization Classification of Tumours, Pathology & Genetics, Tumours of Soft Tissue and Bone". IARC Press, Lyon, 2002, pp128-134

第2部　組織型と診断の実際
Ⅲ．皮膚特有の間葉系腫瘍　【各論】C．線維，線維組織球性および組織球性腫瘍

# 1 良性腫瘍および腫瘍類似病変

## 1．ケロイド瘢痕

　ケロイド瘢痕 keloid scar は緩徐に発育する境界明瞭な扁平隆起性病変で，紅褐色調を呈する．しばしば多発する．真皮における結節性の線維性増殖である．若年者，青年，黒人に多い．前胸部，顔面，背部などのように下床に骨や軟骨のある部位に好発する．外傷部，手術痕，感染巣やその周辺部にも生ずる．前腕（BCG 接種の針痕），耳介（ピアスなどによる）も好発部位である．遺伝性素因もある．病変が外傷部を越え拡大しやすい．摘出後に再発することがある．
　組織学的には真皮での高度の膠原線維の束状，渦巻き状の増生とその硝子化を特徴とする．経過とともに硝子化が高度になり，血管は減少する．肥厚性瘢痕よりも膠原線維は厚く好酸性がより強く，種々の程度の線維芽細胞の増殖を伴う（図1）．皮膚付属器は圧排され萎縮する．肥厚性瘢痕に比して，乳頭部の菲薄化，消失をみることが多く，垂直に走行する血管は乏しい．

## 2．肥厚性瘢痕

　肥厚性瘢痕 hypertrophic scar は過剰な瘢痕で，白色調の隆起性の病変を形成する．ケロイド瘢痕のように外傷部位を越えて広がることはない．またケロイド瘢痕より隆起の程度は低い．自然退縮することもある．再発は稀である．組織学的には真皮での膠原線維の束状，錯綜状の増生をみる（図2）．硝子化はないか，あっても限局性である．

## 3．皮膚線維腫（線維性組織球腫）

　皮膚線維腫 dermatofibroma（線維性組織球腫 fibrous histiocytoma）は，真皮，皮下に生ずる比較的境界明瞭な線維組織球性の良性腫瘍である．主に成人の四肢や体幹部に好発する．通常は 0.5〜2 cm 大である．基本的な組織像は，線維芽細胞の storiform 状，花むしろ状の増殖と膠原線維の増生である（図3）．真皮に限局あるいは主座を置く．また渦巻き状，錯綜状，束状の増殖像を示し，軽度の多形性，細胞の大小不同をみる．しばしば Touton 型巨細胞や foamy な細胞質あるいは脂肪滴を有する組織球様細胞の増殖もみる．ヘモジデリンの沈着も伴う（図4）．病変部の表皮の肥厚も特徴的である（図5）．種々の組織型亜型がある（図5〜7）[1-3]．しかし，大部分の亜型症例では一部に通常の基本的な像を認め，同一病変の phase の違いをみている可能性もある．免疫染色では vimentin，CD 68，factor XIIIa が陽性で，CD 34 は陰性である．
　鑑別診断では隆起性皮膚線維肉腫（後述），異型線維黄色腫，悪性線維性組織球腫が挙げられる．後2者では，細胞の多形性，異型性が高度で，核分裂像が多数みられる．
　単純切除で治癒するが，細胞に富む症例，深く浸潤性に発育する例では再発しやすく（図6, 7），再発を繰り返す症例も稀ではない[1]．またリンパ節や肺転移をきたす症例の報告もある[2]．転移症例の多くは再発，切除を繰り返しており，手術操作による転移の可能性が考えられる．転移があっても予後は良好である．組織像よりの転移の予測は困難である．

### 1．良性腫瘍および腫瘍類似病変

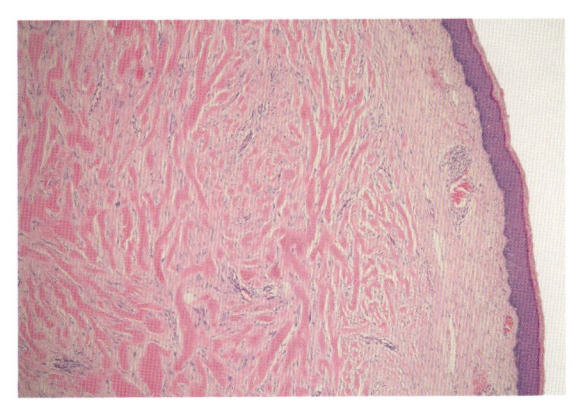

**図1 ｜ ケロイド瘢痕**
高度の硝子化を伴った膠原線維の小束状，錯綜状の増生と軽度の線維芽細胞の増殖よりなる．

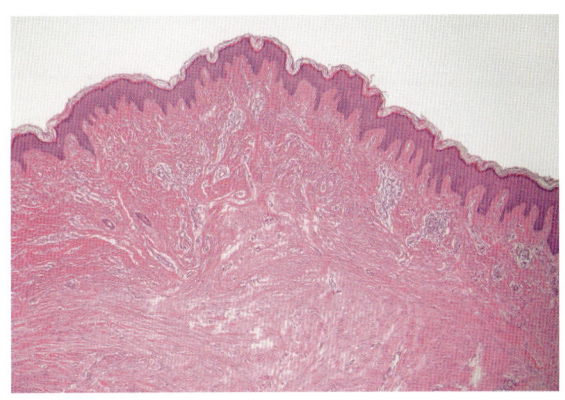

**図2 ｜ 肥厚性瘢痕**
隆起性の病変で真皮での膠原線維の束状，錯綜状の増生を示す．

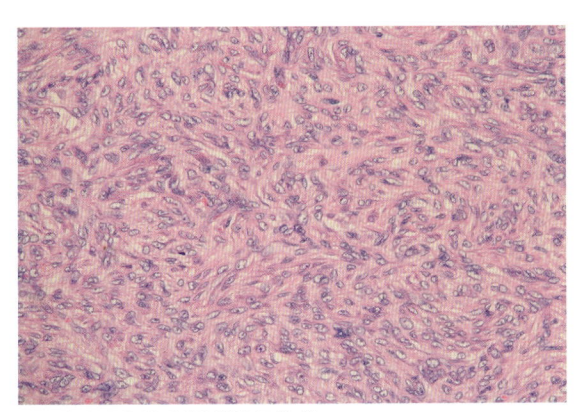

**図3 ｜ 皮膚線維腫（線維性組織球）**
基本的な像で異型の乏しい線維芽細胞のstoriform状の増殖と膠原線維の増生よりなる．

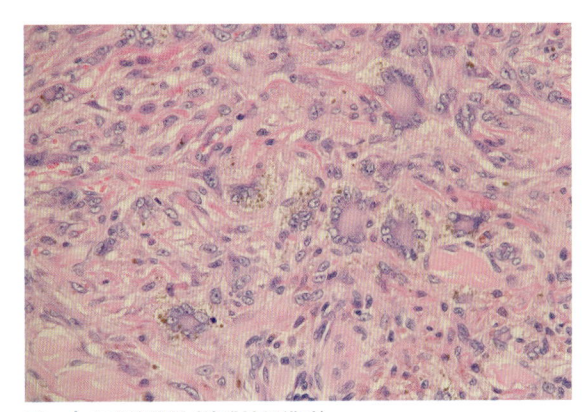

**図4 ｜ 皮膚線維腫（線維性組織球）**
図3と同一症例．Touton型巨細胞，ヘモジデリンの沈着，線維芽細胞の増殖と膠原線維の増生をみる．

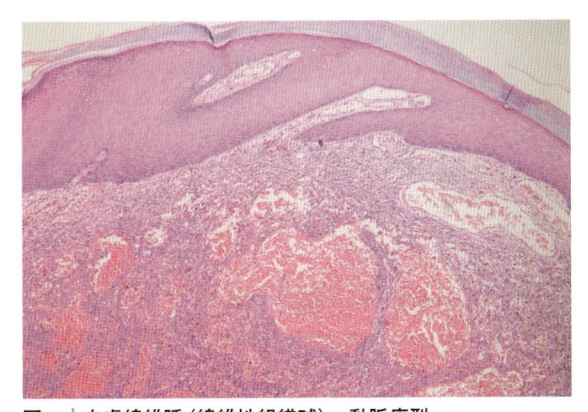

**図5 ｜ 皮膚線維腫（線維性組織球） 動脈瘤型**
紡錘形細胞の増殖と多数の拡張した血管腔様の像をみる．血管内皮の被覆はない．表皮は肥厚を示す．

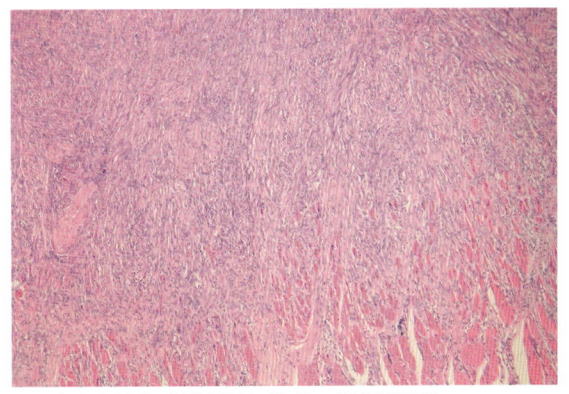

**図6 ｜ 皮膚線維腫（線維性組織球） 深部浸潤型**
筋層への浸潤を示す．再発しやすい型である．

**図7** 皮膚線維腫（線維性組織球）
図6と同一症例．深部浸潤型．細胞成分に富み，軽度の核異型を示す．

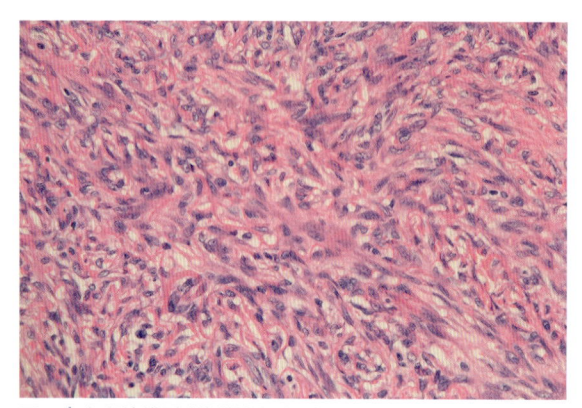

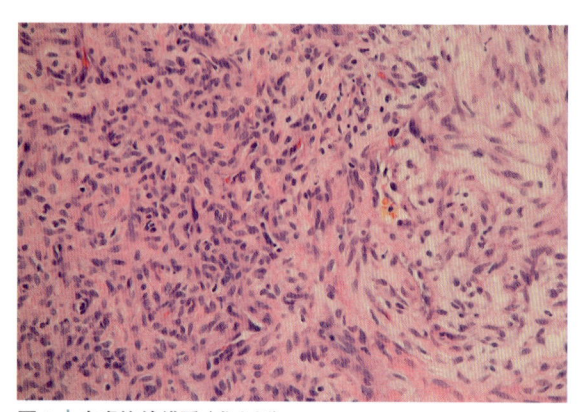

**図8** 皮膚筋線維腫（成人例）
線維芽細胞と長紡錘形の核を有する平滑筋細胞様細胞の増殖よりなり，間質は線維性で小血管に富む．

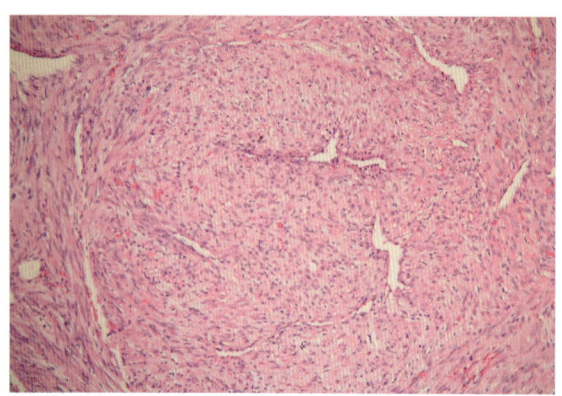

**図9** 乳児筋線維腫症
紡錘形細胞の束状，錯綜状増殖と血管周皮腫様の間質血管が特徴的である．

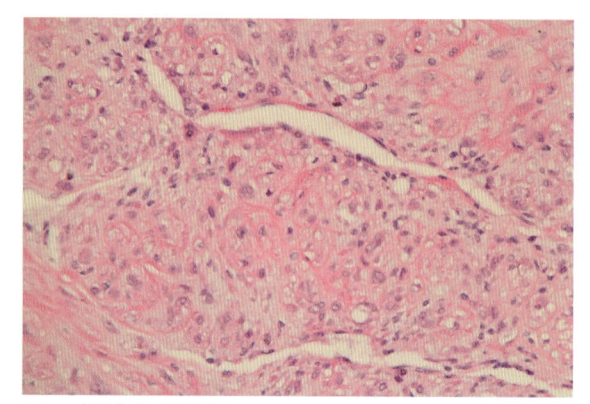

**図10** 乳児筋線維腫症
好酸性ないし空胞状の胞体を有する平滑筋細胞様細胞の増殖を示す．

## 4．皮膚筋線維腫

　皮膚筋線維腫 dermatomyofibroma は孤立性の病変で真皮より皮下に発生し，小児，成人にみられる．乳児筋線維腫症（後述）の孤立性皮膚病変と同一の範疇である[9,10]．組織学的には，比較的境界明瞭な結節で線維芽細胞，平滑筋細胞様細胞の増殖よりなり，間質は線維性，また血管は豊富で血管周皮腫様のパターンを示す（図8）．成人例では筋線維芽細胞成分が多く，血管周皮腫様のパターンは小児例ほど顕著ではない．

## 5．乳児筋線維腫症

　乳児筋線維腫症 infantile myofibromatosis の約90％の症例は生後2年以内にみられ，時に成人に発生する．孤立型，多発型，全身型に分類され，孤立型が最も多い．頭頸部，四肢，体幹の皮膚，軟部や骨に好発し，多発する[4,5]．

　病理学的には3cm大までのことが多い．境界明瞭で表面平滑ないし分葉状で弾性を有する．割面では周辺部は白く線維性で，中央部は赤色ないし黄色で軟らかいことが多い．組織学的には紡錘形細胞の錯綜状増殖と血管周皮腫様の増殖よりなる（図9）．後者が主体をなす症例は小児血管周皮腫 infantile hemangiopericytoma と呼ばれていた．紡錘形細胞は長ないし短紡錘形の核を有し，核小体は小型で核異型は乏しい．細胞質は中等量，淡明ないし弱好酸性でその境界は不明瞭である．葉巻状の核，好酸性ないし空胞状の胞体を有する平滑筋様細胞の束状の配列を部分的に認める（図10）．間質は線維性で硝子化，石灰化，粘液変性を伴いやすい．特徴的なの

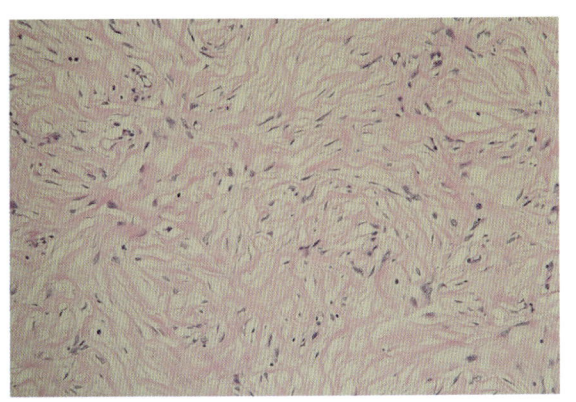

**図 11 | 硬化性線維腫**
storiform パターンが明瞭で主として膠原線維よりなる. 異型のない紡錘形細胞の疎な増生をみる.

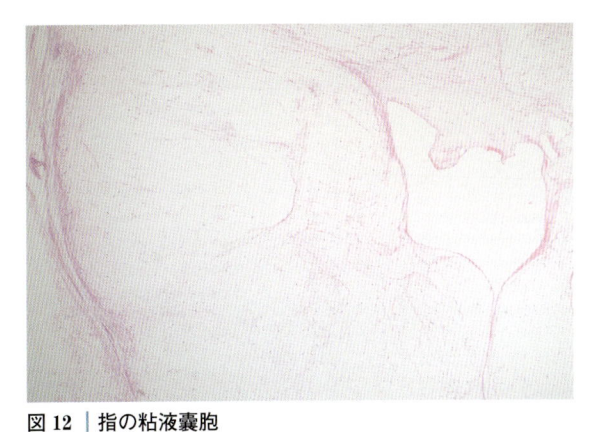

**図 12 | 指の粘液嚢胞**
分葉状の myxoid な病変で中央に嚢胞を伴う. 周辺部に紡錘形細胞の疎な増生をみる.

は間質血管が牡鹿の角(stag-horn)様, スリット状で血管周皮腫様のパターンを示すことである. この像が顕著であると血管周皮腫との鑑別が問題となる.

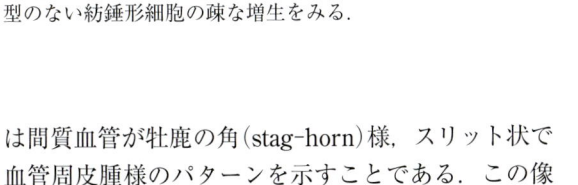

免疫組織化学的には, vimentin と α-smooth muscle actin が陽性で, desmin は陰性のことが多い. 電顕的には筋線維芽細胞 myofibroblast の特徴を有する細胞を認める.

鑑別診断として結節性筋膜炎, 小児線維腫症, 血管周皮腫, 小児線維肉腫が挙げられる. 結節性筋膜炎では, myxoid change がより強く, 培養細胞様の紡錘形細胞の増殖, 赤血球の遊出, 周辺部でのリンパ細胞の浸潤をみる. 血管周皮腫では, びまん性に stag-horn like の血管がみられる. 小児線維肉腫は線維芽細胞様細胞のほぼ均一な束状, 錯綜状増殖を特徴とし, 血管周皮腫様の血管パターンはないか, あっても限局性である.

予後は孤立型, 多発型は良好で, 一般的に摘出術で十分である. しばしば自然退縮するのも特徴である. 全身型は予後不良である.

## 6. 硬化性線維腫

硬化性線維腫 sclerotic fibroma は花むしろ状膠原線維腫 storiform fibroma とも呼ばれる. 真皮に生ずる線維性腫瘍で storiform パターンが明瞭である. 細胞成分に乏しく, 主として膠原線維の増生よりなる[6](図 11). Cowden 病に合併する症例もある.

組織学的に鑑別を要するのは, storiform パターンを示す病変で, 皮膚線維腫, 隆起性皮膚線維肉腫, 悪性線維性組織球腫が挙がる. 皮膚線維腫は細胞密度が高く, 間質の膠原線維は硬化性線維腫に比べて少ない. 隆起性皮膚線維肉腫は病変が大きく, 真皮より皮下に浸潤性に広がり, 一般に間質の膠原線維は乏しい. 悪性線維性組織球腫は, 通常, 病変は大きく深在性で細胞異型, 多形性を示し, 間質の膠原線維は硬化性線維腫に比べて少ない.

## 7. 指の粘液嚢胞

指の粘液嚢胞 digital mucous cyst は digital myxoid cyst とも呼ばれる. 指趾の末端部に発生する表在性, 良性の粘液腫状ないし嚢胞形成性の病変である[12]. 成人に多い. 組織学的には分葉状の細胞性の乏しい結節で, myxoid change が高度で, 嚢胞変性を伴う(図 12). 異型のない紡錘形細胞の疎な増生をみる.

鑑別診断として, 指の線維粘液腫 digital fibromyxoma(表層性末端線維粘液腫 superficial acral fibromyxoma), 表層性血管粘液 superficial angiomyxoma[8]がある. 指の粘液嚢胞は, 指の線維粘液腫の中で粘液腫変化が高度あるいは嚢胞が顕著なものといわれている. 指の線維粘液腫ないし表層性末端線維粘液腫では, 爪の周辺部において線維芽細胞の増生と間質の膠原線維の増生, myxoid 変化をみる[9](図 13). 表層性血管粘液腫は, 頭頸部や体幹に好発する. 真皮浅層, 時に皮下で疎な線維芽細胞の増生, 薄壁性の血管の増生, 高度な myxoid 変化, 炎症性細胞, 特に好中球の浸潤をみる(図 14). 時に島状の上皮成分を認める. 指の粘液嚢胞とは部位と血管の増生の有無で鑑別できる.

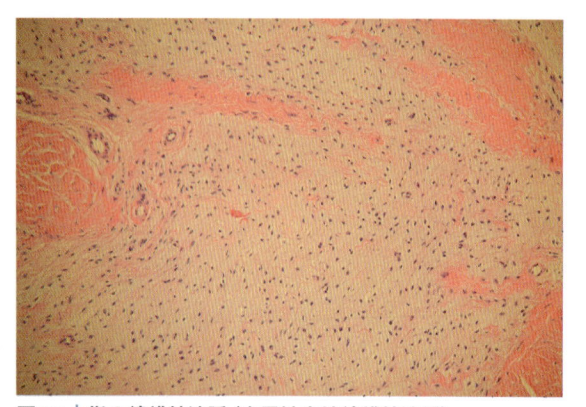

**図 13** 指の線維粘液腫（表層性末端線維粘液腫）
線維芽細胞の増生，間質の膠原線維の増生と軽度の myxoid 変化をみる．

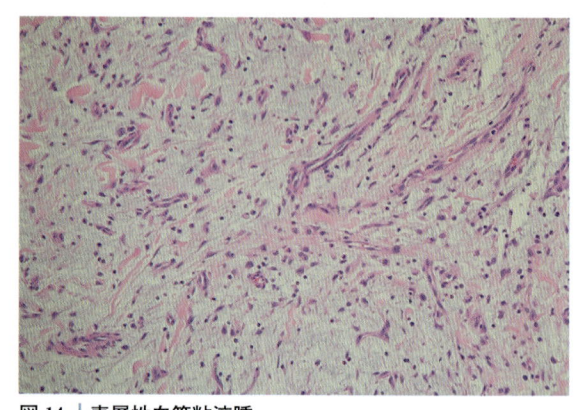

**図 14** 表層性血管粘液腫
線維芽細胞の増生，小血管の増生，高度な myxoid 変化と炎症性細胞の浸潤を示す．

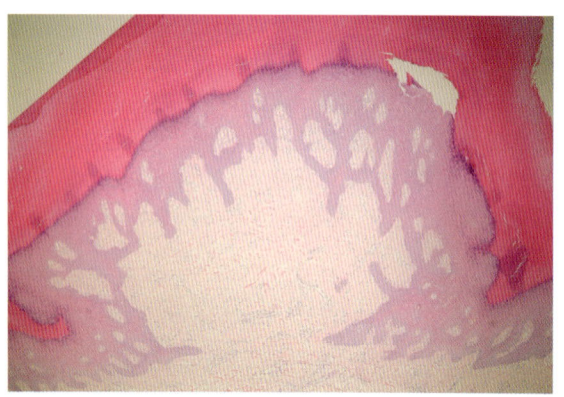

**図 15** 指の線維角化腫
乳頭状病変で，角質増加を伴った肥厚表皮で覆われ，真皮では膠原線維の増生をみる．

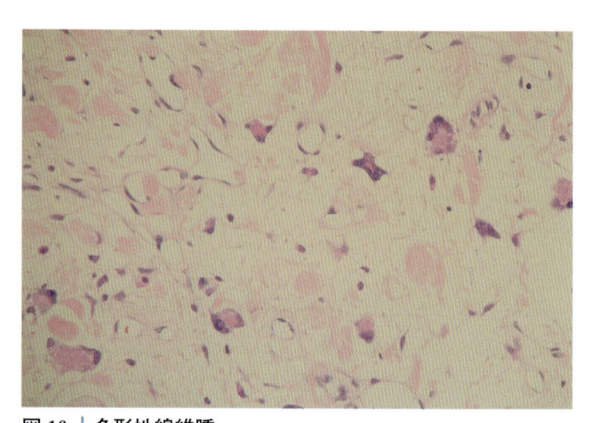

**図 16** 多形性線維腫
花冠状の多核細胞の増殖をみるが，細胞成分は少ない．間質は硝子化と浮腫を示す．

## 8．指の線維角化腫

　指の線維角化腫 digital fibrokeratoma は 1968 年に Bart ら[10]により acquired digital fibrokeratoma として初めて報告された．指趾の乳頭状の良性病変で 30 歳以上の男性に多い．外傷が誘因となる．組織学的には角質を伴った肥厚表皮で覆われ，真皮では膠原線維の増生をみる（**図 15**）．鑑別診断，胼胝腫では過角化を示す表皮を特徴とするが真皮での膠原線維の増生は認めない．

## 9．多形性線維腫

　多形性線維腫 pleomorphic fibroma は 1989 年に Kamino ら[11]によって報告された真皮に発生する良性の線維性腫瘍である．成人の四肢に好発し，発育は緩徐である．無痛性の皮膚のドーム状，最大約 2cm 大までの腫瘤を形成する．臨床的には母斑，神経線維腫，血管腫と紛らわしい．治療は単純切除で，再発は稀である．

　組織学的には多形性，核異型を示す細胞，花冠状の多核細胞の増殖を特徴とするが細胞成分は少ない（**図 16**）．核分裂像は稀である．間質では密な膠原線維の増生をみる，時に粘液腫状のこともある．免疫染色では，vimentin, muscle-specific actin が陽性で筋線維芽細胞への分化が伺える．CD 34，CD 99 が陽性のこともある．

　鑑別診断では，多形細胞の出現をみる腫瘍との区別を要する．異型線維黄色腫は高齢者の日光露出部（顔面など）に発生し，急速に増大する．組織学的に

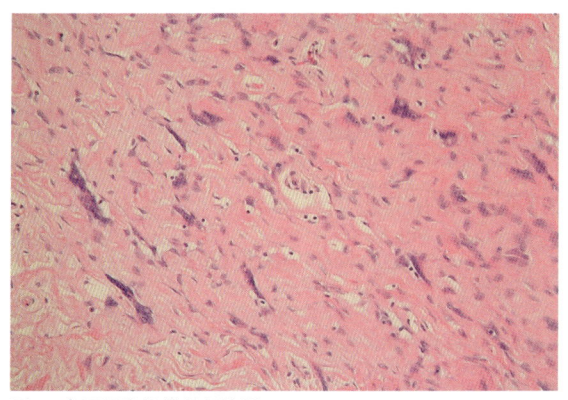

1. 良性腫瘍および腫瘍類似病変　193

**図17 | 巨細胞線維芽細胞腫**
小型の紡錘形細胞とクロマチンに富む単核ないし多核の細胞の増殖を示す．間質は線維性である．

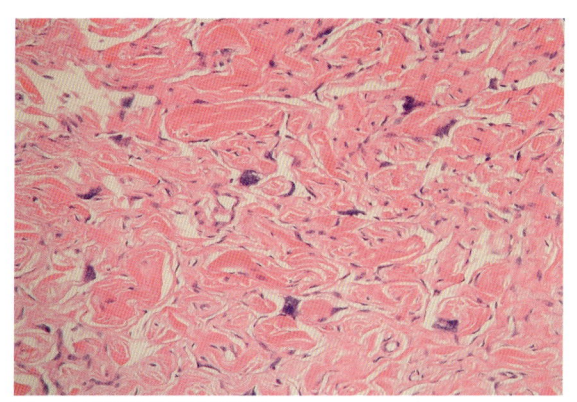

**図18 | 巨細胞線維芽細胞腫**
特徴的な所見として，小型の血管ないし類洞様の壁やその近傍に多核巨細胞の増殖をみる．

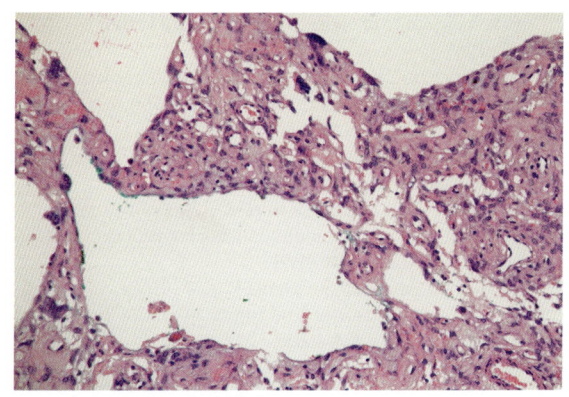

**図19 | 巨細胞性血管線維腫**
拡張血管様ないし類洞様の間隙の近傍での多核巨細胞の増殖をみる．紡錘形細胞の増殖は，巨細胞線維芽細胞腫より高度である．他の部位で孤立線維性腫瘍とほぼ同様の像を認める．

---

### TOPICS　間葉系細胞の可塑性 plasticity

可塑性は，狭義には，シナプス伝達の可塑性と同義に使われる．広義には分子から個体に至る種々のレベルで起こる生理学的，形態学的変化を意味する．病理学の分野では，間葉系細胞の形態学的変化を意味することが多い．間葉系細胞は臓器や組織の発生や分化の過程，出生後の内外の刺激，環境，また腫瘍発生において種々の形態変化を示す．一般的に未分化間葉系細胞は多方面への分化能を有していると推定されている．例えば子宮内膜の間葉系細胞は，内膜間質細胞のみならず平滑筋細胞，内膜腺上皮細胞，性索細胞への形態的分化能を有している．軟部肉腫の一種の悪性末梢性神経鞘腫瘍では，神経性腫瘍の中に，ときに横紋筋芽細胞の形態を示す細胞の増殖をみる（Triton腫瘍と呼ばれる）．これは神経鞘細胞の横紋筋芽細胞への形態分化と考えられている．

---

は細胞成分に富み，foamyな胞体を有する細胞が多数みられ，核分裂像も多い．異型皮膚線維腫 atypical cutaneous fibrous histiocytoma（dermatofibroma with monster cells, pseudosarcomatous dermatofibroma, atypical cutaneous histiocytoma とも呼ばれる）では，異型細胞，ヘモジデリンを有する細胞，foamyな胞体を有する細胞が密に増殖する．少なくとも一部では典型的な皮膚線維腫，線維性組織球腫の像を認める．巨細胞線維芽細胞腫は10歳以下の小児に好発し，浸潤性の発育を示す．異型細胞や多核細胞が偽血管腔を形成したり，その周囲に増殖する．

## 10. 巨細胞線維芽細胞腫

巨細胞線維芽細胞腫 giant cell fibroblastoma（GCF）はShmooklerとEnzinger[1]より報告された主に小児の皮膚，皮下に好発する線維性の腫瘍である．稀に成人発生をみる．鼠径部，大腿部，背部などに発生する[1-3]．発育は緩徐で，境界不明瞭な腫瘤を形成し，浸潤性に発育する．

組織学的には，疎に増生する異型のない紡錘形細胞と線維性，あるいは浮腫状の間質よりなり，特徴的な所見としてその中にクロマチンに富む単核ないし多核の巨細胞をみる（図17）．この細胞はところどころで拡張血管様ないし類洞様の間隙の近傍にみられ，GCF診断に参考となる（図18）．この間隙は

血管やリンパ管ではない．巨細胞の分布や密度は様々である．

免疫組織化学的に，腫瘍細胞は vimentin と CD34 が陽性で，血管内皮マーカーである factor VIII RA や CD31 は陰性である．電顕的には紡錘形細胞は線維芽細胞の特徴を示す．

鑑別診断として巨細胞性血管線維腫，giant cell angiofibroblastoma が挙げられる．ともに紡錘形細胞の増生，その拡張血管様ないし類洞様の間隙の近傍での巨細胞増生，CD34 陽性など類似点が多い（図19）．しかし巨細胞性血管線維腫ではより細胞成分に富み，紡錘形細胞の束状増殖，間質のガラス化，血管周皮様血管など孤立線維性腫瘍 solitary fibrous tumor とほぼ同様の像を示す[15]．

約50％の例で局所の再発をみるが，転移をきたした症例の報告はない．

本腫瘍とほぼ同一の像を後述の隆起性皮膚線維肉腫の一部や周辺部にみられることがある．染色体，遺伝子異常も本腫瘍と隆起性皮膚線維肉腫と同一であり，本腫瘍は後者の若年型といわれている[13]．

(福永真治)

## 文献

1) Calonje E, Mentzel T, Fletcher CDM : Cellular benign fibrous histiocytoma : clinicopathologic analysis of 74 case of a distinctive variant of cutaneous fibrous histiocytoma with frequent recurrence. Am J Surg Pathol 18 : 668-676, 1994
2) Guillou L, Gebhard S, Salmeron M et al : Metastasizing fibrous histiocytoma of the skin : a clinicopathologic and immunohistochemical analysis of three cases. Mod Pathol 13 : 654-660, 2000
3) Calonje E, Fletcher CDM : Aneurysmal benign fibrous histiocytoma : clinicopathologic analysis of 40 cases of a tumour frequently misdiagnosed as a vascular neoplasm. Histopathology 26 : 323-331, 1995
4) Chung EB, Enzinger FM : Infantile myofibroblastomatosis. Cancer 48 : 1807-1818, 1981
5) Fletcher CDM, Achu P, Van Noorden S et al : Infantile myofibromatosis : a light microscopic, histochemical and immunohistochemical study suggesting true smooth muscle differentiation. Histopathology 11 : 245-248, 1987
6) Rapini RP, Golitz LE : Sclerotic fibromas of the skin. J Am Acad Dermtol 20 : 266-271, 1987
7) Van Roggen JFG, Hodendoorn PCW, Fletcher CDM : Myxoid tumours of soft tissue. Histopathology 35 : 291-312, 1999
8) Allen PW, Dymock R, MacCormac WB : Superficial angiomyxomas with and without epithelial components. Report of tumors in 28 patients. Am J Surg Pathol 12 : 519-530, 1988
9) Fetch FJ, Laskin WB, Miettinen M : Superficial acral fibromyxoma : a clinicopathologic and immunohistochemical analysis of 37 cases of a distinctive soft tissue tumor with a predilection for the finger and toes. Hum Pathol 32 : 704-714, 2001
10) Bart RS, Andrade R, Kopf AW et al : Acquired digital fibrokeratomas. Arch Dermatol 97 : 120-129, 1968
11) Kamino H, Lee JY-E, Berke A : Pleomorphic fibroma of the skin : A benign neoplasm with cytologic atypia : clinicopathologic study of eight cases. Am J Surg Pathol 13 : 107-113, 1989
12) Shmookler BM, Enzinger FM : Giant cell fibroblastoma : a peculiar childhood tumor. Lab Invest 46 : 76A, 1982
13) Shmookler BM, Enzinger FM, Weiss SW : Giant cell fibroblastoma : a juvenile form of dermatofibrosarcoma protuberans. Cancer 64 : 2154-2161, 1989
14) Fletcher CDM : Giant cell fibroblastoma of soft tissue : a clinicopathological and immunohistochemical study. Histopathology 13 : 499-508, 1988
15) Dei Tos AP, Seregard S, Calonje E et al : Giant cell angiofibroma : a distinctive orbital tumor in adults. Am J Surg Pathol 19 : 1286-1293, 1995
16) Morimitsu Y, Hisaoka M, Okamoto S et al : Dermatofibrosarcoma protuberans and its fibrosarcomatous variant with areas of myoid differentiation : a report of three cases. Histopathology 32 : 547-551, 1998
17) De Chadarevian JP, Coppola D, Billmire DF : Bedner tumor pattern in recurring giant cell fibroblastoma. Am J Clin Pathol 100 : 164-166, 1993
18) Mentzel T, Heham A, Katenkamp D et al : Fibrosarcomatous "high-grade" dermatofibrosarcoma protuberans : clinicopathologic and immunohistochemical study of a series of 41 cases with emphasis on prognostic significance. Am J Surg Pathol 22 : 576-587, 1998
19) Fretzin DF, Helwig EB : Atypical fibroxanthoma of the skin : a clinicopathological study of 140 cases. Cancer 31 : 1541-1552, 1973

第2部　組織型と診断の実際

Ⅲ．皮膚特有の間葉系腫瘍　【各論】C．線維，線維組織球性および組織球性腫瘍

# 2　悪性腫瘍

## 1．隆起性皮膚線維肉腫

　隆起性皮膚線維肉腫 dermatofibrosarcoma protuberans（DFSP）は若年から中年の男性に好発する真皮の隆起性，結節性病変である．巨細胞線維芽細胞腫 giant cell fibroblastoma（GCF）と同様に高頻度で再発をきたし，中間群の線維性組織球性腫瘍に分類されている．体幹や四肢の近位に好発する．発育は緩徐で，境界不明瞭な腫瘤を形成し，浸潤性に発育する．

　肉眼的には隆起性充実性の灰白色の病変で境界は不鮮明である（図1）．組織学的にはほぼ均一な紡錘形細胞の storiform 状の増殖を特徴とする（図2）．一部では渦巻き状，短い束状の増殖像をみる．真皮より皮下に広がる．線維芽細胞様で，細胞異型は軽度であり，線維肉腫の合併や再発がない限り細胞異型は目立たない．通常は組織球や多核巨細胞の混在は認めず，単一な細胞よりなる．核分裂像は稀で，5/10HPF を超えることはない．間質は線維性であるが，皮膚線維腫のように密ではなく硝子化をみることもない．皮下への浸潤はレース状ないし honeycomb 状（図3）で，また表皮と平行する傾向にある．時に間質の浮腫が高度のことがあり，鑑別診断で難渋する．再発例では storiform pattern が認め難く，細胞の均一性が乏しくなり間質の膠原線維の増生が目立つことがある．時に島状に平滑筋様成分（図4）を認めることがある．腫瘍の平滑筋への分化の可能性があるが，血管の近傍にみられ血管壁由来の非腫瘍成分かもしれない[16]．DFSP の辺縁部に GCF と類似して多核巨細胞の増生，類洞様の構造をみることがあり，GCF との密接な関係が推測される[13]（図5）．メラニン色素を有する樹枝状細胞の混在する症例があり，Bedner 腫瘍や色素性隆起性皮膚線維肉腫 pigmented dermatofibrosarcoma protuberans と呼ばれる[17]（図6）．DESP の5％以下にみられる．

　電顕的には線維芽細胞，組織球あるいは Schwann 細胞，perineural cell への分化を示すとする報告もあり，免疫組織化学的には vimentin と CD34（図7）が陽性である．組織発生は不明である．

　通常の DFSP の像を示す一部の症例，あるいは再発腫瘍において，DFSP の腫瘍細胞より大型で異型を示す紡錘形細胞の束状，ニシンの骨状 herringbone pattern を呈する線維肉腫の像を認める（図8）．悪性転化と考えられる．DFSP の約8％で観察される[18]．通常の DFSP では転移をきたさないが，悪性転化を示す症例では約15％の症例で遠隔転移を起こす[18]．同部では CD34 陰性のことがある．

　鑑別診断として良悪性の線維組織球性腫瘍が挙げられる．皮膚線維腫，良性線維性組織球腫では腫瘍自体は小型で，対称性の広がりを示す．storiform パターンや花むしろ状パターンを呈することが多いが，細胞の均一性に欠ける．その構成細胞が多彩で線維芽細胞，組織球，多核巨細胞（多核組織球，Touton 型）などよりなる．間質はより線維性である．多くの症例では，弱拡像で間質の線維成分の量で鑑別がつく．免疫染色では通常，DFSP は CD34 陽性，皮膚線維腫，良性線維性組織球腫では CD34 陰性である．しかし後者で CD34 陽性のことがあり，慎重を要する．悪性線維性組織球腫 malignant fi-

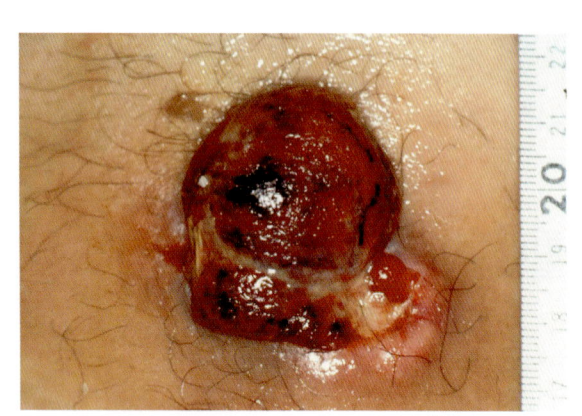

| 図1 | 隆起性皮膚線維肉腫 |
| --- | --- |

肉眼像．比較的境界明瞭な充実性腫瘍で出血を伴う．深部では浸潤性発育を示し，不完全切除になりやすい．

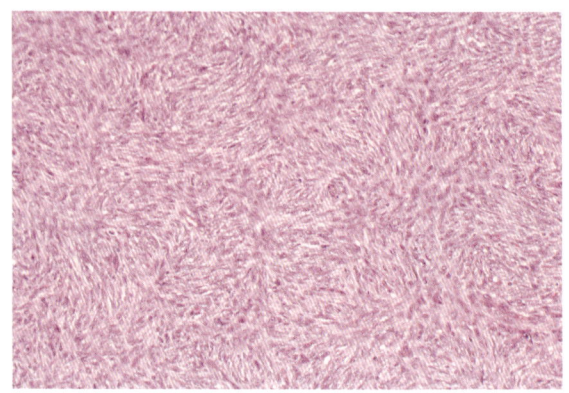

| 図2 | 隆起性皮膚線維肉腫 |
| --- | --- |

ほぼ均一な紡錘形細胞のstoriformパターンないし花むしろ状の増殖を特徴とする．間質の膠原線維は乏しい．

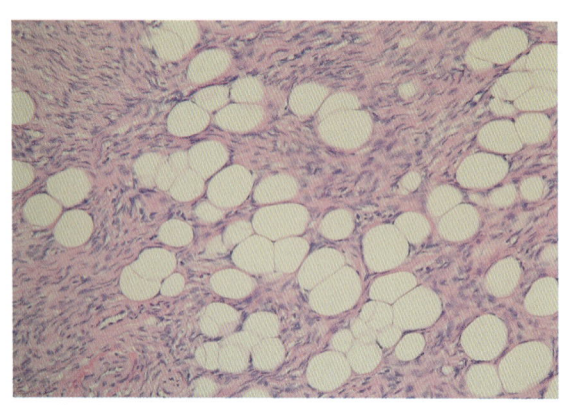

| 図3 | 隆起性皮膚線維肉腫 |
| --- | --- |

皮下への浸潤部ではhoneycomb状ないしレース状の増殖を示す．

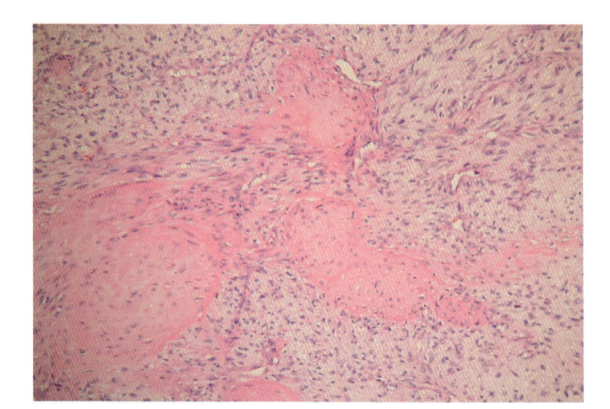

| 図4 | 隆起性皮膚線維肉腫（悪性転化症例） |
| --- | --- |

血管の近傍にみられる島状の平滑筋様成分

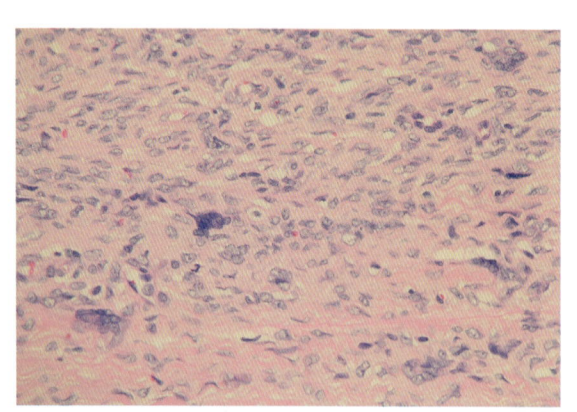

| 図5 | 隆起性皮膚線維肉腫 |
| --- | --- |

辺縁部に多核巨細胞の増殖と類洞様の構造をみる．巨細胞線維芽細胞腫と類似する．

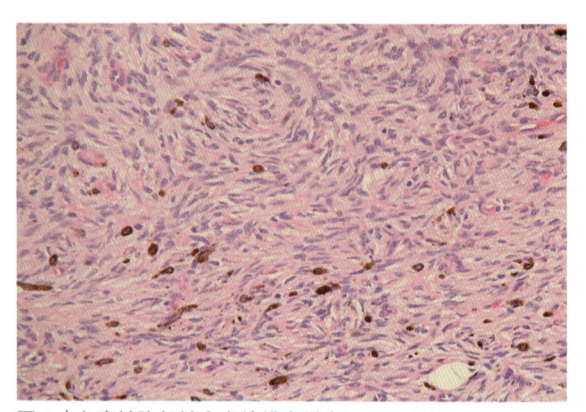

| 図6 | 色素性隆起性皮膚線維肉腫（Bedner腫瘍） |
| --- | --- |

メラニン色素を有する樹枝状細胞の増殖を認める．

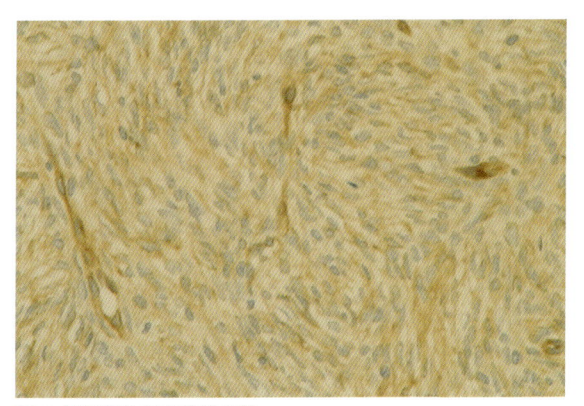

**図7 | 隆起性皮膚線維肉腫**
免疫組織化学的にびまん性にCD34陽性である．

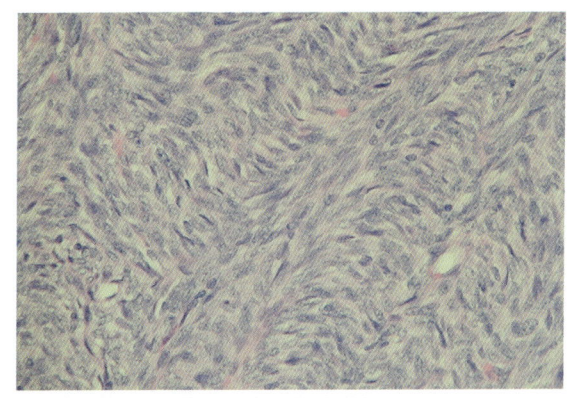

**図8 | 隆起性皮膚線維肉腫の悪性転化例**
異型紡錘形細胞の束状，ニシンの骨状増殖を呈する線維肉腫様の像である．

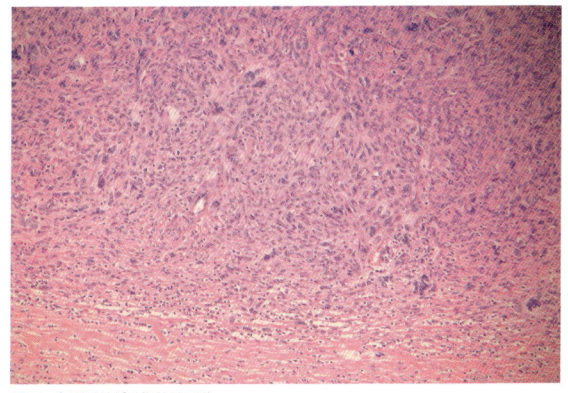

**図9 | 異型線維黄色腫**
周囲との境界の明瞭な真皮内の増殖像で，多彩な細胞よりなる．

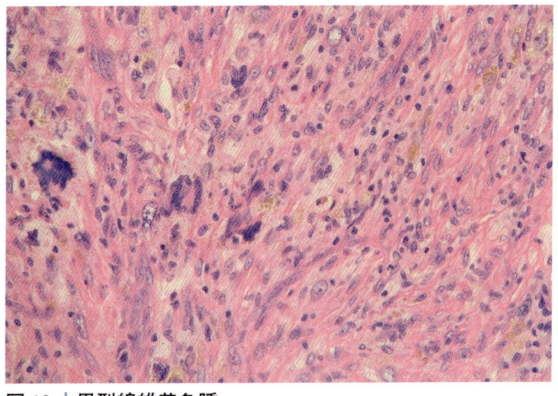

**図10 | 異型線維黄色腫**
紡錘形細胞，多形性，異型性の強い単核細胞，多核巨細胞の増殖よりなる．一部の細胞質内にヘモジデリンの沈着をみる．

brous histiocytoma (MFH) では，深部発生が多い．storiform pattern を呈するが，細胞の多形性，異型性が強く，異型核分裂像，腫瘍壊死をみる．間質の浮腫が高度な DFSP では粘液型脂肪肉腫との鑑別を要する．後者は深在性であり，多数の分枝状の小血管と脂肪芽細胞の出現を特徴とする．神経線維腫では，細胞がより小型で間質は線維性ないし軽度浮腫状である．一部で神経への分化像を伴う．免疫染色では S100 蛋白，CD34，EMA 陽性細胞が混在する．

## 2．異型線維黄色腫

異型線維黄色腫 atypical fibroxanthoma (AFX) は，偽肉腫性皮膚線維腫 pseudosarcomatous dermatofibroma ともいわれる．高齢者の日光露出部，特に

> **TOPICS**
> **giant cell fibroblastoma (GCF) と dermatofibrosarcoma protuberans (DFSP) の関係**
>
> GCF は DFSP の若年型と考えられている．その理由として，体幹部がともに好発部である，浸潤性発育，GCF での紡錘形細胞と DFSP の腫瘍細胞との組織学的，細胞学的類似性，DFSP の一部に GCF 様の像，DFSP の再発時に GCF 様の像を認める，免疫組織化学的にともに CD34 陽性，などが挙げられる．両者ともに局所再発（GCF：50％，DFSP：20〜50％）が多い．さらに最近では，両者に共通の染色体相互転座 t(17;22)(q22;q13) があり，t(17;22) に由来する ring chromosome を有していることも報告されている．

頭頸部の皮膚に好発する．隆起性の腫瘤を形成し，しばしばびらんを伴う．急速に発育するが 3 cm 以上になることは稀である．通常は 1～2 cm で最大は 6 cm 大である[19]．

組織学的には真皮内の増殖像で，多彩な細胞より構成される．主体は線維芽細胞様の紡錘形細胞，多形性，異型性の強い大型単核細胞，多核巨細胞の増殖がみられる（図 9, 10）．細胞内の脂肪滴，ヘモジデリンの沈着をみる．核分裂像を多数認める．腫瘍壊死をみることはない．基本的に膨張性に発育し，真皮内にとどまる．時に側方へは浸潤性に増殖する．ほとんどの症例は良性の経過を示し，転移症例の報告はない．治療は完全切除である．

鑑別診断として悪性線維性組織球腫（MFH），紡錘形細胞癌，悪性黒色腫などが挙げられる．AFX は浅在性ないし早期 MFH との説もあるが，深部の筋層浸潤や遠隔転移は認めない．組織学的，細胞学的には多形（通常）型 MFH と区別ができない．高齢者，日光露出部などの臨床的特徴があり，ほぼ真皮にとどまり，周囲との境界が明瞭で，3 cm 以下の場合には AFX を考える．紡錘形細胞癌では，表皮病変，通常の扁平上皮癌の存在，細胞の上皮様の配列，ケラチンなどの上皮性マーカー陽性が診断の根拠となる．悪性黒色腫では，表皮病変，細胞内のメラニン，HMB45，S-100 蛋白陽性が参考になる．

（福永真治）

## 文献

1) Calonje E, Mentzel T, Fletcher CDM：Cellular benign fibrous histiocytoma：clinicopathologic analysis of 74 case of a distinctive variant of cutaneous fibrous histiocytoma with frequent recurrence. Am J Surg Pathol 18：668-676, 1994
2) Guillou L, Gebhard S, Salmeron M et al：Metastasizing fibrous histiocytoma of the skin：a clinicopathologic and immunohistochemical analysis of three cases. Mod Pathol 13：654-660, 2000
3) Calonje E, Fletcher CDM：Aneurysmal benign fibrous histiocytoma：clinicopathologic analysis of 40 cases of a tumour frequently misdiagnosed as a vascular neoplasm. Histopathology 26：323-331, 1995
4) Chung EB, Enzinger FM：Infantile myofibroblastomatosis. Cancer 48：1807-1818, 1981
5) Fletcher CDM, Achu P, Van Noorden S et al：Infantile myofibromatosis：a light microscopic, histochemical and immunohistochemical study suggesting true smooth muscle differentiation. Histopathology 11：245-248, 1987
6) Rapini RP, Golitz LE：Sclerotic fibromas of the skin. J Am Acad Dermtol 20：266-271, 1987
7) Van Roggen JFG, Hodendoorn PCW, Fletcher CDM：Myxoid tumours of soft tissue. Histopathology 35：291-312, 1999
8) Allen PW, Dymock R, MacCormac WB：Superficial angiomyxomas with and without epithelial components. Report of tumors in 28 patients. Am J Surg Pathol 12：519-530, 1988
9) Fetch FJ, Laskin WB, Miettinen M：Superficial acral fibromyxoma：a clinicopathologic and immunohistochemical analysis of 37 cases of a distinctive soft tissue tumor with a predilection for the finger and toes. Hum Pathol 32：704-714, 2001
10) Bart RS, Andrade R, Kopf AW et al：Acquired digital fibrokeratomas. Arch Dermatol 97：120-129, 1968
11) Kamino H, Lee JY-E, Berke A：Pleomorphic fibroma of the skin：A benign neoplasm with cytologic atypia：clinicopathologic study of eight cases. Am J Surg Pathol 13：107-113, 1989
12) Shmookler BM, Enzinger FM：Giant cell fibroblastoma：a peculiar childhood tumor. Lab Invest 46：76A, 1982
13) Shmookler BM, Enzinger FM, Weiss SW：Giant cell fibroblastoma：a juvenile form of dermatofibrosarcoma protuberans. Cancer 64：2154-2161, 1989
14) Fletcher CDM：Giant cell fibroblastoma of soft tissue：a clinicopathological and immunohistochemical study. Histopathology 13：499-508, 1988
15) Dei Tos AP, Seregard S, Calonje E et al：Giant cell angiofibroma：a distinctive orbital tumor in adults. Am J Surg Pathol 19：1286-1293, 1995
16) Morimitsu Y, Hisaoka M, Okamoto S et al：Dermatofibrosarcoma protuberans and its fibrosarcomatous variant with areas of myoid differentiation：a report of three cases. Histopathology 32：547-551, 1998
17) De Chadarevian JP, Coppola D, Billmire DF：Bedner tumor pattern in recurring giant cell fibroblastoma. Am J Clin Pathol 100：164-166, 1993
18) Mentzel T, Heham A, Katenkamp D et al：Fibrosarcomatous "high-grade" dermatofibrosarcoma protuberans：clinicopathologic and immunohistochemical study of a series of 41 cases with emphasis on prognostic significance. Am J Surg Pathol 22：576-587, 1998
19) Fretzin DF, Helwig EB：Atypical fibroxanthoma of the skin：a clinicopathological study of 140 cases. Cancer 31：1541-1552, 1973

第2部　組織型と診断の実際
Ⅲ．皮膚特有の間葉系腫瘍　【各論】D．神経系腫瘍　1．良性腫瘍および腫瘍類似病変

# （1）柵状被包性神経腫と外傷性神経腫

palisaded encapsulated neuroma and traumatic neuroma

## はじめに

　末梢神経系腫瘍はSchwann腫（神経鞘腫），神経線維腫とその悪性型である悪性末梢神経鞘腫瘍に代表されるが，これら以外にも多数の良性腫瘍，腫瘍類似病変および悪性腫瘍がある[1,2]．一般に軟部腫瘍として取扱われるので，ここでは皮膚腫瘍のWHO分類（2006年）[3]に記載されている腫瘍を取り上げる．

## 1．柵状被包性神経腫

　一般に，Schwann細胞と軸索からなる腫瘍様ないしは過誤腫性病変を神経腫neuromaと呼んでいる[4]．

### 1）定義・臨床的事項

　柵状被包性神経腫 palisaded encapsulated neuroma（PEN）は，外傷と無関係に起こる皮膚神経の自然増殖と考えられている．同義語としてsolitary circumscribed neuromaがある[3]．

　中高年者の顔面，特に蝶形部に好発し，肉眼的には，径1cmまでの常色・ドーム状腫瘤としてみられる[1-7]．

### 2）組織学的所見

　組織学的には，腫瘍辺縁に裂隙形成のある境界明瞭な真皮内腫瘍で，腫瘍組織のみが核出される場合もある（図1）[5]．腫瘍内にも裂隙がみられ，異型性のない均一な紡錘形細胞の束状増殖からなる（図1，

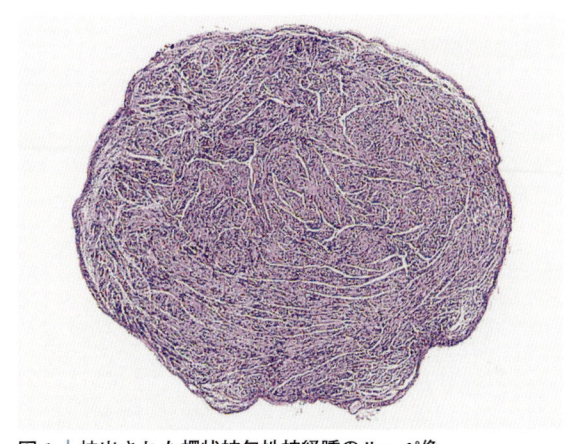

図1｜核出された柵状被包性神経腫のルーペ像
交錯する均一な紡錘形細胞束からなり，腫瘍内に裂隙を認める．（札幌皮膚病理研究所　木村鉄宣先生のご厚意による）

2）．"柵状被包性"と呼ばれているが，核の柵状配列やVerocay body，被膜形成がはっきりしない症例が多い．

### 3）免疫組織化学的特徴

　免疫染色では，S-100蛋白陽性のSchwann細胞に加え，neurofilament，PGP9.5陽性の多数の軸索やmyelin basic protein陽性の髄鞘がみられる．また，腫瘍辺縁の神経周膜に相当する部分にepithelial membrane antigen（EMA）陽性の神経周膜細胞がみられる．

### 4）鑑別診断

　Schwann腫との鑑別が最も重要で，特に腫瘍内お

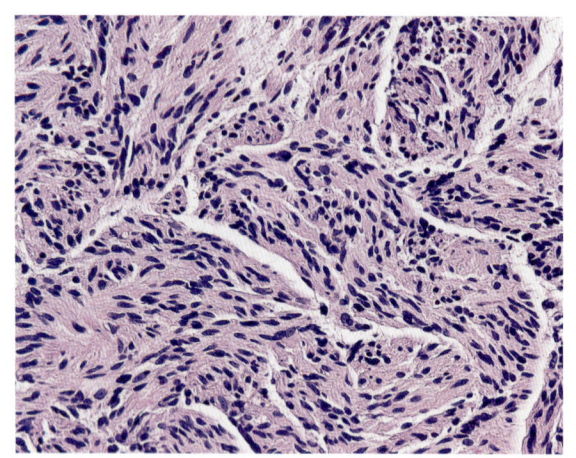

**図2 | 柵状被包性神経腫の強拡大像**
束状の細い紡錘形細胞からなり，腫瘍内に裂隙を認める．
(札幌皮膚病理研究所 木村鉄宣先生のご厚意による)

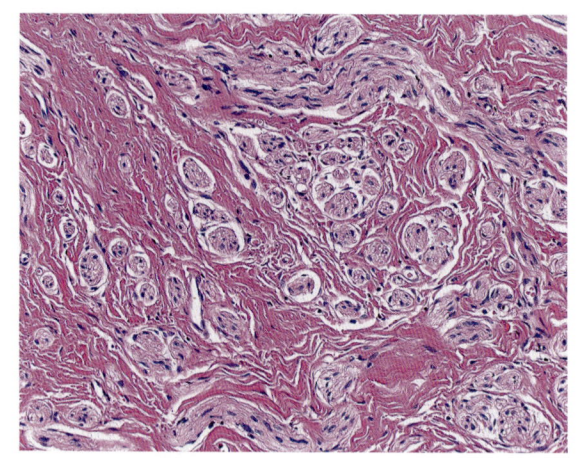

**図3 | 外傷性神経腫の弱拡大像**
高度の線維化と錯綜する多数の神経束を認める．

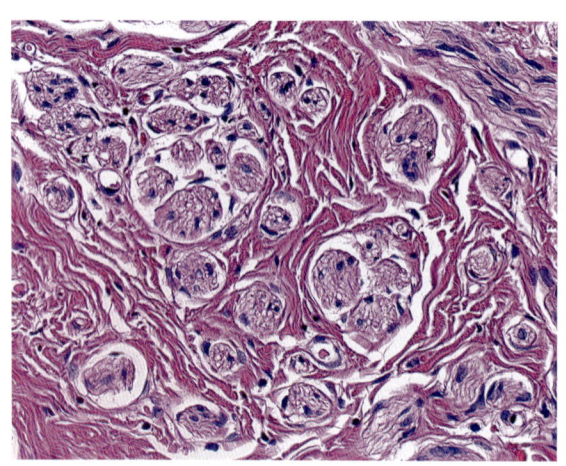

**図4 | 外傷性神経腫の強拡大像**
神経束の数は増加しているが，各神経は神経周膜，Schwann細胞，軸索からなる正常構造を示す．

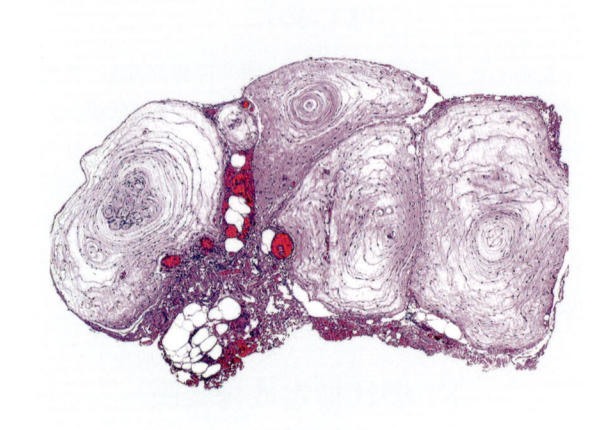

**図5 | Pacinian neuroma の組織像**
数個の大型 Pacini 小体からなる結節状の腫瘤である．

および周囲に裂隙形成がある場合は PEN の可能性を考え，免疫染色で軸索の有無を検索する必要がある．その他の鑑別すべき腫瘍として，神経線維腫，Ⅱb型多発性内分泌腫瘍（MEN Ⅱb）に合併する粘膜線維腫 mucosal neuroma/spontaneous, non-encapsulated neuroma，外傷性神経腫などがある．

### 5）治療・予後

単純切除術ないしは核出術が行われる．

## 2. 外傷性神経腫

### 1）定義・臨床的事項

外傷性神経腫 traumatic neuroma は，神経損傷後に起こる修復のための反応性増殖で，同義語として切断神経腫 amputation neuroma がある[3]．神経切断部では近位部に生じ，しばしば有痛性である[3-6]．類似病変として，胎内で自然離断した多指症の痕跡部位にみられる rudimentary polydactyly/supernumerary digit，指の外傷後などに大型の Pacini 小体が増加して有痛性腫瘤を形成する (digital) pacinian neuroma がある．第3～4趾間の趾間足底神経に生じる Morton 神経腫 Morton's neuroma も類似病変

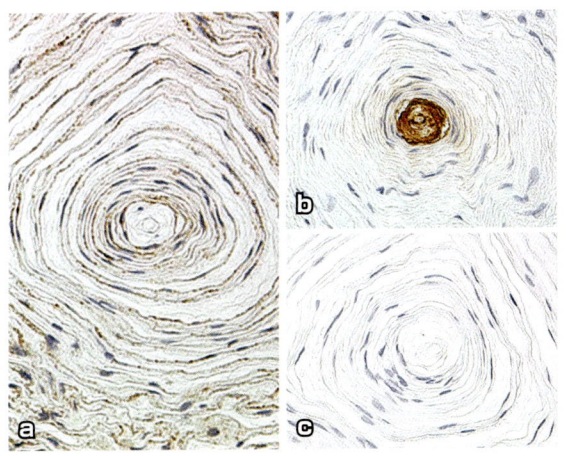

**図 6 │ Pacinian neuroma の免疫染色**
a：EMA，b，c：S-100 蛋白．神経周膜に相当する層板状構造物（a）は EMA 陽性である．芯部に存在する Schwann 細胞は残存する場合と，消失する場合がある（b, c）．

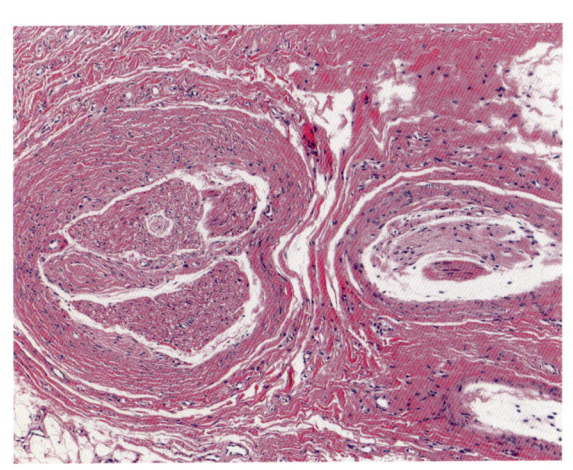

**図 7 │ Morton 神経腫の組織像**
神経周囲の線維化，神経の変形，外膜の線維性肥厚，浮腫を認め，神経の変性というべき像である．

であるが，神経の修復というよりは，反復する軽微な外傷による神経の変性と考えられている[2-6]．

### 2）組織学的所見

組織学的には，外傷性神経腫は境界不明瞭で，線維化と共に増生した多数の神経束がみられる（図3，4）．Pacinian neuroma は，線維化や浮腫などの変性を伴う複数の大型 Pacini 小体からなる．芯部の Schwann 細胞や軸索は残存する場合が多いが，時に変性のため消失する（図5，6）．Morton 神経腫では，神経周囲の線維化，神経周膜の線維性肥厚や浮腫などの変性所見が目立ち，軸索や髄鞘はむしろ減少する（図7）．

### 3）免疫組織化学的特徴

免疫染色では，S-100 蛋白陽性の Schwann 細胞，neurofilament，PGP 9.5 陽性の軸索，myelin basic protein 陽性の髄鞘，epithelial membrane antigen（EMA）陽性の神経周皮細胞がみられる．

### 4）鑑別診断

柵状被包性神経腫の項で述べた神経線維腫，Ⅱb型多発性内分泌腫瘍（MEN Ⅱb）に合併する粘膜線維腫 mucosal neuroma/spontaneous, non-encapsulated neuroma などが挙がる．

### 5）治療・予後

単純切除術が行われる．

（横山繁生，加島健司，駄阿　勉）

### 文　献

1 ）Scheithauer BW, Woodruff JM, Erlandson RA：AFIP Atlas of Tumor Pathology, Series 24, Tumors of the Peripheral Nervous System. American Registry of Pathology, Washington, DC, 1999, pp177-183, pp329-345
2 ）Weiss SW, Goldblum JR：Enzinger & Weiss's Soft Tissue Tumors, 5th ed. Mosby Elsevier, China, 2008, pp825-1015
3 ）Argenyi ZB, Banerjee SS, Kohler S et al：Neural tumours. in LeBoit PE, Burg G, Weedon D et al（eds）："World Health Organization Classification of Tumours, Pathology & Genetics, Skin Tumours". IARC Press, Lyon, 2006, pp263-275
4 ）Weedon D：Skin Pathology, 2nd ed. Churchill Livingstone, London, 2002, pp977-999
5 ）Reed RJ, Pulitzer DR：Tumors of Neural Tissue. in Elder DE（ed）："Lever's Histopathology of the Skin",10th ed. Lippincott Williams & Wilkins, Philadelphia, 2009, pp1107-1149
6 ）McKee PH, Calonje E, Granter SR：Pathology of the Skin with Clinical Correlations, 3rd ed. Elsevier Mosby, China, 2005, pp1230-1238, pp 1763-1796
7 ）Patterson JW, Wick MR：AFIP Atlas of Tumor Pathology, Series 4, Nonmelanotic tumors of the Skin. American Registry of Pathology, Washington, DC, 2006, pp177-183, pp329-345

第2部　組織型と診断の実際
Ⅲ．皮膚特有の間葉系腫瘍　【各論】D．神経系腫瘍　1．良性腫瘍および腫瘍類似病変

# (2) 神経鞘粘液腫/神経莢腫

nerve sheath myxoma/neurothekeoma

## 1．定義・臨床的事項

　神経鞘粘液腫 nerve sheath myxoma/神経莢腫 neurothekeoma は神経外胚葉由来と考えられており，真皮内の分葉状腫瘍としてみられる．粘液基質や上皮様細胞の有無，細胞密度，S-100 蛋白の反応性によって，古典型 classic type と富細胞型 cellular type に分類されている．

　神経鞘粘液腫と神経莢腫の異同に関する議論が続いており，最近では両者を異なる腫瘍とする意見が多い[1-8]．単純に，S-100 蛋白陽性例を神経鞘粘液腫（＝古典型神経莢腫），S-100 蛋白陰性例を真の神経莢腫（富細胞型神経莢腫）と考えると理解しやすい．少なくとも S-100 蛋白陰性例を神経鞘粘液腫と呼ぶべきではない．

　最近の報告によると両者の臨床像は異なり，神経鞘粘液腫（＝古典型神経莢腫）は中年の四肢に好発し，男女差はない．一方，富細胞型神経莢腫（真の神経莢腫）は若年成人の頭頸部・肩・上肢に好発し，女性優位（1：2）である[1-5,7]．

## 2．組織学的所見

### 1) 古典型 classic type

　真皮ないしは皮下組織に線維組織で分葉された粘液腫様の胞巣としてみられる（図1）．各胞巣は乏細胞性で粘液基質に富み，異型性のない星芒状ないしは紡錘形細胞からなる（図2, 3, 4）．核分裂像はほとんどみられない．

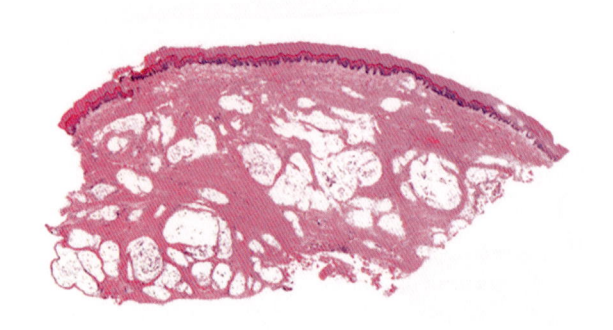

**図1｜古典型神経莢腫（神経鞘粘液腫）のルーペ像**
真皮内に線維組織で分葉された乏細胞性，粘液腫様の胞巣を認める．（名古屋第二赤十字病院病理部　都築豊徳先生のご厚意による）

### 2) 富細胞型 cellular type

　真皮ないしは皮下組織に，浸潤性増殖を思わせる多数の小胞巣がみられる（図5）．各胞巣は富細胞性で粘液基質に乏しく，しばしば渦巻き状を呈する（図6, 7）．腫瘍細胞は類円形（上皮様）ないしは短紡錘形で，好酸性の細胞質と，やや空胞状の核がみられる．異型性や核分裂がみられる場合もある（図5a）．

## 3．免疫組織化学的特徴

　古典型の腫瘍細胞は S-100 蛋白陽性を示し，Schwann 細胞への分化を窺わせる（図8）．一方，富

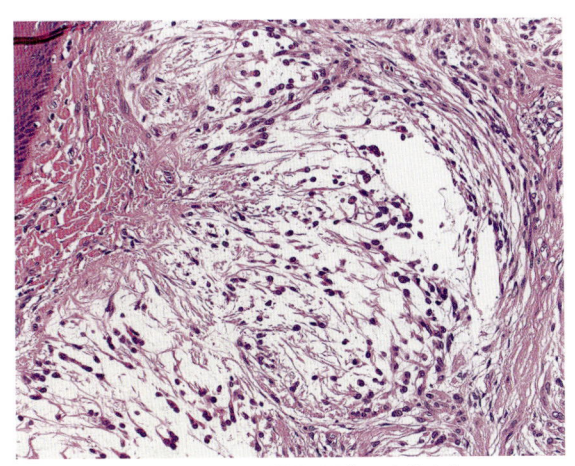

**図2** | 古典型神経莢腫（神経鞘粘液腫）の中拡大像
胞巣は乏細胞性で，多量の粘液基質と紡錘形細胞からなる．（名古屋第二赤十字病院病理部　都築豊徳先生のご厚意による）

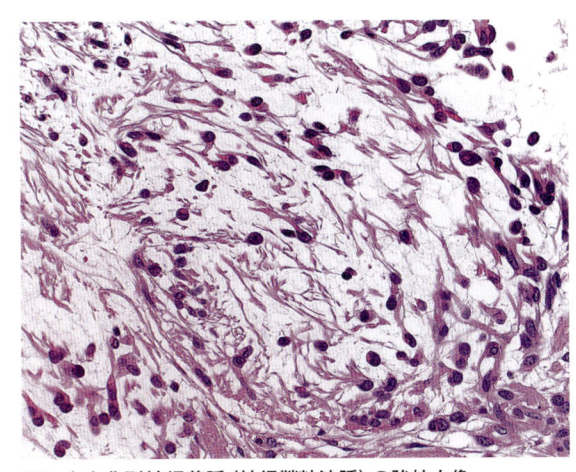

**図3** | 古典型神経莢腫（神経鞘粘液腫）の強拡大像
多量の粘液基質と異型性のない好酸性の紡錘形細胞を認める．（名古屋第二赤十字病院病理部　都築豊徳先生のご厚意による）

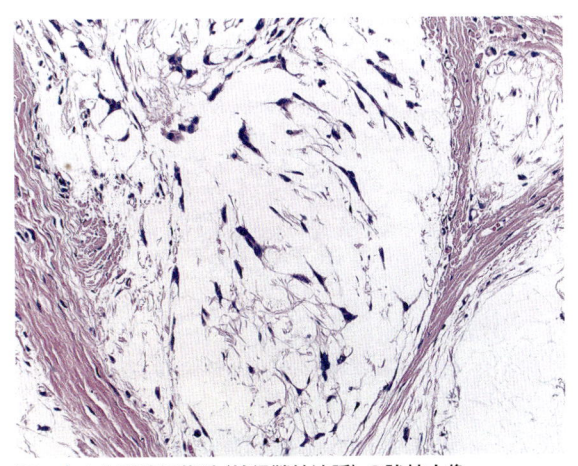

**図4** | 古典型神経莢腫（神経鞘粘液腫）の強拡大像
分葉された胞巣は，多量の粘液基質と異型性を欠く星芒状ないしは紡錘形細胞からなる．（名古屋第二赤十字病院病理部　都築豊徳先生のご厚意による）

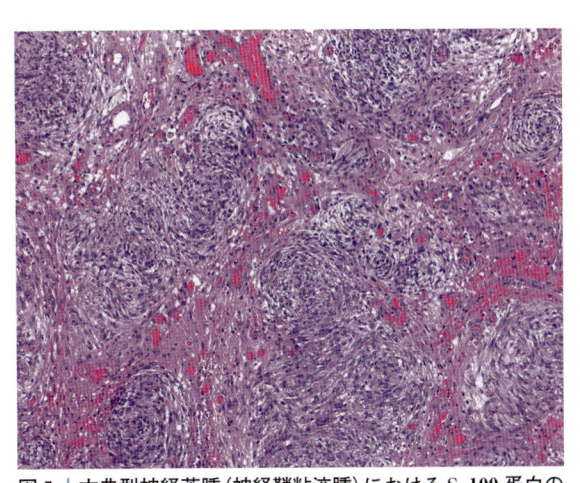

**図5** | 古典型神経莢腫（神経鞘粘液腫）における S-100 蛋白の免疫染色
腫瘍細胞は S-100 蛋白陽性を示す．（名古屋第二赤十字病院病理部　都築豊徳先生のご厚意による）

細胞型の腫瘍細胞は S-100 蛋白陰性で，NK1/C3（メラノーマ マーカー），PGP9.5 などが陽性を示す（図9）[1-5,7]．NK1/C3 の陽性所見から富細胞型神経莢腫を PEComa の一種と考える意見もある[2]．

一般に神経莢腫の胞巣はより小さく，乏細胞性である[1,3,5,7]．富細胞型の鑑別診断には類上皮型神経線維腫/Schwann 腫，Spitz 母斑，悪性黒色腫などが挙がるが，神経莢腫は S-100 蛋白陰性であることより鑑別は容易と考える[1,3,5,7]．

## 4. 鑑別診断

鑑別すべき腫瘍として，古典型では粘液腫様変化を伴う蔓状 Schwann 腫/神経線維腫や種々の粘液腫が挙がる．蔓状 Schwann 腫/神経線維腫と神経鞘粘液腫（古典型神経莢腫）は近縁腫瘍と思われるが，

## 5. 治療・予後

単純切除術が行われるが，不完全切除では再発を起こす場合がある[1,3]．

（横山繁生，加島健司，駄阿　勉）

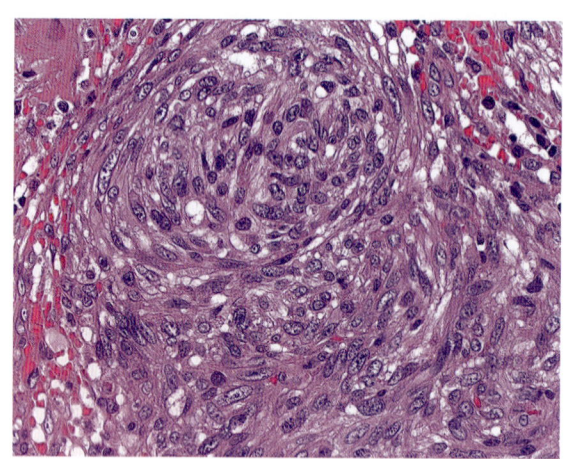

**図6** | 富細胞型神経莢腫（狭義の神経莢腫）の中拡大像
線維組織内に，多数の粘液基質に乏しい富細胞性の胞巣を認める．（産業医科大学 久岡正典先生のご厚意による）

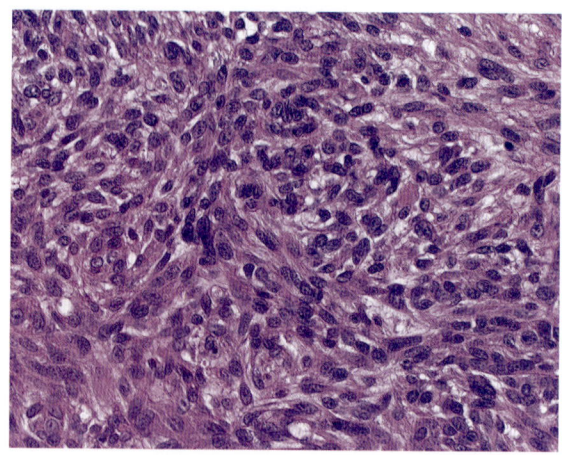

**図7** | 富細胞型神経莢腫（狭義の神経莢腫）の強拡大像
類円形ないしは短紡錘形細の渦巻き状構造を認める．（産業医科大学 久岡正典先生のご厚意による）

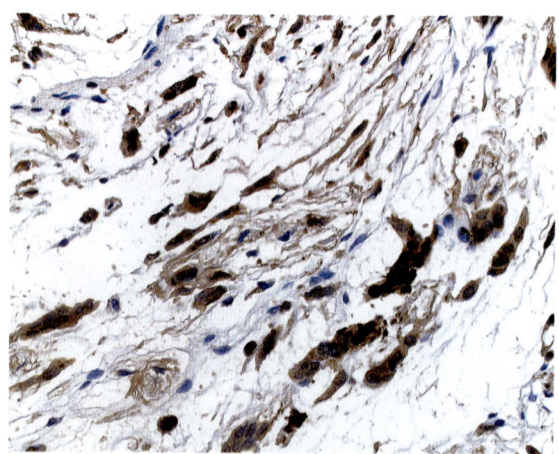

**図8** | 富細胞型神経莢腫（狭義の神経莢腫）の強拡大像
渦巻き状構造がみられない部では，流れのある短紡錘形細胞を認める．（産業医科大学 久岡正典先生のご厚意による）

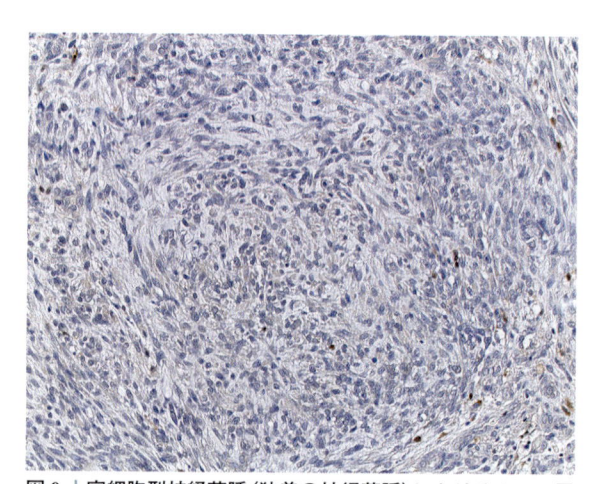

**図9** | 富細胞型神経莢腫（狭義の神経莢腫）におけるS-100蛋白の免疫染色
腫瘍細胞はS-100蛋白陰性である．（産業医科大学 久岡正典先生のご厚意による）

## 文　献

1) Scheithauer BW, Woodruff JM, Erlandson RA：AFIP Atlas of Tumor Pathology, Series 24, Tumors of the Peripheral Nervous System. American Registry of Pathology, Washington, DC, 1999, pp177-183, pp 329-345
2) Weiss SW, Goldblum JR：Enzinger & Weiss's Soft Tissue Tumors, 5th ed. Mosby Elsevier, China, 2008, pp825-1015
3) Argenyi ZB, Banerjee SS, Kohler S et al：Neural tumours. in LeBoit PE, Burg G, Weedon D et al(eds)："World Health Organization Classification of Tumours, Pathology & Genetics, Skin Tumours". IARC Press, Lyon, 2006, pp263-275
4) Weedon D：Skin Pathology, 2nd ed. Churchill Livingstone, London, 2002, pp977-999
5) Reed RJ, Pulitzer DR：Tumors of Neural Tissue. in Elder DE (ed)："Lever's Histopathology of the Skin", 10th ed. Lippincott Williams & Wilkins, Philadelphia, 2009, pp1107-1149
6) McKee PH, Calonje E, Granter SR：Pathology of the Skin with Clinical Correlations, 3rd ed. Elsevier Mosby, China, 2005, pp1230-1238, pp 1763-1796
7) Patterson JW, Wick MR：AFIP Atlas of Tumor Pathology, Series 4, Nonmelanotic tumors of the Skin. American Registry of Pathology, Washington, DC, 2006, pp177-183, pp329-345
8) 清水道生：Neurothekeomaについて．病理と臨床 26：628-629, 2008

第2部 組織型と診断の実際
Ⅲ．皮膚特有の間葉系腫瘍 【各論】D．神経系腫瘍　1．良性腫瘍および腫瘍類似病変

# (3) 顆粒細胞腫

granular cell tumor

## 1．定義・臨床的事項

　顆粒細胞腫 granular cell tumor は好酸性顆粒状の大型細胞の増殖を特徴とする良性腫瘍で，Schwann 細胞由来と考えられている[1-7]．極めて稀に悪性の場合がある．あらゆる年齢層および部位に発生するが，30代以上の頭頸部（特に舌）に多い[2,3]．

　先天性顆粒細胞性エプーリス congenital granular cell epulis は新生児，特に女児の上顎歯肉に好発するポリープ状病変である．組織像は顆粒細胞腫と同様であるが，S-100 蛋白は陰性で，前述の顆粒細胞腫とは起源が異なると考えられる[3,4]．

## 2．組織学的所見

　良性顆粒細胞腫は，真皮ないしは皮下脂肪織の境界不明瞭な腫瘍としてみられる．表在性の場合は，しばしば表皮の偽上皮腫性過形成 pseudoepitheliomatous hyperplasia を伴う（図1）．腫瘍は細胞境界不明瞭な比較的大型の好酸性・顆粒状細胞のシート状，胞巣状，束状増殖からなる（図2）．核は小型，偏在性で，核異型はあっても軽度である．一般に核分裂像はみられない．明庭で囲まれた大型の好酸性球状構造物 eosinophilic globule や，腫瘍細胞間に粗い好酸性顆粒を有する線維芽細胞ないしは組織球様細胞 angulate body cell がみられる[1,2]．

　悪性顆粒細胞腫は極めて稀で，組織学的に，異型性を欠く症例と，悪性と診断できる程度の異型性を示す症例とがある（図3）[1,2]．異型性に乏しい症例の良悪性の判定には，腫瘍径（>5cm），核分裂像（>2/10HPF），脈管侵襲などの所見を参考にする[1-4]．

## 3．免疫組織化学的および電子顕微鏡的特徴

　細胞質の好酸性顆粒はライソゾームに相当し，PAS 反応陽性を示す（図4a）．免疫染色では S-100 蛋白，CD68，$\alpha_1$-antitrypsin などが陽性となる．特に S-100 蛋白所見が重要である（図4b）[1-4]．

## 4．鑑別診断

　鑑別すべき腫瘍として，良性顆粒細胞腫では顆粒状変化を起こした平滑筋腫，皮膚線維腫，Schwann 腫などが挙がる．全体像から鑑別は容易で，Schwann 腫ではどこかに典型的な Schwann 腫の像がみられる[1-4]．悪性顆粒細胞腫では，胞巣状軟部肉腫，顆粒状変化を伴う平滑筋肉腫，横紋筋肉腫との鑑別が必要であるが，免疫染色で鑑別は容易と考える．

## 5．治療・予後

　良性顆粒細胞腫には単純切除術が行われるが，稀ならず局所再発がみられ，神経に沿った進展のある症例に多い[3]．悪性型は侵襲性が強く，局所再発後に転移（リンパ節，肺，肝臓など）を起こす症例が多い．悪性型は異型性に関係なく予後不良で，初回時の広範切除が推奨されている[1,3]．

（横山繁生，加島健司，駄阿　勉）

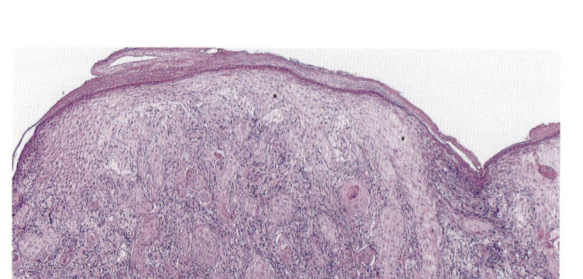

**図1│偽上皮腫性過形成を伴う顆粒細胞腫の弱拡大像**
扁平上皮癌を思わせる表皮の過形成と，深部に好酸性細胞の密な増殖を認める．

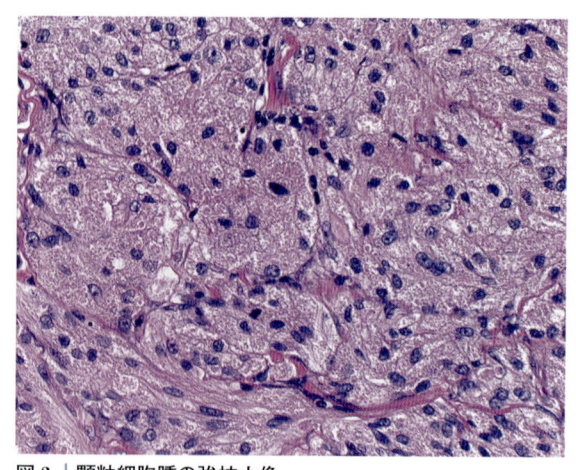

**図2│顆粒細胞腫の強拡大像**
異型性のない小さな核を有する好酸性・顆粒状の大型細胞で，細胞境界は不明瞭である．

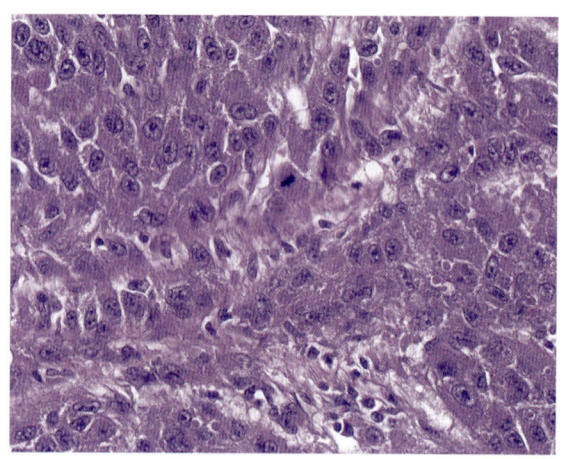

**図3│悪性顆粒細胞腫の強拡大像**
N/C 比の高い好酸性の上皮様細胞からなり，核分裂像もみられる．

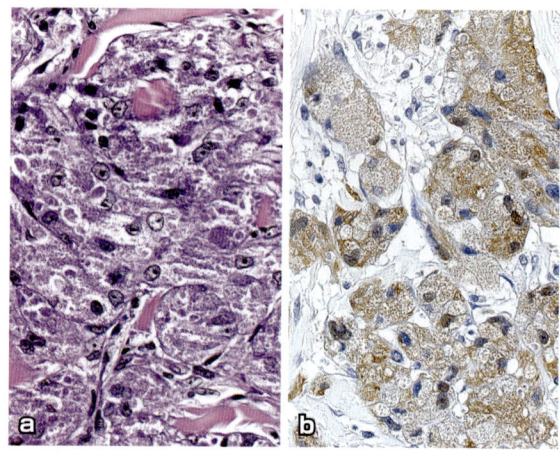

**図4│顆粒細胞腫の PAS 反応(a)と S-100 蛋白の免疫染色(b)**
a：細胞質の好酸性顆粒は PAS 反応陽性を示す．b：腫瘍細胞は S-100 蛋白陽性を示す．

## 文献

1) Scheithauer BW, Woodruff JM, Erlandson RA：AFIP Atlas of Tumor Pathology, Series 24, Tumors of the Peripheral Nervous System. American Registry of Pathology, Washington, DC, 1999, pp177-183, pp329-345
2) Weiss SW, Goldblum JR：Enzinger & Weiss's Soft Tissue Tumors, 5th ed. Mosby Elsevier, China, 2008, pp825-1015
3) Argenyi ZB, Banerjee SS, Kohler S et al：Neural tumours. in LeBoit PE, Burg G, Weedon D et al(eds)："World Health Organization Classification of Tumours, Pathology & Genetics, Skin Tumours". IARC Press, Lyon, 2006, pp263-275
4) Weedon D：Skin Pathology, 2nd ed. Churchill Livingstone, London, 2002, pp977-999
5) Reed RJ, Pulitzer DR：Tumors of Neural Tissue. in Elder DE (ed)："Lever's Histopathology of the Skin", 10th ed. Lippincott Williams & Wilkins, Philadelphia, 2009, pp1107-1149
6) McKee PH, Calonje E, Granter SR：Pathology of the Skin with Clinical Correlations, 3rd ed. Elsevier Mosby, China, 2005, pp1230-1238, pp1763-1796
7) Patterson JW, Wick MR：AFIP Atlas of Tumor Pathology, Series 4, Nonmelanotic tumors of the Skin. American Registry of Pathology, Washington, DC, 2006, pp177-183, pp329-345

第2部 組織型と診断の実際

Ⅲ．皮膚特有の間葉系腫瘍 【各論】D．神経系腫瘍 2．悪性腫瘍

# （1）原始神経外胚葉性腫瘍/骨外性 Ewing 肉腫

primary malignant peripheral primitive neuroectodermal tumor/extraskeletal Ewing sarcoma

## 1．定義・臨床的事項

原始神経外胚葉性腫瘍 primary malignant peripheral primitive neuroectodermal tumor（PNET）/骨外性 Ewing 肉腫 extraskeletal Ewing sarcoma（ES）は神経外胚葉由来と考えられている稀な高悪性度腫瘍で，いわゆる小円形細胞腫瘍 small round cell tumor の一つになる[1,2]．以前は，未分化腫瘍を ES，ロゼット形成など神経系への分化が窺える腫瘍を PNET と呼んでいたが，両者には後述する共通の遺伝子転座がみられることから同一腫瘍（PNET/ES ファミリー）として扱われるようになった[2-4]．Askin 腫瘍と呼ばれていた小児の胸壁腫瘍もこのファミリーに属する[2]．

通常，小児から若年成人の皮下（軟部組織）の結節性腫瘤としてみられ，真皮内発生はむしろ稀である[2-6]．皮膚・軟部組織以外にも内臓器を含めたあらゆる部位に発生する[1]．

## 2．組織学的所見

組織学的には，真皮から皮下に及ぶ均一な小型細胞からなる腫瘍で，しばしば線維組織で分葉されている（図1）．腫瘍細胞は細い線維血管性間質を伴い，シート状・胞巣状に増殖し，出血・壊死もみられる．壊死部では血管を取り囲むように腫瘍細胞が残存する．腫瘍細胞は小型，類円形で，細胞境界は不明瞭，弱好酸性ないしは明澄な細胞質と類円形核を有する（図2a, 3a）．明澄細胞にはグリコーゲンが証明される（図3b）．核分裂像の頻度は症例によって異なるが，未熟細胞の割に分裂像の少ないことが特徴の一つでもある[1,6]．稀にロゼット形成がみられる．

亜型として，大型細胞の存在を特徴とする large cell variant（atypical PNET/ES），線維形成と上皮様細胞胞巣辺縁の柵状配列を特徴とする adamantinoma-like PNET/ES がある[1]．

## 3．免疫組織化学的，電子顕微鏡的および分子遺伝学的特徴

免疫染色では CD 99（MIC2）や後述する融合遺伝子産物である FLI-1 が有用であるが，いずれも特異的とはいえない（図2b）[1,2]．電子顕微鏡的観察では，稀に細胞突起内に神経分泌顆粒がみられる[1]．PNET/ES には特徴的な転座 t（11;22）ないしは t（21;22）があり，そのキメラ遺伝子（融合遺伝子）である *EWS-FLI1* ないしは *EWS-ERG* の検出が確定診断になる[1,2]．

## 4．鑑別診断

鑑別疾患としては小児・若年成人に好発する小円形細胞腫瘍（悪性リンパ腫/白血病，横紋筋肉腫，神経芽腫間葉型軟骨肉腫，低分化滑膜肉腫など）が挙がる．確認のために種々の免疫染色が行われるが，最も信頼性のある診断法は前述の融合遺伝子（*EWS-FLI1* ないしは *EWS-ERG*）の検出である．

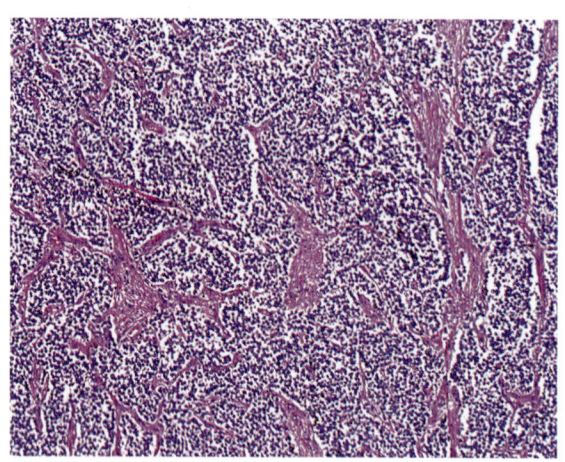

**図1** 原始神経外胚葉性腫瘍/骨外性 Ewing 肉腫の弱拡大像
線維血管間質で分葉された小型細胞の充実性増殖を認める．

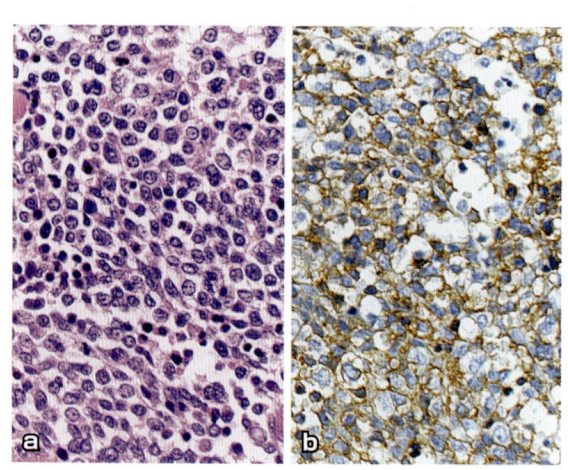

**図2** 原始神経外胚葉性腫瘍/骨外性 Ewing 肉腫の強拡大像（a）と CD 99（MIC 2）の免疫染色
a：均一な小型類円形細胞のシート状増殖を認める．b：腫瘍細胞は CD 99（MIC 2）陽性を示す．

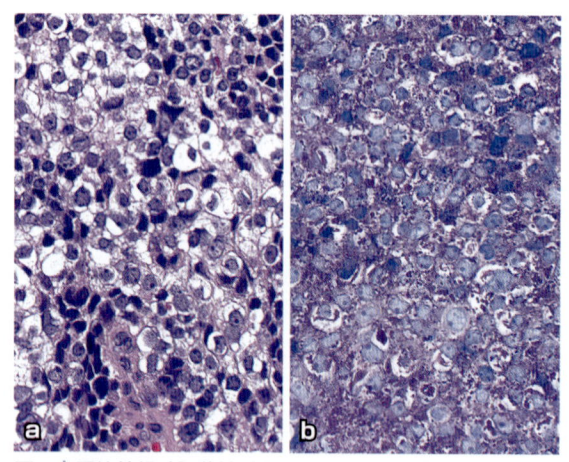

**図3** 原始神経外胚葉性腫瘍/骨外性 Ewing 肉腫に出現する明澄細胞と PAS 反応
明澄細胞（a）はグリコーゲンに富むため，PAS 反応陽性（b）を示す

## 5．治療・予後

予後不良で，リンパ節転移，遠隔転移を起こすが，皮膚発生例は深在性のものより予後がよいといわれている[1,2]．治療としては広範切除術に加え，放射線・化学療法が行われる[1,2]．

　　　　　　　　（横山繁生，加島健司，駄阿　勉）

### 文　献

1) Weiss SW, Goldblum JR：Enzinger & Weiss's Soft Tissue Tumors, 5th ed. Mosby Elsevier, China, 2008, pp825-1015
2) Argenyi ZB, Banerjee SS, Kohler S et al：Neural tumours. in LeBoit PE, Burg G, Weedon D et al(eds)："World Health Organization Classification of Tumours, Pathology & Genetics, Skin Tumours". IARC Press, Lyon, 2006, pp263-275
3) Weedon D：Skin Pathology, 2nd ed. Churchill Livingstone, London, 2002, pp977-999
4) Reed RJ, Pulitzer DR：Tumors of Neural Tissue. in Elder DE(ed)："Lever's Histopathology of the Skin, 10th ed". Lippincott Williams & Wilkins, Philadelphia, 2009, pp1107-1149
5) McKee PH, Calonje E, Granter SR：Pathology of the Skin with Clinical Correlations, 3rd ed. Elsevier Mosby, China, 2005, pp1230-1238, pp 1763-1796
6) Patterson JW, Wick MR：AFIP Atlas of Tumor Pathology, Series 4, Nonmelanotic tumors of the Skin. American Registry of Pathology, Washington, DC, 2006, pp177-183, pp329-345

第2部　組織型と診断の実際
Ⅲ．皮膚特有の間葉系腫瘍　【各論】D．神経系腫瘍　2．悪性腫瘍

# (2) Merkel 細胞癌

**Merkel cell carcinoma**

## 1．定義・臨床的事項

　Merkel 細胞癌 Merkel cell carcinoma (MCC) は神経内分泌細胞への分化を示す比較的稀な皮膚の高悪性度腫瘍で、皮膚神経内分泌癌や皮膚小細胞癌などの名称でも知られている[2-5]．表皮基底層や外毛根鞘に分布する神経内分泌細胞（Merkel 細胞）由来と考えられているが、明らかな根拠はない[1-4]．

　高齢者の露光部（頭頸部，特に眼周囲および四肢）に好発し、免疫不全患者にも多い[1-5]．病因として、紫外線の関与がいわれているが、最近、ほとんどの MCC に Merkel cell polyomavirus (MCPy) が検出され、注目されている[6]．

## 2．組織学的所見

　MCC は小円形細胞腫瘍の一つで、真皮内ないしは真皮から皮下脂肪織に及ぶ充実性腫瘍としてみられる．pagetoid/微小膿瘍様の表皮内進展を起こすことはあるが、一般に表皮との連続性はない[1,4,5]．シート状，蜂巣状，索状の増殖を示し、血管増生やリンパ球浸潤（lymphoepithelioma-like）が目立つ場合もある（図1）[1,4,5,7]．腫瘍細胞は一般に小型類円形であるが、やや大型の細胞や短紡錘形細胞、リンパ球様の小型細胞まで形態は様々である（図1, 2）[1-5]．多核巨細胞が混在する場合すらある．核の形態も様々であるが、微細顆粒状の明るい円形核（dusty nuclei/watery appearance）は MCC に特徴的である（図1a）．偽ロゼット形成や扁平上皮，腺細胞への分化を認める場合もある（図2b, 3）[1,5]．脈管侵襲はしばしば観察される．また、MCC 直上の表皮に日光角化症，Bowen 病，（浸潤性）扁平上皮癌，基底細胞癌などが共存する症例も稀ではない[1,2,4,5]．

## 3．免疫組織化学的特徴

　免疫染色では上皮性マーカーとして epithelial membrane antigen (EMA), Ber-EP4, 低分子ケラチン（特に CK 20），内分泌マーカーとして chromogranin A, synaptophysin, CD 56 (NCAM) がよく用いられる（図4a）[1,4,5]．CK 20 の染色性は様々であるが、ドット状の陽性所見は MCC に特徴的である（図4b）[1,4,5]．時に、neurofilament もドット状の陽性所見を示す[4]．

## 4．鑑別診断

　鑑別疾患としては、原発性および転移性の小円形細胞腫瘍やメラノーマが挙がり、特に中高年者に多い転移性小細胞癌と悪性リンパ腫との鑑別が重要である．鑑別には免疫染色が有用で、肺小細胞癌の転移との鑑別には CK20 と thyroid-transcription factor-1 (TTF-1) が用いられ、一般に MCC は CD20 (+)/TTF-1 (-)，肺小細胞癌は CK20 (-)/TTF-1 (+) を示す[4,5]．

## 5．治療・予後

　一般に予後不良で、局所再発、所属リンパ節転移や遠隔転移（肺，肝，脳，骨など）を起こしやす

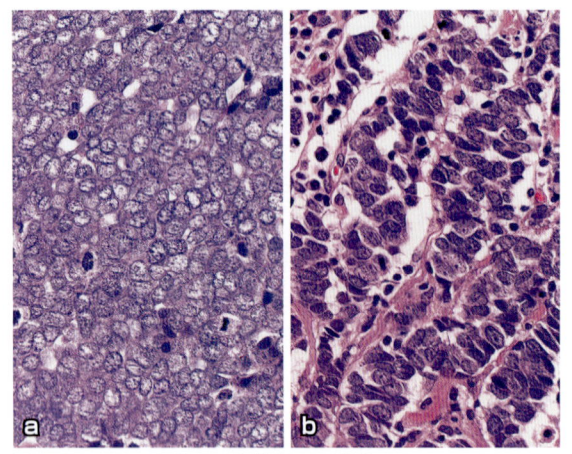

**図1 | Merkel細胞癌の組織像の多彩性**
a：シート状増殖を示す小型の類円形細胞で，明るい類円形核（dusty nuclei）が特徴的である．b：索状配列を示す小型の卵円形細胞を認める．

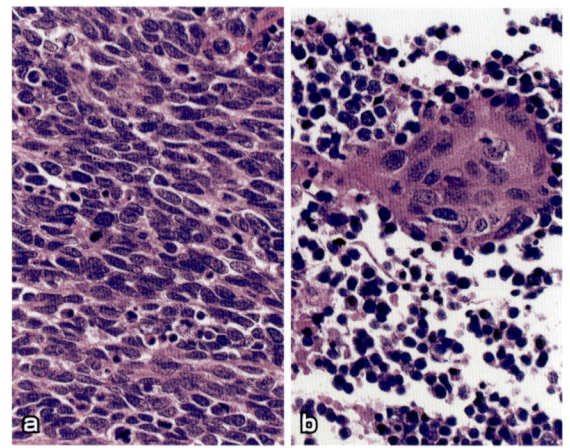

**図2 | Merkel細胞癌の組織像の多彩性**
a：小型の短紡錘細胞のシート状増殖を認める．b：リンパ球様の小型細胞からなるMerkel細胞癌で，扁平上皮癌成分を認める．

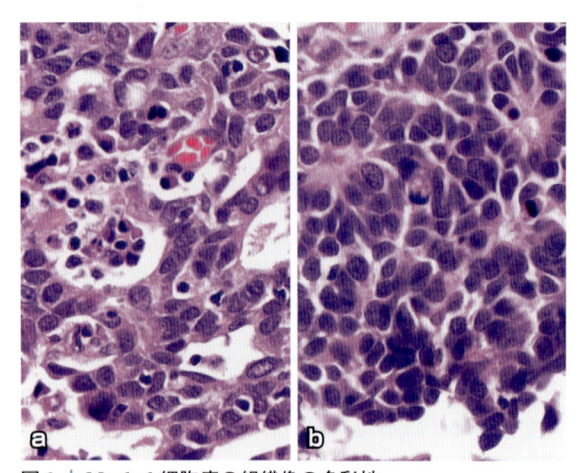

**図3 | Merkel細胞癌の組織像の多彩性**
時に腺管形成（a）やロゼット形成（b）を認める．

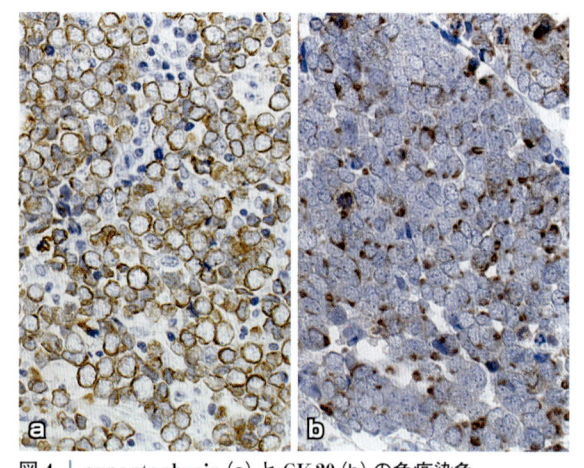

**図4 | synaptophysin（a）とCK20（b）の免疫染色**
ともに陽性を示すが，CK20（b）のドット状の陽性所見はMerkel細胞癌の特徴である．

い[1,4,5]．5年生存率は55～75％で，予後不良因子として，高齢/免疫不全，頭頸部発生例，腫瘍径（>2cm），核分裂の頻度（>10/1 HPF），小型の腫瘍細胞，脈管侵襲，CD44の陽性所見などがある[1,4,5]．治療としては，拡大切除術と所属リンパ節郭清が一般的で，術後の放射線療法を推奨する報告もある[5]．

（横山繁生，加島健司，駄阿　勉）

## 文　献

1) Argenyi ZB, Banerjee SS, Kohler S et al：Neural tumours. in LeBoit PE, Burg G, WeedonD et al (eds)："World Health Organization Classification of Tumours, Pathology & Genetics, Skin Tumours". IARC Press, Lyon, 2006, pp263-275
2) Weedon D：Skin Pathology, 2nd ed. Churchill Livingstone, London, 2002, pp977-999
3) Reed RJ, Pulitzer DR：Tumors of Neural Tissue. in Elder DE (ed)：Lever's Histopathology of the Skin, 10th ed. Lippincott Williams & Wilkins, Philadelphia, 2009, pp1107-1149
4) McKee PH, Calonje E, Granter SR：Pathology of the Skin with Clinical Correlations, 3rd ed. Elsevier Mosby, China, 2005, pp1230-1238, pp1763-1796
5) Patterson JW, Wick MR：AFIP Atlas of Tumor Pathology, Series 4, Nonmelanotic tumors of the Skin. American Registry of Pathology, Washington, DC, 2006, pp177-183, pp 329-345
6) Feng H, Shuda M, Chang Y et al：Clonal integration of a polyomavirus in human Merkel cell carcinoma. Science 319：1096-1100, 2008
7) Kasami M, Muramatsu K, Kawahata K et al：Large-cell neuroendocrine carcinoma of the skin with lymphoid stroma. Am J Dermatopathol 29：578-580, 2007

# 第3部
# 鑑別ポイント

# 第3部　鑑別ポイント

## Ⅰ．角化細胞性腫瘍で問題となる疾患の鑑別

## 1　ケラトアカントーマと扁平上皮癌

　ケラトアカントーマ keratoacanthoma が独立した疾患であるのか，高分化型扁平上皮癌の一亜型であるのか，その本質はいまだに不明である．したがって，ケラトアカントーマと扁平上皮癌 squamous cell carcinoma を鑑別するのはある意味で哲学的であり，本質的に同じあるいは非常に近い両者を恣意的に線引きをするという危険を冒しているのかもしれない．しかしながら予後の面を中心に考えるならば，ケラトアカントーマが無治療で自然消退する病態であるのに対し，扁平上皮癌は再発や転移をきたして予後の悪い悪性腫瘍である．このため，本質論は将来の研究に委ね，現実的には診断基準を厳格に適応し，両者を鑑別することが重要である．

　ケラトアカントーマは以下の臨床病理学的特徴によって定義される．臨床的には，①数ヵ月の単位で急速に増大し，②自然消退をきたす．組織学的には，③左右対称で，④境界が明瞭，⑤コップ状の構築を示し，⑥スリガラス状の細胞質（ground glass

| | | ケラトアカントーマ | 扁平上皮癌 |
|---|---|---|---|
| 臨床像 | 年齢 | 中年以降の男性 | 高齢者 |
| | 発生部位 | 顔面 | 顔面，手背など露光部 |
| | 先行病変 | なし | 熱傷瘢痕，慢性放射線皮膚炎，Bowen病，光線角化症，白板症，色素性乾皮症，汗孔角化症，外陰萎縮症，Bowen様丘疹症 |
| | 増殖速度 | 数週〜1，2ヵ月 | 数ヵ月〜数年 |
| | 自然消退 | あり | なし |
| | 形態 | 噴火口型のドーム状結節 | 様々，しばしば潰瘍形成 |
| | 大きさ | 〜2cm程度 | 様々（大きくなりうる） |
| | 治療 | 無治療，全摘 | 全摘，リンパ節郭清，化学療法，放射線療法 |
| | 再発・転移 | なし | ありうる |
| 組織像 | 発生組織 | 毛嚢上皮 | 被覆表皮 |
| | 構築 | カップ状（角栓を入れる） | 様々 |
| | 対称性 | 左右対称 | 左右非対称 |
| | 両端 | 両端を正常表皮が覆う（overhanging lip） | overhanging lip なし |
| | 境界 | 明瞭 | 不明瞭 |
| | 増殖細胞 | "スリガラス状 ground glass cytoplasm" を有する大型好酸性細胞 | N/C比の高い異型細胞 |
| | 核異型 | 高度のことあり | 高度 |
| | 核分裂像 | 高度のことあり | しばしば高度 |
| | 角化 | 高度 | 様々 |
| | 好中球浸潤 | 胞巣の中央にあり | なし〜稀にあり |
| | リンパ球浸潤 | 高度 | 様々 |
| | 基底膜 | 不明瞭 | 不明瞭 |
| | 腫瘍細胞の壊死 | しばしば | 稀 |
| | 膠原線維の侵入 | しばしば | なし |

図a〜d｜ケラトアカントーマ　a：ルーペ像．左右対称性で，カップ状を呈し，内部に角栓を入れている．よくみると，角化物を入れ内腔の拡張と上皮の増生を示す複数の毛囊の集簇巣である．毛囊一致性の病変であることがわかると，ケラトアカントーマと診断する手掛りとなる．弱拡大での境界の明瞭さは診断に重要である．b：膠原線維束．間質の膠原線維が太くなり，病巣内に突き刺さるように走行している．c：増殖細胞．増殖する細胞は大型好酸性でN/C比が低い．胞巣の中央部はしばしば角化（壊死）をきたし，好中球が浸潤する．細胞の異型性や核分裂像の多さは扁平上皮癌となんら変わりない．d：壊死．弱拡大では境界明瞭にみえるものの，強拡大では胞巣の辺縁は不規則となり，浸潤様を呈する．胞巣の周辺ではリンパ球を中心とする炎症細胞が高度に浸潤し，しばしば胞巣を侵蝕し，上皮細胞が壊死に陥る．臨床的な自然消退に一致する．

図e〜h｜扁平上皮癌　e：ルーペ像．一見aに類似するが，左右は非対称で，下床断端がスムーズではない．したがってこの弱拡大像はケラトアカントーマには当てはまらない．f：境界の不明瞭さ．部分的に深部に突出する胞巣があるなど，下床断端が不規則であり，ケラトアカントーマの診断基準に当てはまらない．扁平上皮癌を考える弱拡大像である．g：増殖細胞．全体にN/C比の高い細胞である．特に胞巣の辺縁にN/C比の高い異型細胞が縁取る所見は，扁平上皮癌で多い．胞巣の中央部に好中球が浸潤することはあってもこの程度でほとんどない．h：明らかな扁平上皮癌でも炎症細胞の浸潤が高度で，腫瘍細胞の壊死もみられることがある．ケラトアカントーマは自然消退する扁平上皮癌にすぎないといわれるのはこのような類似所見からである．両者の鑑別には弱拡大の所見をより重視したほうがよい．

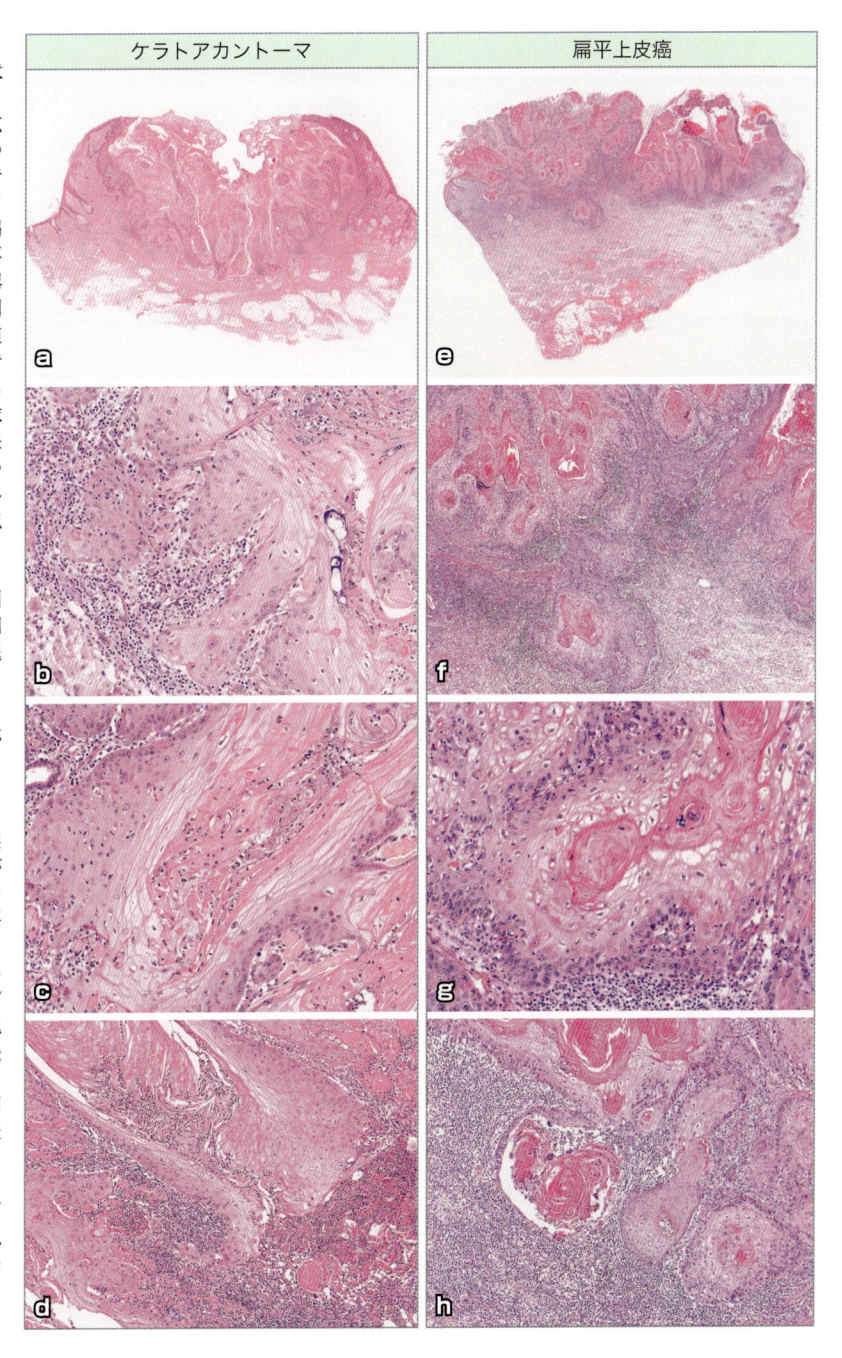

cytoplasm）を有する大型好酸性細胞が増殖し，⑦胞巣の中心に好中球が，⑧胞巣の周辺にリンパ球が浸潤する．

ケラトアカントーマの本質はわからなくとも（わからないが），上記の臨床病理学的特徴を有する病態を「ケラトアカントーマ」とみなすのである．

このうち重要なのは，弱拡大における左右対称性や境界の明瞭性である．強拡大での細胞異型や核分裂像で両者を鑑別することは危険である．したがって，臨床的にケラトアカントーマが疑われたら，自然消退を期待して経過を観察するか，生検をするなら治療を兼ね，全摘出が行われるべきである．組織学的に全体像や境界の明瞭さを鑑別することができない部分生検は厳に慎むべきである．

（泉　美貴）

## 第3部　鑑別ポイント

### I．角化細胞性腫瘍で問題となる疾患の鑑別

# 2　扁平上皮癌と汗孔癌

「汗腺 gland」は管状構造を形成し、汗（ないしホルモン）を分泌することから、形態学的・生理学的には"腺上皮"である。一方「汗管 duct」は、"扁平上皮（角化細胞）"から構成され、内腔側に大型好酸性の小皮縁細胞と外側に孔細胞を配し、細胞間橋で接合している。表皮内汗管は顆粒層を経て角化（角質層）をきたす。つまり汗管の悪性腫瘍である汗孔癌は、「扁平上皮癌 squamous cell carcinoma」の範疇に入り、腺への分化（腺癌）も混在しうる。扁平上皮癌は、角化や細胞間橋を有することが組織学的診断の条件となるが、通常の扁平上皮癌に比較すると不明瞭であることが多い。広義の扁平上皮癌である汗孔癌を扁平上皮癌（NOS：not otherwise specified）から識別するには、腺管や細胞質内小空胞などの形成と、クチクラ細胞や孔細胞に類似する細胞の確認が必要である。扁平上皮癌と汗孔癌は、分化が低いと鑑別は極めて困難である。

なお、汗孔腫は良性病変にもかかわらず、面皰壊死や多数の核分裂像がみられ、細胞異型も特に小皮縁細胞ではしばしば高度となることから、汗孔癌と overdiagnosis されやすい。

（泉　美貴）

| | | 扁平上皮癌 | 汗孔癌 |
|---|---|---|---|
| 臨床像 | 年齢 | 高齢 | 中年 |
| | 発生部位 | 顔面や手背などの露光部 | 下肢（特に下腿） |
| | 先行病変 | 熱傷瘢痕，慢性放射線皮膚炎，Bowen 病，光線角化症，白板症，色素性乾皮症，汗孔角化症，外陰萎縮症，Bowen 様丘疹症 | 汗孔腫 |
| | 増殖速度 | 数ヵ月〜数年 | 先行する汗孔腫がある場合は年余に及ぶ長い経過を有し，急激な増殖を認める |
| | 再発・転移 | 遠隔転移起こしうる | 衛星胞巣しばしば，遠隔転移は稀 |
| 組織像 | 表皮との連続性 | 必発 | 稀（転移巣ではしばしば表皮向性） |
| | びらん・潰瘍 | 必発 | 様々 |
| | 構築 | 不規則〜小型 | 幅広い胞巣 |
| | 胞巣 | 様々 | 横広で融合性 |
| | 裂隙 | なし | 上皮胞巣の外側にあり |
| | 壊死 | 様々 | 面皰様壊死 |
| | 管腔形成 | なし | あり |
| | 細胞内小管腔 | なし | あり |
| | 増殖細胞 | 角化細胞 | クチクラ細胞，孔細胞 |
| | 角化 | 様々 | あってもわずか |
| | 細胞間橋 | 様々 | あってもわずか |
| | 浮腫 | ほとんどない | しばしば高度 |
| | 血管の増生 | 様々 | しばしば目立つ |
| | リンパ管侵襲像 | 様々 | しばしばあり |

## 2. 扁平上皮癌と汗孔癌

**図a～e│汗孔癌** a：ルーペ像．有茎性の大型腫瘤を形成している．病変の頂部はびらんに陥る．悪性腫瘍としての左右非対称性や境界の不明瞭さがみられる．b：胞巣の構造．胞巣が大型で帯状に融合する構築は，汗孔癌で特徴的である．c：腺管形成．腺への分化が勝る部位では，管状構造を形成する．扁平上皮癌（NOS）ではみることのない所見である．d：増殖細胞．腫瘍細胞は，小型でN/C比の高い"孔細胞"と，好酸性で大型の"クチクラ細胞"により構成される．クチクラ細胞の細胞質内や細胞間には小管腔が形成されることが多い．e：壊死．胞巣の中心部で大型の面皰壊死を示す．角化は軽度にあるとしても，通常の扁平上皮癌ほど明瞭ではない．

**図f～j│扁平上皮癌** f：ルーペ像．病変全体がびらんをきたし，表皮から連続性に不規則な胞巣が真皮全層性に浸潤する．g：胞巣の構造．胞巣の形態は様々で，通常は下方に向かうに従い小型ないし細索状となる．h：角化．高分化型～中分化型の扁平上皮癌では，胞巣の中央部に明瞭な角化（癌真珠）が観察される．ケラトヒアリン顆粒もみられる．i：細胞間橋．分化の高い扁平上皮癌では，細胞間橋が明瞭に確認される．j：壊死．扁平上皮癌における壊死は，個細胞壊死や角化（癌真珠）である．

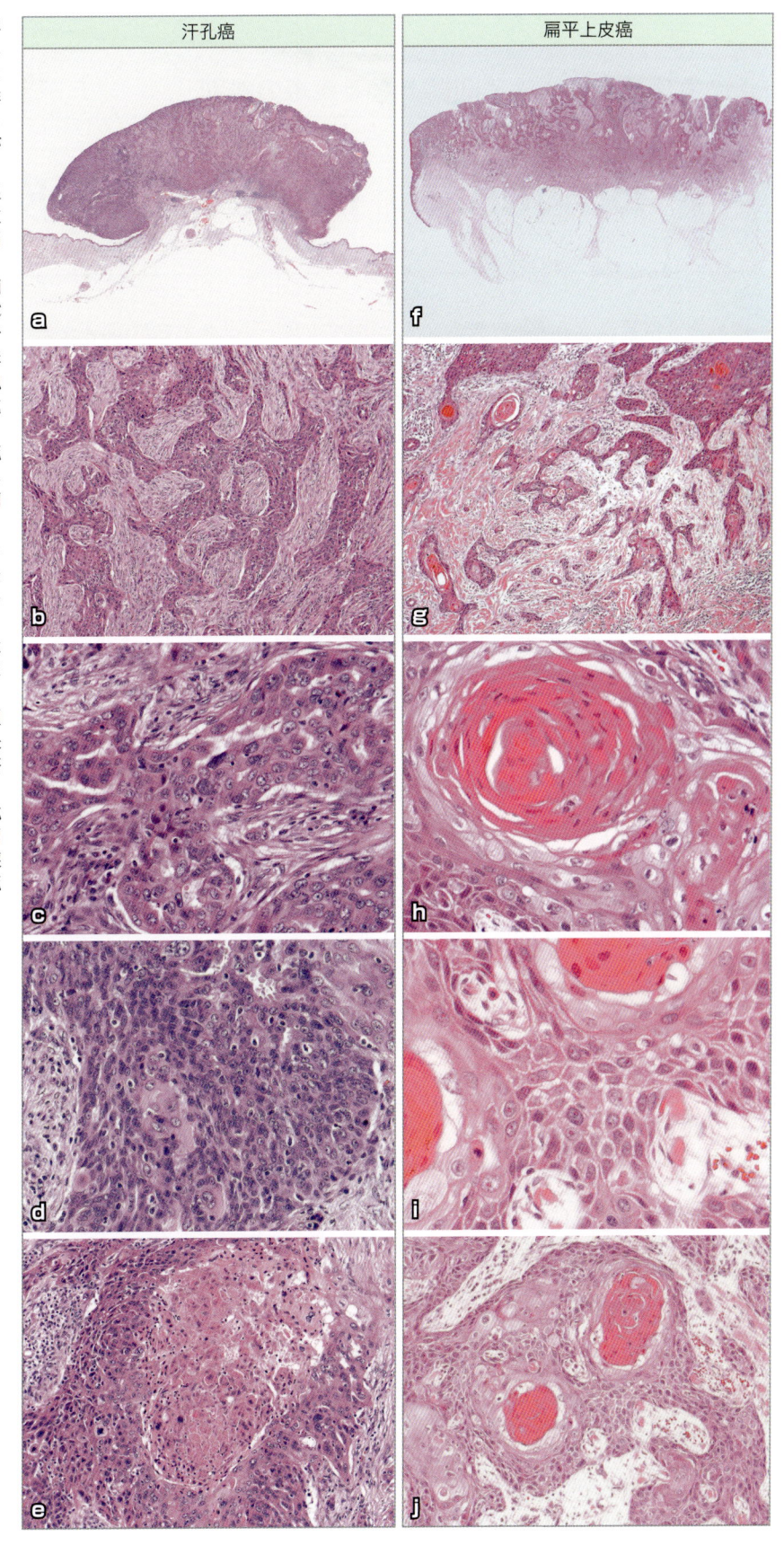

## 第3部　鑑別ポイント

### Ⅰ．角化細胞性腫瘍で問題となる疾患の鑑別

## 3　Bowen病，Paget病，表皮内黒色腫

　これら3疾患はそれぞれ，Bowen病が扁平上皮細胞系，Paget病は腺上皮細胞系，悪性黒色腫 melanoma in situ はメラノサイト系の悪性腫瘍であることから本質的には異なり，組織学的鑑別は典型例においては容易である．しかしこの3疾患はいずれも，腫瘍細胞が表皮内を進展する際に pagetoid に進展（pagetoid pattern）することで知られている．加えて Paget 病は腺癌の特徴である明瞭な核小体を有するため，大型核小体を特徴とする悪性黒色腫と類似する．さらに Bowen 病や Paget 病では，メラノサイトが（非メラノサイト系病変にもかかわらず）腫瘍病巣内に混在する現象（melanocyte colonization）がしばしば生じることからも，悪性黒色腫と鑑別が必要となる．

　これらの3疾患は，切除例で全体像を検鏡して鑑別に迷うことは少ないが，生検における部分像では，免疫染色を併用した慎重な判断が求められる．臨床的にはこの3疾患を見誤る可能性は少ないため，必ず臨床医（皮膚科医）とディスカッションすることも肝要である．

　　　　　　　　　　　　　　　　　　（泉　美貴）

|  |  | Bowen病 | Paget病 | 悪性黒色腫 |
|---|---|---|---|---|
| 臨床象 | 発生部位 | 体幹，四肢 | 外陰部 | 足底 |
|  | 増殖速度 | 中等度 | 緩徐 | 急速 |
|  | 形態 | 境界明瞭な黒褐色局面で鱗屑を付す | 湿疹様紅斑 | 不整形，不均一な黒褐色斑 |
|  | 再発・転移 | 良好 | 浸潤しなければ良好 | 浸潤すれば最悪 |
| 組織像 | 表皮内における定型像 | ①扁平上皮系異型細胞が，基底層を残し全層性に増殖，② clumping cells，③核分裂像，④個細胞壊死が目立つ | ①腺系異型細胞が，孤在性〜集簇性に増殖，②腺管形成 | ①メラニン含有異型細胞が，②基底層を主体に孤在性〜胞巣形成性に増殖 |
|  | 核 | 中央 | 偏在 | 様々 |
|  | 核小体 | 不明瞭〜明瞭 | 明瞭 | 明瞭 |
|  | 細胞質（melanocyte colonization） | 好酸性（稀ながらメラニン含有） | 好塩基性（しばしばメラニン含有） | メラニン含有 |
|  | クロマチン | 繊細 | 粗造 | 粗造 |
| 免疫染色 | AE1/AE3 | ＋ | ＋ | － |
|  | 34βE12（高分子CK） | ＋ | － | － |
|  | CAM5.2（低分子CK） | － | ＋ | － |
|  | CK7 | － | ＋ | － |
|  | CK20 | － | － | － |
|  | CEA | － | ＋ | － |
|  | MUC1/MUC5AC | － | ＋ | － |
|  | GCDFP-15（BRST-2） | － | ＋ | － |
|  | c-erb B2（Her2） | － | ＋ | － |
|  | androgen receptor | － | ＋ | － |
|  | S-100蛋白 | － | － | ＋ |
|  | MART-1/Melan-A | － | － | ＋ |

＊CK：cytokeratin，GCDFP：gross cystic disease fluid protein.

3．Bowen 病，Paget 病，表皮内黒色腫　217

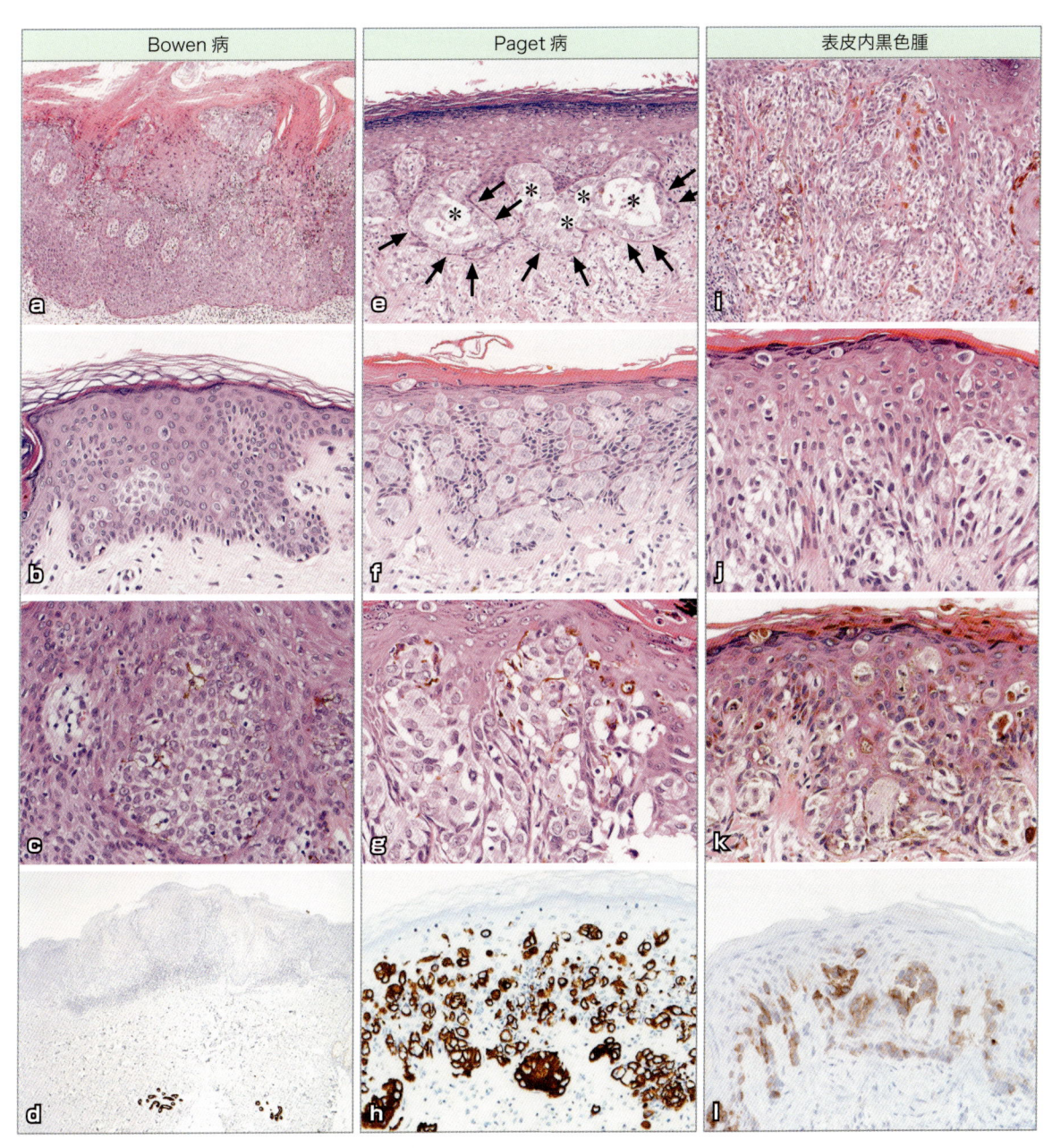

**図 a～d｜Bowen 病**　a：定型像．基底層を一層残し，全層性に異型細胞が増殖している．多数の核分裂像や個細胞壊死と，clumping cell が確認できる．b：pagetoid pattern．定型的な Bowen 病の辺縁にみられた病変．健常な表皮の中に，孤在性～数個の異型細胞が増殖する．いわゆる pagetoid spread である．c：melanocyte colonization．Bowen 病でも稀ながら，腫瘍胞巣内にメラノサイトが混在することがあるため，悪性黒色腫と誤ってはならない．d：CK7．Bowen 病は CK7 で陰性である．内部コントロールの正常汗腺には陽性像が確認される．

**図 e～h｜Paget 病**　e：定型像．周囲の好酸性角化細胞に比し，やや青色調で大型の異型細胞が，孤在性，集簇性ないし管腔（＊）形成性に増殖している．基底層は一層保たれる．f：pagetoid pattern．Paget 細胞は孤在性に進展している．顆粒層や角質層に達し，今にも体表に排出（transepidermal elimination）されそうな腫瘍細胞もみられる．g：melanocyte colonization．メラニンを含有する樹枝状細胞（メラノサイト）が腫瘍胞巣内に混在している．メラニンを細胞質内に入れた Paget 細胞もみられる．悪性黒色腫と誤認されやすい．h：CAM5.2．Paget 細胞を検出する抗体としては，低分子ケラチン抗体（CAM5.2，CK7），MUC1，CEA，GCDFP-15 などが優れている．

**図 i～l｜表皮内悪性黒色腫**　i：定型像．細胞質内に豊富にメラニンを含有する異型細胞が増殖する．基底層が保たれることはない．j：pagetoid pattern．悪性黒色腫では，しばしば表皮表層に異型メラノサイトが存在する（melanocyte ascent）．表在拡大型悪性黒色腫では特に高度となり，pagetoid pattern を示す．k：表在拡大型悪性黒色腫．異型細胞が多数 pagetoid pattern（buckshot scatter ともいう）を呈して増殖している．l：Melan-A．悪性黒色腫細胞を検出する抗体としては，S-100 蛋白が最も高い感受性を示す．MART-1/Melan-A は感受性も特異性も高い．

# 第3部　鑑別ポイント

## Ⅰ．角化細胞性腫瘍で問題となる疾患の鑑別

## 4　扁平苔癬と扁平苔癬様角化症

　扁平苔癬様角化症 lichen planus-like keratosis（LPLK, benign lichenoid keratosis, involuting lichenoid plaque）は，扁平苔癬 lichen planus とは全く異なる病態であるにもかかわらず，組織像が酷似することがあるため，この病名がある．以前は日光角化症 senile keratosis と同じ前癌病変ないし表皮内癌とみなされることもあった．最近ではその本態は，"免疫反応によって自然消退しつつある老人性色素斑（日光黒子，老人性黒子ないし，脂漏性角化症）"という統一見解が得られている．臨床的には高齢者の日光露出部に生じる単発性の病変である．肉眼的には境界が不規則な角化を伴う茶褐色の局面を形成することから，臨床診断は基底細胞癌（基底細胞上皮腫）とされることが多く，他には単純黒子 lentigo simplex や Bowen 病 Bowen disease と誤認されることもある．一方，扁平苔癬は成人の四肢屈側に好発する多発性の紫紅色病変であり，両者が臨床的に間違われることはない．

　類似の疾患名を冠された，両者に共通する組織像は，1）表皮真皮境界部における帯状のリンパ球浸潤と，2）角化細胞の壊死（Civatte body, colloid body）である．扁平苔癬の原因はいまだに不明であるものの，"表皮真皮境界部における（液性）免疫反応であり，表皮は表層への成熟が抑制された状態"と表現することができる．つまり，①リンパ球浸潤は表皮真皮境界部に限局し，②顆粒層が肥厚（多顆粒細胞症）する．

　これに対し扁平苔癬様角化症は，とりもなおさず老人性色素斑（脂漏性角化症）であるので，共通する所見である1），2）に加え，多かれ少なかれ①基底

|  |  | 扁平苔癬 | 扁平苔癬様角化症 |
|---|---|---|---|
| 臨床像 | 年齢 | 成人 | 壮年～高齢者（60歳） |
|  | 男女比 | 1：1 | 1：3 |
|  | 発生部位 | 四肢屈側（手首，肘窩） | 日光曝露部：四肢（特に上肢）＞体幹上部 |
|  | 口腔内病変 | しばしば | なし |
|  | 多発性 | 多発 | 単発 |
|  | 形態 | 鱗屑を付す紫紅色局面 | 境界が不規則な角化を伴う褐色斑～丘疹 |
|  | 治療 | 原因薬剤の中止，ステロイド軟膏，抗ヒスタミン薬 | 切除 |
| 組織像 | リンパ球浸潤 | 表皮真皮境界部で帯状 | 表皮真皮境界部で帯状＋血管周囲性 |
|  | 基底層の液状変性 | あり |  |
|  | Civatte body |  | あり |
|  | 過角化 |  | あり |
|  | 表皮の肥厚 | 鋸歯状 | 萎縮～肥厚（必ずしも鋸歯状を呈さない） |
|  | 錯角化 | なし | あり |
|  | 多顆粒細胞症 | あり | 不明瞭 |
|  | 老人性黒子/脂漏性角化症の併存 | なし | 確認できることあり |
|  | 炎症細胞 | リンパ球のみ | リンパ球＞＞好中球，好酸球，形質細胞 |
|  | リンパ球の表現形質 | 表皮内：CD8$^+$<br>真皮内：CD4$^+$ or CD8$^+$ | 表皮内：CD8$^+$<br>真皮内：CD8$^+$ |

**図 a〜d｜扁平苔癬** a：弱拡大像．表皮が全体に肥厚し，真皮浅層に一直線の帯のように炎症細胞が浸潤している．b：中拡大像．錯角化のない過角化，顆粒層の肥厚，鋸歯状の表皮突起の延長およびリンパ球の帯状浸潤など，扁平苔癬の典型像である．c：強拡大像．リンパ球浸潤により，角化細胞は Civatte body と称される個細胞壊死に陥る．d：萎縮型扁平苔癬（atrophic liken planus）．多顆粒細胞症と線を引いたような帯状のリンパ球浸潤は必発である．

**図 e〜h｜扁平苔癬様角化症** e：弱拡大像．弱拡大の所見は，扁平苔癬と類似するが，真皮浅層の血管周囲にも炎症細胞が浸潤している．f：中拡大像．過角化は必発するが，表皮全体の肥厚は診断に必須条件ではなく，表皮突起の延長も必ずしも鋸歯状を呈さない．扁平苔癬とは異なり，錯角化がみられることはあるが多顆粒細胞症はまずない．リンパ球浸潤巣の深部には，膠原線維の日光変性（日光弾性線維症 solar elastosis）がみられ，日光露光部であることがわかる．g：強拡大．表皮内にリンパ球が浸潤し，角化細胞が壊死に陥っている．基底細胞が数層に重積（増殖）していることがわかり，老人性色素斑（脂漏性角化症）の存在が示唆される．メラニンの滴落（メラニンを貪食したメラノファージの浸潤）は，基底膜の破壊が長く持続していることを裏付けている．h：辺縁．病変の中央部（右端）より辺縁部で，老人性色素斑（日光黒子，老人性黒子ないし脂漏性角化症）が確認できることがある．ただし頻度は 25% と少ない．

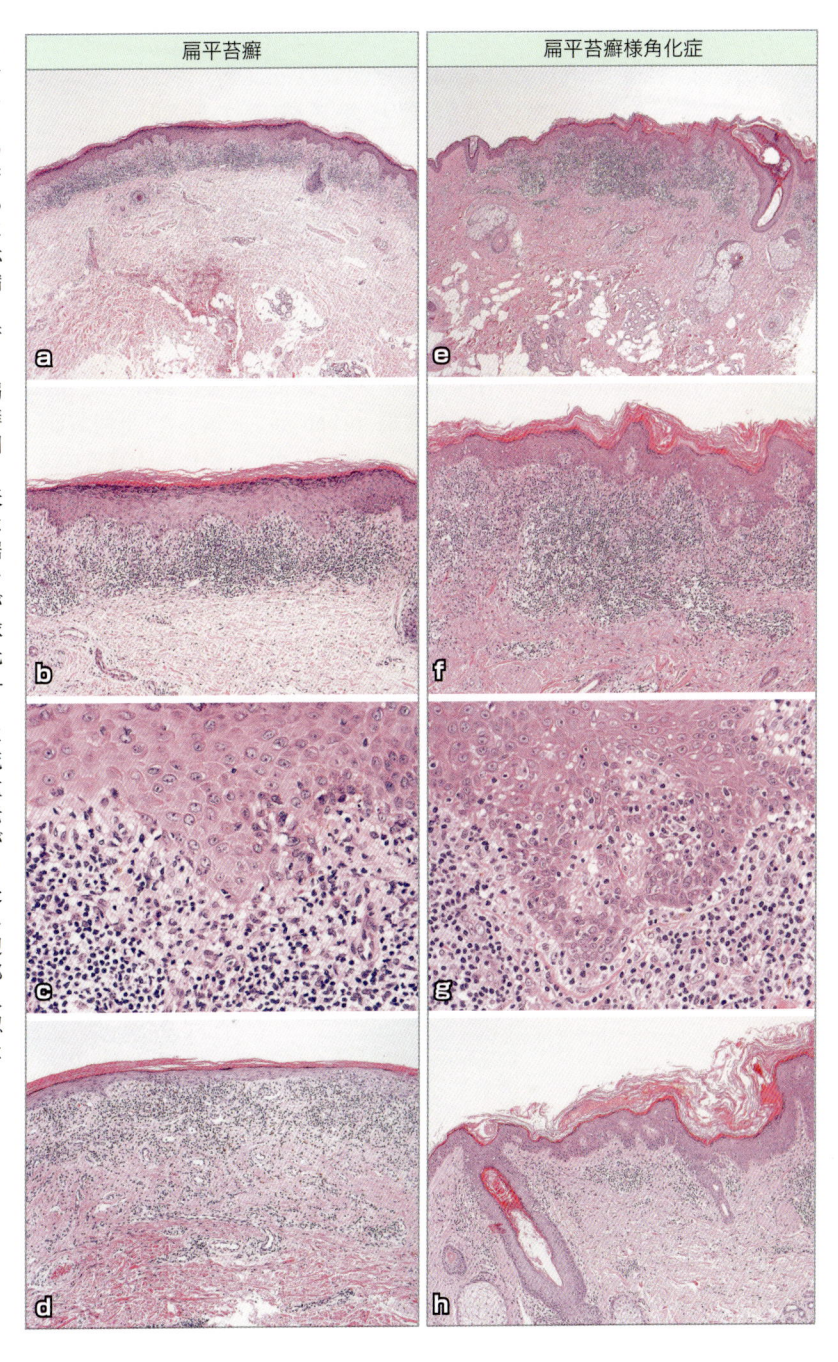

| 扁平苔癬 | 扁平苔癬様角化症 |
|---|---|
| a | e |
| b | f |
| c | g |
| d | h |

細胞の増殖，②メラニンの沈着，③日光変性などを伴い，④炎症細胞浸潤は表皮真皮境界部の帯状浸潤以外に，血管周囲にもみられることが多い．⑤角化細胞に多顆粒細胞症はなく，⑥錯角化を示すことが多い．扁平苔癬様角化症は，表皮の増殖の程度やリンパ球浸潤は様々で，その多寡により，エリテマトーデスや菌状息肉腫症に似た例などの多様性を示す．

（泉　美貴）

## 文　献

1) Morgan MB, Stevens GL, Switlyk S：Benign lichenoid keratosis：a clinical and pathologic reappraisal of 1040 cases. Am J Dermatopathol 27(5)：387-392, 2005
2) Jang KA, Kim SH, Choi JH, Sung KJ, Moon KC, Koh JK：Lichenoid keratosis：a clinicopathologic study of 17 patients. J Am Acad Dermatol 43(3)：511-516, 2000
3) Al-Hoqail IA, Crawford RI：Benign lichenoid keratoses with histologic features of mycosis fungoides：clinicopathologic description of a clinically significant histologic pattern. J Cutan Pathol 29(5)：291-294, 2002

# 第3部 鑑別ポイント

## II. 皮膚付属器系腫瘍で問題となる疾患の鑑別

### 1 らせん腺腫と円柱腫

円柱腫 cylindroma は，多発するとターバンに似た外観を呈することから"ターバン腫瘍 turban tumor"として教科書に記載のある病態である．しかし現実的には，本邦では非常に稀で，特に遺伝歴のない単発例はほぼ皆無とさえいわれている．したがって日常診断においては，円柱腫とらせん腺腫 spiradenoma を鑑別する必要に迫られることはほとんどない．また両者は，汗腺に関与する良性腫瘍という点で共通した非常に近い病態といえる．組織学的にはそれを反映し，ともに管腔とそれを裏打ちする上皮細胞と筋上皮細胞の二相性を示す腺管構造で構成される．両者の違いは弱拡大像や間質成分の違いにすぎない．らせん腺腫では胞巣内にリンパ球が浸潤するのに対し，円柱腫では基底膜が肥厚し胞巣内に球状に陥入して，組織像では円柱の底面状（球状）にみえる．らせん腺腫の一部分像としてこの特徴的な基底膜の肥厚をみることは日常的に経験する．弱拡大で"らせん"腺腫は，小腺管が癒合性に集簇した（単個あるいは）数個までの上皮性胞巣の大型集簇巣が真皮内にらせん状に増殖するのに対し，円柱腫は"ジグゾーパズル状"と形容されるごとく，個々の小腺管構造がパズルのピースのごとく独立して集簇する．

らせん腺腫，円柱腫および毛包上皮腫 trichoepithelioma が同時に発生する Brooke-Spiegler 症候群では，前2者の組織像が混在することが多い（spiradenocylindroma）．

らせん腺腫の組織像の一部で，円柱腫でみられる厚く丸い基底膜を示すことが稀ならずある．さらに，同じ病巣内にらせん腺腫と円柱腫とが混在することもあり（図 i, j），両疾患にオーバーラップがあることが示唆される．

（泉　美貴）

|  |  | らせん腺腫 | 円柱腫 |
|---|---|---|---|
| 臨床像 | 年齢 | 思春期〜若年成人 | 単発例：成人〜高齢者<br>多発例：思春期 |
|  | 発生部位 | 顔面，頸部＞上部体幹＞上肢＞下肢 | 頭頸部 |
|  | 形態 | 紅色〜灰色〜青色の硬い皮内結節<br>単発 | 紅色〜褐色〜青色の硬い皮内腫瘤<br>単発〜多発（ターバン腫瘍） |
|  | 大きさ | 1〜2cm | 単発例：1〜2cm<br>多発例：頭皮全体を占めることあり |
|  | 自発痛・圧痛 | あり | なし |
|  | 遺伝子異常 | なし | 単発例：なし<br>多発例：あり（CYLD1 遺伝子異常） |
|  | 家族歴 | あり？ | あり |
|  | 治療 | 全摘 | 単発は全摘，多発例は可及的切除 |
| 組織像 | 発生組織 | 汗腺上皮＋筋上皮細胞 | |
|  | 構築 | 集塊がらせん状を呈する | 小腺管の集簇巣 |
|  | 増殖細胞 | ①小腔，②上皮細胞（小皮縁細胞），③筋上皮細胞（孔細胞） | |
|  | 腺管の融合 | 必発 | なし |
|  | リンパ球浸潤 | 必発 | なし |
|  | 基底膜の肥厚・陥入 | 時々あり | 必発 |
|  | 血管周囲腔 | しばしば | なし |

## 1. らせん腺腫と円柱腫

**図a〜d らせん腺腫** a：ルーペ像. 小管腔の集簇巣が4個の大型の集塊を形成している. 三次元では, あたかも正常の汗腺がらせん状に表皮に向かう像（枠内）を模倣しているとみなされている. b：弱拡大. 周囲を線維性被膜によって囲まれた充実性病変のようにみえるが, よくみると二相性の腺管構造が複雑に融合している. 腺管の中央部には細隙状の管腔を有している. c：強拡大. 細隙状の小腔（＊）とそれを取り巻く大型好酸性の上皮細胞および外側のN/Cが高くクロマチンの濃い筋上皮細胞が配列している. 胞巣内には特徴的なリンパ球（T細胞）の散在性の浸潤が確認される. d：血管周囲腔. らせん腺腫は間質が血管に富む腫瘍である. 浮腫が著しくなると, 血管周囲に囊胞様のスペースを形成する. この血管周囲腔は, らせん腺腫で特異的とはいえないものの, しばしばみられる所見である.

**図e〜h 円柱腫** e：ルーペ像. 66歳女性の家族歴を有する多発例（頭頂, 側頭, 耳前, 肩）である. 写真は頭頂部の病変で, 23×21mm大, 紅色調で弾性硬の腫瘤である. 表面は平滑で光沢があり, 血管の拡張が透視される. f：弱拡大. "ジグゾーパズル状"と形容されるごとく, 基底膜に囲まれた個々の小腺管が近接して密在している. g：強拡大. らせん腺腫と同様の構成要素（①小管腔, ②上皮細胞, ③筋上皮細胞）から構成されている. 円柱腫に特徴的な肥厚した好酸性の基底膜が上皮胞巣内へ円柱状に突出している. h：円柱状間質. らせん腺腫においても, 円柱腫に特異的とされる球状の基底膜の肥厚および陥凹をみることは稀ではない. 両者はオーバーラップのある近縁疾患であることが推測される.
（e, f, g：自治医科大学皮膚科学教室 山田朋子先生のご厚意による）

**図i〜j Brooke-Spiegler syndromeを呈する例** i：62歳女性で, 娘にも同様の皮膚症状がある. 額に毛包上皮腫が多発し, 頭皮に円柱腫とらせん腺腫が数10個多発している. j：組織学的には頭皮の腫瘍のうち一つで, 同一病巣内にらせん腺腫（左側）と円柱腫（右側）が共存している. （平塚市民病院皮膚科 安田文世先生, 木花いづみ先生のご厚意による）

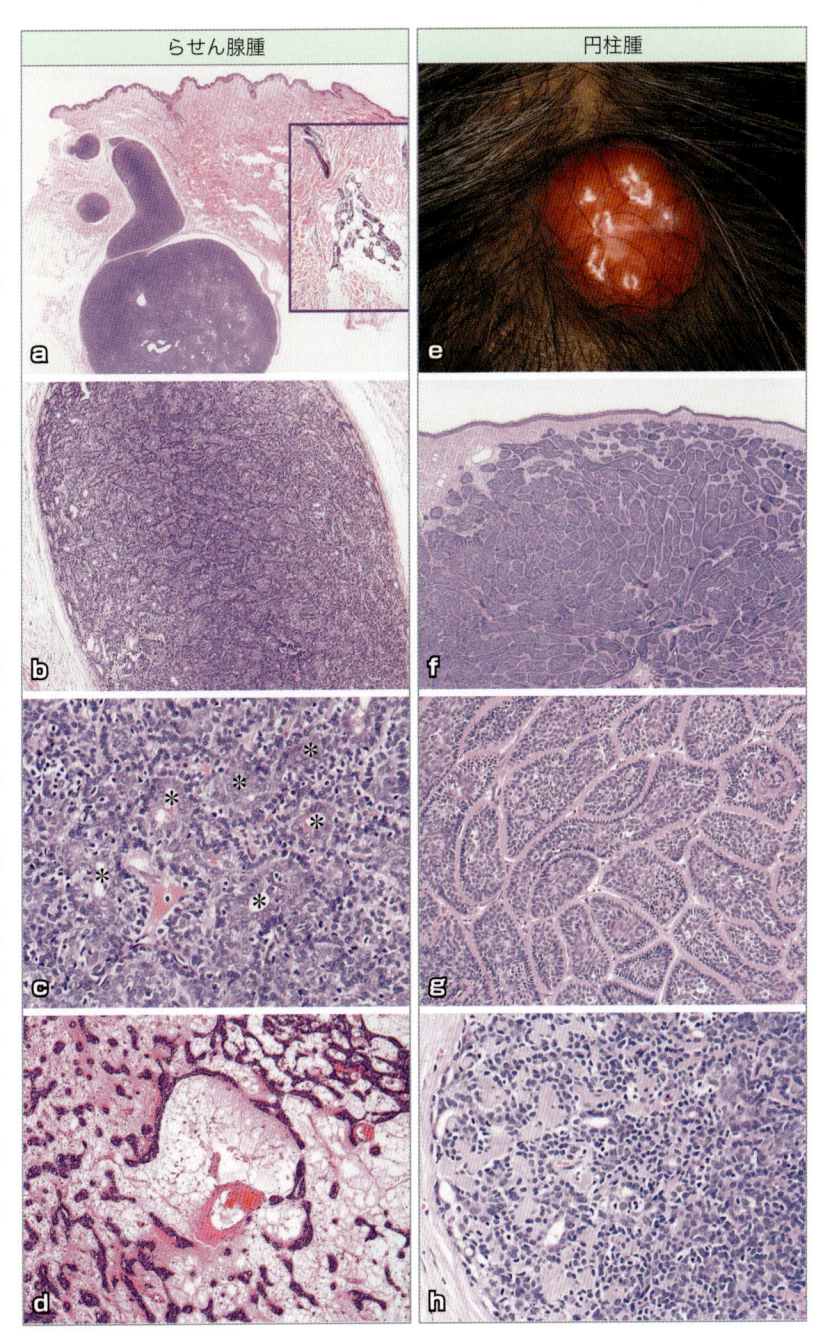

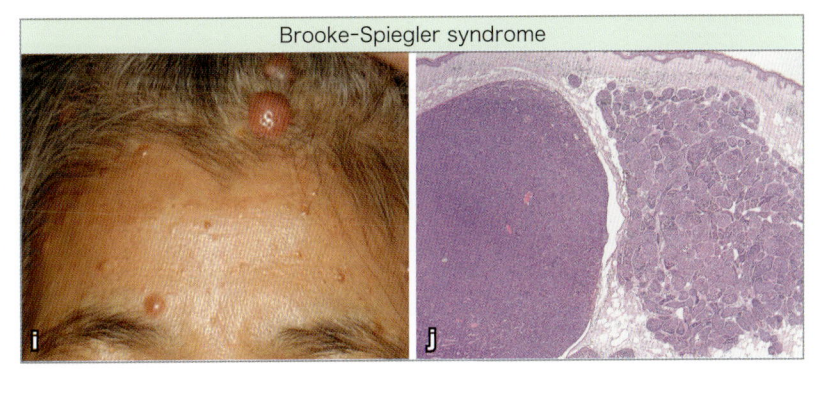

## 第3部　鑑別ポイント
### II．皮膚付属器系腫瘍で問題となる疾患の鑑別

# 2　毛芽腫と基底細胞癌

　毛芽腫 trichoblastoma と基底細胞癌 basal cell carcinoma を構成する細胞は，いずれも胎生期の毛芽に類似する胚細胞であり，前者はその良性腫瘍，後者は悪性腫瘍である．皮膚のみでなく胚細胞系腫瘍に共通する特徴として，良悪性の鑑別にとって細胞異型は問題ではない（常に N/C 比の高い小型細胞が密に増殖し，核縁はスムーズである）．両者の鑑別は個々の細胞の比較ではなく，①腫瘍全体の左右対称性，②裂隙の位置，③毛囊への分化の有無などが重要となる．ただし左右対称性は，基底細胞癌でも初期には明らかでない．裂隙は基底細胞癌でも結合織同士の間に形成されることがあるが，他の部位で腫瘍上皮巣のすぐ外側にみられれば，基底細胞癌をより疑う．毛芽腫で腫瘍上皮層のすぐ外側にみられることはまずない．毛囊への分化は，あれば毛芽腫といえるが，ない場合にはどちらとも決め難い．

| | | 毛芽腫 | 基底細胞癌 |
|---|---|---|---|
| 構成する細胞 | | 毛芽に類似する胚細胞 | |
| 良悪性の違いによる差 | 境界 | 境界明瞭．左右対称．たとえ多房性であっても境界は明瞭 | 浸潤性．左右非対称 |
| | びらん・潰瘍 | 原則としてない | しばしば |
| | 壊死の形態 | アポトーシスや小壊死巣 | comedo necrosis 大型壊死 |
| | 核分裂像 | 稀にあり．異型核分裂像はない | 目立つことが多い．異型核分裂像をみることがある |
| 上皮成分と間質成分の構成 | 上皮と結合織の増殖 | 上皮細胞とそれを取り巻く結合織とが必ずセットで増殖 | 上皮細胞巣のみが増殖 |
| | 裂隙の位置 | 腫瘍性結合織と健常組織との間，腫瘍性結合織同士の間 | 上皮性胞巣と健常組織との間 |
| | 胞巣の形態，大きさ | 小型，大型，網状，総状花序，篩状など．同じ病変の中でも多彩 | 大型の胞巣が比較的均一に密に増生することが多い（相対的に間質成分は乏しい） |
| | 毛囊下部を模倣する構造 | 毛球と毛乳頭を模倣する構造がほぼ必発 | 原則としてみられない |
| | 核の柵状配列 | 胞巣辺縁における核の柵状配列が明瞭 | やや不明瞭 |
| | 胞巣最外層の細胞と内部の細胞の差 | 辺縁は N/C 比が高い円柱状の胚細胞（毛芽），内部は多稜形ないし短紡錘形で N/C 比の低いやや成熟した細胞 | 胞巣は辺縁も内部も均一な胚細胞（毛芽） |
| | 胞巣中央部の渦巻き状構造 | 好酸性ないし淡明な細胞質を有する有棘細胞が胚細胞と境界明瞭に渦巻き状構造を呈する | 原則としてみられない |
| 間質の変化 | 正常構造の模倣 | 毛乳頭や結合織性外毛根鞘を模倣する形態．淡い結合織 | 組織破壊に伴う厚い膠原線維 |
| | 間質の炎症細胞浸潤 | 通常乏しい | リンパ球浸潤が高度であることが多い |
| | 粘液変性 | 局所的に軽度にみられることがある | ほとんどなし～高度なことまで様々 |
| | アミロイド沈着 | 稀にあり | 1/4 の症例でみられる |
| | メラニン沈着 | 様々 | しばしば顕著 |
| 免疫染色 | bcl-2 | 胞巣辺縁でのみ陽性 | 胞巣全体で陽性 |
| | CD34 | 腫瘍性結合織で陽性 | 陰性 |

## 2．毛芽腫と基底細胞癌

**図a〜d｜毛芽腫** a：ルーペ像．周囲との境界が明瞭な多胞性病変の集簇巣で，腫瘍と健常な組織との間に裂隙（矢印）が形成されている．良性病変のシルエットである．b：弱拡大像．上皮性胞巣の形態は多彩で，ここでは"総状花序 racemose"と表される茎を有して中央部から周囲に花が開く形態を示す．上皮胞巣は結合織性の間質と必ずセットで増殖し，腫瘍性の結合織と健常な結合織との間（青矢印）あるいは，腫瘍性結合織同士の間（黒矢印）にスリットが形成される．c：弱拡大像．毛芽腫で増殖する細胞は胚細胞（毛芽）だけでなく，好酸性の紡錘形細胞に分化することがあり，しばしば境界明瞭な渦巻き状の配列を示す．d：毛嚢への分化．正常の毛球［毛母基と毛乳頭］を模倣している．基底細胞癌でここまで分化した毛嚢の構造を示すことはまずない．

**図e〜h｜基底細胞癌** e：ルーペ像．このようにしばしばびらんをきたし（矢印），表皮と連続性を有し大小の胞巣が左右非対称に浸潤している．悪性上皮性病変のシルエットである．f：裂隙．基底細胞癌では，上皮性の腫瘍胞巣のすぐ外側に裂隙が形成される（矢印）．裂隙は，ホルマリン固定の際に上皮と結合織とで収縮率が違うことにより生じるアーチファクトであるが，基底細胞癌では間質性粘液が上皮のすぐ外側で産生されるため同部位がより裂けやすいと考えられている．g：面皰壊死．腫瘍細胞の壊死は大型（面皰壊死，＊）であることが多い．毛芽腫では壊死は乏しいか，あっても個細胞壊死や小型であることが多い．h：間質の変化．間質にはアミロイド沈着（＊）が多くの例でみられる．メラノサイトの混在（melanocyte colonization）やメラニンの沈着もしばしばみられる．毛芽腫ではこれらの所見はほとんどない．

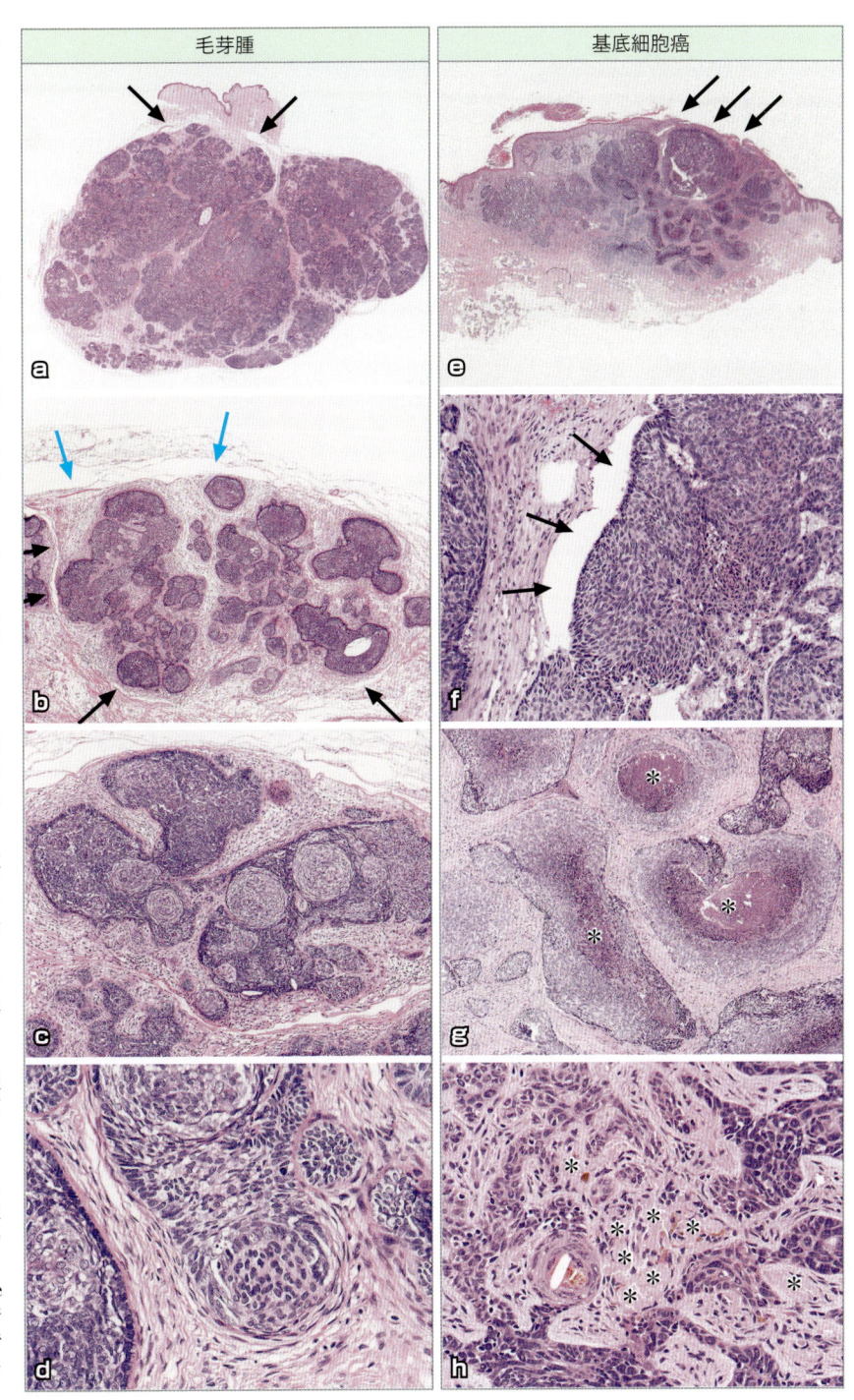

間質の変化として，基底細胞癌ではアミロイド沈着，メラニン沈着および膠原線維の増殖や炎症細胞浸潤なども鑑別のよい助けとなりうる．

毛芽腫の中でも，desmoplastic trichoblastoma は浸潤性の増殖を示し，特に基底細胞癌との鑑別は極めて困難なことがある．

（泉　美貴）

## 第3部 鑑別ポイント

### II. 皮膚付属器系腫瘍で問題となる疾患の鑑別

# 3 脂腺増生症，脂腺腺腫と脂腺腫

　成熟脂腺細胞は，細胞質に多数の脂肪滴が存在し，細胞質中央に存在する核は細胞質内空胞によって核が圧排され星芒状を示すが，これが病巣内に含まれていることが，脂腺増殖性病変の診断には必須条件となる．そしてこの成熟脂腺細胞の存在する割合によって脂腺増殖性病変の成熟度が表される．日常診断においては，脂腺増生症 sebaceous hyperplasia と脂腺腺腫 sebaceous adenoma，あるいは脂腺腺腫と脂腺腫 sebaceoma の鑑別が問題となるが，その鑑別点を表に示す[1-3]．これらは，その特徴において幾つかの点でオーバーラップのある病変だが，形態学的に定義する上におけるポイントは，増

|  | 脂腺増生症 | 脂腺腺腫 | 脂腺腫 |
|---|---|---|---|
| 臨床像 | 高齢者の顔面に好発する白色から黄色丘疹．しばしば丸い辺縁および中心臍窩の形成がみられる | 40歳以上の中高年の顔面，頭皮に好発する直径5mm程度の単発性黄色丘疹．多発性である場合はMuir-Torre症候群との関連が示唆される | 主に高齢女性に好発する黄色〜橙色の直径1〜2cm程度の単発性結節で顔面や頭頸部に好発するドーム状あるいは有茎性結節．多発性である場合は，Muir-Torre症候群との関連が疑われる |
| 病変全体像 | 真皮上層に限局し，左右対称性で境界明瞭 | 真皮上2/3に限局することが多く，左右対称性で境界明瞭 | 真皮内，時に皮下脂肪織に及ぶこともある左右対称性で境界明瞭 |
| 表皮との連続性 | 表皮に連続して開大した毛包漏斗部を中心に，脂腺管を介して多数の脂腺小葉の増生がみられる（図b） | 未熟な脂腺管あるいは毛包漏斗部を介して連続している | 多くは毛包漏斗部を介して連続する |
| 表皮の変化 | 正常型の藤籠状角質層であることも，脂漏性角化症を模倣した表皮肥厚がみられることもある | びらん・潰瘍化し，厚い角栓や破壊された脂腺細胞で覆われていることがある | 正常型の藤籠状角質層であることもあるが，肥厚性変化を呈することもある |
| 壊死 | 認められない | 認められない | 腫瘍細胞壊死が稀にみられるが，特徴ではない |
| 既存脂腺小葉との相違点 | ほとんど類似しているが，小葉辺縁部に1〜2層まで未分化な基底細胞様細胞が部分的に認められる（図b） | 小葉辺縁部に未分化な基底細胞様細胞の縁取りが1〜2層を越えて存在し，中心部に向かって成熟した脂腺細胞へと移行する（図c） | 主に未分化な基底細胞様細胞よりなる腫瘍胞巣は種々の大きさ・形態を呈する（図d）．また，種々の大きさの嚢腫様・管腔様構造がしばしば認められる |
| 脂腺管 | 形態および位置的異常はなく，増生脂腺小葉と毛包漏斗部との間を介在 | 腫瘍胞巣と毛包漏斗部あるいは表皮との間を介在し，開大している | 腫瘍胞巣内に脂腺管様構造が全くみられない場合から，嚢腫様に拡張したものや，無数にみられる場合まで様々にある |
| 病変構成細胞 | 小葉全体のほとんどが成熟脂腺細胞よりなる | 腫瘍胞巣を占める未分化な基底細胞様細胞の割合は全体で50%は超えない | 腫瘍胞巣を占める未分化な基底細胞様細胞の割合が全体で50%を超える |
| 核異型 | 認められない | 認められない | 稀にみられるが，特徴的所見ではない |
| 核分裂像 | 認められない | 通常は認められないが，稀にみられる | 頻繁にみられる |
| 遺伝子異常 | 認められない | hMLH1, hMSH2 のミスマッチ修復遺伝子の変異がしばしば認められる | hMLH1, hMSH2 のミスマッチ修復遺伝子の変異がしばしば認められる |

3. 脂腺増生症，脂腺腺腫と脂腺腫　225

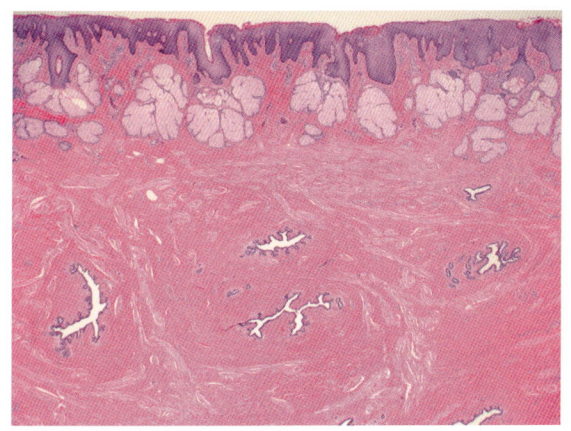

**図a｜異所性脂腺 Montogomery's tubercles**
乳輪部において，表皮直下に直接脂腺小葉の増生がみられる．

**図b｜脂腺増生症**
開大した毛包漏斗部を中心に，脂腺管を介して脂腺小葉の増生がみられる．小葉辺縁部では，1〜2層の基底細胞様細胞が縁取りしている．

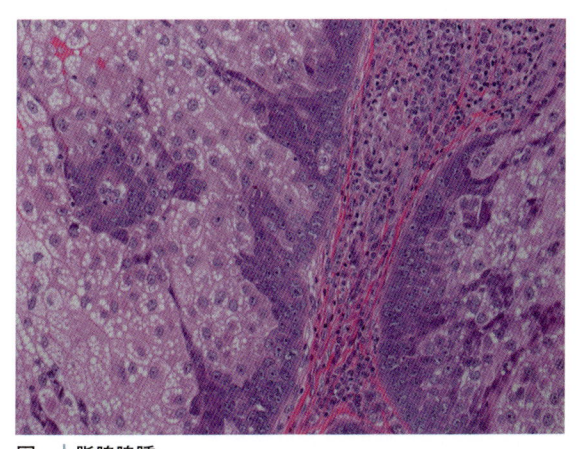

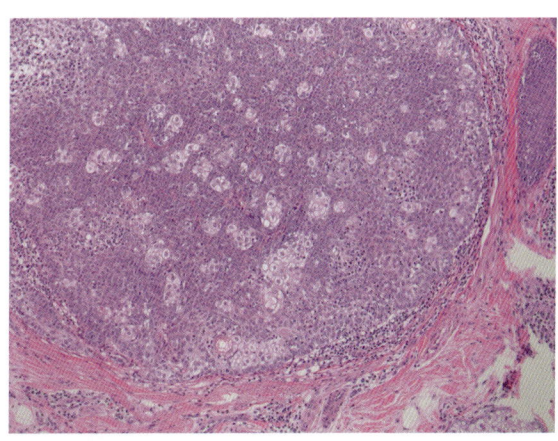

**図c｜脂腺腺腫**
小葉辺縁部に未分化な基底細胞様細胞の縁取りが数層存在し，中心部に向かって成熟した脂腺細胞へと移行している．

**図d｜脂腺腫**
腫瘍胞巣を占める未分化な基底細胞様細胞の割合が全体で50％を超えてみられる中に，成熟脂腺細胞が散在性に認められる．

生する脂腺小葉における undifferentiated basaloid cell（UBC：未分化な基底細胞様細胞）と成熟脂腺細胞との比率である．脂腺増生症は小葉全体のほとんどが成熟脂腺細胞よりなり，UBC は小葉辺縁部に1〜2層までに限局しているにすぎない．一方，脂腺腺腫では小葉辺縁部に UBC の縁取りが1〜2層を越えて存在し，中心部に向かうに従って成熟脂腺細胞へと移行していくが，腫瘍胞巣に占める UBC の割合は全体で50％は越えることはない．脂腺腫では，腫瘍胞巣に占める UBC の割合が全体で50％を越えてみられる中に成熟脂腺細胞が混在して認められる．

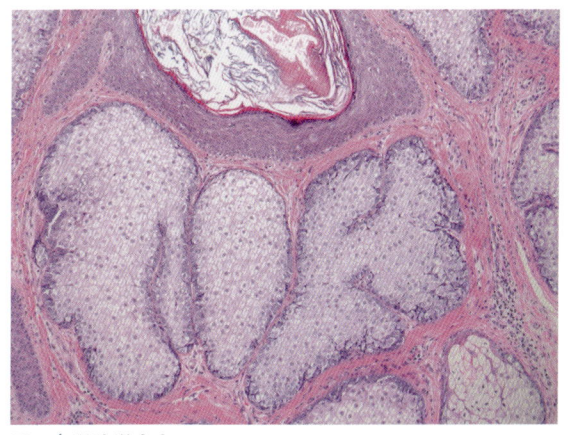

Fordyce's spot と Montogomery's tubercles は，前者が口唇あるいは口腔粘膜，後者が乳輪に生じる異所性脂腺病変である（図a）．

（小川史洋）

### 文　献

1) Lazar AJ, Lyle S, Calonje E：Sebaceous neoplasia and Torre-Muir syndrome. Curr Diagn Pathol 13：301-319, 2007
2) Crowson AN, Magro CM, Mihm MC：Malignant adnexal neoplasms. Mod Pathol 19：S93-S126, 2006
3) LeBoit PE, Burg G, Weedon D et al：World Health Organization Classification of Tumours. Pathology and Genetics of Skin Tumours. IARC Press, Lyon, 2006

## 第3部　鑑別ポイント

### Ⅱ．皮膚付属器系腫瘍で問題となる疾患の鑑別

## 4　脂腺癌，脂腺分化を伴う基底細胞癌，毛包癌（外毛根鞘癌）

　これら3疾患は，明澄な胞体を有した腫瘍細胞で，左右非対称性で境界不明瞭な悪性腫瘍としての特徴が共通して認められる．脂腺癌 sebaceous carcinoma（SC）と脂腺分化を伴う基底細胞癌 basal cell carcinoma（BCC）でみられる明澄細胞は脂腺細胞への分化を示しているのに対して，毛包癌（外毛根鞘癌）trichilemmal carcinoma（TC）ではグリコーゲンに富む淡明細胞の増生を伴っているという点で違いがある．それは脂腺分化を示す細胞には細胞質に泡沫状の脂肪滴がみられるが，TCにおいてみられる clear cell は泡沫状の所見は認められないという点で表される．免疫染色においても，脂腺分化は EMA で胞体に"bubbly"に特徴的な陽性像が示される[1]．

　SC は，眼瞼を中心に生じる眼内脂腺癌 occular SC と，それ以外の領域の皮膚に原発する眼外脂腺癌 extraocular SC に大別され，それらは臨床および組織学的に異なる点が多い[2,3]．両者に共通してみられる所見として，多小胞性の空胞化した淡明な胞体によって示される脂腺細胞分化が認められることが脂腺系腫瘍での診断において必須条件であるが，occular type は角化性の腫瘍細胞が主体で脂腺分化が乏しいことがあるため，扁平上皮癌 squamous cell carcinoma（SCC）との鑑別に注意が要される．発生学上，脂腺・アポクリン腺・毛包は一つの原始上皮芽として発芽する単位である．いわゆる"folliculo-sebaceous-apocrine unit"としてとらえられることから，SCC で脂腺分化を示すことは通常はない．しかしながら鑑別上問題となるのは胞体内グリコーゲンが沈着した淡明細胞よりなる SCC with clear cells といわれている病変で，その多くは TC と同義と考えられている[4]．

　TC において増生する細胞は，凍結切片においてオイル赤 O 染色陰性で，免疫染色で CAM5.2 陰性，EMA 陽性である．TC は左右非対称性に辺縁不整な腫瘍胞巣が表皮と連続して不規則に浸潤する像よりなる．部分的に外毛根鞘性角化や腫瘍胞巣辺縁部に肥厚した硝子様基底膜が存在するか，あるいは柵状配列といった所見が認められない限り，その診断は困難である．多発する外毛根鞘腫 trichilemmoma は Cowden 症候群である可能性があるが，TC ではその関連は認められない[5]．

　脂腺分化を伴う基底細胞癌 basal cell carcinoma（BCC）with sebaceous differentiation の定義は，"成熟脂腺細胞が認められる領域が腫瘍中 30% 以下の

|  | 脂腺癌 | 脂腺分化を伴う基底細胞癌 | 毛包癌（外毛根鞘癌） |
|---|---|---|---|
| 表皮との連続性 | 眼内のものは表皮あるいは結膜上皮と連続することが多いが，眼外のものは非連続性であることが多い．時に pagetoid spread がみられる | 表皮もしくは毛包と一部で連続している．pagetoid spread は認められない | 表皮と連続して腫瘍胞巣が不規則に浸潤 |
| 腫瘍胞巣の特徴 | 種々の程度に成熟した脂腺細胞が散見され，胞巣中心部に comedo pattern を伴う（図a）．分化度が低くなるに従って，胞巣構造から充実性の増殖を示す | 辺縁に柵状配列，間質との間に裂隙形成がみられ，胞巣中心部に脂腺成分を伴う（図b） | 淡明な胞体を有した腫瘍細胞よりなる胞巣内に外毛根鞘性角化や腫瘍胞巣辺縁部に柵状配列および，時に肥厚した硝子様基底膜がみられる（図c） |
| 特殊染色 | 凍結切片でオイル赤 O 染色陽性 | 凍結切片で脂腺成分にオイル赤 O 染色陽性であるが，未分化な基底細胞様細胞は陰性 | 凍結切片でオイル赤 O 染色陰性 |
| 免疫染色 | EMA 強陽性 | 脂腺成分は EMA 陽性であるが，未分化な基底細胞様細胞は陰性 | EMA 弱陽性 |

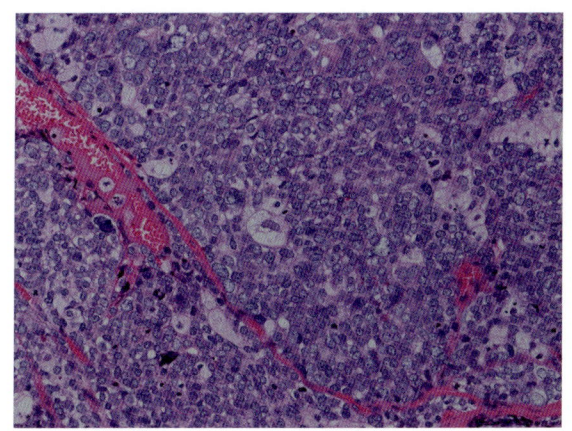

**図 a｜脂腺癌**
未分化な基底細胞様細胞が充実性に増殖しており，成熟した脂腺細胞が散見される．

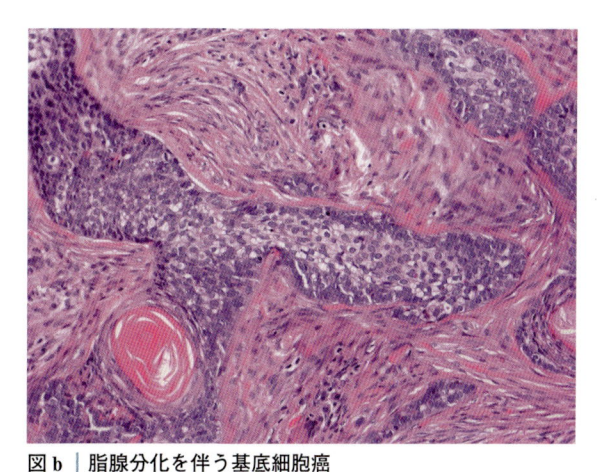

**図 b｜脂腺分化を伴う基底細胞癌**
脂腺癌ほどの細胞異型が強くなく，腫瘍胞巣辺縁に柵状配列，間質との間に裂隙形成がみられるとともに，胞巣中心部に脂腺成分を伴う．

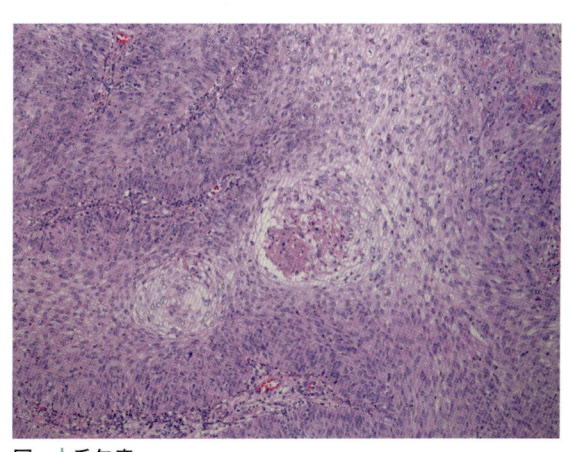

**図 c｜毛包癌**
淡明な胞体を有した腫瘍細胞よりなる胞巣辺縁部に棚状配列がみられる．

割合である稀な BCC の亜型"とされている[5]．SC との鑑別点は，SC の方が細胞異型（クロマチン濃染，多くの核分裂像を伴う多形細胞）が目立ち，腫瘍胞巣の間質との境界が不明瞭で，時に pagetoid cell を伴う．また，この脂腺分化を伴う BCC のことを研究者によっては，脂腺上皮腫 sebaceous epithelioma と同義とし，"個細胞壊死および核分裂像を伴う未分化な基底細胞様細胞によって構成された腫瘍胞巣からなり，その胞巣辺縁部 50％以上の領域においてムチン沈着による周囲間質との間に裂隙形成が認められる．そして腫瘍胞巣の中心部に脂腺成分が認められるもの"，としている[5]．その脂腺成分は，免疫染色で EMA が陽性である．脂腺癌とは異なる組織像で，被覆表皮への pagetoid spread や硬化性間質を伴った浸潤性増殖パターンを欠いている．

SC の組織亜型として，squamoid SC や basaloid SC がある．前者は扁平上皮化生が著明であり，しばしば癌真珠の形成がみられ，後者は，未分化な基底細胞様細胞よりなる腫瘍胞巣辺縁に柵状配列が認められるものとされている[6]．

SC，脂腺分化を伴う BCC，TC との鑑別点を表に示す．

（小川史洋）

### 文献

1) Wick MR, Swanson PE, Patterson JW : Diagnostic Immunohistochemistry, 2nd ed. Churchill Livingstone, Elsevier, New York, 2006
2) Lazar AJ, Lyle S, Calonje E : Sebaceous neoplasia and Torre-Muir syndrome. Curr Diagn Pathol 13 : 301-319, 2007
3) Elder DE, Elenitsas R, Johnson BL et al : Lever's Histopathology of the Skin, 10th ed. Lippincott Williams&Wilkins, Philadelphia, 2009
4) Dalton SR, LeBoit PE : Squamous cell carcinoma with clear cells : how often is there evidence of tricholemmal differentiation? Am J Dermatopathol 30 : 333-339, 2008
5) Crowson AN, Magro CM, Mihm MC : Malignant adnexal neoplasms. Mod Pathol 19 : S93-S126, 2006
6) LeBoit PE, Burg G, Weedon D et al : World Health Organization Classification of Tumours. Pathology and Genetics of Skin Tumours. IARC Press, Lyon, 2006

第3部 鑑別ポイント

## II．皮膚付属器系腫瘍で問題となる疾患の鑑別

# 5 扁平上皮癌，増殖性外毛根鞘性腫瘍

　組織学的に増殖性外毛根鞘性腫瘍 proliferating trichiemmal tumor（PTT）は，左右対称性で規則的な良性の組織構築を呈し，充実性増殖を示すものが多いが，本病変は外毛根鞘嚢腫 tichilemmal（pilar）cyst から腫瘍胞巣が被膜を破って境界不明瞭に浸潤性増殖する悪性外毛根鞘嚢腫 malignant PTT まで幅広いスペクトラムがある．そのため良性腫瘍と考えられる PTT の腫瘍胞巣内に異常角化細胞が集簇し，核分裂像が散見されると扁平上皮癌 squamous cell carcinoma（SCC）との鑑別が問題となる．SCC は，表皮と連続性に不整形な充実性胞巣，索状構造を形成して浸潤性に増殖し，腫瘍胞巣に被膜形成は伴わない．腫瘍胞巣内に時にみられる角化様式は顆粒細胞を介して角質層へと移行する epidermal keratinization で，時に癌真珠の形成を伴う．それに対して，PTT は被覆表皮との連続性がない．腫瘍胞巣辺縁部に柵状配列があり，その周囲に被膜形成がみられる．胞巣中心部には稠密な好酸性物質がみら

れ，しばしば石灰化やコレステロール結晶が認められる．また，腫瘍胞巣内にみられる角化様式は顆粒層を形成せずに角化する trichilemmal keratinization 外毛根鞘性角化である．免疫染色にて PTT は，外毛根鞘に類似したケラチンの免疫発現を呈し，CK7 および CD34 を発現することで鑑別可能であるとする報告もある[1]．鑑別点を表に示す[2,3]．

（小川史洋）

### 文　献

1) Haas N, Audring H, Sterry W：Carcinoma arising in a proliferating trichilemmal cyst expresses fetal and trichilemmal hair phenotype. Am J Dermatopathol 24：340-344, 2002
2) Lazar AJ, Lyle S, Calonje E：Sebaceous neoplasia and Torre-Muir syndrome. Curr Diagn Pathol 13：301-319, 2007
3) Weedon D：Skin Pathology, 2nd ed. Churchill Livingstone, London, 2002

|  | 扁平上皮癌 | 増殖性外毛根鞘性腫瘍 |
|---|---|---|
| 発生部位，年齢，性，臨床像 | どの部位にでも発生しうるが，特に高齢男性の日光露出部に好発 | 主に中高年女性の頭皮に好発．大型，単発性の皮下腫瘤としてみられる |
| 表皮との連続性 | 表皮と連続性に，不整形な充実性胞巣，索状構造を形成して浸潤，しばしば潰瘍形成を伴う（図1） | 表皮との連続性はない（図4） |
| 腫瘍胞巣 | 周囲に被膜形成のない不整形な胞巣構造で，コレステロール結晶の形成は認められない | 辺縁部に柵状配列があり，その周囲に線維性被膜がみられる．胞巣中心部には稠密な好酸性物質がみられ，しばしば石灰化やコレステロール結晶が認められる（図5） |
| 構築 | 左右非対称性で，境界不明瞭な浸潤領域を必ず伴う | 互いに癒合する多房性嚢腫様増殖巣であるが，結合織性被膜で囲まれ境界明瞭な左右対称性腫瘍 |
| 細胞異型 | PTT に比して高度で，核分裂・異型核分裂像がしばしば認められる | 種々の程度に認める，通常は軽度の異型性を呈する．孤立性角化や核分裂をみることもあるが，異型核分裂像は認められない（図6） |
| 角化様式 | 正角化を示し，高分化のものでは癌真珠がみられる（図3） | 外毛根鞘性角化 |
| 背景 | 背景に日光角化症，Bowen 病，熱傷瘢痕などが存在し，それらを前駆病変として悪性転化によって生じることが多い | de novo 発生のものや，脂腺母斑を背景に二次性腫瘍として発生するものがある．trichilemmal（pilar）cyst から PTT，そして腫瘍胞巣が被膜を破って境界不明瞭に浸潤性増殖する malignant PTT まで幅広いスペクトラムがある |

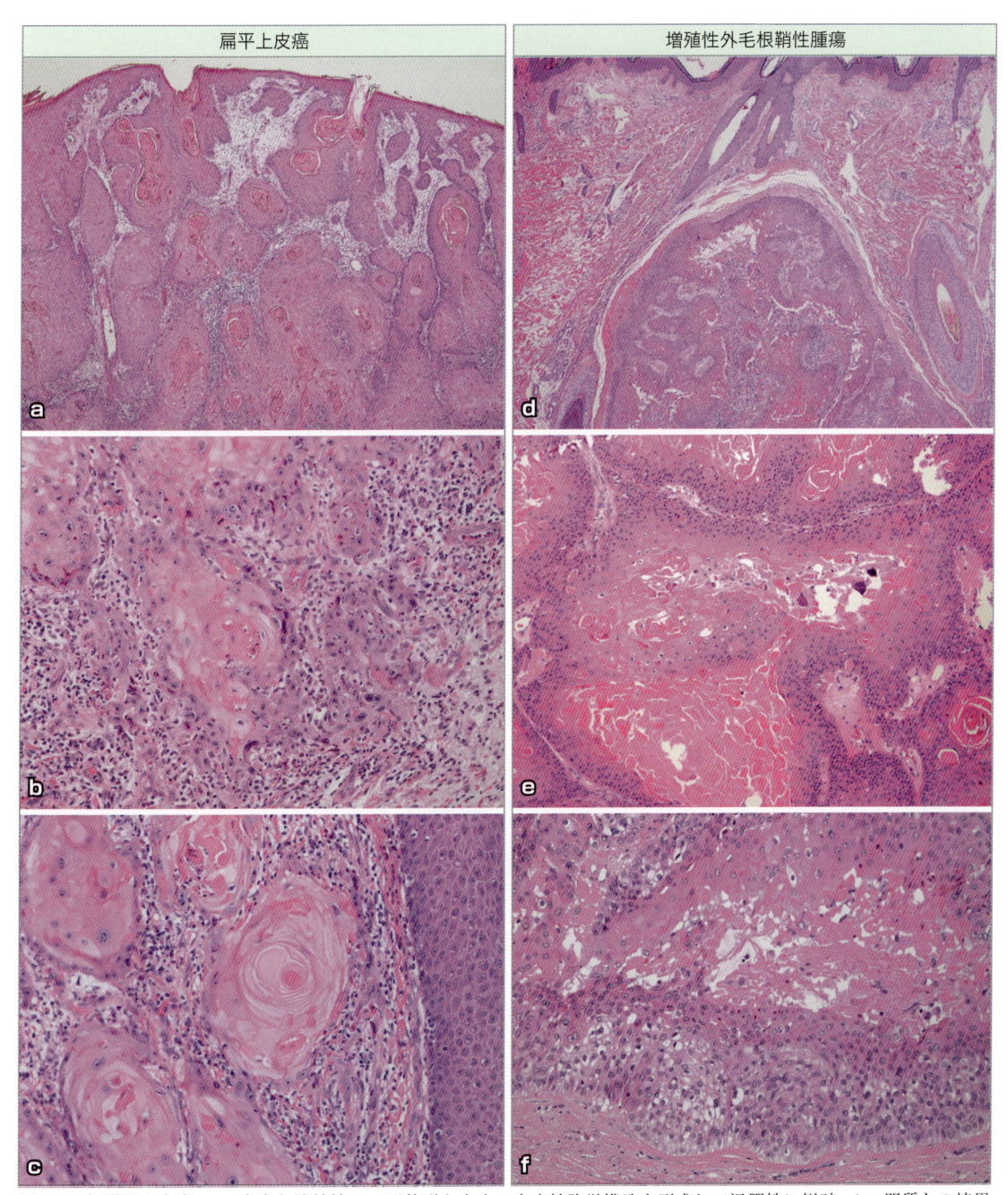

**図 a〜c｜扁平上皮癌** a：表皮と連続性に，不整形な大小の充実性胞巣構造を形成して浸潤性に増殖．b：間質との境界が不明瞭に浸潤．c：癌真珠の形成がみられる．

**図 d〜f｜増殖性外毛根鞘性腫瘍** d：表皮下に存在する囊腫様増殖巣で，結合織性被膜で囲まれ境界明瞭．e：胞巣中心部には稠密な好酸性物質がみられ，少量の石灰化が認められる．f：SCC に比して，細胞異型は乏しい．

第3部 鑑別ポイント
Ⅲ．皮膚特有の間葉系腫瘍および腫瘍類似病変で問題となる疾患の鑑別

# 1 肥厚性瘢痕とケロイド

皮膚の間葉系腫瘍・腫瘍類似病変の中で fibroblast に由来する腫瘍として WHO 分類では，腫瘍類似病変から良性・悪性腫瘍まで fibrous, fibrohistiocytic and histiocytic tumors としてまとめられ，keloid scar, hypertrophic scar, sclerotic fibroma, digital mucous cyst, digitial fibrokeratoma, pleomorphic fibroma, giant cell fibroblastoma, dermatofibrosarcoma protuberans, dermatofibroma (fibrous histiocytoma) などが挙げられており，myofibroblast 由来の dermatomyofibroma, infantile myofibromatosis などもこれらの疾患にまとめられている．線維芽細胞や筋線維芽細胞は結合組織や肉芽組織の構成成分であり，これらの細胞が増殖する病態は反応性や良性から中間群，悪性病変まで幅広いスペクトラムを有する．

肥厚性瘢痕 hypertrophic scar とケロイド keloid (keloid scar) は，創傷治癒障害の結果として過増殖性の線維組織の形成が生じたもので，肉眼的に創傷範囲を越えるか否か，組織学的にケロイド状膠原線維の有無が鑑別のポイントとなる．以下にそれぞれの病態を述べて，鑑別ポイントをまとめる．

### 肥厚性瘢痕

通常，瘢痕 dermal scar は膠原線維中に様々な細胞密度で線維芽細胞が増殖しているもので，不規則な薄い壁からなる反応性の血管増生を伴い，これらの血管は表皮と垂直に走向する傾向がみられる[1]．肉眼的に結節性・隆起性で，最初の創傷範囲を越えないものが肥厚性瘢痕とされ (図 a, b)．組織学的には，多くの線維細胞を容れた膠原線維が結節性に増殖し，表皮に直交する血管が目立つ．ケロイドと密接に関連する疾患とされ，病因論的には，肥厚性瘢痕が単にケロイドの軽症に相当するものか，異なる病理学プロセスによるものかは確定されていない[2]．器質化するにしたがって細胞密度は減少し，線維芽細胞は表皮と平行に配列するようになる．

### ケロイド

隆起性の瘢痕で，臨床的に最初の創傷範囲を超えて進展するものである．組織学的には線維芽細胞の広範な増殖がみられ，特徴的な幅広い硝子化した膠原線維を伴う (図 c, d)．ケロイドは血管構造が目立たない傾向がある[1]．臨床病理学的には，男女比は 1：1 で全ての人種にみられるが，浅黒い皮膚を有する人種によく生じる．黒人，ラテンアメリカ系，

|  | 肥厚性瘢痕 | ケロイド |
|---|---|---|
| 病変の広がり (定義) | 創傷範囲を越えない | 創傷範囲を越えて進展 |
| 性差 | なし | 女性に生じやすい |
| 好発年齢 | なし | 30 歳まで |
| 好発部位 | 特にないが，皮膚の薄い部分や血流の悪い部位に生じやすい | 耳垂，頬部，上腕，背部，三角筋部，胸骨部 |
| 発症時期 | 受傷後 4 週以内に生じる | 受傷後数ヵ月後に生じる |
| 病変の境界 | 整 | 不整 (舌状に伸展) |
| 膠原線維 (組織学的 hallmark) | 硝子様膠原線維の増生が目立たない (keroidal bundles を認めない) | 硝子様膠原線維の増生が目立つ |
| 間質の粘液基質 | 少ない | やや目立つ |
| 血管 | 目立つ (表皮に向かって伸びる) | 目立たない |
| 再発率 | 低い | 高い |

| 肥厚性瘢痕 | ケロイド |
|---|---|
| a | c |
| b | d |

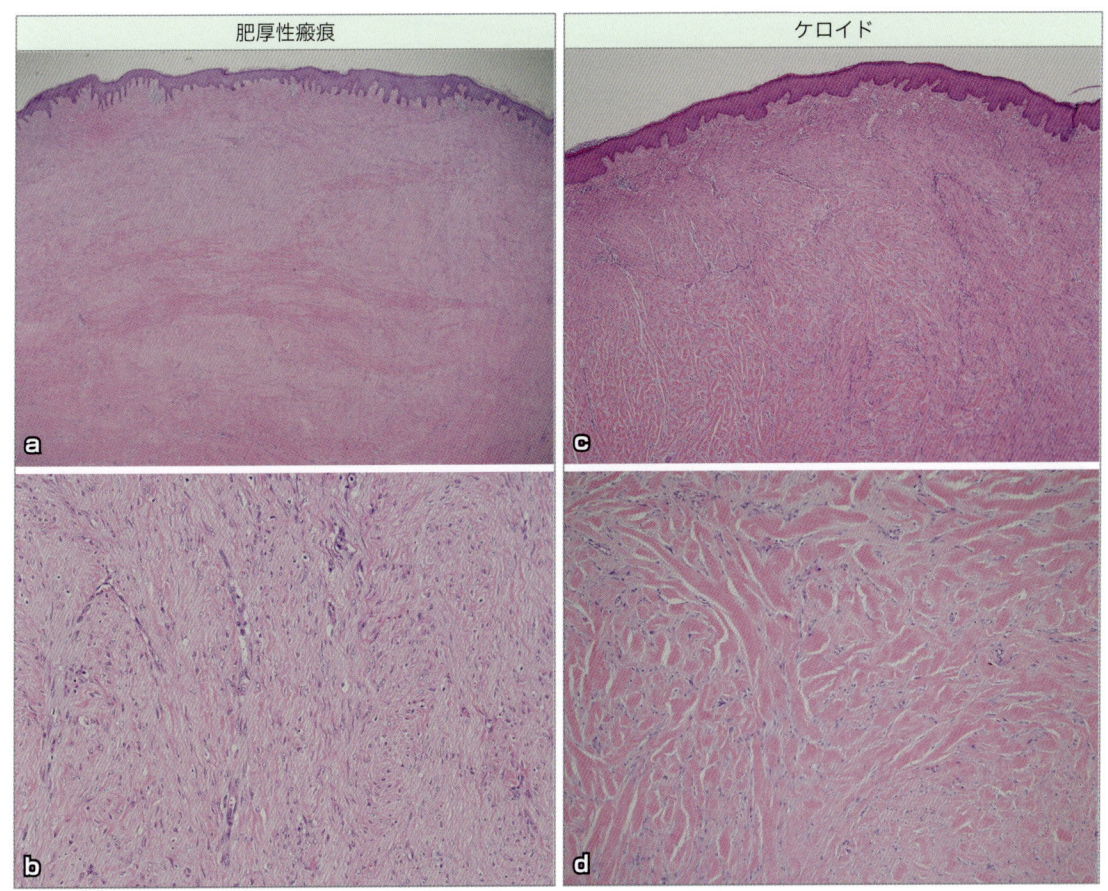

図a～b｜肥厚性瘢痕　a：弱拡大像．表面はやや隆起し，真皮表層から深層まで線維組織の増生を認める．b：強拡大像．表皮と直交するように血管の増生を認める．線維芽細胞の密度は高くない．

図c～d｜ケロイド　c：弱拡大像．線維組織の増生とともに硝子化した膠原線維が目立つ．d：弱拡大像．硝子化した幅広い膠原線維が増殖する．血管構造は目立たない．

アジア系人種での発生率は4.5～16％である．主に30歳以下に生じ，好発部位は，耳垂や頬部，上腕，背部，三角筋部，胸骨部で，生殖器，眼瞼，手掌，足底では稀である．

### 鑑別診断

肥厚性瘢痕とケロイドの鑑別はさほど困難ではなく，肥厚性瘢痕は線維腫症 fibromatosis との鑑別が問題になる．線維腫症は肥厚性瘢痕と異なり，広範で長い線維束を形成する傾向がみられ，表皮に直交する血管増生を欠く．肥厚性瘢痕様の像は時として線維形成性腫瘍の場合があり，外傷の既往の有無や腫瘍を形成しているといった臨床所見，日光による傷害や表皮内の異型メラニン細胞の存在などの組織所見に注目することが desmoplastic carcinoma や悪性黒色腫を見落とさないために重要である[3-6]．

（永田耕治）

### 文　献

1) Beer TW, Baldwin HC, Goddard JR et al：Angiogenesis in pathological and surgical scars. Hum Pathol 29：1273-1278, 1998
2) Ketchum LD：Hypertrophic scars and keloids. Clin Plast Surg 4：301-310, 1977
3) Al-Attar A, Mess S, Thomassen JM et al：Keloid pathogenesis and treatment. Plast Reconstr Surg 117：286-300, 2006
4) Burd A, Huang L：Hypertrophic response and keloid diathesis：two very different forms of scar. Plast Reconstr Surg 116：150e-157e, 2005
5) Atiyeh BS, Costagliola M, Hayek SN：Keloid or hypertrophic scar：the controversy：review of the literature. Ann Plast Surg 54：676-680, 2005
6) Blackburn WR, Cosman B：Histologic basis of keloid and hypertrophic scar differentiation. Clinicopathologic correlation. Arch Pathol 82：65-71, 1966

## 第3部 鑑別ポイント

### Ⅲ. 皮膚特有の間葉系腫瘍および腫瘍類似病変で問題となる疾患の鑑別

## 2 皮膚線維腫と隆起性皮膚線維肉腫，異型線維黄色腫

　皮膚間葉系腫瘍は軟部腫瘍と同様，生物学的悪性度によって，①良性 benign，②中間群 intermediate biological potential，③悪性 malignant に分けられ，「中間群」はさらに，①局所再発はみられるが転移を生じない局所侵襲的 locally aggressive なものと，②症例（<2%）によっては転移する可能性があるが，組織学的に確実に予測できない低転移性 rarely metastasizing のものに分類される．本項では皮膚でみられる，いわゆる線維組織球性軟部腫瘍の代表的な皮膚線維腫 dermatofibroma/benign fibrous histiocytoma と隆起性皮膚線維肉腫 dermatofibrosarcoma protuberans（DFSP），異型線維黄色腫 atypical fibroxanthoma を解説し，鑑別ポイントをまとめる．

#### 皮膚線維腫

　皮膚線維腫（線維性組織球腫/硬化性血管腫）dermatofibroma（DF），fibrous histiocytoma/sclerosing hemangioma は，「良性」の線維組織球性腫瘍で，主に若年成人の四肢または体幹に生じる線維芽細胞，組織球，膠原線維の増加を主体とする病変で，表皮内のメラニン増加ないし腫瘍組織へのヘモジデリン沈着のため，赤色から褐色を呈する小さく堅い，孤立性結節としてみられる（図 **a〜d**）．そのため，臨床的にはメラニン形成性病変と認識されることがある．皮膚線維腫は手掌，足底でみられることは稀である．顔面では比較的稀であるが，再発することがあり，注意が必要である．多くの病変は直径2〜3mmであるが，時に2〜3cmに達することがある．割面は黄色調から灰白色調で，腫瘍の線維組織，脂質，ヘモジデリンの割合に応じて変化する．自然退縮することもあるが，多くは持続性である．この疾患は，良性腫瘍という考えと，外傷などに対する反応性変化であるという考えがある．また，免疫抑制

| | 皮膚線維腫 | 隆起性皮膚線維肉腫 | 異型線維黄色腫 |
|---|---|---|---|
| 性差 | なし | 男性優位 | 男性優位 |
| 好発年齢 | 特になし（30〜40歳に多い） | 若年から中年 | 高齢 |
| 好発部位 | 四肢 | 体幹ないし四肢末端 | 頭頸部 |
| 病変の主座 | 真皮 | 真皮から皮下 | 真皮 |
| 構築 | 不規則な束状ないし花むしろ状 | 花むしろ状ないし車軸状 | 不規則な束状 |
| 対称性 | 対称 | 非対称 | 対称 |
| 境界 | やや不明瞭 | 不明瞭 | 明瞭 |
| 核分裂 | ほとんどみられない | みられる（多くの症例は<5/10 HPF） | 多い（異形核分裂あり） |
| Grenz zone | + | ± | − |
| 被蓋表皮 | 肥厚，メラニン細胞の増生，毛包皮脂腺の増生 | 菲薄化ないし潰瘍化 | 菲薄化 |
| 再発 | 稀 | しばしばみられる（術後3年以内） | 時にみられる |
| 転移 | 稀 | 稀 | 非常に稀 |
| FXIIIa + | + | − | 一部 + |
| CD34 | − | + | − |
| p53 | − | + | ± |
| αSMA ± | ± | − | ± |
| その他の免疫組織化学 | | | CD10（+），HMB-45（+），vimentin（+） |

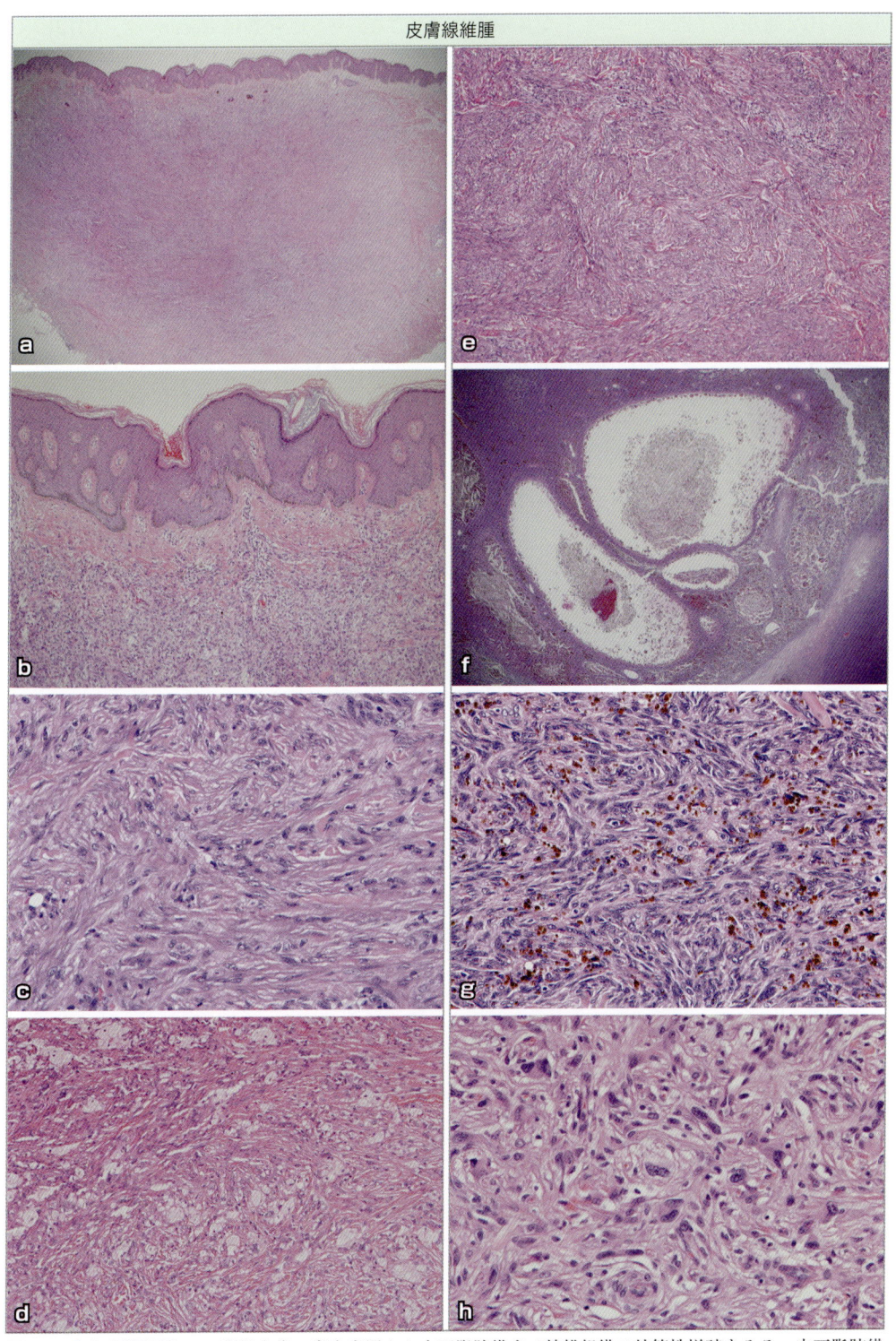

**図 a〜h | 皮膚線維腫**　a：弱拡大像．真皮表層から皮下脂肪織まで線維組織の結節性増殖をみる．皮下脂肪織との境界はやや不明瞭であるが，脂肪織内への伸展傾向は目立たない．b：強拡大像．病変を覆う表皮は表皮乳頭が保たれ，基底層には色素の沈着が目立つ．表皮と病変の間には（clear）Grenz zone がみられる．c：強拡大像．腫瘍は紡錘形の線維芽細胞と組織球，膠原線維の増殖からなる．d：強拡大像．脂質を容れた泡沫細胞が目立つ像．e：cellular variant．束状の紡錘形細胞が交差状に配列して増殖する．f：aneurysmal variant．腫瘍内には，血管外に漏出した血液を容れた出血をみる．g：aneurysmal variant．病変は線維芽細胞と組織球，膠原線維の増殖からなり，ヘモジデリンの沈着が目立つ．h：atypical（monster cell）variant．多形性を示す異型細胞や多核巨細胞，不整な核をもつ泡沫細胞などがみられる．

療法，妊娠，HIV感染症，抗レトロウイルス療法と関連して多発することが知られている．同一のスペクトラムの疾患概念として，皮下脂肪織などの深部を主体とする病変である線維性組織球腫 fibrous histiocytoma や，間質に毛細血管が豊富で血管腫様の像をとり，硬化症を合併する硬化性血管腫 sclerosing hemangioma がある．

組織学的には，約70％の腫瘍は"clear (Grenz) zone"と呼ばれる真皮組織で表皮から分離されるが（外傷などによって消失する），腫瘍の境界は不明瞭で，線維芽細胞様の紡錘細胞と組織球，血管が種々の割合を呈し増殖する．病変内には，炎症細胞浸潤を伴うことが多い．脂質ないしヘモジデリンを容れた泡沫細胞や多核巨細胞がしばしばみられ，時に集簇し黄色腫様の像をとる．腫瘍直上の表皮は約80％程度の症例で過形成性を示し，規則正しい表皮突起の延長がみられ，表皮基底層の色素沈着過剰がみられる．症例によっては脂漏性角化症様で，時に下方へ延長している部位で毛母への分化がみられる．5％程度の症例では，表皮突起の延長している部分が表在性基底細胞癌に類似することがある．ごく稀ではあるが，基底細胞癌が発生する場合もあるので注意が必要である[1,2]．

免疫組織化学では factor XIIIa, CD68 が陽性で CD34 は陰性であるが，CD34 については病変の辺縁の一部で陽性像をみることがある[3,4]．

DFの組織亜型には組織像や免疫組織化学に幅広いバリエーションがあり，注意が必要である．

【cellular variant】 稀な病型．束状の紡錘形細胞が交差状に配列し，花むしろ様配列を示す腫瘍がしばしば皮下組織へ進展する．頭頸部や体幹に好発する．DFSPとの鑑別が問題になるが，典型的なDFの像を示す領域の存在が診断のよりどころとなる．細胞異型はDFSPより目立つことが多く，factor XIIIa は陰性で CD34 陽性の領域が辺縁の一部にみられることがある．再発のリスクが高く，稀に局所リンパ節や肺への転移の報告がある（図e）．

【lipidized (ankle) variant】 著明な脂質の蓄積がみられる．

【aneurysmal variant】 皮膚線維腫の典型像を有する病変中央に裂状ないし海綿状血管がみられ，周囲に毛細血管集簇，出血，ヘモジデリン貪食細胞と泡沫細胞浸潤を伴う．中間群の angiomatoid fibrous histiocytoma（若年性で，皮下にみられ，好酸性組織球様細胞，顕著なリンパ球浸潤，厚い被膜様組織が存在）や，血管腫瘍（factor XIII, CD31, CD34 陽性の血管腔がみられる）との鑑別が重要[5]（図f, g）．

【atypical (monster cell) variant】 異型細胞を有する皮膚線維腫で，cellular fibrous histiocytoma とのオーバーラップがあり，異型線維黄色腫との鑑別が問題になる．時に2.5cmを超える．腫大し多形性を示す異型細胞は monster cell と呼ばれる．正常核分裂像が散見される．奇怪な大型核をもつ多核巨細胞や不整な核をもつ泡沫細胞などがみられる．皮下組織表層への進展や巣状壊死がみられることがある．典型的な皮膚線維腫の部分を有することと，表皮の過形成をみることが鑑別診断に有用．factor XIIIa は陰性で SMA, CD34 は多様である．転移による再発が稀にみられる[6]（図h）．

【epithelioid variant】 好酸性の豊富な細胞質を有し，しばしば多核細胞の形態をとる細胞で構成される．紡錘形細胞からなる部位では泡沫細胞を交える．腫瘍は外方性に発育し，境界明瞭で，血管拡張肉芽腫または真皮内 Spitz 母斑に似て表皮を取り巻いており，鑑別が問題になる．

【deep type variant】 皮下組織内，深部軟部組織，実質臓器で発育する稀な病変である．境界明瞭で，偽膜や出血巣を有し，cellular variant 様の紡錘形細胞のみで構成される．

その他，fibrocollagenous, storiform, angiomatous, halo, clear cell, granular cell, histiocytoma, myxoid, myofibroblastic, osteoclastic, keloidal, atrophic, subcutaneous, palisading (vimentin, factor XIIIa 陽性), combined などの組織亜型がある．

## 鑑別診断

皮膚線維腫（DF）と隆起性皮膚線維肉腫（DFSP）の鑑別ポイントとしては，DFSPは多結節性で大きいことが多い．DFの腫瘍細胞は多形性を示すのに対してDFSPの腫瘍細胞は，DFより単調な紡錘形細胞で構成され，花むしろ構造もDFより顕著に認められる．DFの辺縁で腫瘍細胞は硝子化した膠原線維束へ進展する．DFSPが皮下組織にハニカム状に浸潤性増殖するのに対し，cellular DF は皮下脂肪織の葉間へ進展ないし膨張性に発育するにもかかわらず，病変の境界は明瞭である．小さい生検組織では組織構築の評価が困難な場合があり，注意が必要である．病変を覆う表皮は，DFでは厚いのに対し，DFSPでは菲薄化し，びらん，潰瘍を呈する場合もみられる．また，一般的にDFSPでclear (Grenz) zone はみられない．CD34 は DFSP でびまん性に強

陽性を示し，DF では多くの場合陰性（cellular variant や atypical（monster cell）variant では陽性を示すことがある）であり，DFSP で factor XIIIa が陽性の場合があるが，このことは DF と DFSP が一連のスペクトラムの疾患であり，若干の重なりがある疾患であることを示唆する．DF 表層の表皮真皮接合部でのテネイシン tenascin の発現は鑑別に有用である．DF のわずかな間質ヒアルロン酸に CD44 が強陽性を示し，DFSP は間質に強いヒアルロン酸の沈着をみるにもかかわらず CD44 の発現がみられないか，わずかな陽性しか示さないこと，アポリポ蛋白質 D は，DFSP の多くの症例で陽性であるが，DF では陰性であることなども鑑別の一助となる．

## 若年性黄色肉芽腫

若年性黄色肉芽腫 juvenile xanthogranuloma は真皮から皮下脂肪組織に発生する結節状の病変で，単発あるいは多発性の褐色の丘疹あるいは結節で，顔面，頸部に好発し，大きさは 1～10 mm 程度のことが多い．生下時から病変が存在するか，乳児期に発症することが多いが，成人に発症することもある．稀に眼症状や肺，心嚢などの内臓にも病変を形成することがある．神経線維腫症や Niemann-Pick 病，色素性蕁麻疹に伴って出現することもある．

組織学的には，泡沫細胞 foam cell を含む組織球が比較的明瞭な境界を示し，結節状に増加する．免疫組織化学でこれらの細胞は CD68，factor XIIIa そして lysozyme が陽性，CD1a や S-100 蛋白は陰性である．一般に切除後の再発はない．小児発生例では自然消退することが多いが，成人発生例での自然消退は少ないとされる．内臓に病変を伴う場合でも，生命予後はよい[7]．

## 隆起性皮膚線維肉腫

隆起性皮膚線維肉腫 dermatofibrosarcoma protuberans（DFSP）は「中間群」の紡錘形細胞腫瘍で，緩徐に発育する（図 i～o）．真皮から皮下の硬結としてみられ，腫瘍が増殖するにつれてうっ血性の硬い半球状～茸状の隆起性腫瘍を形成し，時にびらん，潰瘍化する．若年成人の体幹や四肢の近位に好発するが，頭頸部やその他の部位にも生じる．男性にやや多い．小児例や稀に先天性のものもみられる．境界不明瞭な病変のため広範囲切除を必要とするが，しばしば局所再発（多くの場合，切除後 3 年以内）する．時に局所破壊性の増殖を示す．線維肉腫への悪性転化がみられることもあるが，転移は稀（10%以下）である．電子顕微鏡で腫瘍細胞は，小胞体において活発なコラーゲン合成が行われており，線維芽細胞由来と考えられる．また腫瘍によっては細胞膜に沿った非連続性の基底膜様物質が存在し，免疫組織化学で EMA と CD34 が陽性であることから神経周囲細胞への分化が示唆される．DFSP は線維組織球性腫瘍と一般に考えられているにもかかわらず，これらの結果は線維芽細胞起源を示唆する[8,9]．

細胞遺伝学的には，DFSP の 90% 以上の症例で t(17;22) 相互転座がみられ，17 番染色体上の I 型コラーゲン遺伝子（COL1A1）と 22 番染色体上の血小板由来増殖因子 B 遺伝子（PDGFB）間に融合が起き，新たな遺伝子産物が生じる．また環状染色体の形成を示す症例もみられる[10]．

治療は外科的切除が第一選択であるが，切除不能例や転移性のものに対して，イマチニブ（血小板由来増殖因子受容体阻害剤）の高い効果が示されている．

組織学的には，やや小型で比較的均一な紡錘形の腫瘍細胞が，密な束を形成し，花むしろ状ないしマット状，車軸状構造を呈する．境界不明瞭で，びまん性に増殖し，皮下で蜂巣状パターンをとる．筋膜や筋への浸潤は病状が進行するとみられる．多くの症例では核分裂像は高倍率 10 視野中，5 個未満である．高倍率 10 視野中，8 個以上の核分裂と高い細胞密度は転位傾向がみられる．粘液変性がみられるが，再発病変でみられる頻度が高い．膠原線維の増加は目立たない．粘液様脂肪肉腫でみられるような網目状の細い血管網 chicken-wire が時にみられる．腫瘍細胞の異型が軽度のため，切除断端の判定が困難な場合がある．稀にメラニン顆粒を容れた色素細胞がみられる病変があり，Bednar tumor（pigmented DFSP, storiform neurofibroma）と呼ばれ，先天性のものが多く報告されている[11]．少数の DFSP では，線維束状ないし herringbone パターンからなる線維肉腫様の像を示す部分がみられるが，この種の病変でも，完全切除が行われれば再発のリスクは高くない．ただし，線維肉腫様変化を示す症例の中でも，強い核異型性と多数の核分裂像を伴う例では遠隔転移が多いとされる．典型的な DFSP で稀に巨細胞がみられることがあるが，DFSP の若年性の亜型と考えられる巨細胞線維芽腫 giant cell fibroblastoma で特に顕著である．

免疫組織化学では腫瘍細胞は factor XIIIa が陰性で，CD34 陽性細胞がびまん性にみられる．線維肉腫様の像を示す部分では CD34 が陰性の場合があ

## 隆起性皮膚線維肉腫

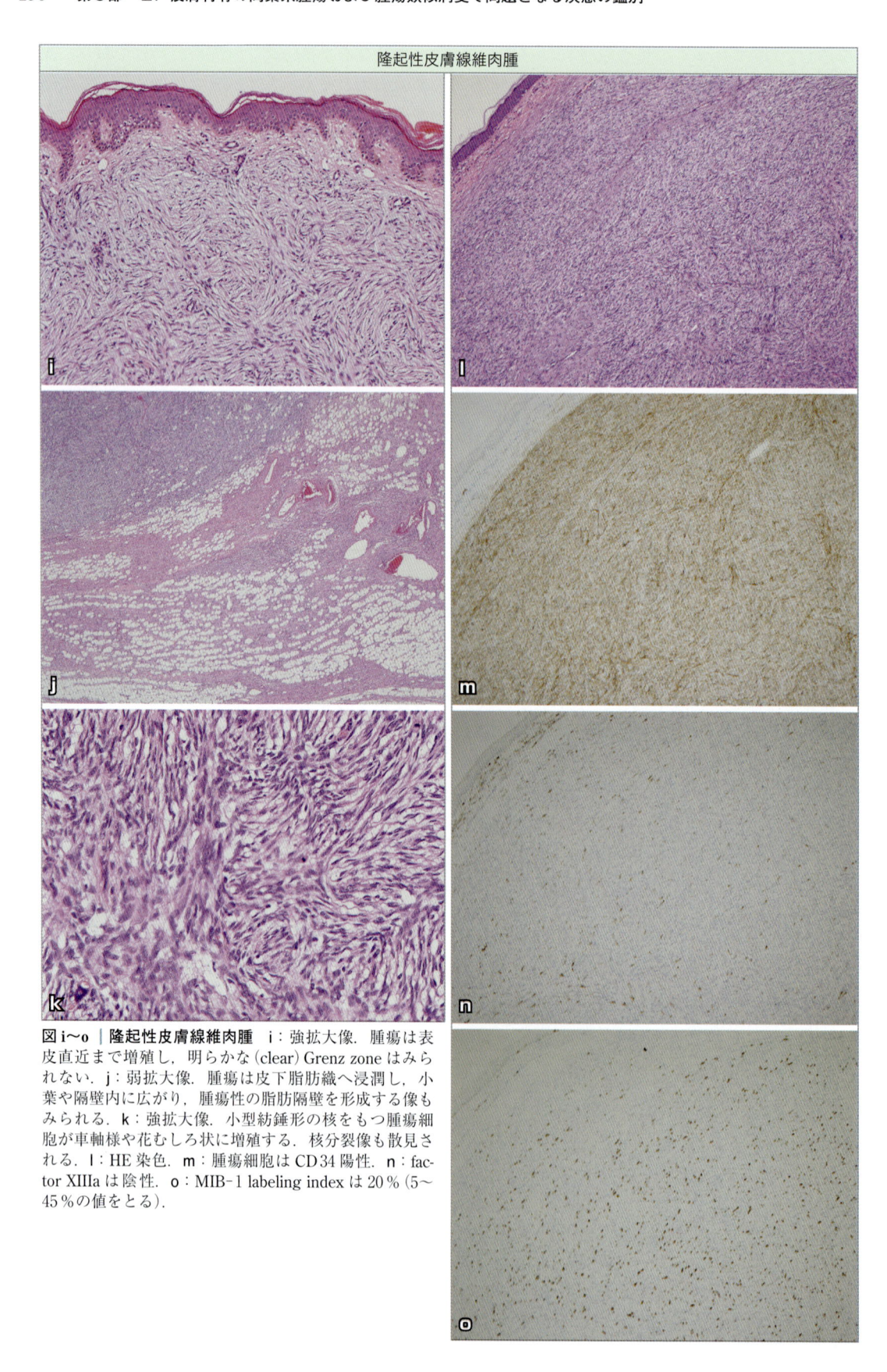

図i〜o｜隆起性皮膚線維肉腫　i：強拡大像．腫瘍は表皮直近まで増殖し，明らかな(clear) Grenz zone はみられない．j：弱拡大像．腫瘍は皮下脂肪織へ浸潤し，小葉や隔壁内に広がり，腫瘍性の脂肪隔壁を形成する像もみられる．k：強拡大像．小型紡錘形の核をもつ腫瘍細胞が車軸様や花むしろ状に増殖する．核分裂像も散見される．l：HE 染色．m：腫瘍細胞は CD 34 陽性．n：factor XIIIa は陰性．o：MIB-1 labeling index は 20 %（5〜45 %の値をとる）．

| 異型線維黄色腫 |

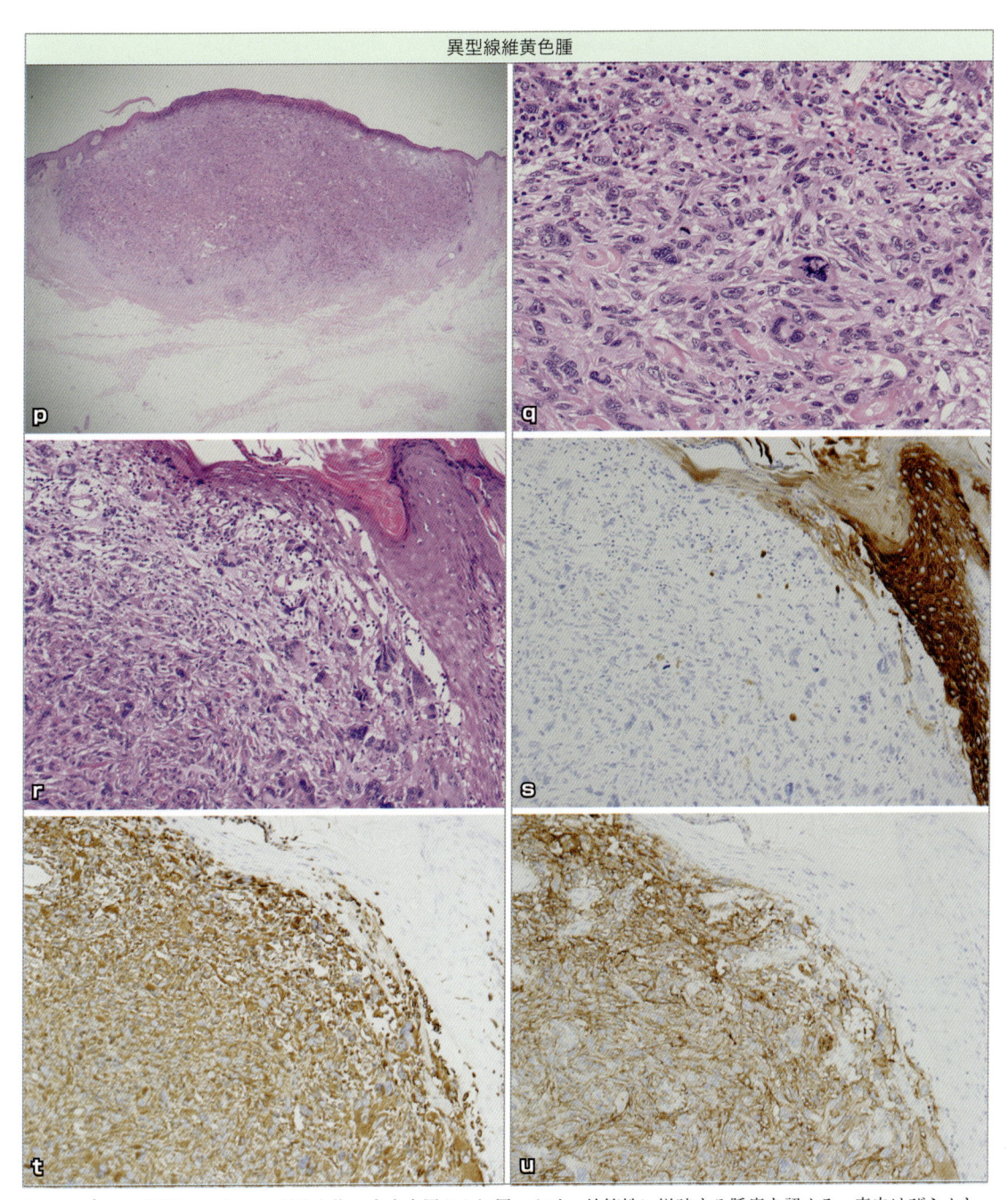

図 p〜u｜**異型線維黄色腫**　p：弱拡大像．真皮表層から深層にかけて結節性に増殖する腫瘍を認める．表皮はびらんし，腫瘍周囲の真皮表層には日光弾力線維症がみられる．q：強拡大像．中型から大型の紡錘形核を有する細胞とともに大型の多形性核，多核，奇怪な核などを示す細胞がみられる．核分裂像も散見される．r：HE 染色．s：腫瘍細胞は AE1/AE3 陰性．t：vimentin 陽性．u：CD10 陽性．

る[12]．

組織亜型としては，先に述べた Bednar tumor のほか，病変部が萎縮性となる萎縮型 atrophic type，粘液変性の顕著な粘液型 myxoid type がある．

### 異型線維黄色腫

異型線維黄色腫 atypical fibroxanthoma(AFX)(図 p〜u)は，悪性を思わせる組織学的所見を示すにもかかわらず，一般的に予後良好な疾患で，時に再発することはあるが，転移は非常に稀である．自然消

退ないし生検後に消退することもある．典型的には，日光による弾力線維症を伴う高齢患者の頭頸部または手背にみられるが，中年の体幹や四肢にもみられる．病変は真皮中心に最大径2cm程度までの孤在性病変としてみられ，通常，短期間で急速に大きさを増す．電子顕微鏡や免疫組織化学的に腫瘍の前駆細胞は，組織球や線維芽細胞および筋線維芽細胞への分化能を有する未分化間葉細胞であることが示唆されている．

組織学的には真皮に位置し，皮下組織への進展はみられないか，みられたとしても限局的である．腫瘍は主に高密度の紡錘形細胞で構成され，類上皮様や組織球様の細胞を交えながら不規則な束状構造で増殖する．腫瘍細胞の核は大型で著明な多形性や異型性を示す．核分裂像は容易に認められ，中には異常核分裂像を伴う．泡沫状の豊富な胞体をもつ黄色腫様の腫瘍細胞が散見される．腫瘍細胞は皮膚付属器を取り囲むように増殖するが，破壊性の増殖はみられない．表皮を取り巻くように増殖し，潰瘍を形成する．炎症細胞浸潤はまばらで出血を伴う[13]．

免疫組織化学では腫瘍細胞はvimentinが陰性でCD10陽性，約6割でCD99陽性，約半数でCD68，SMAが陽性，ごく一部の症例でS-100蛋白，factor XIIIaが陽性である．

### 組織亜型

【spindle cell variant AFX】 好酸性の胞体，核，明瞭な核小体をもつ紡錘形細胞が束状に増殖する．この型の腫瘍の中には，異型が軽度で比較的均一な紡錘形細胞がまだら状に増殖するものが少数みられる．

【clear cell AFX】 稀．豊富な泡沫状の胞体とクロマチンの増加した多形性核を有する腫瘍細胞からなる．ヘモジデリン沈着がしばしばみられる．granular cell variantやsclerotic variantなどもみられる．

### 鑑別診断

AFXは特徴的な組織像を示す腫瘍であるが，悪性黒色腫，平滑筋肉腫，低分化型扁平上皮癌，転移性腫瘍などの悪性腫瘍との鑑別のため，免疫組織化学的検索が必要な場合がある．パネルとして用いられるのは，陰性マーカーとしてdesmin，上皮系マーカー，悪性黒色腫マーカー，陽性マーカーとしてCD10やCD68，SMAが挙げられる．SMAが陽性，desminが陰性であれば平滑筋肉腫が除外の助けとなる．desmin陽性のAFXの報告もあるが，広範囲で強陽性像がみられた場合は平滑筋肉腫を示唆する所見と考えた方が無難であろう．また，$h$-caldesmonはAFXで陰性，平滑筋肉腫で陽性である[14]．

異型皮膚線維腫 atypical dermatofibromaとは，高齢者の露光部に多く潰瘍がみられ，腫瘍細胞の多形性，異型性，多数の核分裂と，背景に典型的皮膚線維腫の像がみられない点が異なる．

（永田耕治）

### 文　献

1) Vilanova JR, Flint A：The morphological variations of fibrous histiocytomas. J Cutan Pathol 1：155-164, 1974
2) Gonzalez S, Duarte I：Benign fibrous histiocytoma of the skin. A morphologic study of 290 cases. Pathol Res Pract 174：379-391, 1982
3) Nestle FO, Nickoloff BJ, Burg G：Dermatofibroma：an abortive immunoreactive process mediated by dermal dendritic cells? Dermatology 190：265-268, 1995
4) Calonje E, Mentzel T, Fletcher CD：Cellular benign fibrous histiocytoma. Clinicopathologic analysis of 74 cases of a distinctive variant of cutaneous fibrous histiocytoma with frequent recurrence. Am J Surg Pathol 18：668-676, 1994
5) Calonje E, Fletcher CD：Aneurysmal benign fibrous histiocytoma：clinicopathological analysis of 40 cases of a tumour frequently misdiagnosed as a vascular neoplasm. Histopathology 26：323-331, 1995
6) Setoyama M, Fukumaru S, Kanzaki T：Case of dermatofibroma with monster cells：a review and an immunohistochemical study. Am J Dermatopathol 19：312-315, 1997
7) Sangueza OP, Salmon JK, White CR et al：Juvenile xanthogranuloma：a clinical, histopathologic and immunohistochemical study. J Cutan Pathol 22：327-335, 1995
8) Taylor HB, Helwig EB：Dermatofibrosarcoma protuberans. A study of 115 cases. Cancer 15：717-725, 1962
9) Billings SD, Folpe AL：Cutaneous and subcutaneous fibrohistiocytic tumors of intermediate malignancy：an update. Am J Dermatopathol 26：141-155, 2004
10) Wang J, Morimitsu Y, Okamoto S et al：COL1A1-PDGFB fusion transcripts in fibrosarcomatous areas of six dermatofibrosarcomas protuberans. J Mol Diagn 2：47-52, 2000
11) Bednar B：Storiform neurofibromas of the skin, pigmented and nonpigmented. Cancer 10：368-376, 1957
12) Cohen PR, Rapin RP, Farhood AI：Dermatofibroma and dermatofibrosarcoma protuberans：differential expression of CD34 and factor XIIIa. Am J Dermatopathol 16：573-574, 1994
13) Fretzin DF, Helwig EB：Atypical fibroxanthoma of the skin. A clinicopathologic study of 140 cases. Cancer 31：1541-1552, 1973
14) de Feraudy S, Mar N, McCalmont TH：Evaluation of CD10 and procollagen 1 expression in atypical fibroxanthoma and dermatofibroma. Am J Surg Pathol 32：1111-1122, 2008

第3部 鑑別ポイント

Ⅲ．皮膚特有の間葉系腫瘍および腫瘍類似病変で問題となる疾患の鑑別

## 3 Kaposi肉腫様血管内皮腫とKaposi肉腫

Kaposi肉腫様血管内皮腫 kaposiform hemangio-endothelioma（KH）は幼児〜学童期，特に2歳未満に多い血管性腫瘍で，脈管系の先天異常を合併することが多い．Kaposi肉腫（KS）はヒトヘルペスウイルス8（HHV-8）感染が契機となって生じる血管性腫瘍で，幾つかの亜型が知られているが，免疫異常状態に合併することが多い．

どちらも局所浸潤性発育を示すが，臨床像や組織像は異なっている．KHではリンパ節転移例の報告はあるが，遠隔転移の報告はない[1,2]．KSは幾つかの亜型に分けられ，内臓に及ぶ場合には血痰や消化管出血，リンパ節腫脹などを呈することもある．

### KSの細分類

KSは臨床的な状況で4型に分類される[3,4]．
① 古典型：地中海周囲もしくはユダヤ系の高齢男性に多く，四肢遠位部の皮膚腫瘍として現れる．全身性に広がることは稀である．
② エイズ関連型：HIV感染者に生じ，出現部位は皮膚以外に消化管，リンパ節，肺，脾臓など多臓器に及ぶ．全身のどの部位の皮膚にも出現する．
③ 免疫抑制関連型（医原性）：臓器移植後の免疫抑制状態で出現する．
④ アフリカ型：幼児発生で致死的な経緯をとるものと，中年男性の下肢に多く経過が緩徐なものとがある．

### 組織所見

KHは異型の目立たない紡錘形細胞の分葉状増殖が浸潤性にみられ，個々の細胞間には裂隙様の血管腔やフィブリン栓の形成が確認される（**図1**）．稀に上皮様細胞集塊がみられることがあり，ヘモジデリン沈着や硝子球，細胞質内空胞が認められる．硝子球は紡錘形細胞に認めることもある．炎症細胞浸潤は少なく，核分裂像は稀である．分葉状構造の辺縁部では内腔の拡張した血管がみられやすい[5]．

免疫組織化学では，腫瘍細胞はCD31，CD34，

|  | Kaposi肉腫様血管内皮腫 | Kaposi肉腫 |
|---|---|---|
| 年齢・性差 | 2歳未満に多く，男女差はない | 亜型ごとに異なる |
| 発生部位 | 四肢，体幹，頭頸部，後腹膜 | 亜型ごとに異なる |
| 肉眼所見 | 境界不明瞭な暗紫赤調の皮下腫瘤 | 進行するにつれ形態を変える（褐色〜暗紫調斑→板状肥厚→潰瘍結節） |
| 頻度の高い合併疾患 | 巨大血管腫，リンパ管腫症 | HIV感染，免疫抑制剤投与 |
| 増殖形態 | 局所浸潤性 | 局所浸潤性 |
| 組織構築 | 紡錘形細胞の分葉状増殖 | 初期には不規則な形態の血管増生がみられ，進行とともに紡錘形細胞の増殖も伴う．分葉状構造（−） |
| CD34 | 種々の程度に陽性 | びまん性に陽性 |
| HHV-8 | 陰性 | 陽性 |
| 炎症細胞 | ほとんどない | 混在することが多い |
| 線維性隔壁 | 周囲に厚い線維性隔壁 | なし |
| 治療 | 切除 | 放射線照射や化学療法 |
| 予後 | 取りきれれば再発は少ない．手術不能時には塞栓術や抗癌剤・ステロイドの投与も | 免疫能が回復すれば自然消退．大量出血は致死的 |

| Kaposi 肉腫様血管内皮腫 | Kaposi 肉腫 |

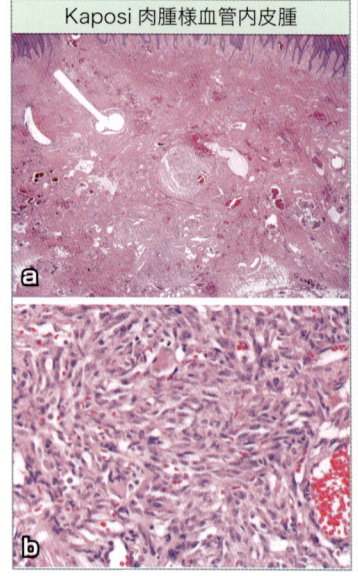

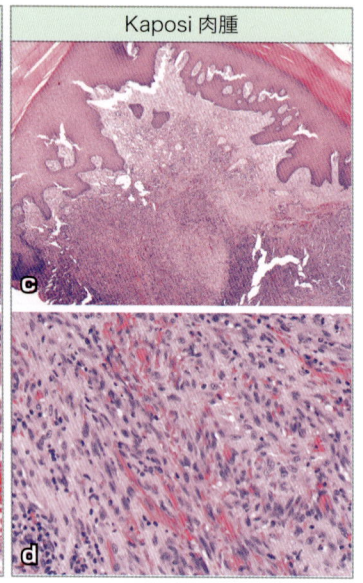

**図 a〜b｜Kaposi 肉腫様血管内皮腫**
a：線維性隔壁で境界される紡錘形細胞の小葉構造．b：Kaposi 肉腫様部分では，異型に乏しい紡錘形細胞間には赤血球を容れたスリット状の空隙形成がみられる．（名古屋市立大学　多田豊曠教授のご厚意による）

**図 c〜d｜Kaposi 肉腫（結節状期）**
c：真皮内には分葉状構造のない結節形成がみられる．d：比較的単調な紡錘形細胞の増殖巣内には赤血球を含むスリット状の空隙がみられる．

FLI-1 に種々の程度に陽性を示す[6]．vWF や actin も focal に陽性を示すことがある．HHV-8 は証明されていない．

KS では臨床型による組織像の違いはほとんどない[7]．肉眼的な形態では，斑状期には真皮網状層の既存の血管周囲に不規則な形態を示す細小血管が表皮と並行する形で増生しており，周囲に出血やヘモジデリン沈着を伴っている．新生血管は膠原線維内への浸潤傾向を示し，既存の血管や皮膚付属器が新生血管内に突出するようにみえることもある（promontry sign）．板状期になると紡錘形細胞の増生が目立つようになり，血管増生も真皮網状層全層ないし皮下組織にまで広がる．ヘモジデリン沈着はより目立つようになり，硝子球もみられるようになる．結節状期には KH 同様の紡錘形細胞の増生が結節状に認められ，紡錘形細胞間には赤血球を含む裂隙様の血管が多数みられる（図 2）．結節の辺縁部では内腔の拡張した血管を認めることもある．エイズ関連型では，紡錘形細胞の内外に多数の硝子球が観察されやすい．一般的には細胞異型が目立つことはないし，壊死も認めない．

免疫組織化学では，紡錘形細胞は CD34 にびまん性陽性を示し，CD31 にも種々の程度に陽性を示す．

## 鑑別診断

KH の組織像は nodular KS とそっくりだが，KS では炎症細胞の混在が多く，分葉状構造を欠くし，分葉構造周囲の厚い線維性隔壁もみられない．若年性毛細血管腫も血管内腔が認識しづらいため，時に鑑別診断に挙がるが，紡錘形細胞の増殖はない点で鑑別可能である．

acroangiodermatitis（AAD）も KH の鑑別に挙がるが，AAD では血管の増生はみられるが，血管構造の不整さや浸潤性増殖はなく，臨床的に静脈のうっ滞性変化が明瞭である．

（桜井孝規）

## 文献

1) Hosono S, Ohno T, Kimoto H et al：Successful transcutaneous arterial embolization of a giant hemangioma associated with high-output cardiac failure and Kasabach-Merritt syndrome in a neonate：a case report. J Perinat Med 27：399-403, 1999
2) Alvarez-Mendoza A, Lourdes TS, Ridaura-Sanz C et al：Histopathology of vascular lesions found in Kasabach-Merritt syndrome：review based on 13 cases. Pediatr Dev Pathol 3：556-560, 2000
3) Stebbing J, Sanitt A, Nelson M et al：A prognostic index for AIDS-associated Kaposi's sarcoma in the era of highly active antiretroviral therapy. Lancet 367：1495-1502, 2006
4) Uccini S, Ruco LP, Monardo F et al：Co-expression of endothelial cell and macrophage antigens in Kaposi's sarcoma cells. J Pathol 173：23-31, 1994
5) Kwok WK, Chao NSY, Leung MWY et al：Neonatal intestinal obstruction and thrombocytopenia：sepsis or otherwise？Neonatal intestinal kaposiform hemangioendothelioma：A case report and literature review. HK J Pediatr（New series）14：209-213, 2009
6) Arai A, Kuramochi A, Tsuchida T et al：Usefulness of D2-40 immunohistochemistry for differentiation between kaposiform hemangioendothelioma and tufted angioma. J Cutan Pathol 33：492-497, 2006
7) Grayson W, Pantanowitz L：Histological variants of cutaneous Kaposi sarcoma. Diagn Pathol 3：31-41, 2008

第3部 鑑別ポイント
Ⅲ．皮膚特有の間葉系腫瘍および腫瘍類似病変で問題となる疾患の鑑別

# 4 Kaposi肉腫と血管肉腫

　Kaposi肉腫 Kaposi sarcoma（KS）はヒトヘルペスウイルス8（HHV-8）感染を契機として発生する血管性腫瘍で，急激に進行し致死的な経過をたどる場合もあるが，免疫抑制状態で出現する場合には緩徐な経過を示すことが多い．血管肉腫 angiosarcoma（AS）は急速な経過を示す悪性血管性腫瘍であり，極めて多彩な細胞像や組織像を示す．ASの多くは高齢者の頭頸部に出現し，外傷の既往があることが多い．リンパ浮腫の経過中や放射線照射後の部位にも起こりやすいことが知られており，リンパ節郭清後にみられる場合，Stewart-Treves症候群とも呼ばれる[1,2]．リンパ浮腫は肉眼的に著しい場合だけとは限らない．

## 組織所見

　KSの詳細は前項目を参照．初期には形態の不整な血管の増生という形をとるが（図1），その後は紡錘形細胞の増殖が主体になり，既存の血管や皮膚付属器の新生血管内への突出像（promontry sign：図2）や紡錘形細胞の内外で多数みられる硝子球の出現を特徴とする（図3）．細胞異型は目立たず，壊死もみられない[3]．

　ASの組織像は非常に多彩だが，典型像は多数の不整形の毛細血管が浸潤性に広がる像であり，血管の癒合像も認められる（図4）．浸潤は膠原線維間や皮下脂肪内に及び（図5），血管の内皮細胞には種々の程度の核異型や重層化，乳頭状増殖，多数の核分裂像がみられる（図6）．増殖が著しい場合には充実性腫瘍のようにみえることもあるが，結節周囲の毛細血管の異型や免疫組織化学が診断上有用である．Factor Ⅷは多くの症例で陰性であるが，CD31やvWF，CD34は陽性を示すことが多い．Ewing肉腫のマーカーでもあるFli-1も感受性，特異性ともに非常に高い．

## 鑑別診断

　KSとASはいずれも浸潤性増殖を示すので，初期像や病巣の辺縁部では鑑別が難しいことがある．核の腫大やクロマチン増量，大型核小体などのはっきりした細胞異型や核の重層化などの所見がみられれば，ASの可能性を考える．KSは背景に免疫能異常が多く，病型により特徴のある皮疹の分布を示すが，ASでは高齢者の頭頸部に多いなどの臨床的事項も参考になる．

（桜井孝規）

|  | Kaposi肉腫 | 血管肉腫 |
|---|---|---|
| 好発年齢および発生部位 | 亜型により異なる | 高齢者の頭頸部，リンパ浮腫部位，放射線照射部位 |
| 経過 | 緩徐な場合が多い | かなり急速に進行 |
| 肉眼所見 | 褐色〜赤紫調の斑点ないし局面を呈する多発性皮疹，時に潰瘍や結節 | 境界不明瞭な赤紫調の斑状局面（出血斑様），進行すると板状局面や結節，潰瘍形成 |
| 塩化ビニル曝露歴 | ない | 肝臓発生のみ報告あり |
| 組織像 | 異型の目立たない細血管に加えて，紡錘形細胞の密な増生 | 細胞異型の目立つ複雑な形態の血管増生 |
| 治療 | 適応があれば放射線照射や化学療法 | 切除，化学療法，放射線療法，免疫療法 |
| 予後 | 免疫能が改善すれば，自然消退 | 著しく不良 |

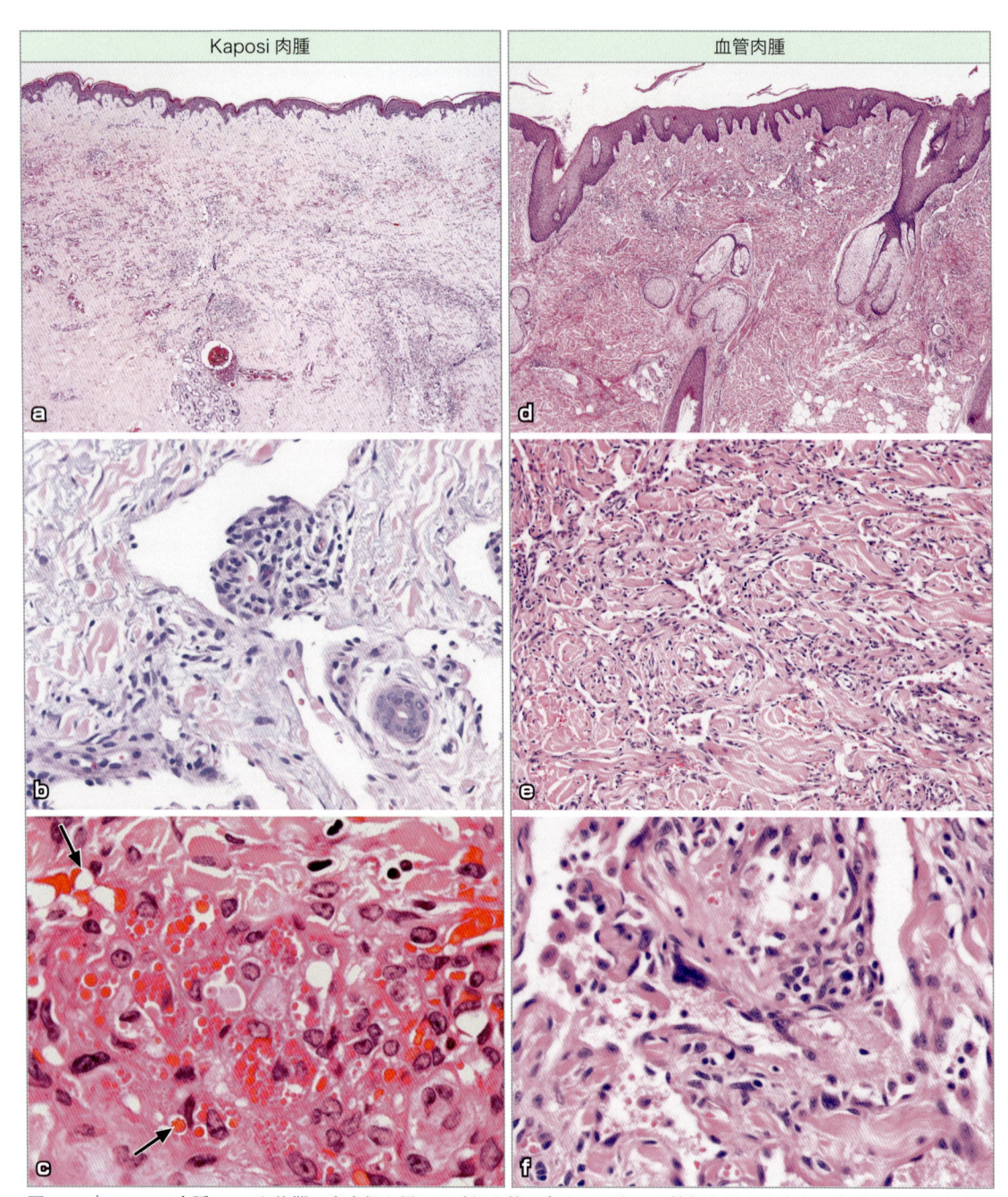

**図a〜c｜Kaposi肉腫**　a：斑状期．真皮網上層には毛細血管が多く，正常の血管網と異なり表皮に水平方向に走行する傾向がみられる．b：新生血管が既存の脈管内に突出するようにみえる像は，promontry signと呼ばれている（文献4，Figure 1を引用）．c：腫瘍細胞の細胞質内外にみられる多数の硝子球．核近傍にみられる空胞には赤血球が含まれており，「autolumination」と呼ばれる（矢印）（文献4，Figure 2を引用）．

**図d〜f｜血管肉腫**　d：真皮内には毛細血管レベルの血管増生が目立ち，水平方向や垂直方向など多彩な走行傾向がみられる．e：膠原線維を割くように増殖する毛細血管は血管肉腫に特徴的であり，血管には癒合傾向もみられる．f：増殖している血管内皮細胞には核の腫大やクロマチン増量，核重積が観察される．

## 文献

1) Dürr HR, Pellengahr C, Nerlich A et al：Stewart-Treves syndrome as a rare complication of a hereditary lymphedema. Vasa 33：42-45, 2004
2) Ruocco V, Schwartz RA, Ruocco E：Lymphedema：an immunologically vulnerable site for development of neoplasms. J Am Acad Dermatol 47：124-127, 2002
3) Grayson W, Pantanowitz L：Histological variants of cutaneous Kaposi sarcoma. Diagn Pathol 3：31-41, 2008

第3部 鑑別ポイント

Ⅲ．皮膚特有の間葉系腫瘍および腫瘍類似病変で問題となる疾患の鑑別

## 5 好酸球増加随伴性血管リンパ組織増殖症と木村病

　好酸球増加随伴性血管リンパ組織増殖症 angiolymphoid hyperplasia with eosinophilia（ALHE）と木村病 Kimura disease は，いずれも豊富なリンパ球と血管の増生がみられる疾患であるが，ALHE が頭頸部の皮膚，特に耳前部の皮膚に好発するのに対して，木村病は頭頸部の皮下からリンパ節と ALHE よりも深部に発生することが多い病変である．

### 臨床像

　ALHE は頭頸部皮膚に多発する報告が多いが，手や腕など他部位の皮膚や，眼窩，肺，陰茎などでの発生も報告され，しばしば痛みや搔痒感を伴う．白人の女性にやや多く，約 1/5 で末梢血中の好酸球増多とリンパ節腫脹を伴う．予後は良好で稀に自然消退することもあるが，末梢性 T 細胞性リンパ腫に移行したという症例報告がある．

　木村病は日本人男性の頭頸部での報告が多い．緩徐に増大するリンパ節もしくは耳下腺，顎下腺の報告が多いが，眼瞼や眼窩，涙腺での報告もある．痛みは通常なく，しばしば搔痒感を伴う．予後は良好で，悪性化の報告はないが，自然消退の報告もほとんどない．1～2 割でネフローゼ症候群を合併するという報告がある．

### 組織所見

　ALHE では核が腫大し，血管内腔に突出するような毛細血管の増生が目立ち，内皮細胞の細胞質には空胞が散見される（図1）．核は卵円形であり，著明な異型はみられない．血管周囲には多数のリンパ球，好酸球の浸潤を伴っているが，リンパ濾胞の形成は木村病ほど目立たないことが多い（図2）．好酸球やリンパ球の浸潤が目立たず，血管の増生が主たる変化の場合も多く，上皮様血管腫 epithelioid hemangioma や組織球様血管腫 histiocytoid hemangioma と呼ばれることもある[1]．病巣の深部にはしばしば蛇行する動静脈が観察される．

　木村病では濾胞中心の明瞭なリンパ濾胞が多数みられ，多数の好酸球も認める（図3）．炎症細胞間に

| | 好酸球増加随伴性血管リンパ組織増殖症 | 木村病 |
|---|---|---|
| 好発部位 | 頭頸部の皮膚（特に耳前部） | 頭頸部の皮下・リンパ節・唾液腺 |
| 好発年齢 | 20～40 歳代 | 20～30 歳代 |
| 性差 | 女性にやや多い | 男性に多い（3～10：1） |
| 肉眼所見 | 単個ないし集簇性の丘疹，局面，結節．表面は平滑，色調は常色～発赤調で，時にびらんや痂皮の付着 | 皮下腫瘤 |
| 症状 | 時に痛みや搔痒感 | 稀に搔痒感 |
| 末梢血の好酸球 | 約 1/5 で増加[1] | 大部分で増加　IgE 高値を示すこともある |
| ネフローゼ症候群の合併 | なし | 15～20％程度[2] |
| 増生血管 | 毛細血管 | 種々の厚さの壁を有する血管[3] |
| 治療 | 内科的治療には反応しない　深部動静脈を含めた一括切除 | 放射線治療[4]，外科的切除 |
| 予後 | 良好．稀に自然消退 | 良好．しばしば局所再発 |

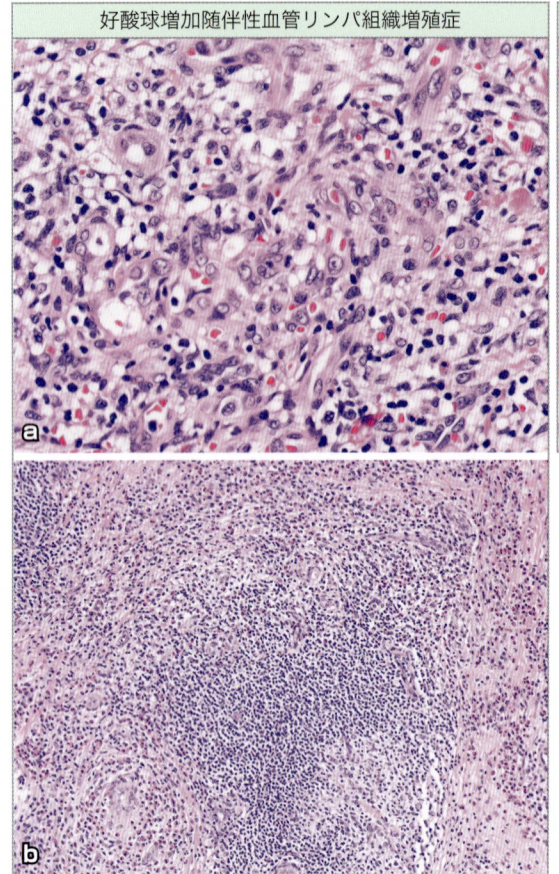

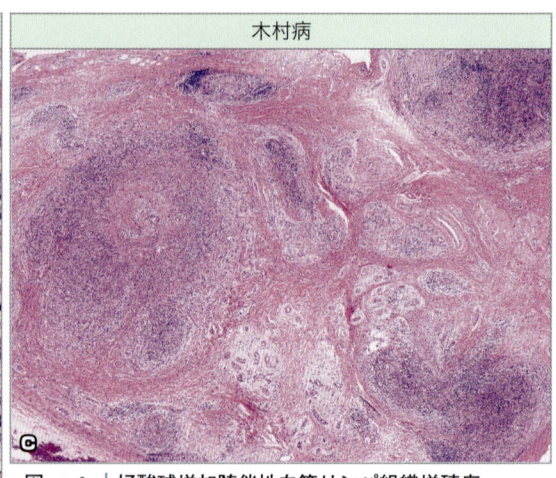

## 図a〜b│好酸球増加随伴性血管リンパ組織増殖症
**a**：増生している毛細血管には核の腫大はみられるが、クロマチンの増量や核の大小不同、分裂像などはみられない．内皮細胞の細胞質には空胞が散見される．**b**：リンパ節の毛細血管後静脈にみられるような、やや核の腫大した毛細血管の増生が特徴的で、背景には多数のリンパ球と好酸球浸潤が観察される．周囲に動静脈の増生が観察されることもある．

## 図c│木村病
リンパ濾胞と好酸球浸潤を背景に、毛細血管や動静脈など多彩な血管の増生と間質の線維化がみられる．毛細血管の増生部分だけをみると、ALHEと類似している．

増生している血管は毛細血管のみならず、壁の厚い血管が混在しているが、内皮細胞の核は腫大して内腔面に突出している[2]．

### 鑑別診断

炎症細胞浸潤が目立つ血管増殖性疾患としては、顔面肉芽腫 granuloma fasciale（GF）、虫刺され insect bite（IB）や末梢性T細胞性リンパ腫 peripheral T cell lymphoma（PTCL）などが挙げられる．GFでは血管炎の像が特徴的であるし、IBでは通常、表皮の変化を伴い、深部ほど炎症細胞浸潤が少なくなる．PTCLの除外は時に難しいことがあり、monoclonalityの否定を必要とすることがある．

（桜井孝規）

### 文献

1) Chan JK, Hui PK, Ng CS et al：Epithelioid haemangioma (angiolymphoid hyperplasia with eosinophilia) and Kimura's disease in Chinese. Histopathology 15(6)：557-574, 1989
2) Wang DY, Mao JH, Zhang Y et al：Kimura disease：a case report and review of the Chinese literature. Nephron Clin Pract 111(1)：c55-61, 2009
3) Googe PB, Harris NL, Mihm MC Jr：Kimura's disease and angiolymphoid hyperplasia with eosinophilia：two distinct histopathological entities. J Cutan Pathol 14(5)：263-271, 1987
4) Hareyama M, Ooquchi A, Nagakura H et al：Radiotherapy for Kimura's disease：the optimum dosage. Int J Radiat Oncol Biol Phys 40(3)：647-651, 1998

第3部　鑑別ポイント

Ⅲ．皮膚特有の間葉系腫瘍および腫瘍類似病変で問題となる疾患の鑑別

# 6　血管様扁平上皮癌と血管肉腫

　血管様扁平上皮癌 pseudovascular SCC（PSCC）は扁平上皮癌の1亜型であり，著明な acantholysis により血管肉腫様にみえるものをいうが，管腔状にみえることもある[1]．特に皮膚に特殊な variant というわけではなく，扁平上皮癌が発生する臓器ならどこにでも発生しえる．pseudoangiosarcomatous squamous cell carcinoma や pseudoangiomatous squamous cell carcinoma とも呼ばれ，癌細胞の接着性低下の原因として E-カドヘリンや β-カテニンの発現が著しく減弱していると報告されている[2]．血管肉腫 angiosarcoma（AS）は血管系悪性腫瘍であるが，時に上皮様形態をとる場合には（epithelioid variant），未分化な癌との鑑別が難しいことがある．

## 組織所見

　PSCC では腫瘍細胞が索状胞巣を形成しながら浸潤する像がみられ（図1），胞巣は著明な acantholysis のために偽管腔ないし偽血管腔様構造を示す（図2, 3）．胞巣間の血管の破綻のため，胞巣内に出血を認めることもある[2,3]．

## 鑑別診断

　上皮様の AS（図4）と PSCC の鑑別には，結節周囲の小血管の浸潤性増殖や細胞異型がみられれば AS を疑えるが，迷わしい場合には免疫組織化学が有用である．上皮系マーカーであるケラチンは両者に陽性を示すため鑑別にはあまり役立たないが，内皮マーカーである CD31（図5）や vWF，CD34 などの陽性所見は，AS を示唆する指標となる．PSCC は転移性腺癌や adenoid basal cell carcinoma（BCC）との鑑別が問題になる場合もあり，転移の否定には履歴や多発病変，表皮との連続性の有無に注意が必要であるし，BCC の否定には周囲に粘液調変化を伴う basaloid cell の増生がないことを確認する必要がある．

## 予後

　一般に扁平上皮癌の予後は組織型の影響よりも，リンパ節転移の有無や宿主の全身状態，腫瘍の大きさや浸潤の程度の影響が大きいが，PSCC の5年生存率は通常の扁平上皮癌より悪いという報告がある[3,4]．

　AS は別項目参照．

（桜井孝規）

## 文　献

1）Conde-Taboada A, Flórez A, De la Torre C et al：Pseudo-angiosarcomatous squamous cell carcinoma of skin arising adjacent to decubitus ulcers. Am J Dermatopathol 27（2）：142-144, 2005
2）Cassarino DS, Derienzo DP, Barr RJ：Cutaneous squamous cell carcinoma：a comprehensive clinicopatho-

| | 血管様扁平上皮癌 | 血管肉腫 |
|---|---|---|
| 好発部位 | 日光露光部 | 頭頸部 |
| 肉眼所見 | 境界明瞭な発赤調隆起性結節または灰白色調潰瘍性病変[1] | 境界不明瞭な赤紫調の斑状局面（出血斑様），進行すると板状局面や結節，潰瘍形成 |
| 臨床経過 | 緩徐に増大 | 急速に増大 |
| 組織像 | 細胞間結合不良のため，偽血管腔構造を示す | 腫瘍細胞は上皮様にみえることがあるが，どこかに真の血管腔を形成することが多い |
| CD31, CD34 | 陰性 | 陽性 |
| 治療 | 切除 | 切除，化学療法，放射線療法，免疫療法 |
| 予後 | やや不良 | 著しく不良 |

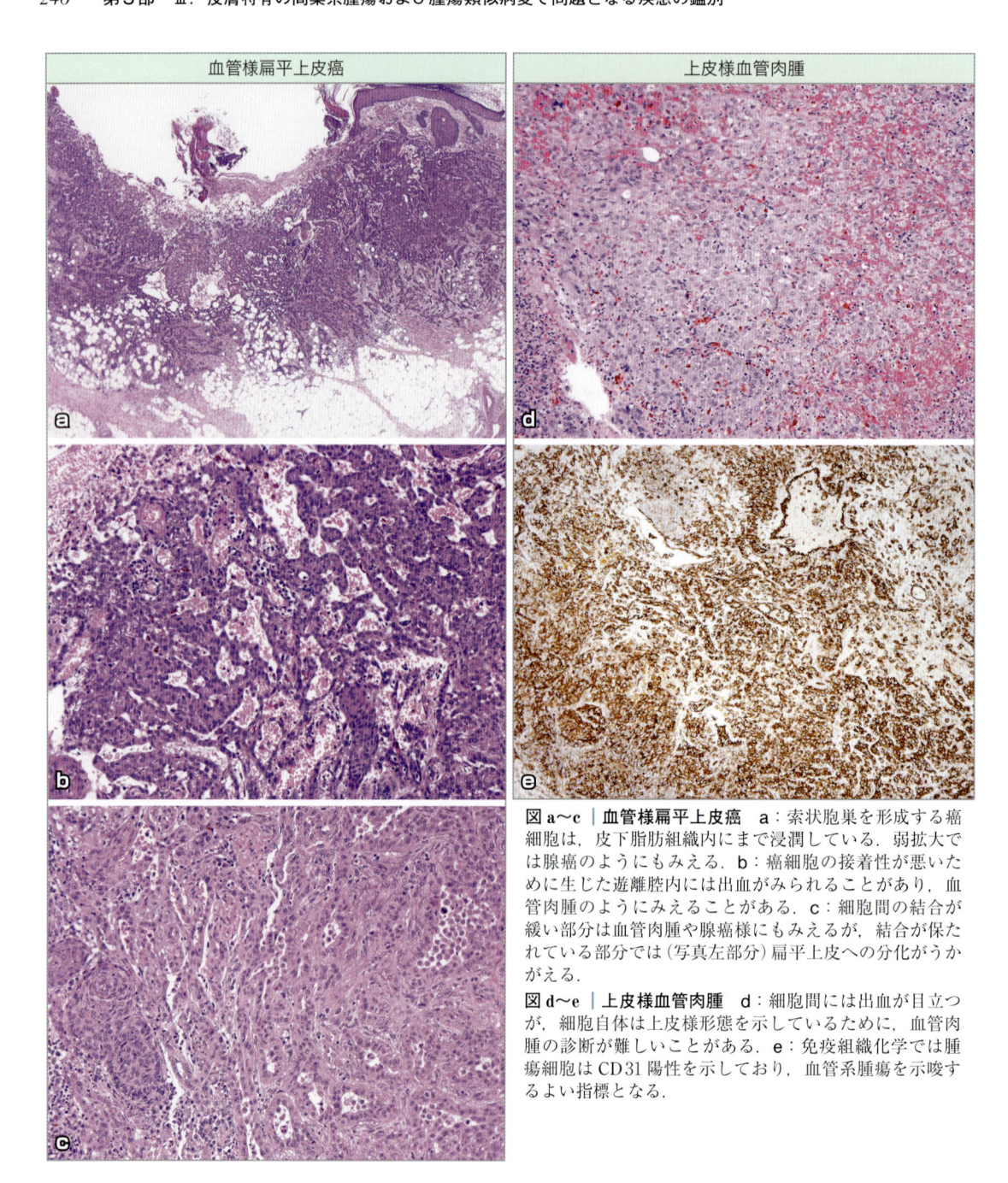

図a〜c｜**血管様扁平上皮癌**　a：索状胞巣を形成する癌細胞は，皮下脂肪組織内にまで浸潤している．弱拡大では腺癌のようにもみえる．b：癌細胞の接着性が悪いために生じた遊離腔内には出血がみられることがあり，血管肉腫のようにみえることがある．c：細胞間の結合が緩い部分は血管肉腫や腺癌様にもみえるが，結合が保たれている部分では（写真左部分）扁平上皮への分化がうかがえる．

図d〜e｜**上皮様血管肉腫**　d：細胞間には出血が目立つが，細胞自体は上皮様形態を示しているために，血管肉腫の診断が難しいことがある．e：免疫組織化学では腫瘍細胞はCD31陽性を示しており，血管系腫瘍を示唆するよい指標となる．

logic classification. Part one. J Cutan Pathol 33(3)：191-206, 2006
3) Cassarino DS, Derienzo DP, Barr RJ：Cutaneous squamous cell carcinoma：a comprehensive clinicopathologic classification-part two. J Cutan Pathol 33(4)：261-279, 2006
4) Cassarino DS, Derienzo DP, Barr RJ：Cutaneous squamous cell carcinoma：a comprehensive clinicopathologic classification-part two. J Cutan Pathol 33(4)：261-279, 2006

第3部　鑑別ポイント

Ⅳ．皮膚にみられる紡錘形細胞腫瘍の鑑別

## 1 紡錘細胞型扁平上皮癌，紡錘細胞型悪性黒色腫，異型線維黄色腫と平滑筋肉腫

　皮膚にみられる紡錘形細胞腫瘍は多数ある[1]．ここでは，あまり特徴的な構造を示さない，紡錘細胞型扁平上皮癌 spindle cell squamous carcinoma (SCSC)，紡錘細胞型悪性黒色腫 spindle cell melanoma (SCM)，異型線維黄色腫 atypical fibroxanthoma (AFX) と平滑筋肉腫 leiomyosarcoma (LMS) について述べ，良性腫瘍や，例えば，dermatofibrosarcoma protuberans のような特殊な構造を特徴とする悪性腫瘍については割愛する．
　真皮にみられる紡錘細胞性悪性腫瘍には上皮系のものも，非上皮系のものも存在する．上皮，特に表皮に関連する腫瘍，例えば扁平上皮癌や悪性黒色腫では，腫瘍細胞は表皮内で発生し，やがて真皮内へと浸潤していくので，表皮内にも真皮内にも腫瘍細胞が存在することが多い．したがって，このような

腫瘍を見た場合には，まず，表皮がどのようになっているかを調べるとよい．腫瘍の皮膚表面が潰瘍化したり，被蓋健常表皮が残存しない場合もあるが，そのような場合でも隣接する残存表皮に病変を認めることがあるので，診断への重要な鍵が得られることがある．SCSC では，多くの場合，表皮内扁平上皮癌が存在し，それと移行するように真皮の紡錘細胞性悪性腫瘍がみられる[2]．しかし，表皮内悪性腫瘍は明らかでなく，腫瘍のほとんどが紡錘形細胞からなるものもある．しかも，これらの細胞は異型のない健常表皮に密着するも基底膜によって完全に隔てられていたり，あるいは一見両者が移行するようにみえる場合もある．このような場合であっても SCSC の可能性をまず考える必要がある．真皮内に広がる部分では，LMS のように均一な紡錘形細胞

|  | SCSC | SCM | AFX | LMS |
|---|---|---|---|---|
| 表皮内病変 | あり | あり | なし | なし |
| Grenz zone | なし | なし | あり | あり |
| 腫瘍の輪郭 | 様々 | 様々 | 縦長で<br>境界比較的明瞭 | 円形〜多角形<br>境界明瞭 |
| 腫瘍細胞の配列 | 束状〜不整 | 束状，索状，不整<br>時に胞巣あり | 明瞭，不整<br>〜花むしろ状 | 束状 |
| 細胞の特徴 |  |  |  |  |
| 　淡明な細胞質 | なし | なし | なし | あり |
| 　核 |  |  | 不整，多核 | 両側端鈍 |
| 　核分裂像 | あり | あり／稀 | あり／異型 | あり／時に異型 |
| 　メラニンの存在 | なし | あり／時になし | なし | なし |
| 泡沫細胞の混在 | なし | なし | あり | なし |

SCSC：紡錘細胞型扁平上皮癌，SCM：紡錘細胞型悪性黒色腫，AFX：異型線維黄色腫，LMS：平滑筋肉腫．

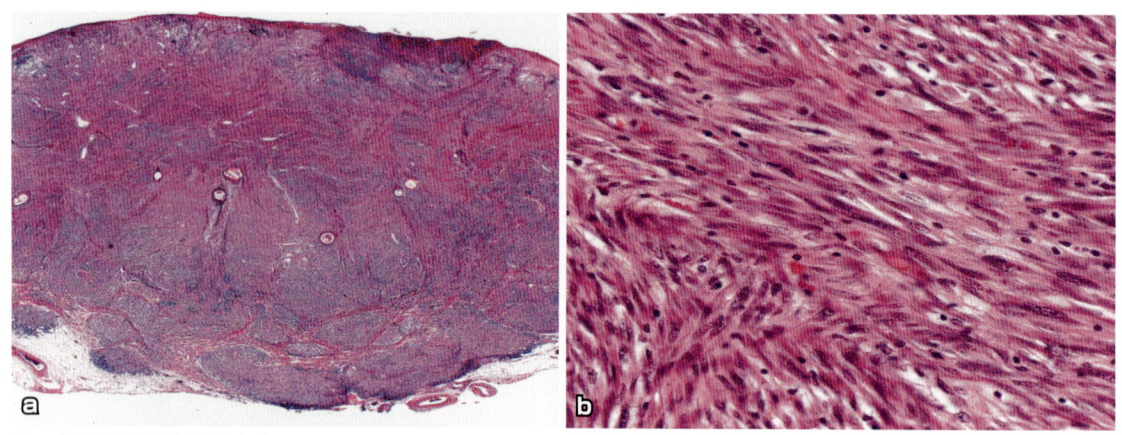

**図1｜紡錘細胞型扁平上皮癌**
a：表層は一部潰瘍化しているが，その横には異型細胞が存在する．腫瘍は真皮内をびまん性に増殖している．b：この部位では，角化や細胞間橋は認められない．扁平上皮癌と診断できるのは表皮との連続性のみである．

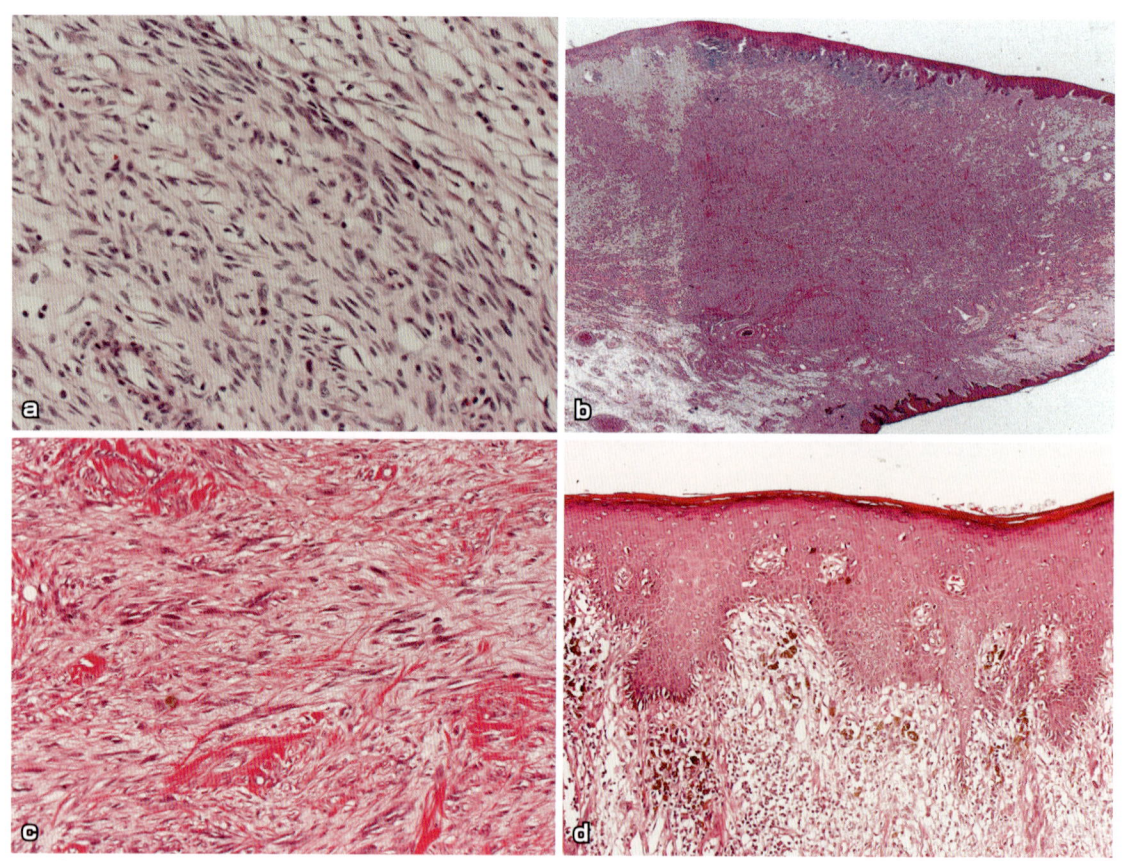

**図2｜紡錘細胞型悪性黒色腫**
a：黒色腫細胞の中には間葉系腫瘍かと思われる程の紡錘形細胞からなる腫瘍を形成するものがある．b：外陰部に発生した線維形成性悪性黒色腫．真皮から皮下脂肪織に腫瘤が存在する．c：線維形成性悪性黒色腫．真皮内の腫瘍は紡錘形細胞からなる．d：線維形成性悪性黒色腫にみる表皮内黒色腫．表皮内には異型メラノサイトが密に散在する領域がみられる．

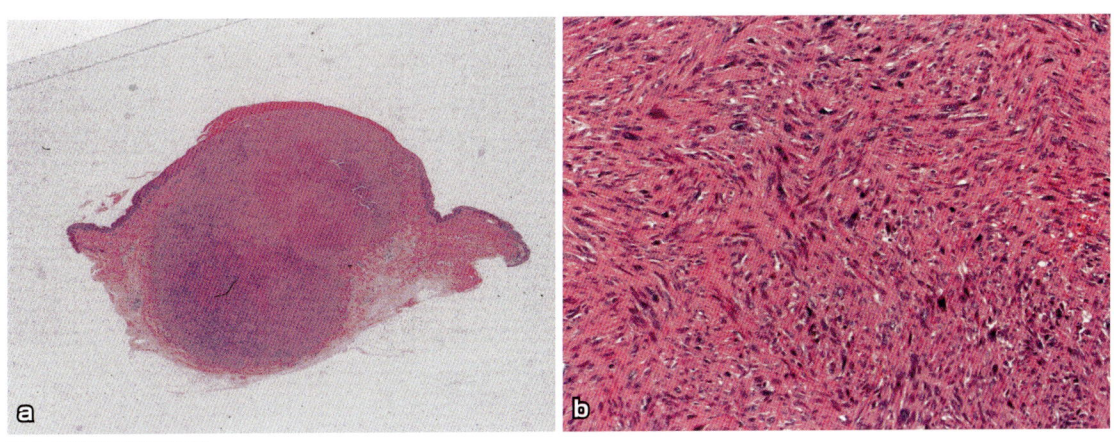

**図3 | 異型線維黄色腫**
a：真皮内に境界比較的明瞭な腫瘍が存在する．表皮は壊死に陥っているが，表皮とは腫瘍のない領域で隔てられている．
b：異型性を示す紡錘形細胞が storiform 構造を形成しながら増殖している．

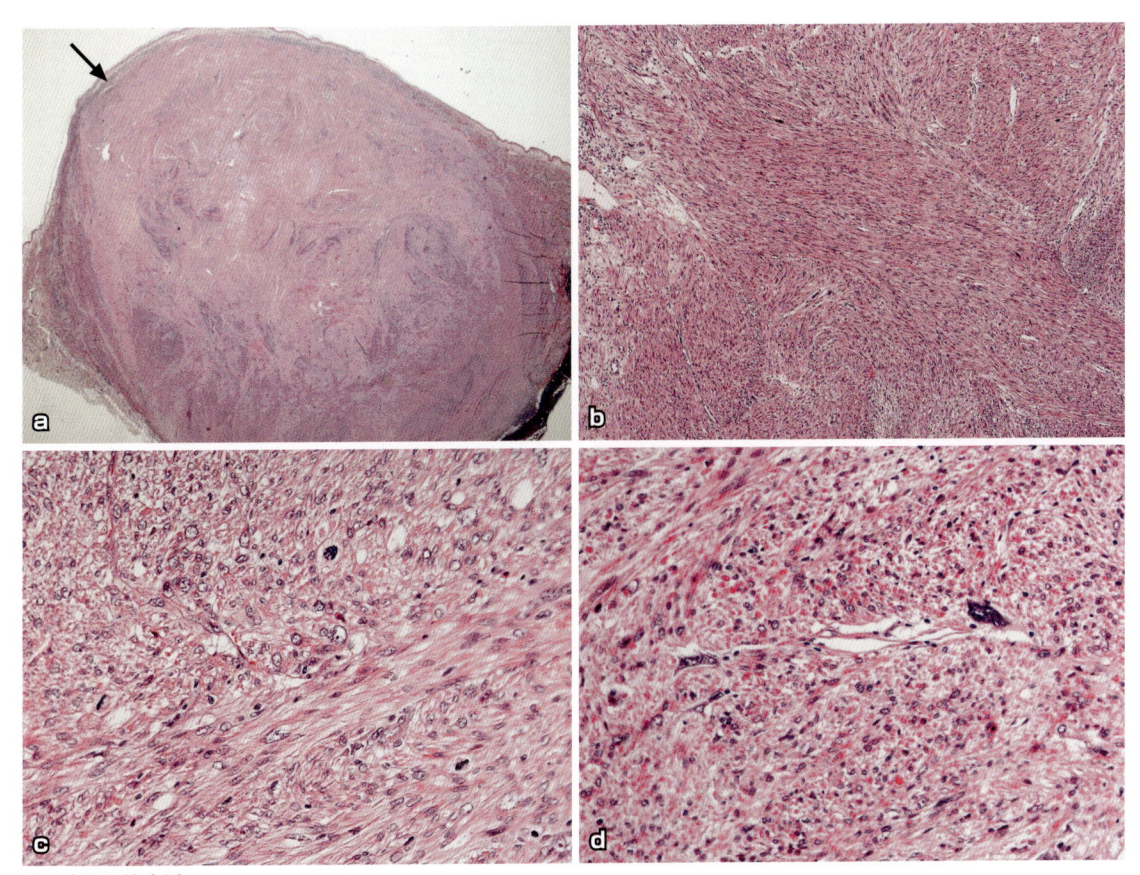

**図4 | 平滑筋肉腫**
a：比較的境界明瞭な腫瘍が存在する．表皮との間には Grenz zone が認められる．b：紡錘形細胞が束状に配列している．
c：交錯する束状配列がみられる．核周囲は明るく抜け，いわゆる sonnenbild の像を示している．核分裂像も多い．d：いわゆる clotted (clumped) myofilamentaous structure が認められる．

がfascicularに認められたり、AFXのようにstoriform構造を示したり、多形性のある多核巨細胞を混じることもあるが、どこかに角化や細胞間橋を認める場合もある。ところが、これらの所見が全く認められず、極端な場合には免疫組織化学的にもケラチン陰性でビメンチン陽性のことがあるため、要注意である[3,4]。紡錘細胞型扁平上皮癌は、露光部で日光傷害の強い部位にみられることが多く、周囲には日光角化症が存在することが多いのも鑑別のヒントとなる。時に、メラノサイトの共生のために、メラニンに富み、悪性黒色腫との鑑別が極めて困難なことがある。これを色素性扁平上皮癌 pigmented squamous cell carcinoma と呼んでいる。表皮の変化、角化、細胞間橋をみつけるのが診断の決め手である。

SCMでも、上部表皮に表皮内黒色腫の所見をみることが多いため、紡錘細胞性悪性腫瘍をみた場合には、黒色腫の可能性を考えて、必ず表皮を観察すべきである。SCMでは、紡錘形細胞があっても、どこかに胞巣を形成したり、明瞭な核小体を示したり、腫瘍細胞質にメラニンを認めたり、メラノファージが混在することが多い。むしろ、問題となるのは desmoplastic melanoma の場合である。膠原線維や線維芽細胞様細胞に混じって軽度の異型性を示す紡錘形細胞や多角形細胞が無秩序に、索状に、あるいは花むしろ状にみられる。この場合も、探せばどこかに表皮内黒色腫の像がみつけられることが多い。一般に、腫瘍の境界は不明瞭である。神経周囲浸潤や神経内浸潤像は desmoplastic melanoma を疑わせるヒントとなる[5]。

AFXやLMSでは、表皮に変化をみることはほとんどなく、腫瘍は真皮に存在し、腫瘍と表皮との間には腫瘍の存在しない領域 Grenz zone が介在する。AFXは一般に縦長で、比較的境界明瞭な結節を形成するが、歪な輪郭を示すのがみて取れる。これが横長で境界が不明瞭ながら輪郭が平滑な dermatofibroma とは異なる重要なポイントである。この場合、皮膚付属器の混在がないのも AFX を示唆する所見となる。腫瘍内部には、粗大、不整な花むしろ状構造が存在する。細胞の多形性をみることも多いが、最大の特徴は核分裂像、特に異型核分裂像が目立つことである[6]。

LMSは真皮に限局した腫瘍として存在し得る。境界はやや不明瞭で、丸っこい紡錘形細胞からなり、束状配列を示す。核は中央に存在し、縦断面では鈍に終わる blunt-end あるいは cigar-shape と形容される特徴的な核形態を示す。核異型、異常核分裂像をみる。細胞境界は明瞭で、細胞質は好酸性か明るく抜けてみえ、横断面では核周囲が白く抜ける (Sonnenbild)。また、細胞質には縦紋 longitudinal striation と称される長径方向に走る線維状構造がみられたり、これら myofilament が凝集して赤い境界不明瞭な球状構造 (clotted あるいは clumped myofilamentaous structure) を認めることがある[7]。

これら紡錘形細胞腫瘍の鑑別には特殊染色、免疫染色が役に立つが、上記のような HE での所見も重要である。

免疫組織化学的には、SCM では S-100 が、AF では CD68 が、LMS では αSMA が陽性となることが多い。SCSC では、AE1/AE3 は以外と陰性となることが多いため、CK5/6、p63、34βE12 などを加えて調べるとよい。

(小谷泰一、真鍋俊明)

## 文献

1) Evans HL, Smith JL : Spindle cell squamous carcinoma and sarcoma-like tumors of the skin. Cancer 45 : 2687-2697, 1980
2) Argenyi ZB : Spindle cell neoplasmas of the skin : a comprehensive diagnostic approach. Semin Dermatol 8 : 283-297, 1989
3) Sigel JE, Skacel M, Bergfeld WF et al : The utility of cytokeratin 5/6 in the recognition of cutaneous spindle cell squamous cell carcinoma. J Cutan Pathol 28 : 520-524, 2001
4) Iyer PV, Leong AS : Poorly differentiated squamous cell carcinomas of the skin can express vimentin. J Cutan Pathol 19 : 34-39, 1992
5) 真鍋俊明：CASE24. 新村眞人(監修)：メラノーマの病理組織診断―症例検討から学ぶ診断のポイント―. 文光堂. 2002, pp115-118
6) Kuwano H, Hashimoto H, Enjoji M : Atypical fibroxanthome distinguishable from spindle cell carcinoma in sarcoma-like lesions. A clinicopathologic and immunohistochemical study of 21 cases. Cancer 55 : 172-180, 1985
7) Weiss SW, Goldblum JR : Leiomyosarcoma. In "Enzinger and Weiss's Soft Tissue Tumors".4th ed. Mosby, Philadelphia, 2001, pp727-748

# 第4部

# 臨床との連携

# I. 角化細胞性腫瘍における病期の判定と病期別治療指針

## はじめに

　角化細胞であるケラチノサイトは表皮，毛包，汗腺など付属器を構成する細胞であり，その腫瘍は良性・悪性ともに多様な群からなる．WHO（2006）のテキスト[1]によれば角化性悪性腫瘍として基底細胞癌 basal cell carcinoma（BCC），扁平上皮癌 squamous cell carcinoma（SCC），Bowen 病 Bowen disease（BD）（表皮内癌，SCC in situ）があげられている．日光角化症 actinic keratosis（AK）はその経過における自然寛解に関して一定の統計的観察はないが，露光を減ずることにより寛解が得られるとして，癌前駆症 dysplasia と位置づけられている．一方 Ackerman ら[2]は AK を癌前駆症ないし前癌病変とせず，SCC de novo としている．ここではこれに習って AK は癌として扱う．

　米国においては5人に1人が一生のうちに皮膚癌に罹患するであろうとされており，そのうち90％が角化性腫瘍で，その70％は BCC であるとしている[1]．一方，オーストラリアでは10万人あたり BCC が2,000人，SCC に166人が罹患しているという[3]．

　本邦では，全国100施設の調査で毎年10万人あたり5人に BCC，約2.5人に SCC が発生しているとの報告がある[4]．

## 1．表皮内扁平上皮癌

### 1）日光角化症 actinic keratosis（AK）（光線性角化症，老人性角化症）

#### a）疾患の解説

　中高年者の日光裸露部に発生する表皮内癌の一型で，長期の日光曝露が原因である．オゾン層破壊も一因とみなされるが，高齢社会への移行もあいまって，本症の罹患人口が年々増加傾向にあり[4]，それは一次産業に携わる男性に多くみられる傾向がある．オーストラリアに発症率が最も高く，これは緯度に加えて，人種（スキンタイプ）的要因が大きいことの示唆するものである．また20歳までの日光曝露が AK の発症に大きく関与し，小児期の遮光は本症の発症を有為に抑制する[5]．臨床的には顔面，耳介，前腕，手指，禿頭部などの露光部に角化ないし落屑を伴う紅褐色斑，角化性疣状丘疹，萎縮性局面としてみられ，周囲皮膚には炎症，萎縮，色素沈着，毛細血管拡張を伴う．また高度の角化を伴い角状（皮角，後述）を呈することもある．組織学的には表皮基底層を主座とする異型ケラチノサイトの増殖であるが，最後まで毛包，汗管上皮を避けて増殖する傾向がある．組織型としては病変の縦方向への広がりを軸に，肥大型，萎縮型，組織構築から Bowen 型，随伴所見として棘融解型，色素沈着型に分けられている．これらの組織型は互いに混在することがあり，分類に戸惑うことがある．ただし表皮全層にわたって腫瘍細胞に置換されている Bowen 型，菲薄化する萎縮型は臨床像との相関，すなわち前者では皮面よりやや隆起する一部色素沈

# I．角化細胞性腫瘍における病期の判定と病期別治療指針

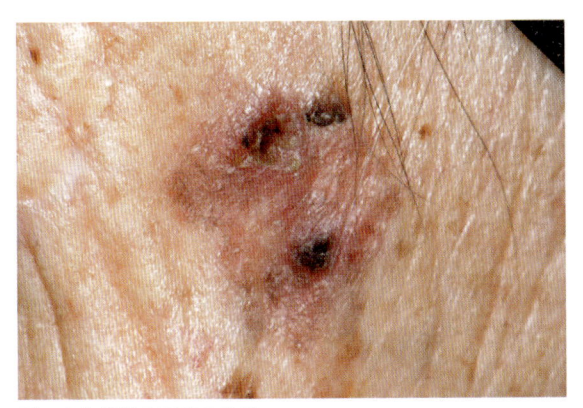

**図1｜左頬部の日光角化症**
角化を伴う紅褐色調を示す萎縮性局面．

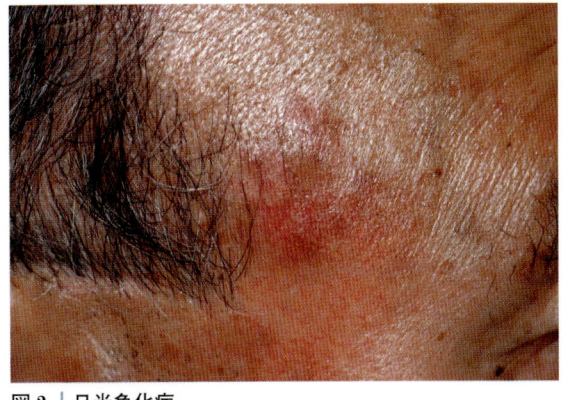

**図2｜日光角化症**
右側頭部の紅褐色帳を示す萎縮性局面．粃糠状鱗屑が軽度ながら認められる．

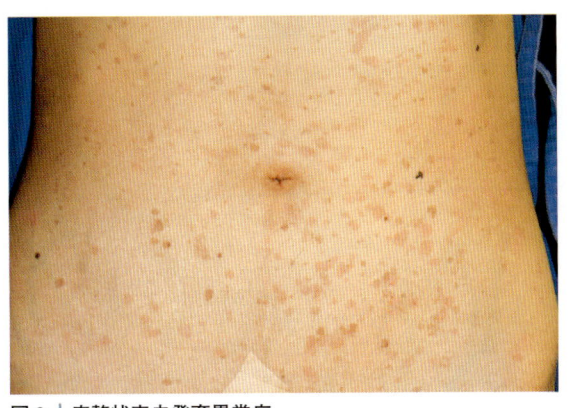

**図3｜疣贅状表皮発育異常症**
腹部に播種状にみられる癜風様病変．褐色調から紅色調を示す斑上に粃糠状鱗屑を付着する．

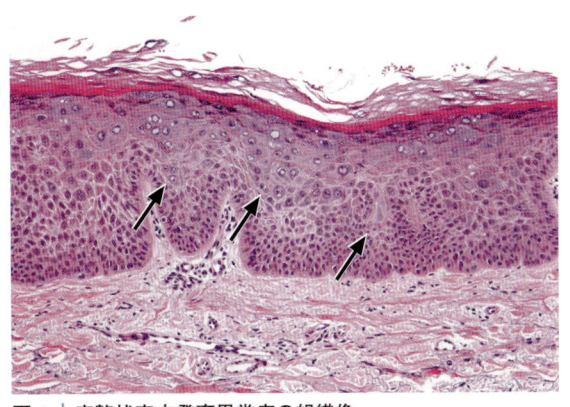

**図4｜疣贅状表皮発育異常症の組織像**
角化と肥厚を伴う表皮内に大型で，好塩基性細胞質を有するケラチノサイトの集簇を認める（矢印）．

着を伴う角化性局面を呈し，角質を除去するとびらんを認め（図1），後者は軽微な紅斑～褐色斑であり，萎縮性で粃糠状の鱗屑をみることより区別できる（図2）．

### b）術前病理組織検査

組織学的検査については円板状エリテマトーデス，扁平苔癬様角化症，播種状光線性，汗孔角化症，老人性黒子，脂漏性角化症が鑑別の対象となる．また，自然消退もあるが進行癌への移行は20％前後とされており，組織学的に確認する必要がある．

### c）術前画像検査

ほとんどの場合，臨床的に診断可能であり，特別な画像検査は要さない．

### d）治療の一般方針

孤立性のものについては外科的切除が一般的で，確実な方法である．病巣辺縁部から最低4mmほど離して切除する．年齢，発生個数，部位など外科的療法が困難な場合，冷凍凝固法，5-FU軟膏をびらん反応が生じるまで外用し，その後抗生剤含有軟膏や亜鉛華軟膏で上皮化を待つ方法，20％アミノレブリン酸を用いる光力学療法，電気凝固，皮膚剝削術，炭酸ガスレーザーを用いる方法などがある．いずれの場合も組織学的検証が不能のため，下床に腫瘍細胞が残存する可能性も想定した慎重な経過観察が必要になる．

### e）予後と生活指導

予後は良好．予防的には紫外線対策が基本になる．長，中波長紫外線をブロックするサンスクリーン，帽子，日傘の使用など，日光を避ける生活習慣を指導する．

【疣贅状表皮発育異常症】　疣贅状表皮発育異常症

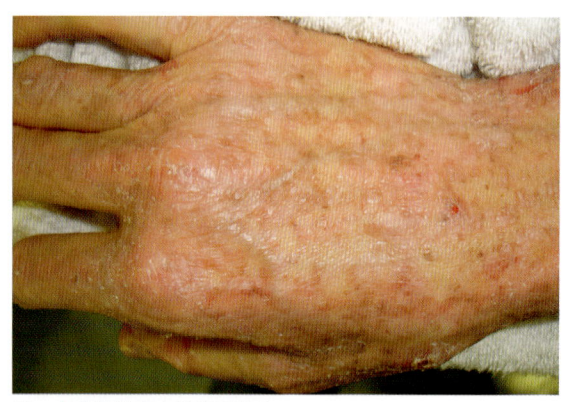

**図5｜疣贅状表皮発育異常症**
露光部では前述の癜風様皮疹に混じて角化を伴う紅斑を認める．

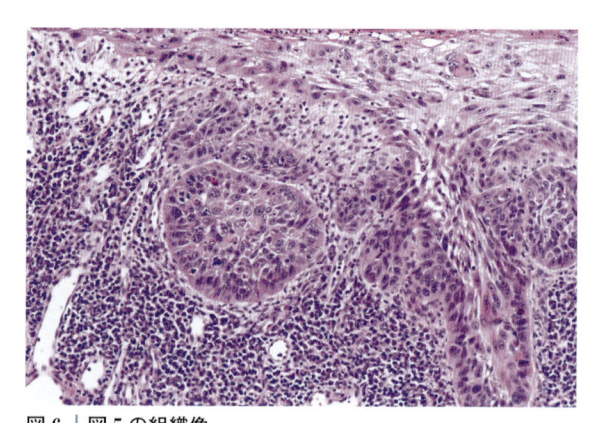

**図6｜図5の組織像**
異型を示すケラチノサイトが基底層を中心に増殖し，早期浸潤像を伴う．毛包を取り囲むような日光角化症と同様の発育パターンを示す．

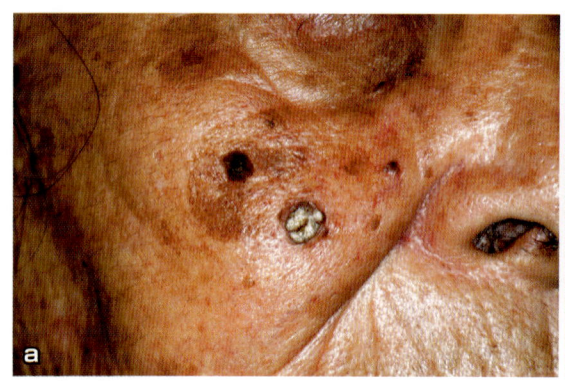

**図7｜右頬部に発生した皮角**
著明な結節状角化をみる．組織像より日光角化症と診断．

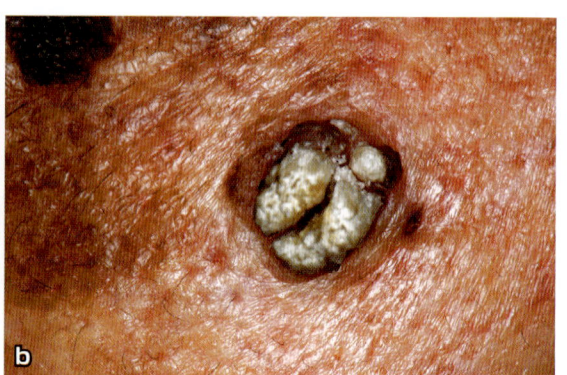

epidermodysplasia verruciformis は，Lewandowsky により提唱された概念であり，常染色体劣性遺伝が示唆されている．ヒト乳頭腫ウイルス human papillomavirus（HPV）の生涯続く持続感染がみられ，特定の HPV に対する遺伝的免疫異常とみなされている[6]．近年 HIV 患者，臓器移植後の患者に類似の病態が報告され，前者と対比して後天性疣贅状表皮発育異常症として報告されている．疣贅状皮疹で始まり，次いで紅斑，癜風様皮疹（図3），中年以降に紫外線など外的因子と相まって高率に SCC，BCC，AK，BD など，表皮内癌を含むケラチノサイトの悪性腫瘍を発生する．図3では癜風様皮疹を示す．同部位では組織学的に過角化と肥厚を示す表皮内に大型で好塩基性細胞質をもつ特徴的ケラチノサイトが認められる（図4）．特に露光部においては角化を伴う紅斑性局面が形成され（図5），そこでは組織学的に腫瘍性変化がみられるようになる（図6）．

【皮角】 角質が病巣から脱落しないため，皮面から外方に突出し，あたかも角のような外観を呈するためこの名がある（図7a, b）．組織学的には AK のほかに脂漏性角化症，ウイルス性疣贅，外毛根鞘角化症，ケラトアカントーマのような良性腫瘍から SCC，BCC など良・悪性腫瘍がこの形態をとることがある．病理組織学的背景をもつ病名ではないことに留意すべきである[7]．

### 2）Bowen 病 Bowen disease（BD）

#### a）疾患の解説

独特な臨床，病理学的所見を有する上皮内有棘細胞癌の一型である（SCC *in situ*）．ヒト乳頭腫ウイルス（HPV，特に外陰部の bowenoid papulosis）や砒素，紫外線（日光角化症 bowenoid type），瘢痕が原

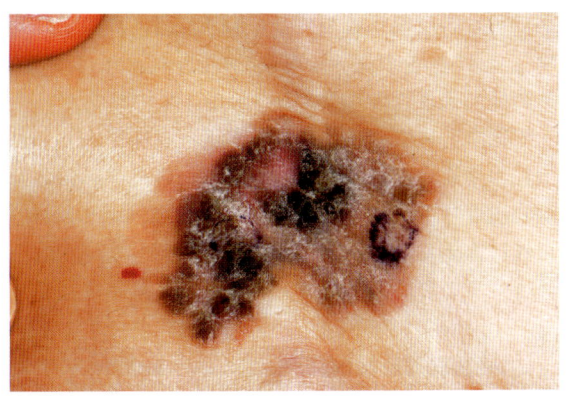

**図8** 腹壁に生じた Bowen 病
紅褐色局面上に多結節状の角化がみられる．紫色のサークルはマーカーによる生検部の指示．

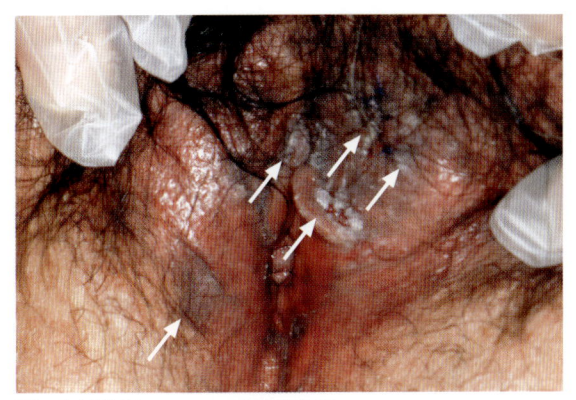

**図9** 外陰部の Bowen 病様丘疹症
多発性の角化性丘疹が孤立性ないし癒合して局面を形成（矢印）．

因となる．定型的皮疹は類円型ないし不正形の皮膚面よりわずかに隆起する紅褐色局面状皮疹としてみられ，角化，鱗屑，痂皮を伴い，またメラニン沈着がみられることも多い（図8）．

中年以降の体幹四肢に好発するが，その他の部位にもみられる．一般的には単発であるが，時に多発する場合，慢性砒素中毒，HPV感染，疣贅状表皮発育異常症など基礎疾患を考慮する．組織学的には大型で異型核を有するケラチノサイトが肥厚した表皮全層に極性をなくして無秩序に配列，増殖し，多核細胞，異常角化細胞が散見される．核分裂像も目立ち，異常核分裂像もみられる．放置すると3〜11％において浸潤癌へ移行するとされる[8]．

### b）治療のための診断と検査

術前組織検査：ほとんどの場合，臨床所見のみで診断可能である．色素沈着が目立つ場合，基底細胞癌，メラノーマとの鑑別が必要となる．前者の場合，組織検査で鑑別は容易であるが，メラノーマの場合，部分生検は躊躇されるため，ダーマスコープによる補助診断が有用である．

### c）治療の一般方針

本症治療の第一選択は外科的切除である．ただし切除が困難な部位や，多発する場合，他の局所的治療法が検討される．

① 外科的療法

辺縁から5mm離し，深さは皮下脂肪織レベルで全摘する．

② その他の局所療法

放射線療法，凍結外科療法，電気焼灼，炭酸ガスレーザーなどによる物理学的療法がある．いずれも有用であるが，腫瘍残存の可能性を常に考慮しておく必要がある．

③ 外用療法

5-FU軟膏をびらん反応が生じるまで1日1〜2回外用する．3〜4週かかるが，密封閉鎖療法で期間の短縮が期待できる．近年 Imiquimod 外用の有用性が指摘されている．

### d）予後と生活指導

良好．しかしながら，浸潤癌になると高率にリンパ節転移を生じるので留意すべきである．また多発するものについては慢性砒素中毒の可能性と内臓癌の検索，外陰部ではHPV感染，露光部では紫外線防御を図ることが肝要である．

## 3) Bowen 様丘疹症 Bowenoid papulosis

### a）疾患の解説

外陰部に好発する単発ないし多発性の丘疹ないし局面として認められる Bowen 病の亜型である（図9）．婦人科的には vulvar intraepithelial neoplasia (VIN) Ⅲとして扱われる．ヒト乳頭腫ウイルス（HPV）16感染がほとんどの例で証明されるが，他にHPV18，33，35，39の感染，または混合感染がみられる．ウイルス感染が表皮内癌に発展する代表的ケースである．一般の Bowen 病より進行癌へ発展する可能性は低いと考えられている[9]．

### b）術前病理組織検査

組織学的診断が必須である．表皮全層にわたり異型ケラチノサイトが増殖する．増殖の様態は一般の Bowen 病と同様であるが，HPVの感染を示唆する組織像，すなわち角質層，顆粒層に空胞細胞，粗大

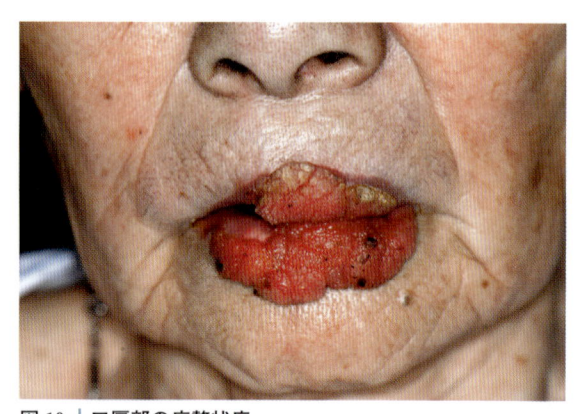

**図10 | 口唇部の疣贅状癌**
上下口唇にカリフラワー状, 乳頭状の腫瘍形成をみる.

顆粒, 封入体が観察されることもある.
#### c) 治療の一般方針
一般の Bowen 病に準じる.
#### d) 予後と生活指導
良好である.

## 2. 進行癌

### 1) 疣状扁平上皮癌 verrucous carcinoma (VC), verrucous squamous cell carcinoma
#### a) 疾患の解説
高分化型の SCC である. 同義語に oral florid papillomatosis (OFP), epithelioma cuniculatum, (EC), Buschke-Löwenstein tumor (BLT), papillomatosis cutis carcinoides (PCC) がある. 特徴的なカリフラワー状外観を呈し, 臨床像と組織像から提唱された疾患概念であり, 病因からまとめられた概念ではないので単一の疾患単位とは言い難い. 口腔粘膜の腫瘍性病変である OFP は高齢者の特に喫煙者に多くみられ, 表面が粗造で白色ないし乳頭状を呈する(図10). 最近の報告では HPV の検出例が増加している. 足底に好発する EC にも HPV 感染の報告がみられるが, EC は足底に好発する疣状, 鶏眼に類似するが, 徐々にカリフラワーになり, 割面ではウサギの巣のよう (cuniculate) に洞が形成され, 角質を入れた crypt がみられる. BLT は Buschke と Löwenstein により陰部の疣状の巨大腫瘍について癌様コンジローマ (carcinoma-like condylomata accuminatum) としたのが嚆矢である. HPV6, 11型の低リスク HPV が原因である. これらは尖圭コンジローマの原因ウイルスでもあり, 巨大コンジローマとも呼称される[12]. 後に Ackerman らにより, その局所破壊性から VC とされた.

組織学的には高分化を示す扁平上皮癌であり, 異型性の少ない有棘細胞が境界鮮明な胞巣を形成しつつ真皮を圧迫するように拡張性に浸潤する. 一見, 良性にみえるが, 下部組織(筋膜, 筋肉, 骨など)を破壊することもある. リンパ節, 遠隔転移は稀である.

#### b) 術前病理組織検査
臨床像の判断が重要であり, 組織学的には小さな生検標本では診断困難である. できるだけ大きな標本を得るような生検を行う. 発育先端部は通常の SCC のように浸潤性増殖は示さず, むしろ圧排性に増殖する. また胞巣内に好中球浸潤がみられ, 微小膿瘍を形成するのも診断に有用な所見である.

また, 臨床病理学的に口腔内病変としての前駆病変としての白板症, 扁平苔癬, エリテマトーデス, カンジダ症に留意すべきである.

#### c) 治療の一般方針
完全摘出を目指す外科的療法が第一選択である. モース顕微鏡手術 (Mohs micrographic surgery) が有用である. すなわち取り残しのないようモースペーストで組織を固定しつつ生検し, 凍結標本にて surgical margin への腫瘍細胞の浸潤を確認しつつ, 腫瘍細胞の浸潤がみられなくなるまで繰り返し切除する手術である. 本邦ではいまだ普及しているとは言い難い. そのほかレーザー治療, 凍結外科療法も行われる. 放射線療法は悪性化を促進することより禁忌とされたが, 化学療法との併用 (paliochemotherapy) により有用性が高まり, 特に手術不能例には適応がある. 混合感染を起こしやすいため, 感染に対する配慮が必用である.

#### d) 予後と生活指導
完全摘出できれば良好である. 不十分な剔出は再発を招き, 生存率を低下させる. 部分切除の場合は, 進行する場合も考慮して慎重な経過観察を要する. 混合感染に留意し, 清潔を心がける. 放射線療法, 化学療法は転移能を有する SCC に変化することもあり, 留意すべきである.

### 2) 扁平上皮癌 squamous cell carcinoma (SCC)
#### a) 疾患の解説
表皮ケラチノサイトの悪性腫瘍としては代表的なものであるが, 皮膚科では有棘細胞癌との呼称が一

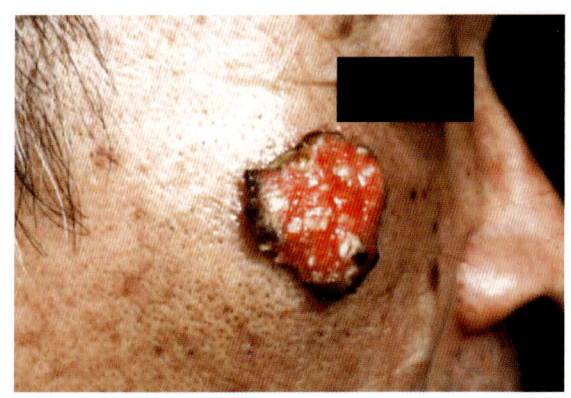

**図 11 │ 右頬部の扁平上皮癌**
日光角化症から浸潤癌へ移行したもの．潰瘍底に角化を示す白点がみられる．すでに頸部リンパ節に転移が認められた．

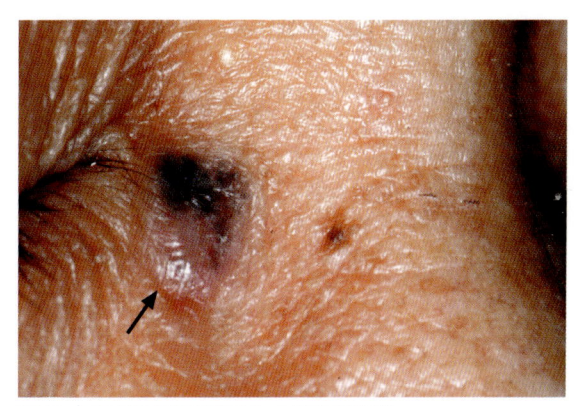

**図 12 │ 右内眼角部に発生した基底細胞癌**
真珠様光沢をもつ結節がみられる（矢印）．また，色素沈着や潰瘍化も認める．

般的であるが，病理学的には通常，"扁平上皮癌"が使用される．BCC とともに nonmelanotic skin cancer（非黒色腫がん）とも呼称される．ほとんどの場合，露光部での発症，すなわち紫外線障害によるものが多い．その他，熱傷瘢痕や放射線照射後，砒素，タールや工業発癌物質，免疫抑制状態，HPV 感染，慢性膿皮症，扁平苔癬などが母地ないし誘因になる．発症部位は，やはり紫外線発癌を反映して顔面，耳介，手背など露光部に多く，角化性の結節・腫瘤を形成するが，潰瘍を伴いやすい．当然ながら下床の皮膚は発症母地を反映して，日光傷害皮膚，瘢痕などを伴うことが多い（**図 11**）．一般的な組織変化としては，萎縮した表皮と連続して角化傾向を有する異型ケラチノサイトが乳頭腫状，シート状に真皮内へ浸潤性増殖を示す．腫瘍細胞は豊富な好酸性細胞質を有し，大きな空泡状の核を呈する．角化傾向が強く，いわゆる核真珠の形成がみられるものは分化の程度がよい SCC とみなされる．低分化になると角化傾向がみられなくなり，紡錘形の細胞質をもつ（紡錘細胞型 SCC）．その他，棘融解（偽腺）型，明澄細胞型，desmoplastic 型，印環細胞型，色素沈着型などのバリアントがある[13]．

### b) 治療のための診断と検査

#### ① 術前病理組織検査

これは必須である．すなわち**表 1**に示す TNM 分類（2009）[13]に欠かせない組織型，深達度，脈管侵襲などのデータを通しての治療方針の設定に欠かせない．生検部位はできるだけ腫瘍横断的な皮切が望ましいが，困難な場合は辺縁部を含めた生検が望ましい．この場合潰瘍部は感染を含め二次的修飾が加わっているため，避ける．

#### ② 術前画像検査

リンパ節転移や骨転位の疑いがあるときは CT 検査が，軟部組織内や末梢神経，頭蓋内への進展をみるときは MRI が用いられている．リンパ節転移を起こしやすい高リスク群や瘢痕や潰瘍などのため触診が困難な場合には，切除範囲の決定に有用である．しかしながら SCC 患者の画像検査結果と再発率，生存率との相関を検討した本格的研究報告はない．またリンパ節転移のない患者が遠隔転移をきたすことは極めて稀であるため，遠隔転移検索のための画像検査は慎重でなければならない．

### c) 治療の一般方針

SCC の治療にあたってはエビデンスに基づいた標準的治療を行わねばならないが，本邦では質の高いエビデンスに乏しいのが実際である．

組織検査，画像検査，血清学的検査で得た情報を総合して判断する．TNM 分類（**表 1**），リスク分類（**表 2**），日本皮膚科学会の皮膚悪性腫瘍取扱い規約，悪性腫瘍診療ガイドライン[14]を基に，治療方針決定を行う．

#### ① 外科的療法

転移の認められない SCC については第一選択になり，NCCN ガイドラインにおけるリスク分類（**表 2**）に応じて残存腫瘍のないように切除範囲を決定する．局所再発率という観点から切除範囲を検討したエビデンスの高い研究はないが，低リスク群で切除範囲は腫瘍（周りの紅斑も含め）から 4〜6mm 離して切除．ただし直径が 2cm 以上のもの，組織学的分化度が grade2 以上のもの，高リスク領域のもの，

表1 | SCC の TNM 分類と病期（UICC, 2009年）

T 分類（原発巣）
　Tx：原発巣の評価が不可能
　T0：原発巣を認めない
　Tis：上皮内癌
　T1：最大径が≦2cmの腫瘍
　T2：最大径が＞2cmの腫瘍
　T3：筋肉または骨，軟骨，下顎，眼窩など深部構造に浸潤する腫瘍
　T4：頭蓋底，中軸骨格の直接または神経周辺への浸潤を伴う腫瘍
　　注：同時性の多発腫瘍では，最も進展した腫瘍のT分類で表示する．そして腫瘍の個数を（）に記入する．例：T2（5）

N 分類（所属リンパ節）
　Nx：所属リンパ節転移の評価が不可能
　N0：所属リンパ節転移なし
　N1：1個のリンパ節に転移があり，最大径が3cm以下
　N2：1個のリンパ節に転移があり，最大径が3cmを超えるが6cm以下．または複数のリンパ節転移があるが，すべて最大径が6cm以下
　N3：1個のリンパ節転移があり，最大径が6cmを超える

M 分類（遠隔転移）
　M0：遠隔転移なし
　M1：遠隔転移あり

pTNM 病理学的分類
　pT, pN 各カテゴリーは T, N 各カテゴリーに準ずる．pM については pM0, pMx というカテゴリーは用いない．

　pN0 所属リンパ節を郭清した標本を組織学的に検索すると，通常，6個以上のリンパ節が含まれる．通常の検索個数を満たしていなくとも，すべてが転移陰性の場合は，pN0に分類する．

病期分類
　病期0：TisN0M0
　病期Ⅰ：T1N0M0
　病期Ⅱ：T2N0M0
　病期Ⅲ：T3N0M0；T1-3N1M0
　病期Ⅳ：T1-3N2-3M0；T4anyNM0；anyTanyNM1

pTNM：病理組織学的分類
　pT, pN, pM 分類は上記の T, N, M 分類に準ずる．
G：病理組織学的分化度
　Gx：分化度の評価が不可能な腫瘍
　G1：高分化型
　G2：中分化型
　G3：低分化型
　G4：未分化型
a：眼瞼，外陰部については別に定める．
b：組織学的に筋や骨などの組織に浸潤を認めた場合 pT4 とする．
c：術後組織学的にリンパ節転移が認められず，pN0 とする場合は，少なくとも6個以上のリンパ節に転移がないことを確認する．

表2 | SCC の再発に関連するリスク分類（NCCN 2006 より一部改変）

| | 低リスク | 高リスク |
|---|---|---|
| 臨床所見 | | |
| 　部位と大きさ[a] | | |
| 　　L 領域[b] | ＜20mm | ＞20mm |
| 　　M 領域[c] | ＜10mm | ＞10mm |
| 　　H 領域[d] | ＜6mm | ＞6mm |
| 　原発巣の境界 | 明瞭 | 不明瞭 |
| 　初発ないし再発の別 | 初発 | 再発 |
| 　免疫抑制状態 | － | ＋ |
| 　放射線治療歴/慢性炎症 | － | ＋ |
| 　急速な増大 | － | ＋ |
| 　神経学的自覚症状 | － | ＋ |
| 病理組織学的所見 | | |
| 　分化度 | 高分化 | 中等度～低分化 |
| 　特別な組織型[e] | － | ＋ |
| 　神経/脈管浸潤 | － | ＋ |
| 　深達度（Clark level）[f] | ＜Ⅲ | ＞Ⅳ |
| 　腫瘍の厚さ | ＜4mm | ＞4mm |

a：腫瘍周囲の紅斑を含む．b：体幹，四肢．c：頬部，前頸部，頭部，頸部．d：顔面正中，眼瞼，眼窩周囲，鼻，口唇，顎，耳前部，会陰部，手，足背・底．e：adenoid（acantholytic），adenosquamous（ムチン産生性），desmoplastic type．f：不全角化，鱗痂皮は厚さに含めない．潰瘍あるときは潰瘍底から測定（修正 Breslow 法）．

皮下に浸潤あるものには腫瘍辺縁から6mm離しての切除が必要である．高リスク群では，L領域（体幹，四肢）で辺縁から1cm離して切除する．深さについては表皮内癌，真皮乳頭層までの浸潤について皮下脂肪織まで，網状層までの浸潤では固有筋膜上，脂肪織に浸潤が及べば固有筋膜下ないし下床の筋肉内に切開線を原則としては設定している．以上は腫瘍の完全摘出を目指すための切除範囲であるが，取り残しは完全には避けられず，その点再発率が有為に低いMohs手術（術中迅速組織診断を繰り返し確認しつつ腫瘍摘出を行う手術法，疣状癌の項を参照）[15]が推奨される．ただし本邦ではその煩雑さなどから一般化していない．

予防的リンパ節郭清は施行せず，転移が明らかな場合に根治的リンパ節郭清を行う．センチネルリンパ節生検についての有用性はまだ証明されていないが，SCCが転移する場合，主にリンパ行性転移であるため，悪性黒色腫にならってこれを行うことがすすめられる．遠隔転移の切除に関しては生存率改善への有用性は証明されていないが，緩和療法の1手段として検討することは必要である．

　② 放射線療法

SCCは外科的手術が第一選択であるが，放射線感受性のある腫瘍である．整容的，機能的見地からは外科的手術にまさる．また術後放射線療法は局所再発のリスクを減らし，切除断端陽性例，神経浸潤が著明な例，リンパ節郭清後の補助療法として適応がある．また，姑息的治療法としての放射線療法は進行期ないし治癒の望めない患者についてQOLを高めるため有用であるといえる．

根治的療法として使用される線量は，腫瘍径20mm未満では1回線量2.5〜3Gyで総線量45〜50Gy，20mm以上では1回線量2GYで総線量を60〜66Gyを照射する．

　③ 化学療法

化学療法は一般には遠隔転移を伴う症例，術後補助療法として応用されるが，その有益性は今のところ不明である．根治的手術や放射線療法が不可能な症例，一期的手術で整容的，機能的に受容できないような結果をもたらす進行性原発巣やリンパ節転移のある症例については代替療法，姑息的療法として適応があると考えられる．第一選択薬はペプロマイシン（PEP）であるが，ほかにはPEPとマイトマイシン（MMC）の組み合わせによるPM療法，高齢者にはPEPを除いたシスプラチン（CDDP）とアドリアマイシン（ADR）の組み合わせによるCA療法また塩酸イリノテカン（CPT-11）療法などがある．

【処方例】

■ PM療法
PEP 5mg/body 分2筋注（day 1〜6）
MMC 10mg/body　点滴静注（day 7）
以上を3〜4回繰り返す．

■ CA療法
CDDP（60〜80mg/m²）　点滴静注（day 1）
ADR　（30〜50mg/m²）　点滴静注（day 2）
以上を3〜4週間の休薬期間を置いて繰り返す．

■ CPT-11療法．
CPT-11（80〜100mg/m²）　点滴静注（day 1, 8, 15）
2週以上休薬し，繰り返す．

　d）予後と生活指導

石原らの全国調査（1994）[3]によれば病期Ⅰでは5年生存率99％，病期Ⅱでは5年生存率85.0％，病期Ⅲでは5年生存率65.2％（T4の場合），55.3％（N1の場合）と違いがあり，病期Ⅳでは4年生存率38.4％となっている．このことから，患者には定期的経過観察を勧める．再発の場合，血行性転移より

---

**TOPICS オーストラリアの一般臨床医による多数例の非メラノーマ皮膚癌（NMSC）（対象：扁平上皮癌SCC，2,536例，基底細胞癌BCC，6,881例）の不完全な切除例に関係する因子について**

プライマリ・ケア皮膚癌クリニック15施設における57名の医師が2005年から2007年にかけて行ったNMSCの切除について，医師，クリニック，解剖学的病変部位，術前生検の有無について不完全切除の因子を探った．ここでは本題のSCCについてのみ述べる．耳（26/144，18.1％），前額部（20/157，12.7％）が不完全切除になる確率が高かった．しかしながら本質的なことは，クリニック間において不完全切除の頻度が0〜17.2％，医師間において0〜23.5％と幅がみられたことである．全体的には不完全切除の頻度は他の報告と類似するが，高リスク部位における高頻度の不完全切除，術前生検が低頻度であること，術者間，クリニック間での差異が大きいことなどの結果はさらなる改善の余地があると考えられた[19]．

> **TOPICS 日光角化症，浅在性非メラノーマ皮膚癌（NMSC）へのメチルアミノレブリン酸（MAL）光力学的治療（PDT）**
>
> 日光角化症，表在性基底細胞癌（SBCC），Bowen 病に対しての MAL クリームを用いての PDT 効果のメタアナリシスがある．AK における 3 ヵ月目の CR は 69～93％，SBCC で 85～93％，凍結療法との 60 ヵ月での対比は（75％：74％），BD においては 93％，2 年では 68％であった．現在のところ非侵襲的な治療法として，外科的治療法などと比較して整容的観点からは優れていた．また簡便さ，副作用のリスクが少ないこと，および瘢痕形成による合併症を減じるとしている[20]．

リンパ節転移がまず生じることが大部分である．したがって来診時は CT，MRI，PET などの画像検査より，十分な触診が肝要であるといえる．

【adenosquamous cell carcinoma】 SCC の稀なバリアントである．腫瘍細胞のムチン産生がみられ，表皮内汗管細胞との関連がうかがわれている．臨床的に高齢者の頭頸部に好発，陰茎にもみられ，表面平滑な皮内結節ないし潰瘍を伴う浸潤性増殖を示す．組織学的には表皮と連続して舌状ないしシート状，柱状の異型角化細胞の増殖がみられ，ムチン産生を示すとともに腫瘍性の表皮内管腔，腺様構造を形成する．時に表皮内汗管と連続性や，神経周囲への浸潤を示す．再発，転移がみられ，注意深い経過観察が必要である．

### 3）基底細胞癌 basal cell carcinoma（BCC）

#### a）疾患の解説

BCC は前述のように最も発生頻度の高い皮膚ケラチノサイトの悪性腫瘍である．ほとんどの場合，露光部に発症し（約 80％），その原因は紫外線と考えられている．高齢者に多く年齢とともに増加する．その他慢性放射線皮膚炎，慢性砒素中毒，色素性乾皮症，基底細胞母斑症候群がある．転移能は極めて低いが（0.0028％）局所破壊性が強い腫瘍である．

臨床病型は結節・潰瘍，斑状強皮症型，表在型，その他と分類され，結節潰瘍型が最も多く，顔面，特に顔裂に好発する．一方表在型は体幹に多い．色調については 85％が色素沈着を伴う．WHO 分類においては，組織学的に 1) multifocal superficial BCC, 2) nodular BCC, 3) infiltrating BCC, 4) fibroepithelial（Pinkus type）BCC, 5) BCC with adnexal differentiation, 6) basosquamous carcinoma, 7) keratotic BCC, 8) pigmented BCC, 9) BCC in basal cell nevus syndrome, 10) micronodular BCC などに分類される[1]．いずれも基底膜領域は保たれ，胞巣辺縁では腫瘍細胞の柵状配列，間質との間に裂隙形成を認める．

#### b）治療について

BCC には特有の病期分類はなく，SCC と同様の TNN 分類が適応される．転移することは極めて稀であるため，治療の原則は原発巣の完全摘出である．

① 外科的療法

通常腫瘍辺縁より 3～5mm 離して切除し，深部は取り残しがないように十分深く切除する．斑状強皮症型は境界不鮮明であり，取り残しが起こりやすいため腫瘍辺縁より 7mm 以上離して切除する．組織学的に腫瘍の残存のないことを確認することが再発を防ぐため必須である．再発すると完全切除が困難となり，その再発率は約 50％とされ，初回手術に完全を期すことが不可欠である．不幸にして再発した場合は初回よりさらに十分な切除範囲を設定する必要がある．BCC は顔面，ことに内外眼角部，鼻周囲の顔裂線に一致して好発し，整容的，機能的に重要な場所のため切除範囲を躊躇することが多く，このことが再発を惹起しやすい．したがって形成外科的技法に習熟しておく必要がある．海外ではモース顕微鏡手術（Mohs micrographic surgery）が行われる（疣状扁平上皮癌の項参照）．

② 放射線療法

手術困難な巨大 BCC については用いられる有効な療法である[15]．5 年治癒率は 90％とされる．

③ 局所化学療法

フルオロウラシル外用療法が効果的であるとの報告がある[16]．

#### c）予後と生活指導

完全摘出がなされていればまず再発，転移の可能性はないが，解剖学的に完全摘出に躊躇される部位（顔面，ことに眼瞼縁，鼻部，口唇など）では半年に 1 度ほどの経過観察は必要である．また，腫瘍の追発を防ぐため，帽子着用，日傘利用，遮光クリームの外用を勧める．

（瀬戸山充）

## 文献

1) Weedon D, Marks R, Kao GF et al：Keratinocytic tumors：Introduction. in Leboit PE, Burg G, Weedon D et al (eds)："World Health Organization Classification of Tumors：Pathology & Genetics of Skin Tumours". IARC press, Lyon, 2007, pp11-12
2) Heaphy MR Jr., Ackerman AB：The nature of solar keratosis：a critical review in historical perspective. J Am Acad Dermatol 43：138-150, 2000
3) Armstrong BK, Kricker A, English DR：Sun exposure and skin cancer. Australas J Dermatol 38 Suppl 1：S1-S6, 1997
4) 石原和之，池田重雄，森 俊二：皮膚悪性腫瘍の診断と治療指針並びに全国アンケートの集計. Skin Cancer 9：7-12, 1994
5) 太陽紫外線防御研究委員会編：日本人皮膚癌の疫学調査―皮膚癌検診と症例・対象研究―. 厚生省「地球環境研究総合推進者」学術報告 12：1-19, 2002
6) Gewirtzman A, Bartlett B, Tyring S：Epidermodysplasia verruciformis and human papilloma virus. Curr Opin Infect Dis 21：141-146, 2008
7) Yu RC, Pryce DW, Macfarlane AW et al：A histopathological study of 643 cutaneous horns. Br J Dermatol 124：449-452, 1991
8) Hansen JP, Drake AL, Walling HW：Bowen's Disease：a four-year retrospective review of epidemiology and treatment at a university center. Dermatol Surg 34：878-883, 2008
9) Patel GK, Goodwin R, Chawla M et al：Imiquimod 5％ cream monotherapy for cutaneous squamous cell carcinoma in situ (Bowen's disease)：a randomized, double-blind, placebo-controlled trial. J Am Acad Dermatol 54：1025-1032, 2006
10) Schwartz RA, Janniger CK：Bowenoid papulosis. J Am Acad Dermatol 24 (2 Pt 1)：261-264, 1991
11) 足立あゆみ：疣状有棘細胞癌. 玉置邦彦，飯塚 一，清水 宏 他編：最新皮膚科学体系，上皮性腫瘍，中山書店，2002, pp247-249
12) Schwartz RA：Buschke-Loewenstein tumor：verrucous carcinoma of the penis. J Am Acad Dermatol 23：723-727, 1990
13) 斉田俊明：有棘細胞癌. 玉置邦彦，飯塚 一，清水 宏 他編：最新皮膚科学体系，上皮性腫瘍，中山書店，2002, pp66-81
14) Greene FL, Hutter RVP, Klimpfinger M et al：Skin cancer. in Wittekind CF, Greene FL, Hutter RVP et al (eds)：TNM Classification of Malignant Tumours, Wiley-Liss, New York, 2010
15) 斎田俊明，真鍋 求，竹之内辰也 他：皮膚悪性腫瘍診療ガイドライン. 日皮会誌 117：1855-1925, 2007
16) Dubin N, Kopf AW：Multivariate risk score for recurrence of cutaneous basal cell carcinomas. Arch Dermatol 119：373-377, 1983
17) Orenberg EK, Miller BH, Greenway HT et al：The effect of intralesional 5-fluorouracil therapeutic implant (MPI 5003) for treatment of basal cell carcinoma. J Am Acad Dermatol 27：723-728, 1992
18) Bennett RC：Mohs' surgery. in Bailin PL, Ratz JL, Wheeland RG (eds)："Advanced Dermatologic Surgery". WB Saunders, Philadelphia, 1987, pp409-428
19) Hansen C, Wilkinson D, Hansen M et al：Factors contributing to incomplete excision of nonmelanoma skin cancer by Australian general practitioners. Arch Dermatol 145：1253-1260, 2009
20) Ortiz-Policarpio B, Lui H：Methyl aminolevulinate-PDT for actinic keratoses and superficial nonmelanoma skin cancers. Skin Therapy Lett 14：1-3, 2009

## 第4部 臨床との連携

# II. 皮膚付属器悪性腫瘍における病期の判定と病期別治療指針

## はじめに

皮膚付属器悪性腫瘍の病期の判定は，主に UICC の非黒色腫皮膚癌 (non-melanoma skin cancer) の TMN 分類・病期分類を用いるのが通例とされている．すなわち，前章で既出の皮膚有棘細胞癌に準じて行う．ただし，いくつか例外がある．眼瞼・外陰・陰茎においては，周囲の組織(すなわち瞼板・尿道・腟・肛門や尿道海綿体など)との解剖学的関係が重要であるため，それぞれ眼瞼癌・外陰癌・陰茎癌の TMN 分類を用いる．また乳房外 Paget 病では TMN 分類・病期分類で確立されたものはいまだない．

臨床的病期の診断において，T 分類に関しては視診や触診のほか CT/MRI などの画像所見が挙げられる．小型の病変に関しては超音波断層像が有用で，病変の広がり・性状を知ることができるため，切除範囲の決定に有用である．N/M 分類に関してはリンパ節腫脹などの触診のほか，PET/CT/MRI などの画像所見で決定する．

## 1. 腺および導管系悪性腫瘍(アポクリン・エックリン系腫瘍)

### 1) 管状癌 tubular carcinoma

皮膚原発の管状癌は腋窩に発症することが多く，他には眼瞼・頭皮・額・耳や口唇から生じた例が報告されている．皮膚原発の管状癌は悪性度が高く，44 例の統計を示した報告[1,2]では約半数の 21 例になんらかの他臓器転移が生じ，うち 9 例が死の転帰をとっている．

治療に関して確立されたものはなく，多くは拡大切除されている．

### 2) 小嚢胞状付属器癌 microcystic adnexal carcinoma (MAC)

MAC は顔面，特に口唇・鼻翼・眉毛部・前額などに好発する付属器腫瘍であり，その臨床像・病理組織像からは morpheaform BCE との鑑別が必要となる．男女差はなく，初診時平均年齢も 60 歳と高い．

治療に関しては切除が第一選択となるが，腫瘍の境界が非常にわかりにくいのは周知の事実である．このため，一期的に切除・被覆を行う場合，Mohs micrographic surgery が推奨される[3,4]が，本邦においてはほとんど行われていない．本邦では切除後に欠損部を二期的に被覆する方法が一般的である．欠損部を人工真皮などで一時的に被覆するか，あるいは開放創としておいて，病理組織の永久標本で切除断端に腫瘍がないことを確認した後に被覆する．局所再発率は 40～60％ と高く[5]，不十分な切除に起因すると考えられる．このため一般的には 10～20mm 以上離し，骨膜上での切除が推奨されている．側方マージンが 5mm 以下では 73％，10mm 以下では 23％，10mm 以上では 4.7％ に局所再発がみられた報告[6]がある．垂直方向の切除マージンと再発についての検討を行った報告はない[7]．

一方で，ある程度進行した巨大例や再発を繰り返す例では，完全な切除が困難な場合もある．三叉神経に沿って頭蓋底に浸潤する例や，両側の眼窩内に

浸潤する例では摘出に限界がある．本症では診断がついてから20年以上も再発を繰り返す例や，結節を自覚してから60年以上経過する例も存在する．この場合，発育速度が遅く生命予後も良好なため，完全切除を諦めてQOLを考慮し，部分切除による腫瘍の減量が試みられている．リンパ節転移の報告は4例しか存在しない[8]．

放射線治療や化学療法は症例数も少なく，また効果が乏しいとの見解[9]がある．前者においては疼痛などの神経症状に有効であったとする報告もある[10]．

不十分な生検組織では，本症と診断するのは困難なことも多い．このため脂肪層まで含めた大きめの生検が必要である．desmoplastic trichoepitheliomaや汗管腫などの良性の皮膚付属器腫瘍と診断された場合でも，再発してきた場合，本症を念頭に入れておくべきである．

### 3）悪性混合腫瘍 malignant mixed tumor

悪性混合腫瘍の臨床上の特徴としては，①良性のものに比べると腫瘍径が大きい，②中高年の女性に多い，③四肢に好発することなどがあげられる[11,12]．

局所浸潤性・破壊性ともに強く，32例の報告では[11]，局所再発率は15例（約50％）と高い．また転移が生じた例はリンパ節：14例，遠隔転移：15例と，いずれも50％程度である．遠隔転移の多くは肺や骨である．8例（約30％）が死亡している．一方で残りの30％程度は局所再発も転移も生じない．転移を起こすタイプと起こさないタイプを組織学的に見分けるのは非常に困難である．

治療の切除は他の悪性腫瘍と同様に拡大切除であるが，臨床的に悪性との判断がつきにくいため，初回の切除で十分なマージンが確保されないことがある．このため追加切除を怠ると局所再発の危険がある[13]．補助療法として，放射線治療や化学療法も行われる．放射線に関してはリンパ節転移に照射し，縮小がみられた例[13]があるが，そのほかの例[14-16]では効果はなかった．化学療法についても効果があった報告はない[13,15,17]．遠隔転移をきたした症例では，治療の選択という点で困難を極める腫瘍である．

### 4）汗管癌 porocarcinoma

eccrine porocarcinomaは，比較的稀な表皮内汗管由来の皮膚付属器系悪性腫瘍である．高齢者に好発し（平均年齢67歳），性差はなく，約40％が下腿に発症している．発生については，de novoの発生が多いとされているが，ecrrine poromaから発生したという報告も散見される[18]．

予後として死亡率が低いことから比較的良好と考えられるが，早期から治療抵抗性のリンパ節転移，遠隔転移をきたした例も存在する．Robson[19]らは17％に再発，転移を認め，19％にリンパ節転移を認め，死亡率11％としている．Urso[20]らの報告では41例中3例（7％）にリンパ節転移，5例（12％）に局所再発・皮下転移がみられたとしている．リンパ節転移は7〜33％にみられると報告されている[19,20]．

Robsonらが本症69例について検討した報告によれば，予後不良因子として異常核分裂像，脈管浸潤，腫瘍深達度7mm以上を挙げている．

本邦報告38例をUICCのTMN分類および病期分類に従い，治療と予後に関して検討した報告[21]では，再発・転移率と病期分類には正の相関関係がみられたものの，早期例における予防的リンパ節郭清，進行例における化学療法や放射線療法について明らかな有用性は得られなかったとしている．

治療は有棘細胞癌に準じた外科的切除が基本となる．局所の再発やリンパ節転移が生じやすいため，補助療法も必要と考えられるが，確率されてはいないのが現状である．

化学療法については，標準的な化学療法はなく，散発的に有効例の症例報告がみられるが，まとまった報告やトライアルはない．多剤併用化学療法としてPM療法をはじめ，乳癌治療に準じた化学療法（FECOM療法：CBDCA, EPIR, MMC, 5-FU, VCR）や術後のアジュバンド化学療法として low dose FP療法（5-FU＋CDDPの低濃度長時間接触）が行われている[22]．FP療法の変法であり，CDDPの腎機能障害，骨髄抑制などの副作用を低く抑えるという目的とCDDPの時間依存性の効果を期待するもので，頭頸部癌，肺癌，消化器癌，進行期乳房外Paget癌での有効性が報告されている．

転移のほとんどがリンパ行性であるので，センチネルリンパ節生検のよい適応疾患であるとする報告もある[23]．

放射線治療に関しては，原発部に対し60Gyの電子線照射と温熱療法でCR[24]，局所再発部に対し54Gyの電子線照射CR[25]の例がある．また，皮膚転移に対し50Gy，15Gy，リンパ節に対し25Gyの電子線照射を施行したCR例[26]，リンパ節転移に対

し放射線療法を施行した有効例[27]などがあり，高齢者など体力的に負担の大きい治療の困難な高齢患者には有力な治療の選択肢になりうる．

### 5）らせん腺癌 spiradenocarcinoma

本邦・海外の症例を合わせて，少なくとも今までに84例の報告がある．本邦では男女比は6：10と女性に多く，年齢は32〜90歳（平均64.4歳）と幅広い．発症部位は体幹，上肢，頭頸部，下肢の順に多く，特定の好発部位はない．腫瘍の大きさは0.5〜13cmまで様々な報告がある．単発型は67％，多発型は33％にみられる．たいていの場合，10〜30年経過したらせん腺腫から発生しており（Alfredoらの報告[28]によれば，55例では6ヵ月〜70年），悪性化の兆候としては病変の急激な増大，出血，色調変化，潰瘍化などが多い．本症は長期に存在する良性腫瘍から発生するため，悪性化の兆候を認めた時点での迅速な対応が重要である．

治療に関しては扁平上皮癌に準じた広範囲切除が第一選択である．実際には側方マージンは1〜3cmとり，筋膜レベルで切除されていることが多い．また，リンパ節転移をきたした10例に対しリンパ節郭清を行ったところ，6例が遠隔転移をきたすことなく生存している報告[29]があることより，リンパ節郭清も効果的と考えられる．以上より広いマージンをつけての外科的切除および所属リンパ節郭清を行うことが推奨される．なお，らせん腺腫の多発型は全てを切除し，組織学的に検討することが望ましい．

放射線治療や化学療法は症例数が少なく，また効果が乏しいとの見解が多い[29,30]．

本症の予後は比較的悪く，Taneseらの報告[29]では18％（15/84例）が遠隔転移をきたし，その場合は全例が腫瘍死している．遠隔転移は肺，肝，脳，骨，耳下腺の順に多い．所属リンパ節転移は15％（13/84例）に認められている．組織所見として扁平上皮癌の像や肉腫様変化を伴うものでは61％（8/13例）が遠隔転移をきたし，53％（7/13例）が腫瘍死している．対して扁平上皮癌の像や肉腫様変化を伴わないものでは11％（8/71例）が腫瘍死している．このことより，扁平上皮癌の像や肉腫様変化を伴うものは，より予後が悪いようである．さらに多発型の方が単発型より転移率が多いとの報告がある．また，田崎らの報告[31]では，25％（11/44例）で局所再発をきたしている．

本症は組織学的に明瞭な悪性部と既存のらせん腺腫を併せもつため，部分生検ではしばしば診断が困難である．前述した扁平上皮癌の像や肉腫様変化の有無を評価するためにも，らせん腺腫の一部に悪性化を疑う所見がある場合には，全摘出術が奨められる．

### 6）汗腺癌 hidradenocarcinoma

転移を生じ，死亡する可能性のある癌で，76例中22例に転移が生じたという報告がある．

治療の第一選択は原発巣の十分な切除である．放射線療法や化学療法に関しては，①原発巣が5cmを超える大きいもの，②病理組織学的に低分化のもの，③脈管浸潤がみられるものなどに術後の追加療法として推奨されている[32]．汗腺癌そのものの症例数が少ないために，放射線療法や化学療法の有効例の報告[33]が少ないが，多くは有棘細胞癌に準じて行われる．これらは術後のみでなく，腫瘍の縮小を目的に，切除前に行われることもしばしばである．CDDPとADMによる動注化学療法と放射線療法が奏効した例[34]，CDDP＋5-FU＋PEPの3剤併用で原発巣が縮小した例[35]などがある．

一方で，乳癌で発現するHer-2/neu蛋白を検討した報告がある[36]．原発巣および転移リンパ節の腫瘍においてHer-2/neuの発現がみられたことにより，術後放射線療法・DXRの化学療法に加え，生物学的製剤であるトラスツズマブを投与している．今後検討すべき治療である．

### 7）粘液癌 mucinous carcinoma

他の汗腺系悪性腫瘍と比較して，粘液癌は低悪性度の腫瘍である．すなわち，局所にとどまり，転移はほとんど生じない．約1割で所属リンパ節への転移がみられ，3％の例で遠隔転移が生じた報告がある．多発性の再発もみられうるが，死亡例はほとんどない．

少なくとも海外では127例，本邦では64例の報告がある．本邦では男女比は4：1と男性に多く，年齢は8〜84歳（平均61歳）と幅広い．頭部・顔面が好発部位であり，全体の80％以上を占め，特に頬部・眼周囲に多くみられる（全体の60％を占める）．その他，下腹部，前胸部，上腕，腋窩，陰嚢にも数％の割合でみられる．腫瘍の大きさは0.5〜8cmまで様々な報告があるが，1〜2cmのものが大部分である．発病から初診までの期間は4ヵ月〜60

年と幅があり，平均は5.3年と比較的長く，緩徐に発育すると考えられている．

MCSの組織所見は肺癌，乳癌，胃癌，大腸癌，前立腺癌などでも認められるため，MCSの診断にはこれら内臓悪性腫瘍の皮膚転移を画像検査，消化管内視鏡，抗サイトケラチン20抗体を使用した免疫染色[37]などから除外することが必須である．消化管由来のmucinous carcinomaの皮膚転移は腹壁に出現することが多いため[37]，特に腹部のmucinous carcinomaは皮膚原発か転移かの鑑別が重要である．

有効とされている治療は周囲の健常皮膚を含めた拡大切除術のみであり，放射線療法，化学療法は無効である[38]．切除マージンについては報告例では数mm～4cmまであり，一定していない．皮膚悪性腫瘍取扱い規約[39]では基底細胞癌に準ずる，と記載されている．すなわち最低5mm以上離した外科的切除が適当であると思われる．

本症の予後は比較的良好である．局所再発率は高い（20～30％）が，遠隔転移は稀であり，本邦での報告では肺への転移疑いとするもの2例だけ[40]である．海外では全身転移による腫瘍死2例の報告があるが[41,42]，本邦では腫瘍死の報告はない．リンパ節転移は本邦では1例報告のみである[43]．切除マージンと局所再発に関してだが，数mm離しての切除でも再発が認められなかったという報告がほとんどである[40]．局所再発の原因としては，臨床的にMCSと診断されず単純切除後に診断が下されることが多いために取り残しがあること，顔面・頭部など拡大切除術を施行しにくい部位に好発することが考えられる．再発を防ぐためには数mm～1cm程度離した確実な切除が必要であり，単純切除後は追加切除を要する．また，局所再発報告例のうち記載のあったものでは，初回切除直後～切除後2年で再発が認められている[43]．よって腫瘍切除後最低3年間の経過観察が望ましい．

### 8）指趾乳頭状癌 digital papillary carcinoma

本症は過去100例程度しか報告されておらず，非常に稀な腫瘍である．指趾先端に生じることが多いが，手掌にも発生する．臨床所見のみで悪性と診断するのは困難で，病理組織における増殖像などで診断される．腫瘍の壊死像・分裂像・核異型・骨や脈管への浸潤像などが良性と悪性を区別するポイントとなる．しかし，これらの所見は局所の再発率や転移の可能性と必ずしも相関するものではない[44]．本症と診断したならば，常に転移のリスクを念頭におくべきと考えられる[44]．

切除が第一選択であり，切除断端に腫瘍がないように切除マージンをとると，しばしば患指の切断になる．十分な切除をされていないと，約半数で局所再発がみられる．14％の例で転移がみられ[44]，局所再発と臓器転移が両方生じる例，転移単独でみられる例の両方がある．リンパ行性よりは血行性転移を生じやすく，故に肺転移が多い．そのほかリンパ節・脳・皮膚・骨や腎などに生じる[44,45]．放射線療法や化学療法についての一定した見解はない．肺転移が生じた例[46]にCDDPを中心とした化学療法を行っているが，効果は乏しいとしている．一方で，汗腺系腫瘍においてもセンチネルリンパ節生検の有用性を説く[23]ものもある．再発や転移の頻度は，患者年齢・腫瘍の大きさ・罹患期間と相関しないとされている．

### 9）皮膚原発腺様囊胞癌 adenoid cystic carcinoma

唾液腺のほか，涙腺・気管支・乳腺や子宮などに好発する悪性腫瘍である．皮膚にみられるものは，これらの転移あるいは皮膚浸潤が多い．皮膚原発の場合汗腺由来であり，非常に稀である．皮膚原発と診断する前に，これら局所浸潤や他臓器からの皮膚転移の除外が重要である．好発年齢は40～60歳で，発生頻度に性差はない．

治療の基本は広範囲の切除である．しかし，本邦報告例58例のまとめ[47]では切除後に局所再発をきたした例が19例（33％）[47]と多い．緩徐に進行することが特徴の一つで，再発までの期間は平均5年で，40年以上経過してから再発した症例も存在する．このため拡大切除が必須であるが，20mmの切除マージンでも再発例があるため，欧米ではMohs micrographic surgeryが推奨されている．

転移は11例（19％）にみられ，肺への転移が7例（12％）と最多であった．リンパ節転移は4例（7％）である．再発例と同様に，転移をきたすまでの期間は平均15年と長いため，慎重で長期にわたる経過観察が必要である．

切除後の追加治療として，放射線照射が考慮される．再発率が低下することは証明されてはいない．しかし，再発までの期間や生存期間が延長することが提示されている[48]．病理学的に悪性度の高い症例に対して，術後照射を検討する余地がある．化学

表1 | 乳房外Paget病の病期分類その1（文献52より）

pT分類（原発巣）
　TX：原発巣の評価不能
　T1：病変の大きさに関わらず，組織学的に表皮内癌の状態
　T2：基底膜を破って真皮内に微小浸潤
　T3：結節性の浸潤癌で脈管侵襲を伴わないもの
　T4：結節性の浸潤癌で脈管侵襲を伴うもの
N分類（所属リンパ節）
　NX：所属リンパ節の評価不能
　N0：所属リンパ節の転移なし
　N1：片側所属リンパ節転移あり
　N2：両側所属リンパ節転移あり
M分類（遠隔転移）
　MX：遠隔転移の評価不能
　M0：遠隔転移なし
　M1：遠隔転移あり
病期分類（Staging）
　病期ⅠA：T1N0M0
　病期ⅠB：T2N0M0
　病期Ⅱ：T3N0M0
　病期Ⅲ：T4N0M0，any TN1M0
　病期Ⅳ：any TN2M0，any TanyNM1

表2 | 乳房外Paget病の病期分類その2（文献53より）

pT分類（原発巣）
　TX：原発巣の評価不能
　T1：病変の大きさに関わらず，組織学的に表皮内癌の状態
　T2：基底膜を破って真皮乳頭層に微小浸潤
　T3：浸潤癌で脈管侵襲を伴わないもの
　T4：浸潤癌で脈管侵襲を伴うもの
N分類（所属リンパ節）
　NX：所属リンパ節の評価不能
　N0：所属リンパ節の転移なし
　N1：所属リンパ節転移が1個のみ
　N2：所属リンパ節転移が2個以上または両側所属リンパ節転移あり
M分類（遠隔転移）
　MX：遠隔転移の評価不能
　M0：遠隔転移なし
　M1：遠隔転移あり
病期分類（Staging）
　病期ⅠA：T1N0M0
　病期ⅠB：T2N0M0
　病期Ⅱ：T3N0M0
　病期Ⅲ：T4N0M0，any TN1M0
　病期Ⅳ：any TN2M0，any TanyNM1

療法に関しては，腫瘍の成長が遅く腫瘍細胞のほとんどが分裂期に入っていないため，抵抗性を示すと考えられている．一方で，CDDPを中心としたADM併用のプロトコールが有効であった報告もある[49,50]．これらの治療は，それぞれ単独での治療効果は期待できないため，切除に追加して行うべきである．Szantoら[51]の病理組織分類で，gradeⅢ（腫瘍で，充実性の部分が30％を超えるもの）に相当する例では予後が悪いとされているため，拡大切除に加えて放射線療法・化学療法を追加した治療が考慮される．

## 10) Paget病・乳房外Paget病 Paget disease, extramammary Paget disease

Paget病は乳房そのものであり，腫瘍が管腔に沿って浸潤・拡大し，皮膚側に病変をきたしたものである．治療は乳癌取扱い規約に基づき，本項では割愛する．一方で乳房外Paget病は，乳房以外の皮膚（外陰，腋窩，肛囲に好発）におけるPaget細胞の表皮内増殖という特徴的な組織像を呈する皮膚悪性腫瘍である．臨床症状は紅斑を主体とし，びらんや色素沈着，色素脱失を伴う．腫瘍細胞が表皮基底膜を破って真皮中下層まで浸潤し，硬い結節を形成すればPaget癌と呼ばれる．

### a）病期

乳房外Paget病の病期分類は公式には定義されていないが，表1に示すものが繁用されている[39,52]．

表1の分類は，1993年に提唱されたものであるが，20年近く経った現在でさえ，統一された分類は確立されていない．大原らの分類を発展させ，より病期と5年生存率の関係性をもたせた吉野らの分類[53]なども存在するが，多くの症例をさらに検討し，統一された分類を作成していくことが望まれる．

病期を決定するにあたって，原発巣に関しては，確定診断と浸潤度合いを知るために生検を施行する．所属リンパ節については，触診とともに画像診断が必須である．エコーやCT，MRIなどで評価する．また遠隔転移の検索については，CT，エコーの他，シンチグラフィーやPETなどを行うとよい．腺癌系の重複癌がみられやすいため，余裕があれば上部・下部内視鏡も行いたい．

### b）治療

治療に関して，わが国で現在標準とされている病期別治療指針は以下のようになっている[53]．

① 病期Ⅰ：原発巣切除（皮膚側3cm，粘膜側1cmマージン），リンパ節生検郭清（−），化学療法

（−）
② 病期Ⅱ：原発巣切除（皮膚側3cm，粘膜側1cmマージン），リンパ節生検 or 郭清（+），術後化学療法（+）
③ 病期Ⅲ：原発巣切除（皮膚側3cm，粘膜側1cmマージン），リンパ節郭清（+），術後化学療法（+）
④ 病期Ⅳ：姑息手術（QOL改善目的），化学療法，放射線療法を組み合わせる．

切除に関しては，皮膚側3cm，粘膜側1cmマージンが推奨されているが，原発巣を完全切除するのに必要な切除マージンに関して信頼性の高いエビデンスは，現在のところ存在しない．皮膚側の切除マージンに関して，Mohs手術で腫瘍細胞を消失させるのに必要なマージンの平均は2.5cm，97%の症例で組織学的に腫瘍消失が得られるためにはマージン5cmが必要とする報告[54]や，切除マージンを全周にわたって3cm以上とった5例では切除断端に腫瘍細胞を認めなかったが，切除マージンが全周あるいは一部において3cm未満であった5例中4例では切除断端に腫瘍細胞が認められたという報告[55]などがある．このため皮膚側のマージンは3cm以上必要とする考え方が優勢であったが，最近では1cmの切除マージンで切除された境界明瞭な46例の乳房外Paget病において肉眼的境界と組織学的境界の誤差は0.334±1.183mmであり，全例において局所再発がみられなかったとする報告[56]もある．この報告では適切な外用薬塗布などの術前処置により病変の境界が明瞭となり，狭い範囲での切除が可能であると述べられている．以上より，皮膚側のマージンは3cm程度が推奨されるが，境界明瞭な部位やmapping biopsyで陰性とわかっている部位は1cm程度の切除マージンでよいと考えられる．粘膜側のマージンに関しては参考となる論文は存在せず，実際には1cm程度取り，排尿・排便機能の温存を図る場合が大部分を占める．皮膚欠損部は植皮などで覆われる．

リンパ節生検・郭清に関しては，2002年の皮膚悪性腫瘍取扱い規約では，病期Ⅱ，Ⅲに関して行われると書かれている．しかしながら，生検で病変部が表皮内のみであっても，全摘すると浸潤があることがあり，生検でT1のものでも臨床的にびらん，結節などの真皮内浸潤を示唆する所見があるものはリンパ節生検をすることが望ましいとする報告[57]や，リンパ節転移が1個以下か2個以上で予後が大きく変わるため，できる限りの症例でリンパ節生検をすることが望ましいとする報告もある[58]．

病期Ⅳに関しては，両側リンパ節転移の6例に対して郭清を含む根治術を行うも全例で原病死したという報告[52]や，所属リンパ節転移が2個以上の症例で鼠径郭清のみで5年生存率は0%，鼠径郭清および骨盤内郭清を施行し5年生存率が11%との報告[58]があり，根治的な郭清は行っても生存率は改善しないとの考えが主流である．

リンパ節郭清に対しては，郭清の有無による生存率の差異を比較した試験はなく，生存率を改善するとは言い切れないが，リンパ節転移陽性の乳房外Paget病は予後が不良であること[58]から，それを疑わせるものに生検，ないし郭清を行うことは意味があることと考える．

術後の化学療法は，病期Ⅱ，Ⅲに対して行われるが，その施行の有無による生存率の差異を比較したランダム化あるいは非ランダム化比較試験は存在せず，有益性が示唆された症例も現在のところないのが実情である[59]．

病期Ⅳに対して行われる化学療法に関しても有効な化学療法剤は知られておらず，推奨されるレジメンも存在しない[59]．実際には，同じ腺癌である消化器癌や乳癌に用いられてきた抗癌剤が単独または併用で用いられている．症例報告ではあるが，有効性が報告されているものとして，単剤ではetoposide，weekly or monthly docetaxelなどが，併用ではcarboplatin＋5-fluorouracil＋leucovorin，5-fluorouracil＋mitomycinC，5-fluorouracil＋epirubicin＋carboplatin＋vincristine＋mitomycinC，cisplatin＋5-fluorouracil，cisplatin＋vincristine＋mitomycinCなどが施行されている．

病期Ⅳに対して行われる放射線療法についても，生存率に与える影響は確立されていない[59]．遠隔転移を有する症例のみを対象に放射線療法の意義を検討した報告はなく，放射線療法が生存率に与える影響を明らかにすることはできない．しかし疼痛や神経症状などの改善は他の癌種と同様，放射線療法により行うことはできるため，そのような意味で放射線療法を行うことは意義があることといえる．

照射量に関しては，周囲正常組織の耐用線量を考慮し，40～60Gy程度が投与されるのが一般的とされるが，至適線量や至適照射スケジュールに関しては明らかではない．

表3 | 基底細胞癌の再発リスク部位と，腫瘍の大きさや経過（文献61より改変）

| 再発のリスク | 腫瘍径・部位 | 組織型 | 経過 | 神経周囲浸潤 |
| --- | --- | --- | --- | --- |
| 低リスク | 高リスク部位で6mm未満<br>中リスク部位で10mm未満<br>低リスク部位で20mm未満 | 表在型<br>結節型 | 初発 | 無 |
| 高リスク | 高リスク部位で6mm以上<br>中リスク部位で10mm以上<br>低リスク部位で20mm以上 | 斑状強皮症型<br>硬化型<br>浸潤型<br>微小結節型 | 再発 | 有 |

## 2．毛包系悪性腫瘍

### 1）基底細胞癌 basal cell carcinoma；trichoblastic carcinoma

　本邦におけるBCCに対する診療ガイドラインは，EBMに基づいたものが2007年3月に日本皮膚悪性腫瘍学会から出版された[59]。欧米ではこれに先行してガイドラインが用いられてきたが，疫学が異なる．本項では，本邦におけるガイドラインを中心に述べる．

　BCCは既出のように，予後との関連性を考慮して，①結節型，②表在型，③浸潤型，④斑状強皮型，⑤微小結節型に主に分類される．本邦では，中高年の顔面に生じる結節型の症例が大部分を占める．一方で，欧米では体幹や四肢に生じる表在型の率が本邦より高く，約3割となっている．

　BCCにおける病期の分類は，他の皮膚付属器癌と同様に，UICCの非黒色腫皮膚癌のTMN分類をそのまま用いる．

　治療に関して，BCCでも切除が第一選択となる．一方で，切除マージンの決定や切除後の欠損部の被覆時期に関して，局所再発のリスクを考慮する必要がある．

　再発の高リスク群となる部位は前額・頬部以外の顔面・外陰部・手・足であり，低リスク群は体幹・四肢である．この間の中リスク群は頬部・前額・頭部・頸部となる．

　これらの再発リスク部位と，腫瘍の大きさや経過などを考慮したものが表3である．

　本邦でのBCCは顔面の中央部に生じることが多いため，切除範囲に関しては根治性に加えて整容面も考慮すべきである．上記の表における低リスクの症例では，切除範囲は側方マージンで4～5mmとることで95％以上の治癒率が得られる[60]．3mm程度では85％程度の症例で腫瘍がとりきれる．一方で，高リスク症例では治癒率は低下する．斑状強皮症型を例にとると，切除マージンが3mm，5mm，13～15mmでそれぞれ66％，82％，95％である[61]．また，高リスク部位での原発巣の大きさが15mm，20mm，30mm以上と区切ると，治癒率は各々88％，83％，77％と低下する[62]．まとめると，低リスク症例では3～5mm程度をとればよい．高リスク症例では5～10mm程度のマージンをとり，術中迅速病理診断・Mohs手術を併用するか，開放創として病理組織を永久標本で確認した後に欠損部を被覆する二期的手術が望ましい．

　深部マージンに関しては，病理組織型によって浸潤具合が異なるため，画一的に決定することはできない．深部への浸潤具合を決定する因子として，①腫瘍径，②組織型がある．小型の低リスク症例であれば，皮下脂肪を含める深さで切除すればとりきれる率は高い．しかし，腫瘍径が大きい高リスク症例では脂肪層の全層切除は必至であり，筋層・軟骨も含めて切除しなくてはならない率は高い．側方・深部マージンの決定には，皮膚超音波検査がある程度は有用である．切除後の欠損部は植皮，あるいは局所皮弁で被覆する．

　切除が第一選択ではあるが，放射線療法も有益な治療の一つである．腫瘍径が大きく十分な切除マージンが確保できない例，なんらかの理由で手術ができない例，口唇や眼瞼・鼻などで切除することで機能的な問題が生じる例などで考慮される．現在では電子線が一般的に用いられる[63]．NCCN（National Comprehensive Cancer Network）のガイドラインでは，腫瘍径2cm以下で2.5～3Gy/回は45～50Gy，2cm以上の例で2Gy/回を50～60Gy照射することが推奨されている．また，不完全切除例において術後照射も考慮される[64]．

そのほかに局所治療の選択肢として挙げられる治療は5-FU軟膏外用療法[65]，凍結療法[66]，光線力学療法(photodynamic therapy；PDT)[67]，imiquimod外用療法[68]などがある．いずれも表在型の症例で奏効する．

BCCの転移は0.0028～0.1％と非常に稀である[69]．転移の場合は約半数が所属リンパ節で，他に肺や骨などがある．転移のリスク因子としては，①破壊型，②腫瘍径が2cmを超えるもの，③再発例，などがある．転移例では有棘細胞癌に準じたリンパ節郭清や化学療法の適応となる．

### 2）毛母細胞癌（悪性毛母腫）pilomatrical carcinoma

毛母細胞癌は既存の毛母腫から生じる例，de novoに発生する例があり，いずれも局所浸潤・転移をきたす．小型で初期の段階で良性・悪性を判断するのは，臨床・病理組織両方で困難である．画像診断に関して，MRIが有効との報告がある．CTでは，良性のpilomarricomaとの鑑別が一般的に困難である．しかし，MRIではpilomatricomaが均一なintensitiesを示すのに対し，pilomatrical carcinomaでは不均一なintensitiesと造影効果の不均一さがみられ，両者の鑑別に役立つ．

30余りの報告例しかなく，治療指針に関して確立されたものはないが，現時点で治療の第一選択は，他の腫瘍と同様に十分なマージンをとっての外科的切除である．切除範囲の具体的な記述のあるものは乏しいが，単純切除に準じて切除マージンを十分確保しないと，50～60％に再発を起こす．数cm離しての広範囲切除により再発の危険は低くなるのは，他の癌と同様である．また，組織学的に侵襲性が強い場合も再発率が高い．再発を繰り返して頭蓋内に浸潤した例[70]や，再発した腫瘍の脊髄への圧迫のため対麻痺をきたした例[71]，大腿原発の腫瘍が恥骨部へと転移した例[72]などがある．小型の病変であっても再発を繰り返す場合は本症を疑い，拡大切除が必要となる．

遠隔転移も約10％にみられ，転移先は所属リンパ節や肺，骨などである．放射線療法に関して，少数の患者にのみ施行されているのみで，その有効性は確立していない．しかし，腫瘍の縮小がみられた例もあり，年齢・部位・大きさなど適応を考慮する余地がある[73]．

化学療法に関しても確立したプロトコールは存在しない．再発例・転移例に対して有棘細胞癌に準じてCDDPと5FUを用いたlow dose FP療法が有効であったという報告[74]がある．

### 3）増殖性外毛根鞘腫瘍 proliferating tricholemmal tumor（PTT）

増殖性外毛根鞘腫瘍(PTT)の90％は頭部に生じ，他は主に背部に生じる．平均10年をかけて緩徐に増大する．80％以上が女性で，中高年に好発する．

PTTは，外毛根鞘嚢腫 trichilemmal cyst（TC）に類似した皮下結節として出現し，隆起，潰瘍化などの外観を呈することもある．このため有棘細胞癌との鑑別が難しく，病理組織での鑑別が必要である．局所浸潤性が強く，しばしば骨を破壊する[75]．

PTTの治療は十分な外科的切除である．10mm離して拡大切除する方法が提唱されている[76]．不十分な切除であれば再発し，悪性化の契機となる．本邦報告例のうち37％に悪性化がみられている．

浸潤性増殖があり，外科的切除不能例や切除後の再発例，またはリンパ節転移，遠隔転移例では，初診から数ヵ月～1年の経過で死亡する例が多く，予後不良である．この場合，放射線治療や化学療法が必要となる．有棘細胞癌に準じて，シスプラチン（CDDP）を中心とした多剤併用化学療法が一般的であるが，効果は乏しい．ほかには塩酸ブレオマイシン，インターフェロンβ，塩酸イリノテカンやDTXを使用した報告例がある．いずれも症例数が少なく，外科的切除や放射線照射を併用しているため，単独での治療効果を判定することは難しい．DTXは放射線照射を併用することで相加相乗効果が認められている．

PTTの遠隔転移は稀だが，30例以上の報告があるとしている[77]．

## 3．脂腺系悪性腫瘍

### 1）脂腺癌 sebaceous carcinoma

脂腺癌は，眼瞼型・非眼瞼型に大別され，どちらも局所再発および転移を生じ，早期の診断を怠ると予後が不良となるのは共通の見解である．眼瞼型脂腺癌は14～25％に転移，32％に局所再発，22～41％が腫瘍死と報告[78-80]され，高悪性度とされている．一方で，Bailet[81]らの報告では，91例の非眼瞼脂腺癌で29％の局所再発率，21％の転移率（15％に所属リンパ節，10％に肺・脳などへの遠隔転移），

転移を生じた例の32％が腫瘍死したことが示された．転移例での5年生存率は50～67％という報告がある．基本的な性質は眼瞼型と大きく変わらず，高悪性度の癌として対応すべきであるという考えを支持する結果となった．

生検は，針生検を推奨するものもあるが，皮膚全層に及ぶ検体のほうがより確実である．病理組織学的に，p53染色率が10％以上でPCNAが25％以上であると危険度が上がるとされている[82]．また同様のことがc-erbB-2/HER-2/neu protein陽性率の例にもいえる[83]．

### a）眼瞼型

TNM分類および病期分類は，UICCの眼瞼癌取扱い規約に準じて行う．

眼瞼型脂腺癌の治療は，歴史的に拡大切除と冷凍凝固療法が行われてきた．

外科的切除は，かつてから治療の第一選択として考慮されてきた．眼窩内に浸潤している例では，眼窩内容除去術が選択されている．また，眼窩に病変が及ばない例では，病変の境界部から全方向で5～10mmの切除マージンをつけて切除されている[84,85]．しかしながら，この方法では約1/3(32％)に局所再発がみられる．欧米で施行されるMohs micrographic surgery施行例で局所再発率が減少はするものの，それでも11.1％の例で再発がみられ，5.6％に所属リンパ節転移がみられている．可能であれば，10mm以上の切除マージンが望ましいが，眼瞼の機能的・整容的再建が必要となる．原発が上眼瞼に存在する場合，下眼瞼からのswitch flapが選択されることが多い．また，下眼瞼に腫瘍がある場合，Malar flapやlateral orbital flapなどの局所皮弁が用いられる[86]．この方法のみでは術後兎眼が生じるため，欠損が大きい場合，瞼板の代用として耳介軟骨や硬口蓋軟骨に粘膜をつけて組み合わせることが多い．

冷凍凝固療法は，特に眼球結膜に及ぶ大型の例や，Paget現象などの表皮内癌病変が存在する例で施行されている．一方で，冷凍凝固で治療されてきた例の長期予後を示す報告は乏しいのが問題である．

Pagetoid現象などの表皮内病変が存在する例は，この部分も治療の対象になる．表皮内病変に関しての治療は確立した考えがない．病変全体を外科的に切除すべきであるという考えと，浸潤部のみ切除して周囲の表皮内病変は慎重に経過観察，あるいは冷凍凝固を施すというものである．しかし，この癌の高率な局所再発と転移の可能性を考慮すると，表皮内病変も含めて全て切除すべきと考える．

### b）非眼瞼型

非眼瞼型脂腺癌も局所再発が多いため，十分な切除マージンをとる必要がある．好発部位は頭頸部が多く，広く切除マージンをとるには限界があるが，10～30mm程度離して切除されている．Paget現象は非眼瞼型ではほとんどみられず，境界部は比較的明瞭である．

リンパ節に関して，センチネルリンパ節生検や予防的郭清に関してのエビデンスは得られていない．しかし，リンパ管浸潤がある症例では積極的に適応を考慮すべきという考えもある[87]．

放射線療法は以前から考慮されているが，単独では根治的とはいえず，術後の補助療法として施行される例が多い．放射線療法のみで治療された6例では，6例全てにおいて2ヵ月から2年の歳月で局所再発が生じている．これらは，その後切除することで再発・転移なく経過している．また，放射線治療を第一選択とした例の死亡率が78％であるのに対し，拡大切除を選択した例では7％と低く，切除がこの癌の治療における第一選択となるべきことを裏づける．照射量の目安は50～60Gyである．また，放射線が脂腺癌の増殖を促進するという報告[88]や，放射線皮膚炎の上に出現した脂腺癌の報告もあり，十分な検討が必要である．

化学療法の位置づけも明確なものはなく，転移症例や，切除断端が陽性の例などに術後の補助療法として行われているケースが多い．そのほとんどが皮膚有棘細胞癌に準じてプロトコールを組まれており，放射線と併用して行われる場合もある．

（レパヴーアンドレ，大原國章）

## 文　献

1）Urso C et al：Histologic spectrum of carcinomas with eccrine ductal differentiation (sweat-gland ductal carcinomas). Am J Dermatopathol 15：435-440, 1993
2）Parties C et al：Apocrine carcinoma of the skin. A clinicopathologic, immunohistochemical and ultrastructural study. Cancer 71：375-381, 1993
3）Katarina C et al：Microcystic adnexal carcinoma. Forty-eight cases, their treatment, and their outcome. Arch Dermatol 136：1355-1359, 2000
4）Marc A et al：Clinical course, risk factors, and treatment of Microcystic Adnexal Carcinoma. Dermatol Surg 29：1035-1038, 2003
5）Callahan EF et al：Microcystic adnexal carcinoma (MAC) of the scalp with extensive pilar differentiation. Dermatol

Surg 28：536-539, 2002
6) 大塚　壽, 平本道昭：Microcysic adnexal carcinoma 難治例の1例と本邦集計. 日形会誌 20：677-683, 2000
7) 石田智子：前胸部に発生した microcystic adnexal carcinoma. 臨皮 60：285-288, 2006
8) Fischer S et al：Microcystic adnexal carcinoma：an often misdiagnosed, locally aggressive growing skin tumr. J Craniofacial Surg 16：53-59, 2005
9) 川畑　久, 瀬戸山充：臨床的浸潤範囲と組織学的浸潤範囲に大きな差が認められた microcystic adnexal carcinoma の1例. Skin Cancer 13：32-36, 1998
10) Bier-Laning et al：Microcystic adnexal carcinoma：management opinions based on long-term follow-up. Laryngoscope 105：1197-1201, 1995
11) 横山明子 他：悪性皮膚混合腫瘍の1例. Skin Cancer 12：61-66, 1997
12) 菅又　章 他：悪性皮膚混合腫瘍の1症例. 形成外科 30：524-529, 1987
13) 高橋政史 他：リンパ節, 肺転移を伴った悪性混合腫瘍. 皮膚臨床 46：433-436, 2004
14) Devine P et al：Malignant cutaneous mixed tumor. Arch Dermatol 120：576-577, 1984
15) Gupta S et al：Malignant chondroid syringoma. J Surg Oncol 20：139-144, 1982
16) Harrist TJ et al：Cutaneous Malignant mixed tumor. Arch Dermatol 117：719-724, 1984
17) Matz LR et al：Metastasizing chondroid syringoma. Pathology 1：77-81, 1969
18) 木下朋子 他：Eccrine porpcarcinoma. 皮膚病診療 30：1011-1014, 2008
19) Robson A et al：Eccrone porpcarcinoma (malignant eccrine poroma)：a clinicopathologic study of 35 cases. Am J Surg Pathol 26：272-274, 2004
20) Urso C et al：Carcinomas of sweat glands report of 60 cases. Arch Pathol Lab Med 125：498-505, 2001
21) 花田智佳子 他：Eccrine porpcarcinoma の1例. 臨皮 50：837-840, 1994
22) 神谷秀喜 他：転移をきたした Eccrine porocarcinoma の治療方針の検討. Skin Cancer 20：51-57, 2005
23) Bogner PN et al：Lymphatic mapping and sentinel lymph node biopsy in the detection of early metastasis from sweat gland carcinoma. Cancer 97：2285-2289, 2003
24) 弥永俊之 他：放射線温熱併用療法が有効であった eccrine porocarcinoma の1例. Skin Cancer 8：268-270, 1993
25) 宮崎美智代 他：表皮向性転移を認めた Eccrine porocarcinoma の1例. 皮膚臨床 41：333-337, 1999
26) 田中暁生 他：転移病巣への放射線照射が有効であった Eccrine porocarcinoma. 皮膚臨床 46：2058-2062, 2004
27) 土屋和夫 他：リンパ節転移を認めた Eccrine porpcarcinoma の3例. Skin Cancer 20：306-310, 2005
28) A Ribeiro-Silva et al：Spiradenocarcinoma of the breast arising in a long-standing spiradenoma. Ann Diagn Pathol 8：162-166, 2004
29) Tanese K et al：Malignant eccrine spiradenoma：case report and review of the literature, including 15 Japanese cases. Clin Exp Dermatol 35：51-55, 2010
30) 竹内善治 他：Malignant eccrine spiradenoma. 西日皮膚 69：158-161, 2007
31) 田崎　公 他：Malignant eccrine spiradenoma の一例. 形成外科 45：473-478, 2002
32) Chamberlain RS et al：Apocrine gland carcinoma of the axilla. Am J Clin Oncol 22：131-135, 1999
33) 山崎直也：進行期皮膚付属器癌, 特に腺癌の治療. 癌と化学療法 24：30-36, 1997
34) 小澤麻紀：動注化学療法と放射線療法の併用が有効であった腋窩の汗腺癌. Skin Cancer 16：120-123, 2001
35) 木戸　学：温熱放射線療法が有効であった転移性汗腺癌の1例. Skin Cancer 17：123-126, 2002
36) Jason W et al：Metastatic hidradenocarcinoma with demonstration of Her-2/neu gene amplification by fluorescence in situ hybridization：potential treatment implications. J Cutan Pathol 34：49-54, 2007
37) 堀井のり子 他：下腹部に生じた Primary mucinous carcinoma of the skin. 皮膚臨床 43：921-923, 2001
38) 寺澤直子 他：Mucinous carcinoma of the skin の1例. 臨床皮膚科 59：906-908, 2005
39) 日本皮膚悪性腫瘍学会編：皮膚悪性腫瘍取扱い規約. 金原出版, 2002, pp80
40) 山本　博 他：Mucinous carcinoma of the skin の2例. 北里医学 31：407-410, 2001
41) Yeung K et al：Mucinous (adenocystic) carcinoma of sweat glands with widespread metastasis. Case report with ultrastructural study. Cancer 39：2556-2562, 1977
42) Rao K et al：Invasive primary mucinous carcinoma of the skin. Int Surg 63：168-170, 1978
43) 原藤　玲 他：Mucinous carcinoma of the skin の1例. 臨床皮膚科 54：1024-1026, 2000
44) Duke WH et al：Aggressive disital papillary adenocarcinoma. Am J Surg Pathol 24：775-784, 2000
45) Kao GF et al：Aggressive disital papillary adenoma and adenocarcinoma J Cutan Pathol 14：129-146, 1987
46) Nishimoto J et al：Aggressive disital papillary adenocarcinoma on the palm with pulmonary metastases. J of Dermatol 35：468-470, 2008
47) 大久保淳一 他：側頭部皮膚原発腺様嚢胞癌の頸部リンパ節転移例. 耳喉頭頸 80：395-398, 2008
48) 綾田寅之進 他：頭頸部腺様嚢胞癌の臨床的検討. 耳鼻 51：108-114, 2005
49) Ikegawa S et al：Cisplatin combination chemotherapy in squamous cell carcinoma and adenoid cystic carcinoma of the skin. J Dermatol 16：227-230, 1989
50) Petursson SR et al：Adenoid cystic carcinoma of the esophagus. Complete response to combination chemotherapy. Cancer 57：1464-1467, 1986
51) Szanto PA et al：Histologic grading of adenoid cystic carcinoma of the salivary glands. Cancer 54：1062-1069, 1986
52) 大原國章, 大西泰彦, 川端康浩：乳房外 Paget 病の診断と治療. Skin Cancer 8：187-208, 1993
53) 吉野公二, 山崎直也, 山本明史 他：乳房外パジェット病の TNM 分類について. 日皮会誌 116：1313-1318, 2006
54) Hendi A, Brodland DG, Zitelli JA：Extramammary Paget's disease：surgical treatment with Mohs micrographic surgery, J Am Acad Dermatol 51：767-773, 2004
55) 坂井秀彰, 田中武司, 高田　実 他：乳房外 Paget 病の治療：特にマージン幅と所属リンパ節郭清について. Skin Cancer 5：85-88, 1990
56) Murata Y, Kumano K：Extramammary Paget's disease of the genitalia with clinically clear margins can be adequately resected with 1cm margin. Eur J Dermatol 15：168-170, 2005
57) 神吉晴久, 池田哲哉, 高井利浩 他：当院で過去5年間に経験した乳房外 Paget 病患者の統計とセンチネルリンパ節生検適応症例の検討. 日皮会誌 119：3029-3036, 2009
58) 吉野公二, 山崎直也, 山本明史 他：乳房外パジェット病でのリンパ節転移およびセンチネルリンパ節生検について. 日皮会誌 116(10)：1473-1477, 2006
59) 日本皮膚悪性腫瘍学会編：科学的根拠に基づく皮膚悪性腫瘍診療ガイドライン, 金原出版, 2007

60) Wolf D et al：Surgical margins for basal cell carcinoma, Arch Dermatol 123：340-344, 1987
61) Breuninger H, Dietz K：Prediction of subclinical tumor infiltration in basal cell carcinoma. J Dermatol Surg Oncol 17：574-578, 1991
62) Rowe DE, Carrol RJ, Day CL：Mohs surgery is the treatment of choice for recurrent basal cell carcinoma. J Dermatol Surg Oncol 15：424-431, 1989
63) Silverman MK et al：Recurrence rates of treated basal cell carcinomas, Part4：X-ray therapy. J Dermatol Surg Oncol 18：549-554, 1992
64) Liu FF et al：A management approach to incompletely excised basal cell carcinoma of the skin. Int J Radiat Oncol Biol Phys 20：423-428, 1992
65) Romagosa R et al：A pilot study to evaluate the treatment of basal cell carcinoma with 5-fluorouracil using phosphatidyl choline as a transepidermal carrier. Dermatol Surg 26：338-340, 2000
66) Mallon E, Dawber R：Cryosurgery in the treatment of basal cell carcinoma. Dermatol Surg 22：854-858, 1996
67) Bath FJ et al：Interventions for basal cell carcinoma of the skin. Cochrane Database Syst Rev：CD003412, 2003
68) Geisse J et al：Imiquimod 5％ cream for the treatment of superficial basal cel carcinoma：Results from two phase Ⅲ, randomized, vehicle-controlled studies. J Am Acad Dermatol 50：722-733, 2004
69) 小野友道 他：基底細胞癌. 最新皮膚科学大系 第12巻. 中山書店, 2002, pp82-98
70) Rabkin MS et al：Flow cytometric DNA content analyis of a case of pilomatrix carcinoma showing multiple recurrences and invasion of the cranial vault. J Am Acad Dermatol 23：104-108, 1990
71) Campoy FJ et al：Pilomatrix carcinoma. Neuroradiology 31：196-198, 1989
72) O'Donovan DG et al：Malignant pilomatricoma with bone metastasis. Histopathology 23：385-386, 1993
73) Gould E et al：Pilomatrix carcinoma with pulmonary metastasis. Cancer 54：370-372, 1984
74) 池田大助 他：巨大 Malignant Pilomatricoma の1例. 皮膚の科学 4：391-395, 2004
75) 松本博子 他：骨破壊を伴い眼窩内に浸潤した増殖性毛根鞘性腫瘍の1例. 臨皮 54：1020-1022, 2000
76) Hyung-Jin Kim HJ et al：Proliferating trichilemmal cyst：CT and MR Imaging in Two Cases, One with Malignant Tramsformation. Am J Neuroradiol 22：180-183, 2001
77) Lopez-Rios F et al：Proliferating trichilemmal cyst With Focal Invasion：Report of a Case and a Review of the Literature. Am J Dermatopathol 22：183-187, 2000
78) Nelson BR et al：Sebaceous carcinoma. J Am Acad Dermatol 33：1-15, 1995
79) Chou NL et al：Mebomian gland carcinoma, a clinicopathological study of 156 cases, with long-period follow-up of 100 cases. Jap J Opthalmol 23：388-401, 1979
80) Rao N et al：Sebaceous carcinoma of the ocular adnexa. A clinicopathological study of 104 cases, with five-year follow up data. Human Pathol 13：113-122, 1982
81) Bailet JW et al：Sebaceous Carcinoma of the head and neck. Arch Otolaryngol Head Neck Surg 118：1245-1249, 1992
82) Hasebe T et al：Prognostic value of immunohistochemical staining for proliferating cell nuclear antigen, p53, and c-erbB-2 in sebaceous gland carcinoma and sweat gland carcinoma. Mod Pathol 7：37-43, 1994
83) Cho KJ et al：Sebaceous carcinoma of the eyelids. J Korean Med Sci 15：545-550, 2000
84) 犬塚　潔 他：眼瞼脂腺癌の臨床的検討. 形成外科 38：29-34, 1995
85) 村澤章子 他：眼瞼脂腺癌の治療経験―特に放射線治療について. 形成外科 41：953-960, 1998
86) 瀧川恵美 他：脂腺癌切除後の下眼瞼欠損に対し lateral orbital flap が有効であった2例. Skin Surgery 16：13-17, 2007
87) 伊藤里美 他：後頸部皮下に腫瘍塊をみた脂腺癌の1例. Skin Cancer 20：43-46, 2005
88) 境　修平 他：外耳道に生じた皮脂腺癌の1症例. 耳喉頭頸 75：557-560, 2003

# III. 皮膚特有の間葉系悪性腫瘍における病期の判定と病期別治療指針

## 1. 血管系・リンパ管系悪性腫瘍

### 1) 皮膚血管肉腫 cutaneous angiosarcoma

血管肉腫は全身のどこにでも発症しうるが，頭部・顔面血管肉腫と，術後リンパ浮腫に続発するStewart-Treves症候群（STS）に大別される．

どちらも外科治療・化学療法・放射線療法・免疫療法によって集学的治療を行うが，局所再発や肺転移を起こすことが多い．

日本皮膚外科学会アンケート調査の報告では，頭部・顔面血管肉腫260例の平均生存期間は19.52ヵ月（初診時既に遠隔転移の認められた23例の平均生存期間7.89ヵ月），5年生存率は9％[1]．百瀬らの報告では，46例のSTSは平均生存期間12.8ヵ月，最長生存期間は5年であった[2]．

病理組織学的に内皮細胞マーカーとしてvon Willebrand factor, UEA-1, EN4, PAL-E, CD31, CD34, A028, Thrombomodulinなどがある．ただし，低分化になると染色性にばらつきが出てくることに注意が必要である．また，いずれのマーカーも正常または良性の血管内皮細胞にも陽性になる．

#### a) 頭部・顔面血管肉腫

増澤らによって，頭部脈管肉腫病期別治療指針が提唱されている．

原発巣のみをStage I とし，I a：小病変のみ，I b：多発または拡大病変，I c：顔面への拡大病変，原発巣と所属リンパ節転移をStage II，原発巣と遠隔病巣（転移）をStage IIIとしている．

Stage I bまでは5年生存率が50％あるが，I cでは平均生存期間23ヵ月，IIでは24ヵ月，IIIでは12ヵ月となっている[3]．

治療に関して外科的切除は境界不明瞭なことが多いため，切除範囲の決定が難しい．Pawlikらは広範切除後すぐに再建を行わず，欠損部を人工真皮などで一時的に術創を被覆し，病理組織の永久標本で切除断端に腫瘍残存がないことを確認した後に植皮等で被覆するとしている[4]．局所再発率が高く，不十分な切除に起因すると考えられる．このため一般的に20〜30mm以上離すことが多く，またマッピング後に切除を行うことも有効である．Pawlikらは，血管肉腫29例で，腫瘍の最大径が臨床的に5cm未満と診断した18例中10例が組織学的には5cm以上であり，腫瘍が組織学的に5cm未満と5cm以上の群では生存率に有意差がみられたと報告している[4]．

血管肉腫は放射線治療に対する感受性が高いため，原発巣切除後に補助療法として電子線約50Gy照射される．遠隔転移や所属リンパ節転移にX線50〜60Gy照射．

最近では超高齢者に対して侵襲の高い治療は用いず，短期大量電子線分割照射療法の検討もされている[5]．

血管肉腫は化学療法の効果が高い腫瘍といわれている．米国NCCNでは，タキサン系薬剤やMAID（Mesna＋Doxorubicin＋Ifosfamide＋Dacarbazine）療法が用いられる．

タキサン系抗腫瘍薬は微小管重合促進・安定化作用と血管新生阻害作用があり，単剤療法としてはpaclitaxel 175mg/m$^2$または250mg/m$^2$の3週毎か，90mg/m$^2$のWeekly療法か，docetaxel 25mg/m$^2$の

Weekly療法が用いられる.

タキサン系の単剤療法としてはFataらはpaclitaxelを用いて奏功率89％[6]，Naganoらはdocetaxelで奏功率67％と報告している[7].

免疫療法として，わが国ではinterleukin-2（IL-2）療法が行われている．IL-2によって誘導されたLAK細胞が，血管内皮細胞を傷害することで効果を現す治療法がある．治療法として静注，腫瘍内投与，選択的動脈注射がある．結節・潰瘍病変では抵抗性があるため単独療法は適さない．

### b）Stewart-Treves症候群（STS）

乳癌・子宮癌や先天性または原因不明のリンパ浮腫を基盤として発症した脈管肉腫をSTSとしている．

STSは頭部・顔面血管肉腫と同じく集学的治療を行われているが，頭部・顔面血管肉腫よりも予後が悪い．

局所病変に対して切除の適応となる例は少なく，補助療法として電子線を50Gy程度照射される．病変が四肢末梢に限局している場合のみ患肢離断などが考慮される．

化学療法では頭部・顔面血管肉腫と同様に行われる．百瀬らはSTSに対し，paclitaxel 60mgまたはdocetaxel 40mgのbiweeklyでの動注療法を報告し，CRを得ている[2].

### 2）Kaposi肉腫 Kaposi sarcoma

Kaposi肉腫はAIDS患者の5％に生じるHIV感染型，地中海地方や東欧の高齢者に多く，緩徐に進行することが多い古典型，腎移植後やステロイド投与などで生じる免疫不全型，アフリカ中央部の小児に多く，急速に進行することが多いアフリカ型の4型に大別される[8].

臨床像は各型に共通で，青～灰褐色斑が多発し，進行すると結節や隆起性局面となり，疼痛や浮腫を伴うことがある[8]．四肢末梢に好発し，古典型では下肢に初発することが多い[9,10].

HIV感染型の治療は免疫不全を改善させる多剤併用抗HIV療法 high active antiretroviral therapy（HAART）が第一選択であり，単独でも高い寛解率が得られ，長期間の寛解維持作用もある[11,12]．しかし，病変の消失までには平均8ヵ月を要するといわれ，効果の発現に時間がかかる[13]．そのため，発育が急速な場合や，消化管内発生例などでは全身化学療法が必要となる．その治療には以前はABV（アドリアマイシン，ブレオマイシン，ビンクリスチン）療法が頻用されていたが，近年ドキソルビシンをリポソーム化したドキシルが開発され，半減期が長く，腫瘍組織の薬物濃度が周辺組織より高濃度となるため副作用が少なく，ABV療法より高い効果が得られると報告されている[14]．また，限局した病変に対し，放射線療法は迅速で高い治療効果が得られ，病変による疼痛や不快感，浮腫の制御に有用性が高い[15].

古典型の治療は，病変が下肢に限局する場合は局所療法が主体となり，小病変であれば通常は単純切除する[8,16]．単純切除できない病変では，イミキモド外用，インターフェロンα-2b局注，ビンクリスチン局注，放射線照射などが選択される[8,17]．これらの治療はいずれも高い治療効果が期待でき，特に放射線照射は90％前後の高い完全寛解率が報告されている[18,19]．しかし，一方で治療後の再発率は70％と高く[20]．通常生命予後のよい本症では，進行が緩徐で合併症がなければ無治療で経過観察を勧める報告もある[16,21]．病変が下肢以外や内臓にも及ぶ場合，全身化学または免疫療法が主体となる[16,21]．本症は高齢者が多いため，副作用が少なく，長期的に使用できる薬剤が望ましいとされ，エトポシド，ビンブラスチン，インターフェロンα-2b，ドキシル，パクリタキセルなどの全身投与が選択される[8,22].

免疫不全型では投与されている免疫抑制剤やステロイドの減量または中止によりKaposi肉腫の病変は消失することが多い[16]．しかし，薬剤の減量により原疾患は増悪することが多く，腎移植患者では移植腎の摘出を強いられることもある[16,23]．薬剤を減量できない，または減量しても軽快しない場合，放射線療法やドキシルを中心とした化学療法が選択され，いずれも比較的高い治療効果が得られる[16,23].

アフリカ型は報告例が少なく，確立された治療法はないが，放射線療法やビンクリスチン，ブレオマイシンなどを用いた化学療法が選択されることが多い[16,24]．いずれも80％以上の寛解率が得られるが，再発率が高く予後は不良である[25,26].

### 3）類上皮血管内皮腫 epithelioid hemangioendothelioma（EHE）

類上皮血管内皮腫は，1982年にWeissとEnzingerによりhemangiomaとangiosarcomaの中間に位

置する中等度悪性の脈管系腫瘍として41例報告された[27]．本邦では幸田らが1984年に臀部の皮下と皮内の3ヵ所に発生した例を初めて報告している[28]．

主に成人に発症し，下肢，上肢，体幹，頭頸部の順に好発する皮下腫瘍で，特に性差はない．軽度の圧痛を伴うことが多い．発生する血管としては中・大静脈からが多いとされている．皮膚原発のEHEは非常に稀で，1993年にResnikらが報告した[29]のが最初で，その後に海外の文献で十数例報告されている．

治療としては単純切除が一般的であり，腫瘍辺縁から数mm～1cm離して切除している報告例が多い．単純切除のみでも再発は稀であり，拡大切除の報告は少ない．化学療法の有用性もまだわかっていない．

EHEの予後については，土山らが皮膚原発のEHE 21例についてまとめた報告[30]によると，2例で局所再発，1例で局所リンパ節転移がみられたが，遠隔転移例や死亡例はなかったとしている．他の臓器との比較では，Weissらが軟部組織原発で平均4年追跡した結果を報告している[31]が，再発は13％，所属リンパ節や肝・骨転移が生じたものが31％であった．

死亡率は肝臓で31％，肺で65％であり，これらと比較すると，皮膚原発のEHEは，軟部組織や内臓原発のEHEよりも予後がよいと考えられる．ただし，局所再発やリンパ節転移をきたした症例もあるため，注意深い経過観察は必要である．

## 2．平滑筋・横紋筋悪性腫瘍

### 1）皮膚平滑筋肉腫 cutaneous leiomyosarcoma

皮膚平滑筋肉腫は毛の多い四肢伸側に好発する悪性腫瘍で，有痛性であることが多い．本邦報告例では男女差がほとんどなく，50～70歳に好発するとされている[32]．真皮立毛筋，汗腺周囲立毛筋から発生する皮膚型（cutaneous type）と，血管平滑筋から発生する皮下型（subcutaneous type）に分類される．しかし，両者を明確には区別することはできない．

治療は外科的広範囲切除が第一選択であり，深く広範囲に切除することが必要である．切除が不十分であると局所再発をきたし，浸潤度は増す．切除マージンは一定した見解がないが，報告では腫瘍辺縁より3～5cm離して切除されるのが一般的である．局所再発率はcutaneous typeでは30～50％，subcutaneous typeでは50～70％とされる[33,34]．また遠隔転移はそれぞれ10％，40％といわれ，病変が深部に及ぶほど転移も高率となる．転移の部位は肺・リンパ節が多いが，80％以上が血行性転移であるとされ，全体の5年生存率は64％とされている．

現在のところ平滑筋肉腫などの非円形細胞肉腫における化学療法の有効性は不明である[35]．

化学療法は相対的適応で，術前に行われることが多く，その効果は腫瘍体積の縮小を近接指標として用いる．あるいは，術後の補助療法や手術不能例に行われる．しかしながら，その有効率は20～30％と低い．代表的プロトコールはCYVADIC療法（CPA＋VCR＋ADM＋DTIC），MAID療法（mesna＋ADM＋IFM＋DTIC）があるが，主体となる薬剤はadriamycinとifosfamideである．最近ではtaxane系薬剤とgemcitabineが用いられることもある．これらの治療により転移性病変の縮小が報告されており，遠隔転移の予防に有効であるとする報告はある[36]が，生存期間の延長という意味で有効性は証明されていない．放射線療法も効果が低いとされている．

## 3．線維・線維組織球性および組織球性悪性腫瘍

### 1）隆起性皮膚線維肉腫 dermatofibrosarcoma protuberans（DFSP）

DFSPは，体幹や四肢近位部に好発する線維組織球系腫瘍であり，軟部肉腫に分類される．軟部肉腫の1.8％を占め，比較的稀な疾患である．

臨床的には，若～中年成人，性差はない．皮膚常色から暗紅褐色調で，固い局面や多発性結節を呈している．表面は平滑で光沢があるため，一見瘢痕様にみえることがある．自覚症状はない．鑑別診断として，皮膚線維腫や悪性線維性組織球腫 malignant fibrous histiocytoma（MFH），神経線維腫が挙げられる[37]．染色体異常がわかっており，染色体転座t(17;22), (q22;q13)と，それに関連する余剰環状染色体およびキメラ遺伝子 COL1A1-PDGFB が検出される．病期分類は，UICCとAJCC病期分類が広く用いられ，腫瘍径（pT），所属リンパ節（N），遠隔転移（M），病理組織学的分化度（G）から決定される．

治療としては，手術が第一選択であるが，局所に

深く浸潤する傾向が強く，局所再発が多い．初回手術時に完全に切除することが最も重要である．一般には腫瘍辺縁より健常皮膚を3cm以上含め，下層は筋層に至るまで切除すべきとされてきた[38,39]．皮膚悪性腫瘍取扱い規約[38]によると，腫瘍辺縁から5cm前後のマージンが標準的な根治的切除縁として国際的に了承されている．しかし，具体的な数値は決められていない．切除マージンと再発率の関係は，2cm以下で41％，2cm以上24％，3cm以上では20％との報告がある．切除マージンを大きくすれば，局所再発の確率は低くなるが，傷は大きくなる．切除マージンが1cmでも再発しない例もあるため，拡大切除することがよいわけではなく，初回手術時の腫瘍と正常皮膚の境界を見極めることが最も重要である[40,41]．臨床所見や画像評価を総合的に判断する．

転移は全体の3～4％に起こり，75％は肺，25％は所属リンパ節にみられる．原発巣切除から肺転移までの期間は，1～10年を超えるものまで多岐にわたり，肺転移を繰り返すものもある．転移性肺腫瘍の切除が予後を改善するというエビデンスはない[42]．転移に関しては，原発巣切除後も長期にわたる経過観察が必要である．

他の治療法は，解剖学的にマージンが確保できない症例や断端陽性の症例，切除不能な症例に対して，放射線療法の併用を検討する．治療成績は，断端陽性で放射線療法を併用した症例（55～60Gy，観察期間約6年間）では0～25％局所再発，断端陰性でも併用した症例は0～8％との報告がある[43]．化学療法は，切除不能な症例に関して行われるが，プロトコールが確立されていない．近年，免疫学的療法（メシル酸イマチニブ）による治療奏効例が報告されつつあるため，今後の治療法確立に期待する．

### 2）異型線維黄色腫 atypical fibroxanthoma（AFX）

異型線維黄色腫は，高齢白人男性の頭頸部にびらんを伴う紅色結節として発症することが多い線維組織球系の腫瘍である．組織学的には悪性を示唆する所見が認められるが，転移することは稀であるという特徴をもつ．鑑別疾患として悪性線維性組織球腫 malignant fibrous histiocytoma（MFH），spindle cell squamous cell carcinoma，悪性黒色腫などが挙げられる．

一般的に soft tissue sarcomas においては，主に French grading や National Cancer Institute grading により病期分類されるが，AFX は遠隔転移をほとんどみない intermediate malignancy であり，病期分類の対象とならないと考えられている[44]．

治療は，切除が第一選択である．切除方法については，Mohs micrographic surgery および wide local excision が行われている．Mohs micrographic surgery の方が wide local excision と比較して，局所制御率が良好であり，欠損部面積も小さいとの報告が数々みられる．Ang らは，wide local excision における再発率が8.7％であるのに対して，Mohs micrographic surgery では0％であったと報告[45]しており，Davis らも，それぞれ16％と0％と同様の報告[46]をしている．また，Seavolt らも Mohs micrographic surgery における再発率を0％と報告[47]している．AFX が頭頸部に多く発症することも考慮に入れると，最小の欠損で腫瘍の完全切除が可能な Mohs micrographic surgery が最適であると考えられる[45-49]が，本邦においてはほとんど行われていない．wide local excision については，96.6％の側方断端陰性が得られるためには，側方 margin 2cm が必要であったとの報告[45]がある．切除以外では，冷凍凝固摘出術や放射線治療なども行うこともあるが，局所再発をするため推奨されていない．

aggressive metastatic AFX と考えられる経過をたどったものは，1～3.4％であり，転移がみられた症例については，発症後2年以内の転移であったという報告[45,48]がある．転移の報告では，リンパ節転移が多くみられる．AFX の治療においては，稀に転移することを頭の片隅において，wide local excision 後，最低2年間は局所の視診・触診による再発の有無の確認，また所属リンパ節の触診によるリンパ節転移の有無の確認を行うことが望ましい．

## 4．神経系

### 1）原始神経外胚葉性腫瘍 primary malignant peripheral primitive neuro-ectodermal tumor（PNET）

骨あるいは胸壁より発生する PNET はこれまで多数報告されているが，皮膚/皮下原発の PNET についての報告は稀であり，本邦・海外の症例を合わせて，少なくとも今までに43例の報告がある[51]．発症年齢は2～67歳までであり，ピークは10～20代と若年者に多い．発生部位は頭頸部，四肢，体幹と様々であり，特定の好発部位はない．腫瘍の大きさ

は1〜12cm（平均3cm）と様々である．原発部位の腫脹を主訴として医療機関を受診することが多く，初診時には表皮嚢腫やグロムス腫瘍，血管拡張性肉芽腫と診断されていることもある．診断には病理組織学的診断に加えEWS-F11，EWS-ERGなどのキメラ遺伝子が用いられ，75〜95％の陽性率で診断に有用である[52]．なお，1992年には骨および骨外性Ewing肉腫，Askin腫瘍でも同様のキメラ遺伝子を有することが明らかとなっており，一括して，Ewing肉腫ファミリー腫瘍Ewing Sarcoma family of tumors（ESFT）という概念で扱われるようになった[53]．

TNM分類および病期分類はAJCC/UICCの軟部腫瘍取扱い規約に準じて行うが，大まかに限局性と転移性に分類されることが多い．臨床および画像診断により，腫瘍が原発部位または所属リンパ節を超えて広がっていない場合は限局性と定義する．臨床および画像診断により遠隔部に転移があるものを転移性として扱う．本症は全身性の疾患であり，限局性で診断時に遠隔転移の所見が明らかでなくとも微小転移があると考えるべきである．まず全身化学療法により微小転移のコントロールおよび原発部位の腫瘤縮小を図り，次いで放射線療法および外科切除による局所制御といった集学的治療が必要とされる．

限局例に対する化学療法として，現在PNETに有効性が高いと判明している薬剤はdoxorubicin（DXR），cyclophosphamide（CPA），vincristine（VCR），ifosfamide（IFM），etoposide（VP 16），actinomycin D（ACT）の6剤である．cisplatin（CDDP）やcarboplatin（CBDCA）などのプラチナ製剤は有効性が低い[52]．本邦では，日本Ewing肉腫研究グループ（JESS：Japan Ewing Sarcoma Study Group）による施設限定の「限局性Ewing肉腫ファミリー腫瘍に対する集学的治療法の第Ⅱ相臨床試験」が開始され，2008年5月末に予定登録数に達し，終了したところである．この研究では限局例に対しVDC-IE療法（VCR，DXR，CPA，IFM，VP-16）が施行されている．

限局例に対して，化学療法に次いで行われるのは局所制御であるが，これまでの報告では放射線治療単独では，手術単独あるいは手術と放射線療法の併用よりも局所再発率が多いことが示されている（切除のみ：6％，切除＋放射線：8.5％，放射線のみ：19％）[54]．したがって，切除可能と判断される場合には手術が第一選択である．切除が困難と考えられても，放射線療法を併用して可能な限り原発巣を切除するよう工夫することが推奨される．PNETは化学療法によって腫瘍が縮小することが多く，診断時に切除不能あるいは患肢温存が困難と考えられても，導入化学療法の間に切除あるいは患肢温存が可能になることが少なくない．したがって，切除の適用の決定は導入化学療法期間の後半に行う．JESSの共同研究プロトコールでは8週目に導入化学療法の効果判定を行うとともに，切除可能性を判定している．切除可能と判断した場合には手術を行い，手術標本で切除縁と化学療法効果を評価した後，必要ならば放射線療法を追加する．切除困難と判断した場合には放射線療法を行った後に手術を行う．

手術の際の切除縁の設定では，少なくとも全方向に1cm以上の厚さに相当する正常組織をつける広範切除が推奨される．なお，広範切除例での局所再発率は6％，辺縁切除例（一部でも反応層を通過して切除された場合）での局所再発率は14％，病巣内切除例（腫瘍内に切り込んだ場合）での局所再発率は14％と報告されている[55]．

放射線療法では，手術との併用時を除く根治照射時の総線量は60Gy/30回前後と考えられている．手術が併用される場合は，その切除標本の所見や化学療法の病理学的奏功度，非切除の場合には画像上の化学療法の奏功度により線量を低減する設定が応用されている．なお，40Gy未満の症例では，たとえ小病変といえども局所制御率が低下する報告があるため注意が必要である[56]．また，手術切除標本の切除縁に残存腫瘍が認められない場合には，放射線照射による二次性発癌を含む晩期合併症を回避するため，照射は避けるべきである．

転移例に対する化学療法は，現時点では満足すべき結果を得るものは存在しない．これまでの米国での化学療法の治療成績はVACD（VCR，ACT，CPA，DXR）療法では5年生存率が30％と不良である．

現在，造血幹細胞移植を併用した大量化学療法も数々の施設，研究グループで報告されているが，5年無病生存率を改善するというエビデンスは証明されていない[57]．

本症の予後に関してだが，一般にESFT全体では限局例，転移例の頻度はそれぞれ75％，25％であり，限局例に対して欧米では早くから集学的治療が実施され，65％前後の無病生存率が得られているが，転移例の予後は極めて不良である．遠隔転移部

位は肺，骨，骨髄が多く，リンパ節，肝臓，中枢神経等は稀である．皮膚/皮下原発のPNETに関しての予後はESFT全体と比べると良好であり，現在報告されている43例のうち41例（95％）が限局例であり（不明が和文の2例），治療後29例（67％）が無病生存している[51]．本症の予後不良因子は発症年齢が15歳以上，腫瘍量が200mL以上，転移例，血清LDHが高値，化学療法の反応性が不良，診断時から2年以内の再発例などが挙げられる[52]．

### 2）骨外Ewing肉腫 extraskeletal Ewing sarcoma

骨外Ewing肉腫は，主に小児や若年者の軟部組織に発症する小円形細胞肉腫である．好発部位は傍脊椎部，胸部，後腹膜および下肢であり，報告例も少なく稀な悪性腫瘍である．骨外Ewing肉腫は，骨Ewing肉腫，primitive neuroectodermal tumor（PNET），neuroepithelioma，Askin腫瘍と同様に，t（11；22）（q24；q12）による*EWS/FLII*キメラ遺伝子などの共通の染色体転座を有することが明らかになり[58]，これらは一連の疾患としてEwing肉腫ファミリー腫瘍（ESFT）と呼ばれている．

病期分類は，主に限局性と転移性とに分類される[52]．横紋筋肉腫の病期分類を用いて次のように分類される．GroupⅠ：組織学的全摘除，GroupⅡ：顕微鏡的腫瘍残存（遺残），GroupⅢ：肉眼的腫瘍残存（遺残），転移性：臨床的および画像診断により遠隔転移があるものを転移性と定義する．通常用いられている病期分類では，転移性または病期4またはGroupⅣにあたる．

#### a）治療

本症は，全身性の疾患であり，診断時に遠隔転移の所見が明らかでなくても，微小転移があると考えるべきである．まず，全身化学療法により微小転移をコントロールし，原発部位の腫瘍縮小を図る．次に，外科的切除および放射線照射により局所コントロールを図ることが治療の原則となる．全身化学療法が導入される以前までは，5年生存率は10％以下であったが，化学療法，外科療法，放射線療法などの集学的治療の進歩により治療成績は着実に向上し，現在，限局性では約60〜70％の5年生存率を得られている[59]．

#### b）化学療法

現在，本症に有効性が高い薬剤は，doxorubicin（DXR），cyclophosphamide（CPD），vincristine（VCR），ifosfamide（IFM），etoposide（VP16），actinomycin D（ACT）の6剤である．限局性腫瘍に対する標準化学療法は，6剤の中から4〜6剤を組み合わせた多剤併用化学療法が広く受け入れられ，これらの化学療法と適切な局所療法により治癒に至るようになった．現時点でも臨床研究がなされており，VAI（VCR＋ACT＋IFM）療法やVAC（VCR＋ACT＋CPD）療法にIFMとVP16を組み合わせた治療が推奨されている[57]．しかし，転移例や再発例では現時点で満足すべき結果を得るような標準的化学療法は存在しない．最近では，G-CSFを併用することで治療期間を短縮して治療成績を改善させたり，他の抗がん剤（Gemcitabine, Docetaxel）や分子標的薬剤，免疫療法などの臨床研究が進んでいる．2001年から米国・欧州との大規模共同臨床研究（EURO-E.W.I.N.G.92）[60]が開始されている．

本症においての外科治療の目的は，他の悪性固形腫瘍と同様に局所腫瘍の抑制，すなわち原発巣を再発のないように切除することである．本症は放射線感受性が高い腫瘍である．しかしながら放射線単独よりも手術，あるいは手術と放射線治療の併用療法のほうが，再発率が低い[61]．このため，切除が困難と考えられても，放射線と併用して可能な限り原発巣を切除するように考慮するべきである．縮小した腫瘍に対して，切除マージンを設定するが，広範切除（腫瘍全方向に正常組織が少なくとも1cm以上の厚さである）以上のマージンが得られるようにする．広範切除以上では再発率は低いが[62]，不十分なマージンでも放射線治療を併用することで局所再発を十分にコントロールすることができる．

放射線治療は，根治的治療における集学的治療には欠かせない治療である．また，切除不能な巨大例・進行例に対しても積極的治療および緩和的治療として幅広く応用されている．放射線単独では根治照射時の総線量は55Gy/30回前後と考えられており，40Gy未満の症例では局所制御率が低下する[63]．現在でも，様々な臨床試験が行われ，照射のタイミングや線量などが検討されている．

### 3）Merkel細胞癌 Merkel cell carcinoma

高齢者の顔面に好発する光沢のある淡紅色から暗紅色，表面平滑，弾性硬で10〜30mmの半球状腫瘤である．男女比は1：2.5で女性に多い．臨床所見からは，リンパ球腫，悪性リンパ腫，汗腺癌，転移性皮膚癌，無色素性黒色腫などとの鑑別を要する．

治療方針の決定で必要な病期分類は，現時点で世

界共通の分類法はない．TNM 分類（**表 1**）や，Yiengpruksawan[64]らが提唱した分類案（**表 2**）が使用されている．

Merkel 細胞癌は悪性度が高いため，悪性黒色腫に準じた積極的な治療が必要である．しかし，一方で本腫瘍は自然消退現象も認められる．治療に関しては，外科的切除が原則で，Yiengpruksawan らは，腫瘍辺縁から 3 cm より大きく切除した場合と 3 cm 以下で，局所再発率は各々 0％，27％であったと報告している[64]．また，2.5 cm 以上と 2.5 cm 未満の腫瘍辺縁からの切除では，27％，89％とより広範囲に切除した方が，局所再発率を抑えることができる[65]．顔面，特に眼瞼部では広範囲切除が困難で平均 1.2 cm 離して切除が行われている[66]．欧米では，主に顔面の例に対して Mohs' surgery が多く施行されている．リンパ節の扱いに関して，臨床上触知される場合や画像（CT，MRI など）で腫大が認められるリンパ節は，リンパ節郭清を行う．センチネルリンパ節に関しては，陰性の場合 97％で再発なく，陽性の場合，33％が 12ヵ月後以内に再発や転移を認め，センチネルが陽性で，郭清した場合は，再発を認めなかったが，郭清しない場合 75％で局所再発が生じると報告がある[67]．予防的リンパ節郭清に関しては，予後増悪因子（男性例，腫瘍径が大きい，下肢に腫瘍が存在，所属リンパ節転移がある，病理組織学的に腫瘍細胞が小型，細胞分裂の頻度が高い）を呈する場合にのみ行うべきという意見もある[68]．

Merkel 細胞癌は放射線感受性があり，腫瘍切除部位や所属リンパ節郭清部位への術後照射が再発率を有意に低下させるとの報告がある[65]．総照射線量は，通常 45～50 Gy だが，外科的切除が不十分であれば，総量 60～65 Gy 照射する．照射開始時期は，切除後創部の治癒状況をみながら，可能な限り早期に開始する．

化学療法としては，確立されたプロトコールがなく，肺小細胞癌の化学療法に準じて，遠隔転移や所属リンパ節転移例，術後腫瘍残存や局所腫瘍再発例などに行われている．CAV 療法（シクロホスファミド，ドキソルビシン，ビンクリスチン）やエトポシドとシスプラチン（または，カルボプラチン）の 2 剤併用療法では，それぞれの有効率は 75.7％（complete response は 35.1％），60％（complete response は 36％）と報告されている[69]．また，これまでに，シクロホスファミド，メトトレキサート，フルオロウラシル，シスプラチン，エトポシド，ドキソルビシン，プロカルバジン，ダカルバジン，ストレプトゾシン，ナイトロジェンマスタードなどを 2 剤または 3 剤併用で使用し，効果が認められたという報告もある[66,68,70]．

Merkel 細胞癌は，比較的速く進行する．局所再発もしやすく，予後は悪い．局所再発 12～50％，所属リンパ節転移 17～76％，遠隔転移（肝，骨，脳，肺，皮膚）12～50％，腫瘍死 14～65％である．Akhtar S らによると再発までの平均期間は 4～16ヵ月である[68]．2 年生存率は，局所再発の場合で 35％，なしのときは 86％．また，遠隔転移ありで 17％，なしでは 100％である．

高齢者の顔面に半球状の紅色腫瘍を認めた場合には，皮膚生検で早期に診断し，全身の転移の有無を検索し，可能な限りの広範囲切除とリンパ節郭清，腫瘍残存した場合には，放射線療法を早期に開始することが必要である．

（レパヴーアンドレ，大原國章）

### 表 1 ｜ Merkel 細胞癌の TNM 分類と病期分類

| Merkel 細胞癌の TNM 分類 | | 病期分類 | |
| --- | --- | --- | --- |
| T1 | 原発腫瘍径 2 cm 未満 | 病期 I | T1N0M0 |
| T2 | 原発腫瘍径 2 cm 以上 | 病期 II | T2N0M0 |
| N0 | リンパ節転移なし | 病期 III | AnyT N1M0 |
| N1 | リンパ節転移あり | 病期 IV | AnyT AnyN M1 |
| M0 | 遠隔転移なし | | |
| M1 | 遠隔転移あり | | |

### 表 2 ｜ Yiengpruksawan らの病期分類

| | |
| --- | --- |
| I A | 所属リンパ節転移がなく，腫瘍の大きさが 2 cm より小さい |
| I B | 所属リンパ節転移がなく，腫瘍の大きさが 2 cm 以上 |
| II | 所属リンパ節転移あり |
| III | 遠隔転移あり |

### 文　献

1) 水上晶子：血管肉腫：日本皮膚外科学会アンケート調査結果を中心に．Skin Cancer 24：350-362, 2009
2) 百瀬葉子：Stewart-Treves 症候群に対するパクリタキセルの長期動注療法．日皮会誌 119：1079-1083, 2009
3) 増澤幹夫：北里大学病院皮膚科の頭部脈管肉腫治療方針と治療評価．Skin Cancer 24：377-384, 2009
4) Pawlik TM, Paulino AF, Mcginn CJ et al：Cutaneous angiosarcoma of the scalp：a multidisciplinary approach. Cancer 98：1716-1726, 2003
5) 山本都美：超高齢者の頭部血管肉腫に有用な短期大量電子線分割照射療法について．日皮会誌 118：23-27, 2008

6）Fata F, O Reilly E, Ilson D et al：Paclitaxel in the treatment of patients with angisarcoma. Cancer 86：2034-2037, 1999
7）Nagano T, Yamada Y, Ikeda T et al：Docetaxel：A Therapeutic option in the treatment of cutaneous angiosarcoma. Cancer 110：648-651, 2007
8）Lorenz GD et al：Kaposi's sarcoma. Hematology 68：242-249, 2008
9）水野万利子：HHV-8 の感染を確認しえた HIV 陰性古典型 Kaposi 肉腫の1例．臨皮 59：480-483, 2005
10）大岡志穂 他：HIV 陰性カポジ肉腫の1例．日皮会誌 110：1295-1300, 2000
11）Dupont C et al：Long-term efficacy on Kaposi's sarcoma of highly active antiretroviral therapy in a cohort of HIV-positive patients. CISIH 92. Centre d'information et de soins de l'immunodéficience humaine. AIDS 14：987-993, 2000
12）Cattelan AM et al：Long-term clinical outcome of AIDS-related Kaposi's sarcoma during highly active antiretroviral therapy. Int J Oncol 27：779-785, 2005
13）Lebbé C et al：Clinical and biological impact of antiretroviral therapy with protease inhibitors on HIV-related Kaposi's sarcoma. AIDS 12：F45-49, 1998
14）Northfelt DW et al：Pegylated-liposomal doxorubicin versus doxorubicin, bleomycin, and vincristine in the treatment of AIDS-related Kaposi's sarcoma：results of a randomized phase III clinical trial. J Clin Oncol 16：2445-2451, 1998
15）福田桂太郎 他：X線照射と HAART の併用が有効であった AIDS 関連 Kaposi 肉腫の1例．臨皮 62：752-755, 2008
16）Antman K et al：Kaposi's sarcoma. N Engl J Med 14：1027-1038, 2000
17）Yamada Y et al：A case of classic Kaposi's sarcoma in a Japanese man：detection of human herpes virus 8（HHV-8）infection by means of polymerase chain reaction and immunofluorescence assay. J Dermatol 27：391-396, 2000
18）Hauerstock D et al：Results of radiation therapy for treatment of classic Kaposi sarcoma. J Cutan Med Surg 13：18-21, 2009
19）Caccialanza M et al：Radiotherapy of classic and human immunodeficiency virus-related Kaposi's sarcoma：results in 1482 lesions. J Eur Acad Dermatol Venereol 22：297-302, 2008
20）猪熊大輔 他：PCR 法にて病変部組織から HHV-8 が検出された古典的 Kaposi 肉腫の1例．臨床皮膚科 58：566-568, 2004
21）Brenner B et al：Tailoring treatment for classical Kaposi's sarcoma：comprehensive clinical guidelines. Int J Oncol 14：1097-102, 1999
22）Brambilla L et al：Weekly paclitaxel for advanced aggressive classic Kaposi sarcoma：experience in 17 cases. Br J Dermatol 158：1339-1344, 2008
23）De Blasio A et al：Kaposi's sarcoma occurring in a young black man after kidney transplantation. Nephrol Dial Transplant 20：2839-2841, 2005
24）Papadavid E et al：Endemic（African）Kaposi's sarcoma presenting as a plantar tumour. Clin Exp Dermatol 26：266-268, 2001
25）Stürzl M et al：Expression of HHV-8 latency-associated T0.7 RNA in spindle cells and endothelial cells of AIDS-associated, classical and African Kaposi's sarcoma. Int J Cancer 72：68-71, 1997
26）Kigula-Mugambe JB et al：Epidemic and endemic Kaposi's sarcoma：a comparison of outcomes and survival after radiotherapy. Radiother Oncol 76：59-62, 2005
27）W Weiss, FM Enzinger：Epithelioid hemangioendothelioma. Cancer 50：970-982, 1982
28）幸田 衛 他：Epithelioid hemangioendothelioma の1例．臨皮 38：1127-1131, 1984
29）Kenneth S. Resnik, Gary R. Kantor et al：Cutaneous Eipthelioid Hemangioendothelioma Without Systemic Involvment. Am J Dermatopathol 15：272-276, 1993
30）土山健一郎 他：類上皮血管内皮腫の1例．Skin Cancer 22：125-129, 2007
31）Weiss SW, Ishak KG et al：epithelioid hemangioendothelioma and related lesions. Simin Diagn Pathol 3：259-287, 1986
32）相馬孝光 他：表在性平滑筋肉腫の1例．臨皮 64：165-168, 2010
33）永尾香子 他：皮下型平滑筋肉腫の1例．臨皮 58：985-987, 2004
34）Fields FS et al：Leiomyosarcoma of the skin and subcutaneous tissues. Cancer 47：156, 1981
35）五嶋孝博 他：骨軟部肉腫における組織型からみた化学療法の適応．Jpn J Chemother 36：199-203, 2009
36）Bay JO et al：Docetaxel and gemcitabine combination in 133 advanced soft-tissue sarcoma of adults. Int J Hyperthermia 20：661-670, 2004
37）日本皮膚悪性腫瘍学会編：皮膚悪性腫瘍取扱規約，金原出版，2002
38）Hansen BK et al：Dermatofibrosarcoma protuberans；A clinicopathological study of nineteen cases and review of world literature. Scand J Plast Re constr Surg 17：247-252, 1983
39）松本誠一 他：隆起性皮膚線維肉腫―7症例の臨床病理学的検索．臨床外 18：794-801, 1983
40）秋元正宇 他：DFSP 20 例の手術法の検討．Skin Cancer 8：76-79, 1993
41）永田敬二 他：術後放射線療法を試みた DFSP の1例．皮膚臨床 47：999〜1002, 2005
42）大谷哲史 他：線維性肉腫様病変を伴った隆起性皮膚線維肉腫肺転移の1例．日本呼吸器学会誌 46：253-257, 2008
43）Ballo MT et al：Int J Radiat Oncol boil Phys 40：823-827, 1998
44）Jean-Michel Coindre：Grading of Soft Tissue Sarcomas. Arch Pathol Lab Med 130：1448-1453, 2006
45）Ang GC et al：More Than 2 Decades of Treating Atypical Fibroxanthoma at Mayo Clinic：What Have We Learned From 91 Patients? Dermatol Surg 35：765-772, 2009
46）Davis JL, Randle HW et al：A comparison of Mohs micrographic surgery and wide local excision for the treatment of atypical fibroxanthoma. Dermatol Surg 23：105-110, 1997
47）Maralyn Seavolt, Michaek McCall：Atypical Fibroxanthoma：Review of the Literature and Summary of 13 Patients Treated with Mohs Micrographic Surgery. Dermatol Surg 32：435-441, 2006
48）Rachel Farley, Desiree Ratner：Diagnosis and Management of Atypical Fibroxanthoma. Skin Med 5：83-86, 2006
49）Steven Marcet：Atypical fibroxanthoma/malignant fibrous histiocytoma. Dermatologic Therapy 21：424-427, 2008
50）Bostjan Luzar, Eduardo Calonje：Cutaneous fibrohistiocytic tumours-an update. Histopathology 56：148-165, 2010
51）小笠原水穂 他：皮膚原発の Ewing/PNET 腫瘍の1例．小児がん 42：98-101, 2005
52）陳 基明：ユーイング肉腫ファミリーに対する化学療法の進歩．小児がん 46：296-306, 2009
53）Khoury JD el al：Ewing sarcoma family of tumors. Adv Anat Pathol 12：212-220, 2007

54) 横山良平 他：限局性ユーイング肉腫ファミリー腫瘍の外科治療．小児がん 46：307-310, 2009
55) Bacci G et al：Prognostic factors in nonmetastatic Ewing's sarcoma of bone treated with adjuvant chemotherapy. J Clin Oncol 18：4-11, 2000
56) 角美奈子 他：ユーイング肉腫の集学的治療法における放射線療法．小児がん 46：311-316, 2009
57) Paulussen M et al：Results of the EICESS-92 Study. J Clin Oncol 26：4385-4393, 2008
58) Delattre O, et al：The Ewing Family of Tumors—A Subgroup of Small-Round-Cell Tumors Defined by Specific Chimeric Transcripts. N Engl J Med 331：294-299, 1994
59) Grier HE et al：Addition of ifosfamide and etoposide to standard chemotherapy for Ewing s sarcoma and primitive neuroectodermal tumor of bone. N Engl J Med 348：694-701, 2003
60) Juergens C et al：Safety assessment of intensive induction with vincristine, ifosfamide, doxorubicin, and etoposide (VIDE) in the treatment of Ewing tumors in the EURO-E.W.I.N.G. 99 clinical trial. Pediatr Blood Cancer 47：22-29, 2006
61) Bacci G et al：Neoadjuvant chemotherapy for peripheral malignant neuroectodermal tumor of bone：Recent experience at the Institute Rizzoli. J Clin Oncol 18：885-892, 2000
62) Ozaki T et al：Significance of surgical margin on the prognosis of patients with Ewing's sarcoma：A report from the Cooperative Ewing's Sarcoma Study. Cancer 78：882-900, 1996
63) Krasin MJ et al：Definitive irradiation in multidisciplinary management of localized Ewing sarcoma family of tumors in pediatric patients：Outcome and prognostic factors. Int J Radiat Oncol Biol Phys 60：830-838, 2004
64) Yiengpruksawan A, Coit DG, Tjaler HT et al：Merkel cell carcinoma：Prognosis and Management. Arch Surg 126：1514-1519, 1991
65) Kokoska ER, Kokoska MS, Collins BT et al：Early aggressive treatment for Melkel cell carcinoma improves outcome. Am J Surg 174：688-693, 1997
66) Gollard R, Weber R, Kosty MP et al：Merkel cell carcinoma：Review of 22 cases with surgical, pathologic, and therapeutic considerations. Cancer 88：1842-1851, 2000
67) Khosrow Mehrany et al：A Meta-analysis of the Prognostic Significance of Sentinel Lymph Node Status in Merkel cell carcinoma. Dermatol Surg 28：113-117, 2002
68) Akhtar S, Oza KK, Wright J：Merkel cell carcinomaReport of 10 cases and review fo the literature. J Am Acad Dermatol 43：755-767, 2000
69) Tai PT, Yu E et al：Chemotherapy in Neuroendocrine/Merkel Cell Carcinoma of the Skin：Case Series and Review of 204 Cases. J Clin Oncol 18：2493-2499, 2000
70) Eric Voog, Pierre Biron et al：Chemotherapy for Patients with Locally Advanced or Metastatic Merkel Cell Carcinoma. Cancer 85：2589-2595, 1999

# IV. 固形癌の化学療法の効果判定基準

　皮膚腫瘍は他科の腫瘍に比べて，マクロ所見が詳細に記載され，さらに経時的変化が非常によく観察しうる．最終的に手術にて摘出された場合には，その組織学的変化とマクロ所見との比較検討は，皮膚科医も興味をもっているところであり，その興味を満足させるレポートが作成されることが望まれる．化学療法が施行された症例ではその効果の判定にマクロ的なボリュームの減少，潰瘍化とともに，病理組織学的変化をみることが重要である．その病理組織学的な判断基準を明確にし[1]，臨床の最終判断と治療方針の決定に寄与することが本項の目的である．

　癌の薬物療法は皮膚腫瘍の治療の主たる部分を占めるものではない．抗癌剤を単独で使用することもあるが，多剤併用療法が主流である．フラップの利用を含め，外科的に一期的に切除可能な腫瘍には抗癌剤が使用されることは乏しく，また，転移のないものでは放射線療法が first choice となることが多いのが現状である[2]．

　「メラノサイト系腫瘍における治療効果判定基準」は他項目にて記載されている．また，悪性リンパ腫は造血器腫瘍なので，本項には含めていない．したがって，該当する固形癌には扁平上皮癌，基底細胞癌に加え，付属器癌，メルケル細胞癌などが含まれる．しかしながら，化学療法が頻繁に行われ，種々の記載が揃っているのは扁平上皮癌についてであり[3]，この扁平上皮癌を中心に記述することになる．

　本邦の皮膚悪性腫瘍は，「皮膚悪性腫瘍取扱い規約」[4]が刊行されて以来，ほぼこの規約に沿って取扱われている．したがって，本項は全国的に普及し，スタンダードとなっている「皮膚悪性腫瘍取扱い規約」に則った記載とした．規約には収載されていない具体的な病理組織所見を写真にて示すことを主眼としている．病理組織所見写真は，食道癌取扱い規約[5]に収載されている病理組織学的写真を参考として，さらに詳しく，実際の皮膚悪性腫瘍におけるものとした．判定基準に沿って載せていくこととする．

　本項においても，薬物療法の効果判定の方法は「皮膚悪性腫瘍取扱い規約」[4]に準じて，WHO handbook for reporting results of cancer treatment[6]と日本癌治療学会固形癌化学療法の効果判定基準[7]に基づいて作成されている．この2著書は，全ての癌共通の効果判定基準となっている．皮膚悪性腫瘍においては，1987年に最初の「固形がん薬物療法効果判定基準」が規定された[8]．そして，さらに改訂がなされて，2001年に刊行された「改訂固形がん薬物療法効果判定基準」が使用されている．

　「皮膚悪性腫瘍取扱い規約」[4]の基本的記載基準は他の全ての「癌の取扱い規約」に共通するものである．本項では，病理診断に必要な項目の全てを網羅し，収載している．

## 1．治療効果判定の手順

　効果判定を施行する場合には，臨床的に以下の規定に当てはまるものでなければならない．その規定について順を追って記載する．

### 1）症例の選択

　a）病理組織学的診断が下されており，組織亜型

表1 | performance status（身体活動度）と Grade（文献7より）

| Grade | performance status |
|---|---|
| 0 | 無症状で社会活動ができ，制限を受けることなく，発病前と同等にふるまえる |
| 1 | 軽度の症状があり，肉体労働は制限を受けるが，歩行，軽労働や座業はできる．例えば軽い家事，事務など |
| 2 | 歩行や身の回りのことはできるが，時に少し介助がいることもある．軽労働はできないが，日中の50％以上は起居している |
| 3 | 身の回りのある程度のことはできるが，しばしば介助がいり，日中の50％以上は就寝している |
| 4 | 身の回りのこともできず，常に介助がいり，終日就寝している |

この基準は全身状態の指標であり，局所症状で活動性が制限されている場合は，臨床的に判断する．

の記載がある．
b) 評価可能病変を有する．
c) 活動性の重複癌がない．
d) performance status が，Grade 0～3（身の回りのこともできず，常に介助が必要で，寝たきりである症例は対象とならない）．
e) 肝臓，腎臓，骨髄に高度な機能障害がない．
f) 重篤な合併症がない．
g) 先行治療がある場合は，その終了後4週以上開いており，その治療の影響がない．

### 2）対象病変の分類

#### a）測定可能病変

一般の固形癌においては，測定可能病変には二方向測定可能病変と，一方向測定可能病変とがある．

二方向測定可能病変とは，二方向を直接的あるいは CT，MRI，エコーなどの画像によって間接的に計測ができる病変，一方向測定可能病変とは，縦隔洞，肺門部などの病変のことである．

さらに皮膚悪性腫瘍の場合，体表にみられるものは，三方向測定可能病変としても評価してもよい．

#### b）測定はできないが評価可能な病変

骨転移や皮膚および皮下のびまん性病変．

### 3）効果判定方法

他覚的に改善の程度を判定するには，以下のような方法で測定し，縮小率を算出する．

#### a）二方向測定可能な病変の場合の計測法

同一平面での腫瘍の長径と，それに直角に交わる最大径の積を求め，次の式により縮小率を算出する．

縮小率＝｛（治療前の積）－（治療後の積）｝÷（治療前の積）×100％

同一臓器で二方向測定可能病変が2つ以上ある場合，それぞれの積の総和を求め，縮小率を算出する．

#### b）一方向測定可能な病変の場合の計測法

腫瘍の長径を計測し，次の式により，縮小率を算出する．

縮小率＝｛（治療前の長径）－（治療後の長径）｝÷（治療前の長径）×100％

同一臓器で一方向測定可能病変が2つ以上ある場合，それぞれの径の総和を求め，縮小率を算出する．

#### c）三方向測定可能な病変の場合の測定法

同一平面上での腫瘍の長径と，それに直角に交わる最大径と，さらに腫瘍の立体をなす高さを測定して，これらの積を求め，次の式により，縮小率を算出する．

縮小率＝｛（治療前の積）－（治療後の積）｝÷（治療前の積）×100％

同一皮膚で三方向測定可能病変が2つ以上ある場合，それぞれの積の総和を求め，縮小率を算出する．

① 同一臓器に一方向測定可能病変，二方向測定可能病変，三方向測定可能病変が共存する場合は，それぞれの奏効度を求め，後述の8に記載した判定法に準じ，その臓器における総合した奏効度を定める．
② 奏効度の判定のためには，治療の前後で同一の方法で病変の大きさを判定しなければならない．

### 4）奏効度の表現

#### a）著効（完全奏効）complete response (CR)

測定可能病変が全て消失し，新病変の出現がない状態が4週以上持続したもの．

#### b）有効（部分奏効）partial response (PR)

二方向測定可能病変の縮小率が50％以上，一方向測定可能病変の場合は縮小率が30％以上で，かつ新病変の出現がない状態が4週以上持続したもの．

皮膚科に特有の三方向測定可能病変の場合は縮小率が70％以上であり，かつ新病変の出現がない状態が4週間以上持続したもの．

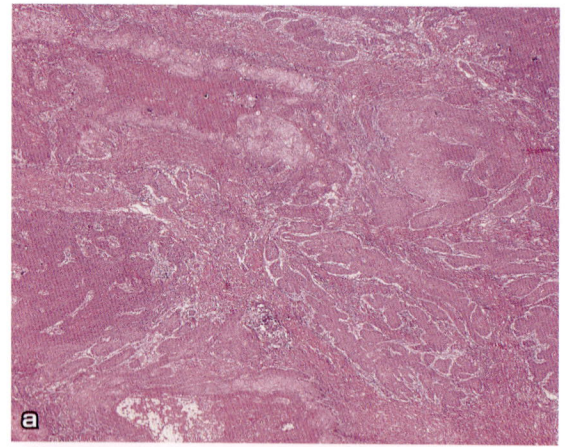

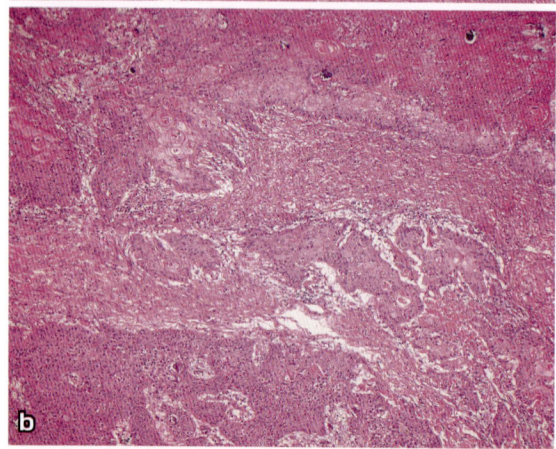

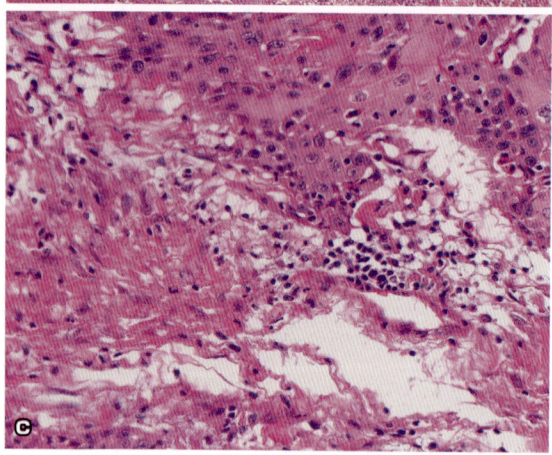

**図1** 扁平上皮癌の化学療法後の組織学的効果判定が Grade 1a の所見

a：Grade 1a（ごく軽度の効果）で判定は NC（低倍像）．癌胞巣周囲に空胞形成が見出され，一部の癌胞巣の消失がみられるものの，治療効果はごく軽度である．**b**：Grade 1a（ごく軽度の効果）で判定は NC（中倍像）．癌胞巣周囲に空胞形成が見出され，炎症性細胞浸潤と線維化を伴い，癌胞巣が一部では消失しかかっている．治療効果はごく軽度である．**c**：Grade 1a（ごく軽度の効果）で判定は NC（高倍像）．癌細胞に空胞形成が見出され，癌胞巣周囲には組織球を含む炎症性細胞浸潤と線維化がみられる．癌細胞自体は増殖しうると判断され，治療効果はごく軽度である．

ただし，触診による転移リンパ節，皮膚および皮下転移結節については，腫瘍を触れなくなっても CR とはせず PR とする．

#### c）不変（安定）no change（NC）（stable disease：SD）

二方向測定可能病変の縮小率が50％未満，一方向測定可能病変では縮小率が30％未満，またはそれぞれの25％以内の増大にとどまり，かつ新病変の出現がない状態が4週以上持続したもの．

三方向測定可能病変の場合は縮小率が70％未満であるか，または40％以内の増大にとどまり，かつ新病変の出現がない状態が4週以上持続したもの．

#### d）進行 progressive disease（PD）

測定可能病変の増大率が，一方向，二方向で25％以上の増大，三方向で40％以上の増大であった場合，または他病変の増悪，新病変の出現がある場合．

### 5）病理組織学的判定

皮膚は肉眼的に観察が容易であるばかりでなく，より確実に病理組織学的な変化を検討できる臓器である．したがって内臓癌では困難な病理組織学的判定が可能である．

#### a）組織学的 CR

腫瘍細胞が完全に消失したもの．

#### b）組織学的 PR

腫瘍細胞がほとんど消失あるいは壊死が著明で，一部のみ腫瘍細胞が認められるもの（残存腫瘍細胞＜1/3）

#### c）組織学的 NC

大部分の腫瘍巣において，腫瘍細胞の変性・壊死がほとんど認められないもの，あるいはリンパ球浸潤などの何らの反応も認められないもの．

以上が「皮膚悪性腫瘍取扱い規約」[4]に則した記載であるが，病理学的にもう少し詳しく分類されているものに食道癌の分類[5]がある．本項ではさらに詳細な組織像を以下に示しながら，説明をする．

① Grade 0（ineffective）：癌組織・癌細胞に治療効果を認めない．
② Grade 1（軽度の効果，slightly effective）：癌組織・癌細胞には，多少の変性は認めても，おそらくよく生存しうると判断される程度の癌細胞（原形質が好酸性で空胞形成があり，核の膨化像などの認められるものを含める）が組織切片での癌の1/3以上を占める場合である．この Grade

## Ⅳ. 固形癌の化学療法の効果判定基準

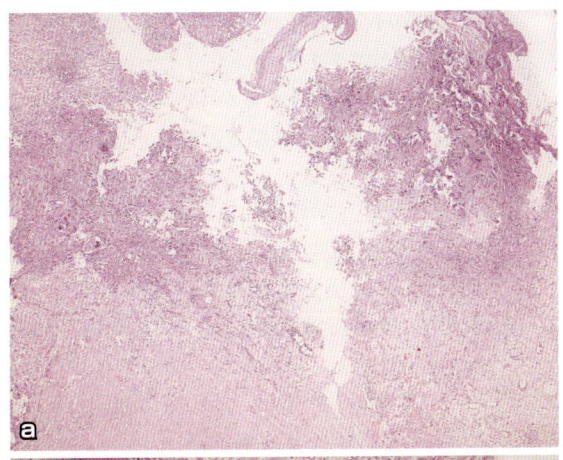

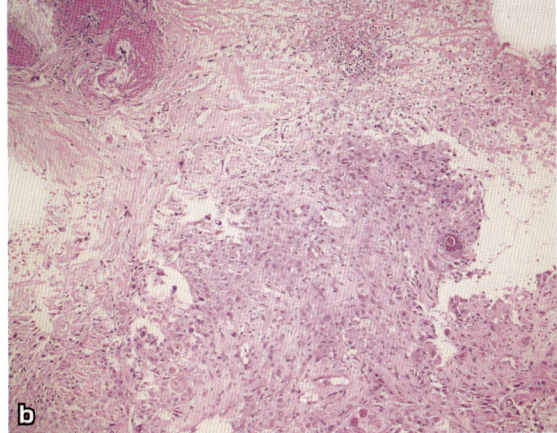

**図2 | 扁平上皮癌の化学療法後の組織学的効果判定がGrade 1bの所見**

a：Grade 1b（軽度の効果）で判定はNC（低倍像）．癌胞巣の周囲は線維化によって置き換えられている．おそらくよく生存しうると判断される癌細胞が1/3以上2/3未満を占めている．b：Grade 1b（軽度の効果）で判定はNC（中倍像）．癌胞巣の周囲には線維化がみられ，炎症性細胞浸潤と血管のフィブリノイド変性がみられる．おそらくよく生存しうると判断される癌細胞が1/3以上2/3未満を占めている．

**表2 | 病理組織学的判定基準**

| Grade | 残存細胞 | 組織学的判断 | 判定 |
|---|---|---|---|
| 0 | 全て | 無効 | NC |
| 1a | 2/3< | ごく軽度の効果 | NC |
| 1b | 1/3〜2/3 | 軽度の効果 | NC |
| 2 | <1/3 | かなり有効 | PR |
| 3 | 0 | 著効 | CR |

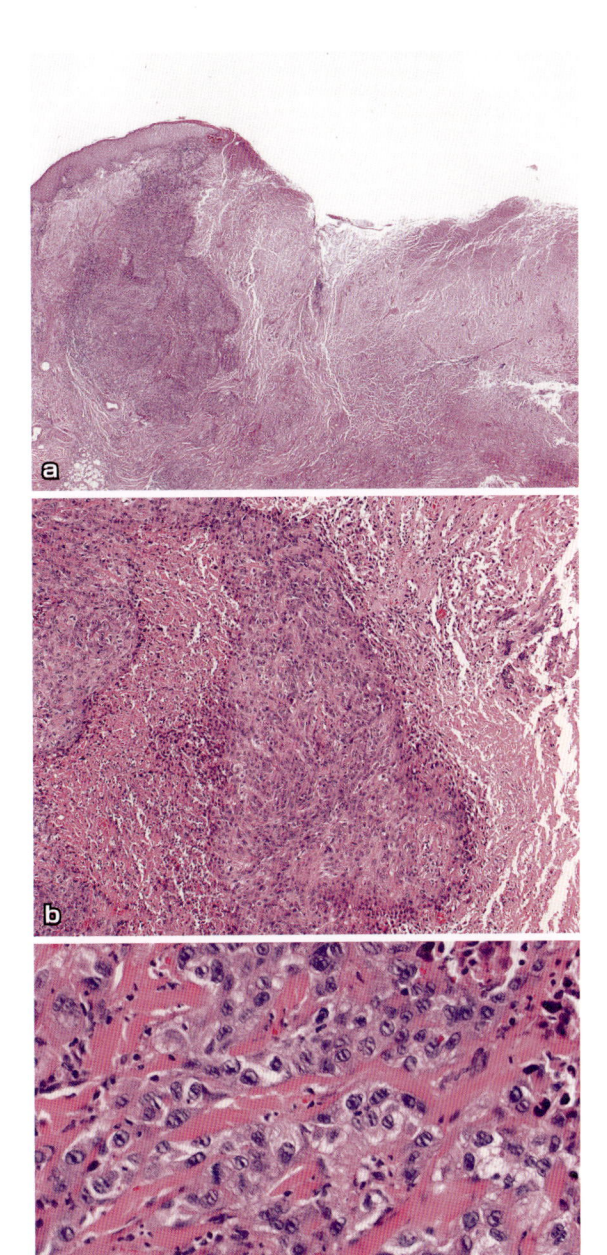

**図3 | 扁平上皮癌の化学療法後の組織学的効果判定がGrade 1bの所見**

a：Grade 1b（軽度の効果）で判定はNC（低倍像）．潰瘍化した癌胞巣の中心部分は，壊死に陥っている．辺縁部分と下層において，おそらくよく生存しうると判断される癌細胞が1/3以上2/3未満を占めている．b：Grade 1b（軽度の効果）で判定はNC（中倍像）．潰瘍化した癌胞巣の壊死部とおそらくよく生存しうると判断される癌細胞巣が接しており，境界部には変性像が認められる．c：Grade 1b（軽度の効果）で判定はNC（高倍像）．潰瘍化した下方に存在する，おそらくよく生存しうると判断される癌細胞で，炎症性細胞浸潤を伴っている．

合を Grade 1b,（軽度の効果）としている図2と図3の症例は扁平上皮癌の化学療法後の組織学的判定が Grade 1b の所見を呈したものである．高倍（図3c）でみると癌細胞は空胞形成を細胞質に伴うが，核分裂像もみられ，"増殖しうる"と判断される．中倍（図2b, 3b）でみると"増殖しうる"と判断される癌胞巣は線維化領域や壊死領域と接しており，炎症性細胞浸潤を伴っている．低倍（図2a, 3a）では"増殖しうる"と判断される癌胞巣の領域は1/3以上2/3未満となっている．

③ Grade 2（中等度の効果，moderately effective）：生存しうると判断される癌細胞が1/3未満を占めるに過ぎず，崩壊に傾いた癌細胞で占められる場合である図4, 5, 6の症例は扁平上皮癌の化学療法後の組織学的判定が Grade 2 の所見を呈したものである．高倍（図4b, 5c, 6c）でみると癌細胞には空胞形成や核の膨化がみられ，炎症細胞・炎症性肉芽組織・線維化を伴っているが，"増殖しうる"と判断される．中倍（図5b, 6b）でみると炎症性肉芽や線維化組織の中に"増殖しうる"癌細胞が存在する所見となっている．低倍（図4a, 5a, 6a）にて"増殖しうる"と判断される癌細胞の胞巣は全体の1/3未満と判定される．

④ Grade 3（高度の効果，marked effective）：生存しうると判断される癌細胞が全くみられずに，全て崩壊に傾いた癌細胞のみで占められるか，癌の痕跡のみをみる場合である図7の症例は扁平上皮癌の化学療法後の組織学的判定が Grade 3 の所見を呈したものである．潰瘍化した領域（図7a）には急性炎症性肉芽組織をみるものの（図7b），癌細胞の残存はみられない（図7c）．
（被治療癌巣の一部に明らかに再増殖巣と考えられる部分が認められるときには，判定の後に再増殖巣（+）と記載するものとする．

## 6）肉眼的効果判定と組織学的効果判定の相関性

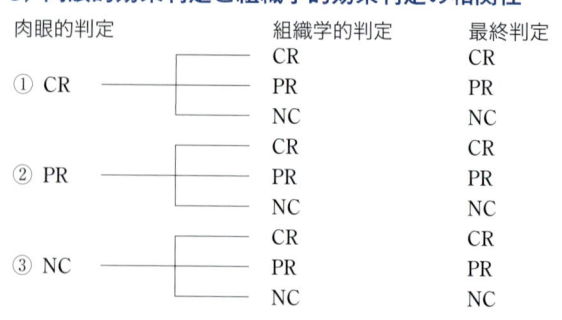

| 肉眼的判定 | 組織学的判定 | 最終判定 |
|---|---|---|
| ① CR | CR | CR |
|  | PR | PR |
|  | NC | NC |
| ② PR | CR | CR |
|  | PR | PR |
|  | NC | NC |
| ③ NC | CR | CR |
|  | PR | PR |
|  | NC | NC |

すなわち，病理組織学的に効果判定がなされてい

---

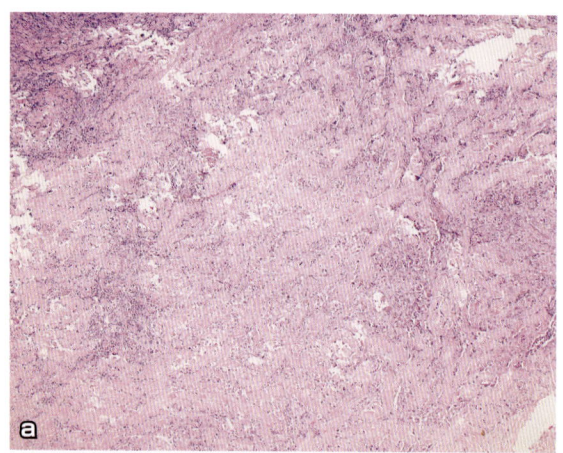

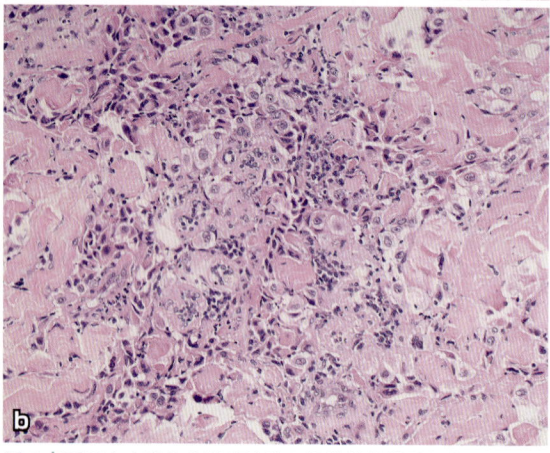

**図4｜扁平上皮癌の化学療法後の組織学的効果判定が Grade 2 の所見**

a：Grade 2（中等度の効果）で判定は PR（低倍像）．膠原線維間に浸潤する，おそらくよく生存しうると判断される癌細胞は1/3未満である．b：Grade 2（中等度の効果）で判定は PR（高倍像）．膠原線維間に浸潤する癌細胞には空胞形成や核の膨化がみられ，炎症細胞浸潤も伴っている．

---

1はさらに細分類されており，"増殖しうる"と判断される癌細胞が2/3以上占める場合を Grade 1a（ごく軽度の効果）とされている図1の症例は扁平上皮癌の化学療法後の組織学的判定が Grade 1a の所見を呈したものである．高倍（図1c）でみると癌細胞に空胞形成がみられ，細胞は濃縮して好酸性を示している．しかしながら，これらの癌細胞は依然として増殖しうると判断される．中倍（図1b）では癌胞巣周囲に空胞形成がみられ，炎症細胞浸潤を伴い，癌胞巣が一部で消失しかかっている．低倍（図1a）をみると"増殖しうる"と判断される癌細胞よりなる胞巣が全体の2/3以上を占めている．"増殖しうる"と判断される癌細胞が1/3以上で2/3未満の場

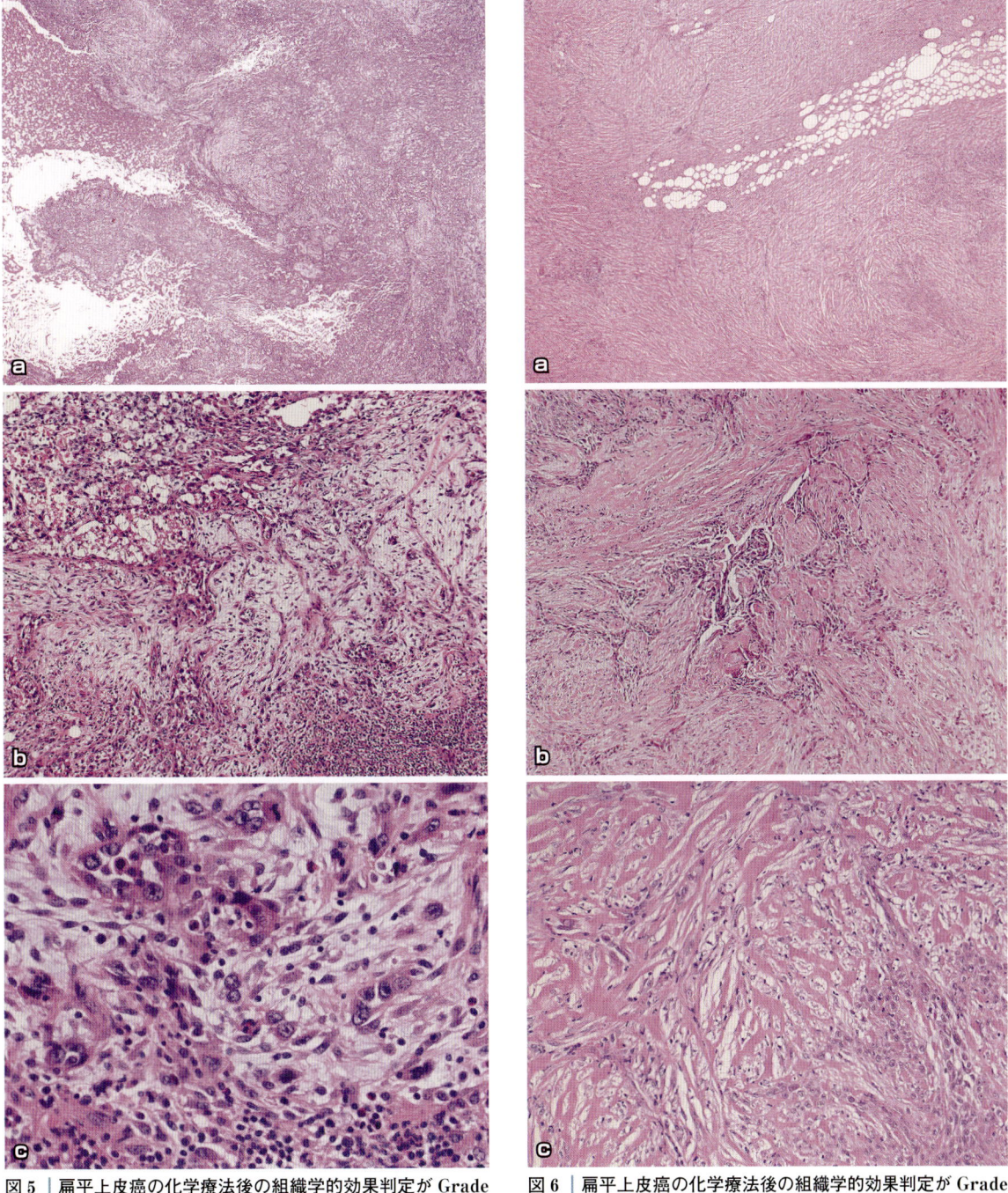

**図5** 扁平上皮癌の化学療法後の組織学的効果判定が Grade 2の所見

a：Grade 2（中等度の効果）で判定は PR（低倍像）．広汎にフィブリンの析出と急性炎症性細胞浸潤がみられ，おそらくよく生存しうると判断される癌細胞は 1/3 未満である．b：Grade 2（中等度の効果）で判定は PR（中倍像）．炎症性肉芽組織と急性炎症性細胞浸潤がみられ，おそらくよく生存しうると判断される癌細胞は散見されるのみで，1/3 未満である．c：Grade 2（中等度の効果）で判定は PR（高倍像）．炎症性肉芽組織に散在する，おそらくよく生存しうると判断される癌細胞．

**図6** 扁平上皮癌の化学療法後の組織学的効果判定が Grade 2の所見

a：Grade 2（中等度の効果）で判定は PR（低倍像）．広汎に線維化で置き換えられており，おそらくよく生存しうると判断される癌細胞は 1/3 未満である．b：Grade 2（中等度の効果）で判定は PR（中倍像）．広汎な線維化に残存する，おそらくよく生存しうると判断される癌細胞．c：Grade 2（中等度の効果）で判定は PR（高倍像）．広汎な線維化に残存する，おそらくよく生存しうると判断される癌細胞．

### 7) 病変が複数の臓器にわたる場合の奏効度の表現

各臓器ごとの効果を前述の 4 の奏効度の規定に従い，別々に判定し，記載する．

#### a) 著効（完全奏効）complete response（CR）
各臓器の病変が全て CR に該当する効果を示した場合．

#### b) 有効（部分奏効）partial response（PR）
各臓器ごとに判定された効果が全て PR の場合．CR，PR，NC が混在するときは CR＋PR の数が NC の数と同じか，または多い場合．

#### c) 不変（安定）no change（NC）（Stable Disease：SD）
各臓器ごとに判定されて効果が全て NC の場合．CR，PR，NC が混在するときは NC の数が CR＋PR よりも多い場合．

#### d) 進行 progressive disease（PD）
各臓器ごとに判定された効果のいずれかに PD がある場合．

### 8) 皮膚科的総合判定

通常の固形癌化学療法判定基準では一方向測定可能病変，二方向測定可能病変の縮小率によって効果判定を行うことが一般的であり，時にこれに測定不能な評価可能病変の変化を加えて判定する．

これに対し，皮膚科では三方向測定可能病変の縮小率と病理組織学的判定が加わることがあるため，最大で 5 種類（一方向，二方向および三方向測定可能病変，評価可能病変，病理組織）の判定方法で評価した病変が混在する可能性がある．この場合[7]，病変が複数の臓器にわたる場合の奏効度の表現を準用して総合的に判定をする．

### 9) 抗癌剤の奏効率とは

抗癌剤の奏効率とは，著効（CR），有効（PR）を奏効としてその百分率を算出する．

評価可能例の奏効率：$\{(CR 例数)＋(PR 例数)\} \div$ 評価可能例数 $\times 100\%$

すなわち，奏効率は完全寛解（CR：全ての癌病巣が完全に消失し，4 週間以上再発がみられないもの）と部分寛解（PR：総合判定で奏効度が PR を示し，それが 4 週間以上持続するもの）を示した症例数の全治療症例数に対する割合である．奏効したと

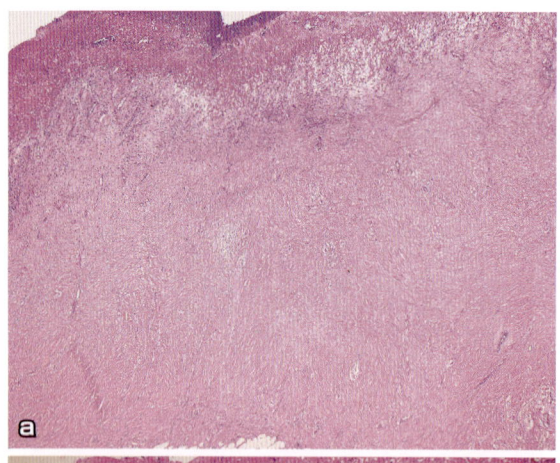

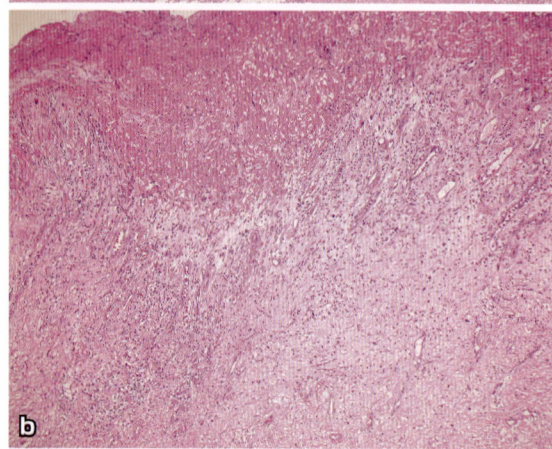

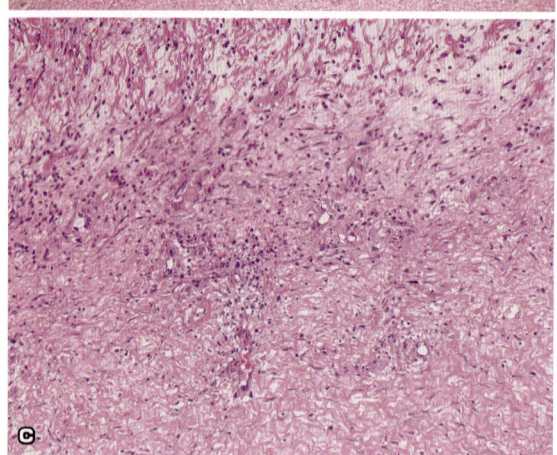

図 7 | 扁平上皮癌の化学療法後の組織学的効果判定が Grade 3 の所見

a：Grade 3（高度効果）で判定は CR（低倍像）．表層は潰瘍化し，全体が線維化で置き換えられている．b：Grade 3（高度効果）で判定は CR（中倍像）．表層の潰瘍化部とそれに接する急性炎症性肉芽組織．c：Grade 3（高度効果）で判定は CR（高倍像）．表層の潰瘍化部とそれに接する急性炎症性肉芽組織．生存しうると判断される癌細胞は全くみられない．

いっても，必ずしも完治して長期生存するという意味ではない．実際には奏効例の多くはPRであって，CRは少数にすぎないことが多い．

### 10) 奏効期間（図8）

奏効期間測定のため，次の年月日を明記する．
A：治療開始年月日
B：初めて明らかな腫瘍縮小を認めた年月日
C：50％以上の縮小に到達したと認めた年月日
D：完全消失と認めた年月日
E：一度縮小した病変の初めての明らかな増大，または新病変の出現を認めた年月日．

【奏効期間】
・著効（CR）の期間：D～E
・有効（PR）の期間：C～E
・全奏効期間：A～E

### 11) 残存腫瘍分類

治療後の残存腫瘍の有無は，Rで表される．一般的にTNM臨床分類およびpTNM病理分類は治療を考慮に入れずに単純に癌の解剖学的進行度を示すものである．治療後の腫瘍状態を示すためにR表記が用いられる．治療効果を反映し，次の治療の選択の参考となり，また予後指標の一つといえる．以下のごとくに定義される．

・RX：残存腫瘍の有無の評価困難
・R0：残存腫瘍なし
・R1：顕微鏡的な残存腫瘍
・R2：肉眼的な残存腫瘍

### 12) その他の項目についての検討

#### a) 生存期間データに関しては次の代表値を算定する

① 生存時間 survival time

 i) 生存期間とは，一般的に登録日または治療開始日から，死亡年月日または最終生存確認日までの期間をいう．

 ii) 50％生存期間 median survival time（MST）とは，生命表法による累積生存率が50％になるまでの期間をいう．

② 生存率 survival rate

一般に生存率とはKaplan-Meier法による累積生存率のことである．

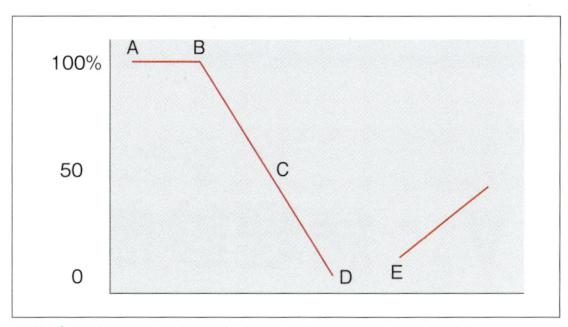

図8｜奏効期間の測定（二方向測定可能病変の場合）

生存率には全生存率 overall survival rate，○年生存率（○ year survival rate），治療成功生存率 failure-free survival rate（FFSR），無増悪生存率 progression-free survival rate（PFSR），無イベント（治癒）生存率 event-free survival rate（EFSR），健存率 disease-free survival rate（DFSR），無再発生存率 relapse-free survival rate（RFSR），などがある．プロトコールには，それぞれに対象症例，生存期間の起点と終点を決めるイベントを明確に定義する．

#### b) 効果判定に関しては腫瘍効果に関する層別化 stratification を記載する

例として：対象腫瘍，年齢，腫瘍の大きさ，PS，病期，薬剤の投与量，投与回数など．

（新井栄一）

### 文　献

1) 下山芳江，中村栄男：病理診断．日本臨床腫瘍学会（編）：新臨床腫瘍学―がん薬物療法専門医のために．南江堂，2006
2) 斉田俊明：治療（抗癌剤）．荒田次郎，西川武二，瀧川雅浩（編）：標準皮膚科学，第6版．医学書院，2001, pp504-507
3) 倉持　朗，土田哲也，池田重雄：皮膚癌に対する最近の化学療法の動向．漆崎一郎（編）：最新癌化学療法．メディカルレビュー社，1996, pp290-310
4) 日本皮膚悪性腫瘍学会（編）：皮膚悪性腫瘍取扱い規約，第2版．金原出版，2010
5) 日本食道疾患研究会（編）：食道癌取扱い規約，第9版．金原出版，1999
6) WHO Handbook for Reporting Results of Cancer Treatment, WHO Offset Publication No.48. World Health Organization, Geneva, 1979
7) 小山義之，斉藤達夫 他：日本癌治療学会固形癌化学療法の効果判定基準．日本癌治療学会誌 21：929-942, 1986
8) 石原和之，池田重雄，荒尾龍喜 他：皮膚悪性腫瘍における固形がん薬物療法効果判定基準．Skin Cancer 2：1-13, 1987
9) 石原和之，斉田俊明，山本明史：改訂固形がん薬物療法効果判定基準．Skin Cancer 16：143-157, 2001

第4部　臨床との連携

# V. 病理診断報告書の記載

## 1. 皮膚病理診断は，誰がつけるべきか？

　本邦の皮膚科医には，検体を病理検査室に提出することなく自分で病理診断をつける医師も少なくない．皮膚科医として病理診断の素養を備えることが望ましいことに議論の余地はないとしても，皮膚科医は臨床を診ているばかりに，病理診断がどうしても臨床診断に引っ張られる傾向は否めない．臨床診断，病理診断，治療までを同一グループで行うことは，仮に病理診断が臨床診断と異なっていたとしても，気づかれないまま治療が施されてしまう可能性を孕んでいる．患者を診ていない病理医が病理標本を第三者として診断することによって，診療に客観性を取り入れることができる．また，病理学総論の素養を抜きにした組織学的判断は，パターンにはまったときには強みを発揮するものの，パターンからはずれた場合の判断は難しい．さらに全身性疾患，転移性疾患，悪性リンパ腫および軟部腫瘍などへの対処は困難であることが多い[1]．

　「患者から採取した組織検体は全て病理検査にかける」という大原則を例外なく貫くことが肝要である．その上で，一時的であっても病理医は皮膚科外来や手術室で学び，皮膚科医は病理診断の基本を習得する機会をもつよう，双方が努力すべきである．

## 2. 病理診断の依頼書

　皮膚病理診断の依頼用紙に必ず記載されなければならない内容を表1に示す．それ以外でも病院で使用する依頼用紙の欄は，全て記入する必要がある．

　患者情報の項目のうち一つでも欠けている申し込みは誤診につながるため，基本的に病理診断を受けつけるべきではない．病変の広がりや採取部位は言葉で記載しても伝わりにくいので，体の印鑑を使用するなどして図示するとよい．

　病理診断の申し込みに際し，季節の挨拶などは不要である．

【例】平素は大変御世話になっております．
本日切除しました．
お忙しいところ恐縮ですが，
御高診のほど何とぞ宜しくお願い申し上げます．

## 3. 肉眼臨床所見

　臨床的な皮疹の肉眼的所見に対し，相当する病理組織像の代表例を表2に示した[2]．

　臨床診断として「皮膚腫瘍」，「紅斑」，「発赤」などは情報量がないも同然であり，できるだけ避けてほしい．診断名と鑑別診断を，「母斑細胞性母斑，R/O悪性黒色腫」などと記載する方が皮疹を直接診ていない病理医にもイメージが湧きやすい．なお，臨床診断で「皮下腫瘍」という記載の9割は実際には，「皮内（真皮内）」腫瘍の誤りである．

　病理診断に際しては，常に検体の採取方法を意識する必要がある．ケラトアカントーマ，隆起性皮膚線維肉腫，疣状癌などは病理診断のためには病変全体の観察が必須であり，生検や部分切除は避け，診断と治療を兼ねた全摘出が望まれる．生検により病変が播種する危険性があることから，悪性黒色腫は

表1 | 病理診断の依頼用紙に必ず記載されなければならない内容

| 項　目 | 記載すべき内容 |
|---|---|
| 1. 患者情報 | ・年齢<br>・性別<br>・病変の出現時期<br>・発生部位<br>・採取部位<br>・個数<br>・自覚症状の有無<br>・薬剤の使用歴<br>・治療の有無<br>・既往歴（病理番号を含む）　など |
| 2. 皮疹の性状 | ・大きさ（3方向を mm，cm で）<br>・色<br>・形<br>・周囲との境界　など |
| 3. 臨床診断 | ・疾患名<br>・鑑別診断　など |
| 4. 採取方法 | ・針生検<br>・パンチ生検<br>・メス生検（舟状切開）<br>・シェーブ生検<br>・部分生検 incisional biopsy<br>・全摘生検 excisional biopsy<br>・部分切除<br>・全切除　など |
| 5. 病理側に望む内容 | ・診断名<br>・良悪性<br>・腫瘍の広がり，断端の有無<br>・治療効果　など |
| 6. 緊急度 | ・至急<br>・＊月＊日まで　など |
| 7. 連絡先 | ・担当医科名，病棟/外来，氏名　など<br>・内線，PHS，携帯番号 |

表2 | 臨床像と組織像の対比（文献2より改変）

| 臨床像 | 組織像 |
|---|---|
| 1. 紅斑 | 血管拡張 |
| 2. 紫斑 | 出血 |
| 3. 黒色調 | 表皮メラニンの増加 |
| 4. 青色調 | 真皮メラニンの増加 |
| 5. 紫紅色調 | 血管拡張＋色素失調（液状変性） |

表3 | 炎症性疾患において記載すべき病理所見（文献2より改変）

| みるべき項目 | 記載内容 |
|---|---|
| 1. 主座がどこにあるか | 血管炎，脂肪織炎，毛嚢炎，汗腺炎，結合織炎，筋炎，神経炎 |
| 2. 時間経過 | 急性期，亜急性期，慢性期 |
| 3. 炎症細胞の種類 | 好中球，好酸球，形質細胞，リンパ球，組織球（肉芽腫） |
| 4. 程　度 | 軽度，中等度，高度 |

表4 | 腫瘍性疾患において記載すべき病理所見

1. 肉眼型
2. 大きさ：3Dで単位を揃える（〇×△×□ cm）
3. 組織型
4. 分化度：高分化-中分化-低分化
5. 異型度：高度-中等度-軽度
6. 悪性度：高度悪性-中間悪性-低度悪性
7. 浸潤の有無：in situ，浸潤性
8. 腫瘍の広がり，深達度
9. 脈管侵襲像の有無（血管，リンパ管）
10. 断端の有無
11. 前駆病変の有無
12. 治療効果
13. バイオ・マーカーの発現

伝統的に生検が禁忌とされている．

## 4. 検体の提出と切り出し

全ての検体は患者から採取された後，可及的速やかにホルマリン固定（10〜20％）されなければならない．例外的に生の検体が必要な蛍光抗体検索，電子顕微鏡的検索，フローサイトメトリーなどを施行する予定がある場合には，検体を生理食塩水に浸してよく絞ったガーゼで軽く包んで，病理検査室に急いで届ける．

臨床医は検体を提出する際に，病理側に検体のオリエンテーションがわかりやすいように指示すべきである（頭側，尾側，外側，内側，断端など）．固定に際しては，舟状生検のように折れ曲がりやすい検体は濾紙に貼って提出し，その濾紙上にオリエンテーションを記すとよい．大きい手術材料では，糸をかけたり，色（マーカー）で識別するなどし，断端の部位やオリエンテーションを示す．必要に応じ臨床写真や術中の写真を添えると病理側が理解しやすい．

臨床医が予め病変に割を入れる行為は，正確な病理診断を困難にするだけであり，厳に慎むべきである．

病理側は検体が提出されると，肉眼の写真（できれば固定前後で）や臓器コピーを撮り，切り出しの部位や向き，断端までの距離などを記載するようにする．切り出しは，必要があれば臨床医とともに行うべきである．

## 5. 病理所見の記載方法

病理所見は，①肉眼所見，②組織所見弱拡大所見，③組織所見強拡大所見，④診断名と根拠，⑤コメントの順に記載する．

炎症性疾患と腫瘍性疾患において記載すべき内容をそれぞれ表3，表4に記す．

若い病理医のトレーニング目的を除けば，一般的には②，③における詳細な組織所見（腫瘍細胞は好酸性の細胞質とクロマチンが粗く明瞭な核小体を1個有する異型核が存在し‥）は，皮膚科医にとっては意義が乏しく，かえって肝腎な所見を読んでもらえない．皮膚科医の求める組織型，深達度，治療効果判定など，臨床的に重要なポイントに絞って端的に記載すべきである．癌では取扱い規約に沿った記載が必要であり，そのために必要な項目をチェックリスト方式にしておくと所見の漏れを防ぐことができる．病変の広がりは必要に応じて図を描き示すことも皮膚科医の理解を助ける有効な手段である．

病理学的所見（弱拡大，強拡大）の記載方法は顕微鏡をみる手順と同じで，まず弱拡大で全体の構築（左右対称性か否か）や周囲との関係（浸潤性増殖の有無）などを観察する．続いて目的とする病変部位を強拡大にし，個々の細胞像について記載する．

施行した特殊染色，免疫組織化学的検索，蛍光抗体検索，電子顕微鏡的検索，フローサイトメトリーなどの検査結果は，全て結果を所見欄に記載する．

コメントには，病期，脈管侵襲像の有無，断端の有無，治療に影響する所見，診断上の問題点，参考文献などを必要に応じて記載する．病理医から再検や追加切除を勧める際に，早急な施行よりも初回切除に伴う炎症反応が消失してからの方が次回の判断が容易になることがある．例えば，隆起性皮膚線維肉腫（DFSP）の初回切除で断端を追加する必要がある際に，すぐに二度目の切除がなされると，前回切除による反応性の肉芽組織の形成や炎症細胞が浸潤しており，腫瘍細胞の残存の有無の判断が困難となる．このような場合には，「消炎後の追加切除が望まれる」などと記載すべきである．

実際の病理診断報告書のサンプルを図1に示す．

病理診断支援のコンピューターシステムを用いた診断画面では，既往歴管理，スペルチェック，SNOMED/ICD-Oへの自動コード化システム，各種検索機能などが利用できる（図2）．病理像の写真やバーチャルスライドを添付する施設も増加している．

病理診断報告用紙だけではなく，広く共通する医学文章の記載法のコツを3つ紹介する．

① 「〜が存在する」ことを意図して，その代わりに「認める」を使用しない．
【例】皮疹を認める→皮疹がある．
② 「主語＋動詞＋を認める」という記載をしない．
【例】好中球浸潤を認める→好中球が浸潤する．
③ 助詞を省きすぎない．
④ 過度に紋切り型にしない．
【例】皮疹増悪のため切除術施行．→皮疹が増悪したため切除術を施行した．

医学用語の略語は，医局員にとっては当然でも，他科では異なる解釈をされる可能性があるため，依頼書，病理所見いずれにもできるだけ使用しないことが望ましい．

## 6. 病理診断の記載方法

病理診断の記載に際しては，単に診断名だけを記載するのではなく，採取臓器（部位）や採取方法を意識した診断であることを示すことが重要である．推奨されている記載方法は，採取臓器，（左右など），採取方法：病理診断の順である[3]．

【例】skin, left toe, excision：Nevocellular nevus, intradermal type.

病理診断の確信度には，表5のように差があり，使い分けられなければならない．

病理診断が必ずしも最終診断とならない病態には，特異的な病理診断名を付与する代わりに，「〜として矛盾しない」というニュアンスで下記の記載が用いられる．

・consistent with〜
・compatible with〜

【例】leukocyteclastic vasculitis, compatible with Henoch-Schönlein disease.

分類上の診断名を用いる際には，いつ策定されたどの診断基準を使用したかを記す必要がある．

【例】lymph node, neck, biopsy：Follicular lymphoma（WHO分類，2002）
lymph node, neck, biopsy：Follicular center lymphoma（REAL分類，1994）

| 病理組織診断報告書 | T00-00000 |

○○○○○○病院 病理診断部

| 患者番号 | | 診療科 | |
| 患者氏名 | | 病　棟 | |
| | | 申込医 | |
| 性　別　女 | | 採取日　　年　月　日 | |
| 生年月日　昭和　　年　月　日　　歳 | | | |

検体名　皮膚（背部），リンパ節

### 病理組織学的診断

1. Skin, back, excision (status post shave excision): Malignant melanoma, residual.

2. Sentinel lymph node, biopsy: Negative for metastasis.

### 所　見

背部の皮膚切除検体（50×43×20 mm 大）.

《肉眼所見》検体中央に約 8×7 mm 大の淡褐色斑あり．一部に軽度の凹凸を伴う．
《組織所見》検体中央部の表皮基底部を主体に，小胞巣状あるいは個細胞性に腫瘍細胞の増殖をみる．腫瘍細胞は大型な濃染核を有し，一部は腫大した核小体を伴う．胞体には微細なメラニンを豊富に伴う．
　Malignant melanoma の像であり，前回の切除部の遺残と考えられる．
　今回の材料内での腫瘍の水平方向の拡がりは 3 mm である．
　また，一部で腫瘍は真皮乳頭層に浸潤を示す（追加切除のため参考値であるが，Clark's level はⅡ相当，Breslow's level 約 0.5 mm 相当）．
　側方切除縁および下床切除縁に腫瘍の露出はみられない．明らかな脈管侵襲はみられない．
　センチネルリンパ節（13×7 mm 大）に転移はみられない〔リンパ節は 10 スライス分の HE および免疫染色（Melan-A および S-100 蛋白）をあわせて評価した〕．

報告日　　年　月　日　　診断医

※本報告書を公開する場合は予め診断医にご連絡（内○○○○）ください．　　再

**図 1 ｜ 病理組織診断報告書**
悪性黒色腫の報告書の例を示す．深達度や病期分類は，定型フォームを用いてもよい．

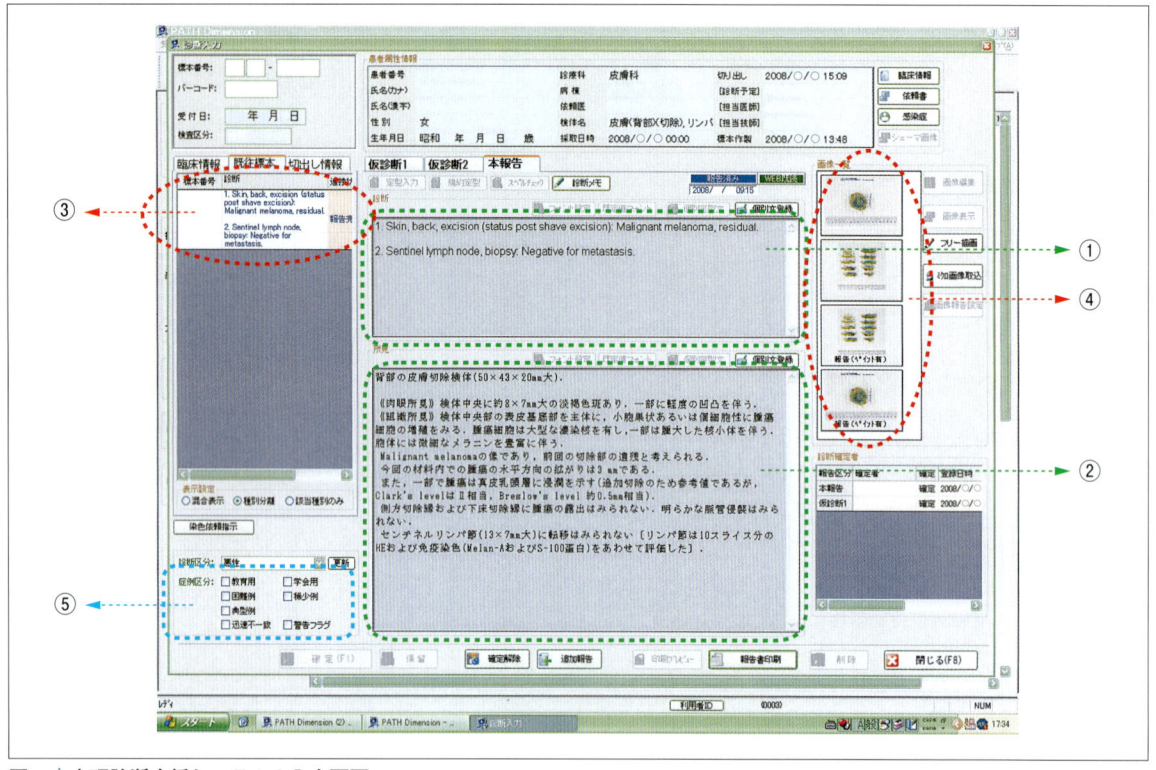

**図2｜病理診断支援システムの入力画面**
①診断入力欄，②所見入力欄，③既往歴表示，④マクロ画像，マクロ割面画像，切り出し部位，⑤診断区分・症例区分：典型例，稀少症，警告例などを記録．

**表5｜病理診断の確からしさの記載法**

| 記載の仕方 | 確信度 |
| --- | --- |
| ① most likely〜 | ほぼ確信だが若干の不確定要素がある． |
| ② highly suggestive of〜 | 強く疑われる． |
| ③ suggestive of〜 | 疑われる． |
| ④ suspicious for〜 | 疑われる（やや弱い） |
| ⑤ possibly〜 | 疑われる（弱い） |

　歴史的診断名が長く残存するために，同じ病態に対して複数の診断名が使用され，混乱を招くことがある．最も病態をよく表した診断名を使用したり，新旧の診断名を併記すると誤解がない．
　【例】疣状癌 verrucous carcinoma の様々な別称
・giant condylomata acuminate（Buschka and Lowenstein, 1925）
・papillomatosis cutis carcinoides（Gottron, 1932）
・verrucous carcinoma（Ackerman LV, 1948）
・epithelioma cuniculatum（Aird, 1954）
・oral florid papillomatosis（Rock and Fisher, 1960）

　診断不適当な検体に対しては，insufficient material とか，insufficiency for diagnosis などと表す．この際には，その原因が自己融解であるのか，組織の挫滅であるのか，乾燥であるのか，量的に不足しているのか，健常部や他臓器が採取されてしまっているのか等の理由を皮膚科側に伝える必要がある．
　皮膚科医は，病理医が常に"疑わしきば罰せず（悪性と断定しない）"という保守的な姿勢でいることを知らなければならない[4]．これは臨床側の"疑わしきは罰する（悪性とみなして治療をする）"という態度とは対照的である．優秀な病理医は，"どちらかといえば悪性"という曖昧な判断は絶対にしない．病理医が常に保守的であるからこそ，いったん下された「悪性」の診断には，皮膚科医が100％の信頼性をもって対処できるという相互関係が重要である．

表6 | 有棘細胞癌のTNM分類（UICC第7版，2009年）

T：原発腫瘍
TX：原発腫瘍の評価が不可能
T0：原発腫瘍を認めない
Tis：上皮内癌
T1：最大径が2cm以下の腫瘍
T2：最大径が2cmを超える腫瘍
T3：筋肉，骨，軟骨，顎，眼窩など深部構造へ浸潤する腫瘍
T4：頭蓋底，中軸骨格の直接または神経周辺への浸潤を伴う腫瘍
　注：同時性の多発腫瘍では，最も進展した腫瘍のT分類で表示する．そして，腫瘍の個数を（ ）に記入する．
　例：T2(5)

N：所属リンパ節
NX：所属リンパ節の評価が不可能
N0：所属リンパ節転移なし
N1：1個のリンパ節に転移があり，最大径が3cm以下
N2：1個のリンパ節に転移があり，最大径が3cmを超えるが6cm以下，または複数のリンパ節転移があるが，すべて最大径が6cm以下
N3：1個のリンパ節に転移があり，最大径が6cmを超える

M：遠隔転移
M0：遠隔転移なし
M1：遠隔転移あり

表7 | 有棘細胞癌の病期分類（UICC第7版，2009年）

| 0期 | : Tis | N0 | M0 |
|---|---|---|---|
| I期 | : T1 | N0 | M0 |
| II期 | : T2 | N0 | M0 |
| III期 | : T3 | N0 | M0 |
| | : T1, T2, T3 | N1 | M0 |
| IV期 | : T1, T2, T3 | N2, N3 | M0 |
| | : T4 | Nに関係なく | M0 |
| | : T, Nに関係なく | | M1 |

注：AJCCではI期の腫瘍が1つ以上の高リスク要因を伴うとき，II期と考える．

表8 | 皮膚有棘細胞癌の発生母地となりうる疾患（文献6より）

I　局所性
　熱傷瘢痕，慢性放射線皮膚炎，慢性膿皮症，慢性瘻孔（骨髄炎など），尋常性狼瘡，慢性円板状紅斑性狼瘡，粉瘤，集簇性痤瘡，下腿潰瘍，先天性表皮水疱症，脂肪性類壊死症，持続性隆起性紅斑，汗孔角化症，硬化萎縮性苔癬，扁平苔癬，erythema ab igne, PUVA療法など

II　全身性
　色素性乾皮症，疣贅様表皮発育異常症，慢性砒素中毒，Werner症候群，同種腎移植患者　など

表9 | 基底細胞上皮腫（癌）の組織学的亜型（文献7より）

| 組織学的亜型 | 特徴 |
|---|---|
| nodulo-ulcerative (solid) type | 典型像．潰瘍を伴う結節性病変 |
| superficial type | 浅く非連続性の病変 |
| fibrosing type/morphea-like type/morpheiform | 間質の結合織が優位 |
| infundibulo-cystic type | 毛囊漏斗部への分化あり |
| fibroepithelial type (fibroepithelioma of pinkus) | 細い索状上皮と間質の増生 |
| keratotic type | 角化あり |
| cystic type | 囊胞形成 |
| adenoid (cystic) type | 腺様囊胞癌に類似 |
| pigmented type | メラニンが豊富 |
| adamantinoid type | エナメル上皮腫様 |
| clear cell (signet-ring cell) type | 細胞質がグリコーゲンに富む，印環細胞癌様 |
| granular cell type | 顆粒細胞腫に似る |
| basosquamous carcinoma | 扁平上皮癌の共存 |
| BCC/BCE with adnexal differentiation | 一部に脂腺や汗管への分化あり |

## 7．各　論

　腫瘍性疾患において記載すべき内容（表4）に加え，ここでは個々の疾患別のTNM分類や疾患特異的な所見を示す．

### 1）扁平上皮癌（有棘細胞癌）squamous cell carcinoma

　UICCの皮膚癌（carcinoma of skin）のTNM分類を表6に示す[5]．腫瘍や転移リンパ節の大きさが重視されている．Broders分類は，腫瘍細胞の角化傾向を4段階に分類する方法である．未分化（角化傾向がない）な腫瘍細胞の占める割合が25％以下（角化部位が75％以上）のものをBroders分類のI度，未分化な腫瘍細胞が25〜50％のものをII度，50〜75％のものをIII度，75％以上のものはIV度となる．
　扁平上皮癌では50〜60％の症例で先行性病変を有しており（表8）[6]，熱傷瘢痕（36％）や慢性放射線性皮膚炎（15％）が多い．主病変の診断に加え，併存病変を記載することが重要である．

### 2）基底細胞癌 basal cell epithelioma（carcinoma）

　基底細胞癌には特定のTNM分類などはないが，組織学的亜型が多数存在している（表9）[7]．このう

表10 | 乳房外Paget病のTNM分類と病期分類(案)(文献8より一部改変)

pT分類(原発巣)
　TX：原発巣の評価不可能
　T1：病変の大きさにかかわらず，組織学的に表皮内癌の状態
　T2：基底膜を破って真皮内に微小浸潤
　T3：結節性の浸潤癌で脈管侵襲を伴わないもの
　T4：結節性の浸潤癌で脈管侵襲を伴うもの
N分類(所属リンパ節)*
　NX：所属リンパ節の評価不可能
　N0：所属リンパ節の転移なし
　N1：片側所属リンパ節転移あり
　N2：両側所属リンパ節転移あり
M分類(遠隔転移)*
　MX：遠隔転移の評価不可能
　M0：遠隔転移なし
　M1：遠隔転移あり
病期分類(Staging)
　病期ⅠA：T1N0M0
　病期ⅠB：T2N0M0
　病期Ⅱ　：T3N0M0
　病期Ⅲ　：T4N0M0，any TN1M0
　病期Ⅳ　：any TN2M0，any TanyNM1

*理学的所見と画像診断にて評価する．

ち，superficial typeは長く経過しても病変は浅いまま水平方向に広がることが多く，予後がよい．Fibrosing/morphea-like/morpheiform typeは，上皮より間質の増生が優る病型で，しばしば深部に浸潤し再発が多い．それ以外の亜型は臨床的意義は乏しいため病理所見に亜型の詳細を記す必要性は低い．

### 3) 乳房外Paget病 extramammary Paget's disease

TNM分類とそれに基づく病期分類が提案されている(表10)[8]．Paget細胞は，しばしば付属器上皮に沿って進展し，毛囊や汗管の深部および汗腺まで達することが稀ではない．したがって病変が in situ であったとしても切除範囲として十分な深さを確保しないと，付属器内に進展した癌を取り残し，再発につながる可能性がある．

### 4) 皮膚付属器悪性腫瘍(毛囊癌，脂腺癌，汗管癌)

皮膚付属器の悪性腫瘍のうち，毛囊，脂腺，汗管(汗腺)への分化を示唆する所見があれば，それぞれ毛囊癌，脂腺癌，汗管癌と診断される．腫瘍における分化方向の決定は，皮膚では，「発生学的に最も後に分化した細胞の存在をもって，腫瘍全体の分化

とする」という原則がある．皮膚は発生学的に，胎生期12週頃に表皮基底層(胚細胞層germinative layer)から「毛芽hair germ」と呼ばれる突出が生じ，斜め下方に伸長して毛囊となる(図3, 4)[9]．胎生16週頃までには毛囊からアポクリン管と脂腺管の原基が突出し，やがてアポクリン腺と脂腺に分化していく(図5)．この発生学的な序列を考慮すると，皮膚付属器腫瘍においてアポクリン腺や皮脂腺の構造が確認できれば，毛囊や表皮(角化細胞)の成分が存在していても腫瘍全体の分化の方向としては，発生学的に最も分化した，「アポクリン〜」あるいは「脂腺〜」という診断名が冠される．もしアポクリン腺と皮脂腺の両成分が出現する場合は，両者は発生の時期として対等であり，現在のところよい疾患名がないため，仕方なく「adnexal tumor with apocrine and sebaceous differentiation」などと標記するしかない．

## 8. 皮膚科医と病理医とのコミュニケーション

病理医は病理報告書を送るだけ，皮膚科医はそれを読むだけでは微妙なニュアンスが伝わらず，思わぬ誤解を招くことが少なくない．病理側は積極的に電話，携帯，PHSなどを駆使し，主治医と直接コミュニケーションをとることが望ましい．もし報告が遅れそうな場合には，理由を付して(特染や免疫染色中，コンサルテーション中など)，一次報告を提出する．

病理診断の中には，"critical diagnoses"と呼ばれ，すぐに臨床側に連絡をとる必要のある重篤な病態が表11のように存在する．このうち，皮膚科に関する診断には，下線を引いた．

学会発表や他院へのコンサルテーションなど，皮膚科側から診断結果を公表する際には，診断を担当した病理医に必ず連絡し，内容を確認する必要がある．内部では通用する記載内容が，外部に向けてそのまま理解を得られるとは限らない．患者の転院などに際しても同様である．それには病理報告書の欄外に，病理検査室の名称，住所，電話，内線，ファックス番号などが記されていると便利である．学会発表では，診断した病理医を必ず共著者・共同演者として含め，客観的病理診断がなされた症例であることを担保するとともに，病理医側は病理の所有する資料(肉眼写真，特殊染色，免疫染色，電顕写真など)を共有し，皮膚科医と協働で質の高い発

**図3 | 皮膚の発生**（文献9より改変）

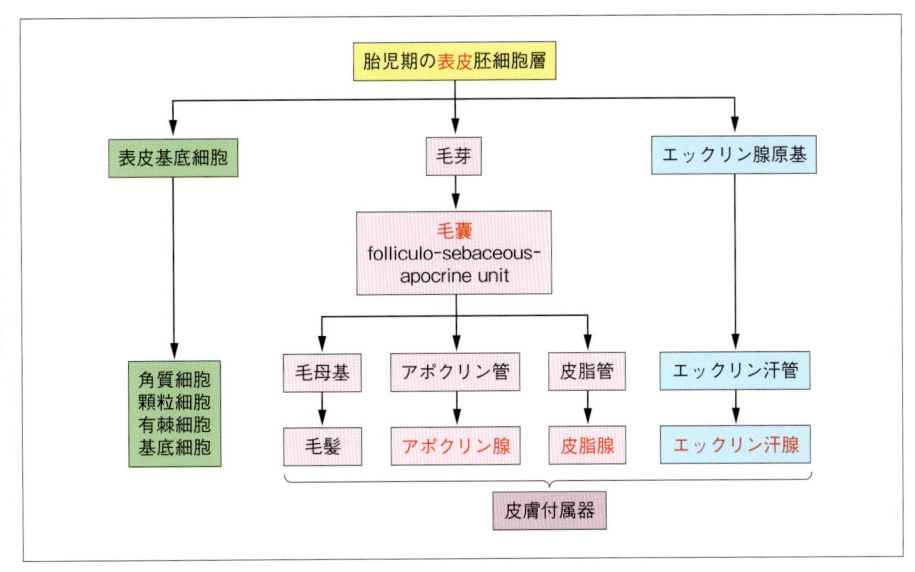

胎児期に表皮胚細胞から4層の表皮，毛芽およびエックリン腺の原基が分化する．毛芽は毛嚢へ成熟し，毛嚢上皮からは毛髪，アポクリン管および脂腺管が発生する．アポクリン腺，皮脂腺は発生学的に最も遅い組織であるため，これらへの分化が確認されると腫瘍全体の分化を代表し，疾患名に冠される．

**図4 | 毛嚢の発生**（胎生12週）

毛芽 hair germ の組織像（**a**）とシェーマ（**b**）を示す．毛芽は，1）N/C 比が高く，2）卵円形の核を有し，3）クロマチンが繊細で，4）核小体は不明瞭な，5）円柱状の細胞で，6）核が基底膜からせり上がり柵状に配列するという特徴を有している．
（**a**：京都大学附属病院病理診断科 真鍋俊明先生のご厚意による）

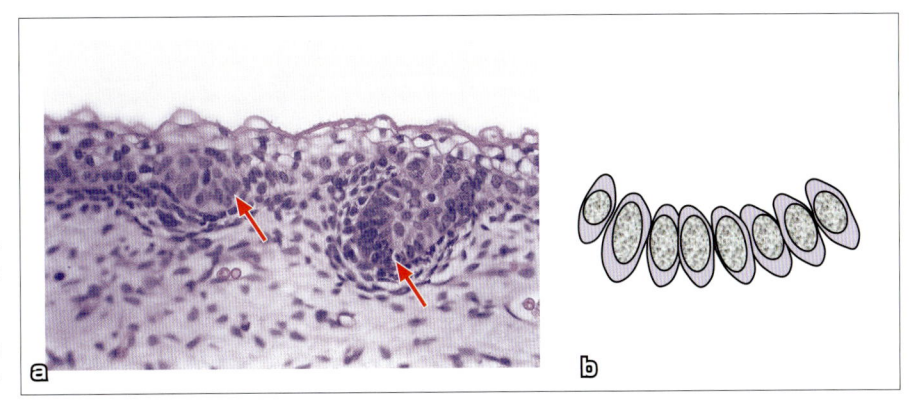

表にする責任を有している．

## 9. コンサルテーション

診断が困難な症例では，皮膚病理の専門病理医にコンサルテーションすることが推奨される．ただし，コンサルテーションのときには，必ず担当病理医にその旨を伝えることと，結果を皮膚科医と病理医の両者で共有することが信頼関係の継続のために重要である．また，もし同一症例を複数のコンサルタントに送った場合には，それぞれのコンサルタントにその旨を知らせるべきであり，全ての意見が揃ったところで，別のコンサルタントの意見を伝えることが礼儀である．また，医療訴訟になる可能性がある症例は，その旨をコンサルタントに伝えるべきである．

制度化されたコンサルテーションシステムを2つ紹介する．

1) 社団法人日本病理学会コンサルテーション・システム（http：//jsp.umin.ac.jp/member/consult_guide_2009.html）

 a) 利用資格：原則として日本病理学会会員．会員以外の臨床医からの依頼も受けつける（担当病理医の了解が必要）．

 b) 手続き：日本病理学会のホームページからダウンロードした依頼書，HE 標本1枚，未染標本10枚を日本病理学会事務局に送付する．

 c) 手数料3,000円（メールによる申し込みは2,000円）．

 d) コンサルタント：日本病理学会コンサルタント（指名可）．

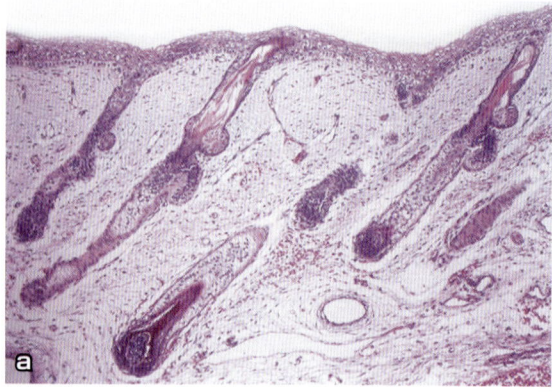

**図5｜アポクリン管，脂腺管の発生（胎生16週）**

a：この時期，毛囊は既に完全に成熟している．b：毛囊上皮から，アポクリン汗管（黒矢印）や脂腺管（赤矢印）の芽が突出している．今後，それぞれ深部に伸長し，尖端はアポクリン腺と皮脂腺に分化する．両者は発生学的に表皮や毛囊より後に発生していることが理解できる．
（京都大学附属病院病理診断科　真鍋俊明先生のご厚意による）

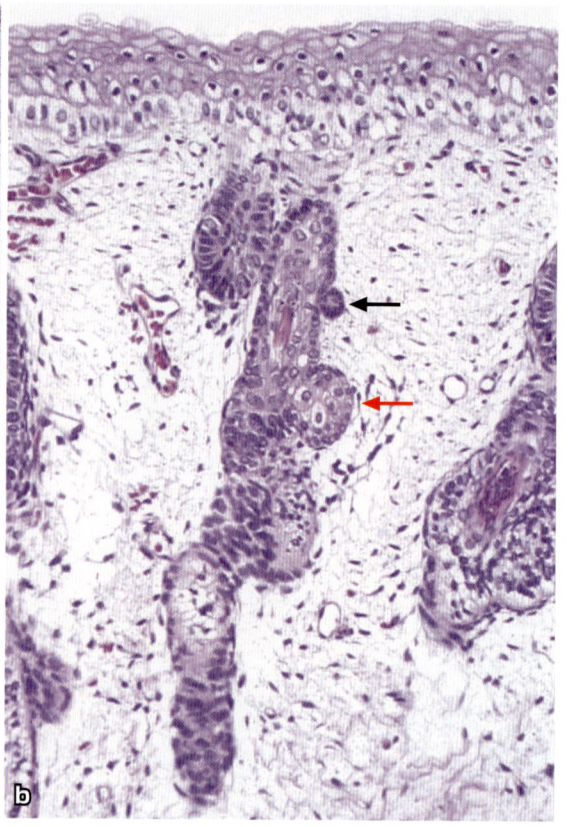

**表11｜Examples of critical diagnoses in anatomic pathology**

① cases with immediate clinical consequences
  ・crescents in >50 % of glomeruli in a kidney biopsy specimen
  ・leukocytoclastic vasculitis
  ・uterine contents without villi or trophoblast
  ・fat in an endometrial curettage specimen
  ・mesothelial cells in a heart biopsy specimen
  ・fat in colonic endoscopic polypectomy specimens
  ・transplant rejection
  ・malignancy in superior vena cava syndrome
  ・neoplasms causing paralysis
② unexpected or discrepant findings
  ・significant disagreement between frozen section and final diagnoses
  ・significant disagreement between immediate interpretation and final FNA diagnosis
  ・unexpected malignancy
  ・significant disagreement and/or change between diagnoses of primary pathologist and outside pathologist consultation (at the original or consulting institution)

③ infections
  ・bacteria or fungi in carebrospinal fluid cytology in immunocompromised or immunocompetent patients
  ・*pneumocystis* organisms, fungi, or viral cytopathic changes in bronchoalveolar lavage, bronchial washing, or brushing cytology specimens in immunocompromised or immunocompetent patients
  ・asid-fast bacilli in immunocompromised or immunocompetent patients
  ・fungi in FNA specimen of immunocompromised petients
  ・bacteria in heart valve or bone marrow
  ・herpes in papanicolaou smears of near-term pregnant patients
  ・any invasive organism in surgical pathology specimens of immunocompromised patients

FNA：fine-needle aspiration.

## 2）国立がんセンターがん対策情報センター病理診断コンサルテーション・サービス
（http：//ganjoho.ncc.go.jp/hospital/practice_support/consultation01.html）

a）利用資格：がん診療連携拠点病院の病理医．
b）手続き：ダウンロードした依頼書，HE標本2枚，未染標本15枚をCIS病理診断コンサルテーション事務局へ送付する．

**図6｜標本ケース**
a：紙製のケースは，標本が割れることが多いため，搬送用には奨められない．
b：プラスチックの容器は標本が割れにくい．このケースを梱包材（プチプチなど）で包み，さらにクッション封筒を利用するという慎重さが必要である．

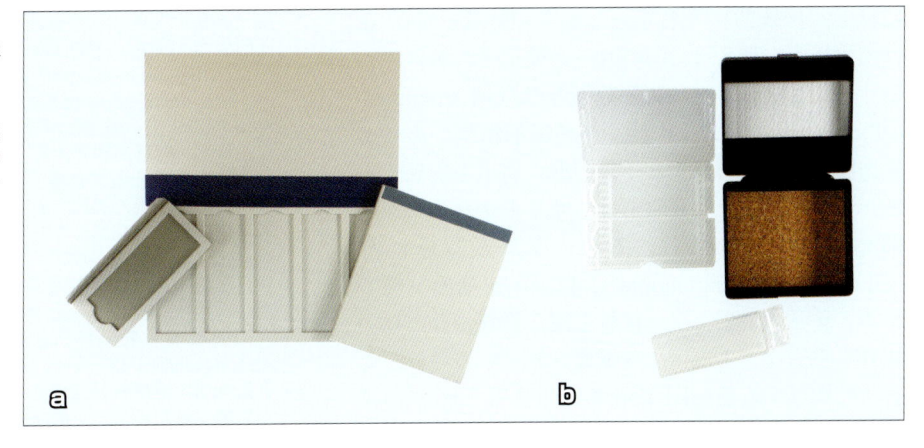

　c）手数料：無料．
　d）コンサルタント：国立がん研究センターの病理医，がん診療連携拠点病院の病理医（指名可）．

　標本を郵便あるいは宅配便により配送する際には，破損のないよう十分に注意しなければならない．標本ケースは**図6a**に示す紙製は標本が割れやすいので使用を避け，プラスチック製の標本ケース（**図6b**）を利用するとよい．ケースをプチプチのような緩衝材で包み，さらに封筒はクッション封筒を使用し，「割れ物注意」と表書きすることも忘れない．
　コンサルテーションの結果は追加報告書として記録に残し，皮膚科側に知らされなければならない．

## 10. 間違いやすい用語の解説

### 1）腫瘍，腫瘤，新生物

　「腫瘍 tumor」という言葉は，病態（炎症 inflammation などと同等）として「新生物 neoplasia」の意味と，「腫瘤」mass, nodule, tumor と同じく，ある領域性を有する限局した塊 mass, tumor という意味で用いられる場合とがある．後者は特定の病態や疾患名を指す言葉ではなく，膿瘍，真菌感染巣，壊死巣，梗塞巣，肉芽腫，過形成，奇形，良性腫瘍，悪性腫瘍など，数多くの病態で生じうる．

### 2）肉芽組織と肉芽腫

　肉芽組織 granulation tissue は，炎症（創傷治癒）の一過程において，線維芽細胞，膠原線維，新生毛細血管および炎症細胞浸潤などから構成される組織の総称である．これに対し肉芽腫 granuloma は組織球の集簇巣である．組織学的特徴から，中央に乾酪壊死を有する結核肉芽腫 caseating granuloma (tuberculoid granuloma)，乾酪壊死のないサルコイド肉芽腫 sarcoidal granuloma (naked tubercle)，中心部に好中球が集簇する suppurative granuloma，組織球がムチンや変性した膠原線維などを柵状に取り巻く palisaded granuloma，異物を貪食する異物肉芽腫 foreign body granuloma などに分けられる．それぞれの肉芽腫の形態により，原因疾患を特定することが可能であることから，原因を問わず同じ組織反応を呈する（一般的な）炎症と区別し，特殊性炎症とも呼ばれる．化膿性肉芽腫 pyogenic granuloma は，小葉状を呈する血管腫であり，"肉芽腫"という命名は病態を表していない（間違いである）．

### 3）異型性 atypia と異形成 dysplasia

　異型性 atypia は，正常細胞の核（球形）からの隔たりの程度であり，悪性度に比例する．これに対し異形成 dysplasia は，広く前癌病変を意味する．

### 4）表皮と上皮

　皮膚は表皮 epidermis と真皮 dermis によって構成されているが，粘膜（口唇，口腔内，鼻腔，外陰，腟など）は上皮 epithelium と上皮下 subepithelial tissue と呼ばれる．

### 5）扁平上皮癌 squamous cell carcinoma (SCC)

　扁平上皮癌と有棘細胞癌はまったく同義である．扁平上皮癌の上皮内癌（*in situ*）のうち，予後がよく臨床病理学的に特徴があるため，「〜癌」という原則

に反し,伝統的に人名を冠したり「Bowen 病」,良性疾患様の疾患名「日光角化症」が使用され続けている.紡錘形細胞性有棘細胞癌 spindle cell squamous cell carcinoma は分化が低く,紡錘形細胞があたかも肉腫のように増殖する予後の悪い扁平上皮癌である.免疫組織化学的発現形は,サイトケラチンが減弱し,vimentin で陽性になる.基底細胞癌 basal cell epithelioma (carcinoma) も扁平上皮癌の一種である.正常の毛嚢上皮,汗管上皮,脂腺管などはいずれも重層扁平上皮により構成されているので,それらに関与する癌(外毛根鞘癌,汗管癌,脂腺癌)は広義の扁平上皮癌である.これに対し皮膚に発生する腺癌は,汗腺系の癌と乳房外 Paget 病に限られる.

(泉　美貴)

## 文　献

1) 向井　清:外科病理学,第4版,文光堂,2006,pp1-20
2) 泉　美貴:皮膚(爪を含む).外科病理マニュアル.病理と臨床 26(臨増):242-249,2008
3) Association of Directors of Anatomic and Surgical Pathology: Standardization of surgical pathology report. Am J Surg Pathol 16:84-86, 1992
4) 真鍋俊明:外科病理学入門,医学書院,1986,pp1-5
5) 日本皮膚悪性腫瘍学会編:皮膚悪性腫瘍取扱い規約,金原出版,第2版,2010,pp38-48
6) 斎田俊明:有棘細胞癌の診断と治療指針.Skin Cancer 9 (special):69-72,1994
7) 泉　美貴:みき先生の皮膚病理診断 ABC ②付属器系病変,秀潤社,2007,pp96-99
8) 大原國章 他:乳房外 Paget 病の診断と治療.Skin Cancer 8(special):187-208,1993
9) 真鍋俊明:皮膚付属器の発生,解剖組織学-付属器腫瘍を理解するために-.病理と臨床 15:868-878,1997
10) Silverman JF: Association of Directors of Anatomic and Surgical Pathology. Critical diagnoses (critical values) in anatomic pathology. Am J Clin Pathol 125:815-817, 2006

# 欧文索引

## A

acantholytic acanthoma　25
acantholytic squamous cell carcinoma　4, 35
acanthomas　3, 4
acanthotic type（seborrheic keratosis）　28
acquired digital fibrokeratoma　192
acroangiodermatitis（AAD）　240
acrosyringium　47
actinic cheilitis　43
actinic keratosis（AK）　3, 4, 16, 18, 252
adenocarcinoma　69
adenoid basal cell carcinoma　245
adenoid cystic carcinoma　265
adenoma of the nipple　68
adenosquamous carcinoma　4, 37
adnexal carcinoma　49
AE1/AE3　83, 93
aggressive digital papillary adenocarcinoma　87
aggressive digital papillary adenoma　87
AIDS 型 KS　175
Alcian blue　89
amputation neuroma　200
androgen receptor　49
angiokeratoma circumscriptum neviforme（ACCN）　157, 161
angiokeratoma corpris diffusum　162
angiokeratoma of Mibelli　161
angiokeratoma scroti　161
angiokeratomas　161
angiolymphoid hyperplasia with eosinophilia（ALHE）　149, 243
angiosarcoma（AS）　168, 241, 245
angulate body cell　205
apical snout　48
apocrine adenocarcinoma　91
apocrine adenoma　91
apocrine carcinoma　91
apocrine hidrocystoma　50
apocrine tumors　6, 45
appendageal tumors　2
arsenic keratosis　42
arteriovenous hemangioma　163
atypical cutaneous fibrous histiocytoma　193
atypical fibroxanthoma（AFX）　197, 232, 247, 276

## B

bacillary angiomatosis　153
Bartholin 腺　89
basal cell carcinoma（BCC）　3, 96, 98, 106, 110, 222, 226, 295
basal cell carcinoma with adnexal differentiation　115
basal cell nevus syndrome（BCNS）　111
basaloid cell　121
basaloid sebaceous carcinoma　127
basket-wave　23
basosquamous carcinoma　115
Becker 母斑　180
Bedner 腫瘍　195
benign fibrous histiocytoma　232
benign tumours　133
Ber-EP4　49, 128
bird-eye cell　23
Bloch 腫瘍　28
blue balls　48
blue rubber bleb nevus syndrome　160
borderline malignancy　132
Bowen 病　3, 4, 5, 18, 38, 94, 216, 254
Bowen 病様丘疹症　40, 255
Bowen 病様日光角化症　38, 41, 42
Bowenoid papulosis　40
Broders 分類　295
Brooke-Spiegler 症候群　64, 220

## C

c-erbB-2/HER-2/neuprotein　128
c-kit　89
CA15.3　128
CAM 5.2　89, 93
carcinoma cuniculatum　36
cavernous hemangioma　160
CD15　128
CD31　173, 176, 241, 245
CD34　132, 173, 176, 241, 245
CEA　85, 89
ceruminous gland carcinoma　91
ceruminous glands　69
cherry hemangioma　140
chondroid syringoma　71
CK19　83
CK20　85
CK5/6　83, 85
CK7　93, 94
clear cell eccrine carcinoma　83
clear cell hidradenocarcinoma　83
clear cell hidradenoma　59
clear cell papulosis　94
clear (pale) cell acanthoma　29
clonal type (seborrheic keratosis)　28
combined apoeccrine differentiation　83
comma-like appearance　52
complete response (CR)　283
complex adnexal tumors　6, 45
condyloma of Buschke and Löwenstein　36
congenital granular cell epulis　205
congenital smooth muscle hamartoma　180
Cowden 病　130
critical diagnoses　296
cutaneous angiosarcoma　273
cutaneous epithelioid angiomatous nodule　179
cutaneous leiomyosarcoma　186, 275
cutaneous mixed tumor　66, 71
cuticular cell　47, 54
cuticular material　123
CYLD 遺伝子　63
cylindroma　62, 63, 220
cyrindromatosis gene　63
cystic sebaceous tumor　125

## D

D2-40　173, 176
Darier 病　25
decapitation secretion　47, 48
Delleman 症候群　184
dermal duct tumor　54
dermatofibroma　188, 232
dermatofibrosarcoma protuberans (DFSP)　195, 232, 275
dermatomyofibroma　190
desmoplastic trichoepithelioma　112
digital fibrokeratoma　192
digital mucous cyst　191
digital myxoid cyst　191
digital papillary carcinoma　87, 265
digitated type (seborrheic keratosis)　28
dilated pore (Winer)　104
ductal carcinoma in situ (DCIS)　93
dysplasia　38, 40

## E

eccrine hidrocystoma　50
eccrine poroma　54
eccrine tumors　6, 45
elongated tubular structure　48
EMA　49, 89, 93, 124, 128
eosinophilic globule　175, 205
eosinophilic secretory material　87
epidermolytic acanthoma　25
epidermolytic hyperkeratosis　25
epithelioid angiosarcoma　169
epithelioid hemangioendothelioma　178, 274
epithelioid hemangioma　243
epithelioid sarcoma　179
epithelioid vascular tumor　169
Epstein-Barr virus (EBV)　130
erythroplasia of Queyrat　40
Ewing family　277
EWS-ERG　207
EWS-FLI1　207
extramammary Paget disease　93, 266, 296
extraoccular SC　226
extraskeletal Ewing sarcoma (ES)　207, 278

## F

Ferguson-Smith 型ケラトアカントーマ　32
fibroepithelial basal cell carcinoma　114
fibroepithelioma　116
fibrofolliculoma　108
fibrous histiocytoma　188
fibrous papule　108
Fibrous, fibrohistiocytic and histiocytic tumor　8
Fli-1　173, 241
florid oral papillomatosis　36
fluorescence in situ hybridization (FISH) 法　135
FNCLL grading system　132
folliculo-sebaceous-apocrine unit　5, 45
folliculosebaceous cystic hamartoma　102

## G

Gardner 症候群　130
GCDFP-15　85, 93
germinative cell　47
giant cell angiofibroblastoma　194
giant cell fibroblastoma (GCF)　193, 195
glomeruloid hemangioma　146
grading　133
granular cell tumor　205
Grzybowski 型ケラトアカントーマ　32

## H

hair bulb　46
hair cortex　117
hair follicle　46
hair follicle tumors　6, 45
hair matrix　46, 117
hair matrix cell　46
hair papilla　46
hemangioma of infancy (HOI)　137
hemangiopericytoma　131
hereditary non-polyposis colonic cancer syndrome (HNPCC)　125
HHV-8　130, 177, 239, 241
hidracanthoma simplex　54
hidradenocarcinoma　83, 264
hidradenoma　59, 70, 83
hidradenoma papilliferum　66, 68, 69, 72
HIV　239
hMSH2　124
hobnail hemangioma　142
human papillomavirus (HPV)　17, 19
hyaline globule　175
hydrocystoma　50
hyperkeratotic capillary-venous malformation　157
hyperkeratotic type (seborrheic keratosis)　28
hypertrophic scar　188, 230

## I

idiopathic angiosarcoma　168
IgE　243
infantile hemangiopericytoma　190
infantile myofibromatosis　190
infiltrating basal cell carcinoma　113
infundibulo-cystic (ICF) 型 BCC　111
insuffcient material　294
intermediate malignancy　132
intermediate tumours　133
intracytoplasmic lumen　169
intracytoplasmic lumina　178
intracytoplasmic vacuole　83
intraductal papilloma　69
intraepidermal carcinoma　5
intraepithelial neoplasia　40
invasive ductal carcinoma　93
inverted follicular keratosis　24, 100
irritated type (seborrheic keratosis)　28

## K

Kaposi 肉腫　175, 239, 241, 274
Kaposi 肉腫様血管内皮腫　239
kaposiform hemangioendothelioma (KH)　239
Kasabach-Merritt 症候群　160
keloid scar　188, 230
keratinocyte　16
keratinocytic skin tumors　3
keratinocytic tumors　2
keratoacanthoma　4, 30, 212
keratoacanthoma centrifugum marginatum　32
keratoacanthomatous squamous cell carcinoma　4
keratoma senile　41
keratotic basal cell carcinoma　115
Kimura disease　243

## L

Langerhans cell histiocytosis　94
large cell acanthoma　30, 33
leiomyosarcoma（LMS）　247
lichen planus　218
lichen planus-like keratosis（LPLK）　33, 218
locally aggressive　133
lymphangioma circumscriptum　164
lymphangiomatosis　167
lymphangiomatous variant of KS　176
Lymphatic tumor　8
lymphedema-associated angiosarcoma　168

## M

Maffucci 症候群　130, 160
malignant epithelioid hemangioendothelioma　179
malignant fibrous histiocytoma（MFH）　195
malignant hidradenoma　83
malignant mixed tumor（MMT）　77, 263
malignant peripheral nerve sheath tumor（MPNST）　7
malignant pilomatricoma　98
malignant poroma　80
malignant PTT　228
malignant spiradenoma　62, 82
malignant tumours　133
mantle hyperplasia　108
matrical differentiation　117
melanoacanthoma　4, 29
melanocyte colonization　216
melanoma in situ　216
Menzies の診断基準　111
Merkel 細胞癌　209, 278
Merkel 細胞癌の化学療法　279
Merkel 細胞癌の TNM 分類　279
Merkel 細胞癌の放射線療法　279
Merkel cell polyomavirus（MCPy）　209
mesenchymal tumors　2
Mibelli 被角血管腫　161
microcystic adnexal carcinoma（MAC）　7, 49, 75, 112
microcystic adnexalcarcinoma　44
micronodular basal cell carcinoma　112
microvenular hemangioma　148
minimal-deviation（hemangioma-like）angiosarcoma（MDAS）　169

mixed tumor　45, 71
MLH-1　124
MLH-1 修復蛋白　122
Moll gland carcinoma　91
Molls 腺　69
Morton 神経腫　200
mosaic wart　21
MSH-1　122
MSH-2　124, 128
mucinous carcinoma　85, 264
mucrocystic adnexal carcinoma（MAC）　262
Muir-Torre 症候群　32, 44, 121, 123, 125, 126
mycosis fungoides　94
myoepithelioma　71

## N

nerve sheath myxoma　202
nested type（seborrheic keratosis）　28
neurofibroma　7
neuroma　199
neurothekeoma　202
nevus sebaceus　128
no change（NC）　284
nodular basal cell carcinoma　112
nodular hidradenocarcinoma　83
nodular hidradenoma　59
nodular stage　175

## O

occular SC　226
oculocerebrocutaneous syndrome　184

## P

p53　83
p63　49, 85
pacinian neuroma　200
pagetoid spread　94
Paget 細胞　93, 266
Paget 病　3, 4, 93, 216, 266
Paget 病様 Bowen 病　38
Paget 病様日光角化症　41, 42
palisaded encapsulated neuroma（PEN）　199
panfolliculoma　99
pankeratin　128
papillary eccrine adenoma　87

papillary squamous cell carcinoma　36
papillary tubular adenoma　68
partial response（PR）　283
PAS　85
patch stage　175
performance status　283
perifollicular fibroma　108
perineural invasion　89, 90
perineurinoma　7
peripheral cell　47
perivascular space　61
pigmented dermatofibrosarcoma protuberans　195
pigmented seborrheic keratosis　4
pilar leiomyoma　180, 182
pilar sheath acanthoma　104
pilomatrical carcinoma　117, 269
pilomatricoma　98
pink and blue sign　41, 42
plaque stage　175
pleomorphic adenoma　71
pleomorphic fibroma　192
pleomorphic 'MFH'/undifferentiated pleomorphic sarcoma　130
podoplanin　173
porocarcinoma　80, 263
poroid cell　47, 54
poroid hidradenoma　56
poroma　49, 54
postirradiation angisarcoma　168
primary malignant peripheral primitive neuroectodermal tumor（PNET）　207, 276
primary mucinous carcinoma of the skin　85
progressive disease（PD）　284
progressive lymphangioma　166
proliferating trichilemmal tumor（PTT）　119, 228
promontory sign　175, 240, 241
pseudo-Darier's sign　180
pseudo-neuroendocrine organoid growth carcinoma　128
pseudoepitheliomatous hyperplasia　205
pseudosarcomatous dermatofibroma　197
pseudovascular squamous cell carcinoma（PSCC）　37, 245
PUVA 角化症　42
pyogenic granuloma　158

## Q

Queyrat 紅色肥厚症　40

## R

radiation-associated angiosarcoma　168
radiation-associated atypical vascular lesion（AVL）　171
rarely metastasizing　133
reactive angioendotheliomatosis　155
reticulated type（seborrheic keratosis）　28
retraction artifact　89
reverse transcriptase-polymerase chain reaction（RT-PCR）法　135
rhabdomyomatous mesenchymal hamartoma　184
rudimentary polydactyly　200

## S

S-100 蛋白　89
SCC の TNM 分類　258
Schwann 腫　199
schwannoma　7
sclerotic fibroma　191
sebaceoma　121, 123, 224
sebaceous adenoma　44, 121, 224
sebaceous carcinoma（SC）　49, 126, 226, 269
sebaceous epithelioma　123, 227
sebaceous gland　46
sebaceous hyperplasia　121, 224
sebaceous tumors　6, 45
sebocyte　47, 121
sebomatricoma　122
seborrheic keratosis　4, 27, 33
senile keratosis　218
senile lenitgo　27
shadow cell　48
signet ring cell　91
signet ring cell apocrine carcinoma　91
sinusoidal hemangioma　141
Smooth and skeletal muscle tumor　8
smooth muscle hamartoma　180
soft tissue tumors　2
solar keratosis　41
solar keratosis-acantholytic type　41
solar keratosis-atrophic type　41
solar keratosis-bowenoid type　38, 41

solar keratosis-hypertrophic type 41
solar keratosis-pagetoid type 41
solar lentigo 26, 33
solitary angiokeratoma 161
spiloadenocylindroma 64
spindle cell hemangioma 151
spindle cell melanoma (SCM) 247
spindle cell squamous carcinoma (SCSC) 35, 247
spiradenocarcinoma 62, 82, 264
spiradenocylindroma 220
spiradenoma 48, 61, 220
squamoid sebaceous carcinoma 127
squamous cell carcinoma (SCC) 3, 4, 34, 100, 212, 214, 228, 256, 259, 268, 295
squamous cell carcinoma in situ 5, 40
squamous eddy 28, 112
stable disease (SD) 284
Stewart-Treves 症候群 130, 168, 241, 274
storiform fibroma 191
stratum basalis 18
stratum corneum 18
stratum granulosum 18
stratum spinosum 18
striated muscle hamartoma 184
stucco keratosis 28
superficial basal cell carcinoma 112
superficial spreading malignant melanoma 94
symplastic leiomyoma 182
syringocystadenoma papilliferum 44, 67, 69, 72
syringofibroadenoma 57
syringoma 52
syringomatous carcinoma 7

## T

tadpole appearance 52
tichilemmal (pilar) cyst 228
Toker 細胞 4, 93, 94
traumatic neuroma 200
trichilemmal carcinoma (TC) 226
trichilemmal keratinization 46, 48
trichilemmoma 100, 226
trichoadenoma 97
trichoblastic carcinoma 3, 7, 110, 268
trichoblastoma 95, 116, 222
trichoepithelioma 116, 220
trichofolliculoma 102, 104

tricholemmoid carcinoma 37
tricholemmoma 24, 100
tubular adenoma 65, 69, 72
tubular carcinoma 73, 262
tubular papillary adenoma 65, 69, 72
tufted hemangioma 144
tumor of the follicular infundibulum 100, 106
tumors with apocrine differentiation 6
tumors with apocrine and eccrine differentiation 6, 45
tumors with eccrine differentiation 6
tumors with follicular differentiation 6, 45
tumors with mixed features of adnexal differentiation 6, 45
tumors with sebaceous differentiation 6, 45
Tumours of peripheral nerves 7
turban tumor 63, 220

## U

UICC 295
unceratin malignant potential 132
UVB 17

## V

vacuolation 112
vascular clefts 176
Vascular tumor 8
verruca plana 23
verruca plantaris 20
verruca vulgaris 19, 100
verrucas 3, 4, 19
verrucous carcinoma 36, 256
verrucous hemangioma (VH) 157
verrucous squamous cell carcinoma 36, 256
von Willebrand 因子 173
vWF 173, 241, 245

## W

warty dyskeratoma 25
wide local excision 83

## Y

Yiengpruksawan らの病期分類 279

# 日本語索引

## あ

悪性外毛根鞘囊腫　228
悪性顆粒細胞腫　205
悪性汗孔腫　37
悪性黒色腫　216
悪性混合腫瘍　77, 263
悪性線維性組織球腫　130, 195
悪性毛母腫　98, 269
悪性らせん腺腫　62
悪性類上皮血管内皮腫　179
悪性毛母腫　117
アフリカ型KS（地方病型 endemic type）　175
アポクリン癌　91
アポクリン汗腺　47
アポクリン汗囊腫　50
アポクリン系腫瘍　6, 45, 85
アポクリン腺系　61
アポクリン・エックリン系腫瘍　6, 45
暗調細胞　47
アンドロゲン受容体蛋白　49

## い

医学文章の記載方法　292
異型血管病変　170
異型線維黄色腫　197, 232, 237, 247, 276
異型皮膚線維腫　193
医原性（免疫抑制関連）KS　175
萎縮型日光角化症　41
陰影細胞　47, 117
印環細胞様　169
陰囊被角血管腫　161

## え

エックリン汗管線維腺腫　57
エックリン汗腺　47
エックリン汗囊腫　50
エックリン系腫瘍　6, 45
エックリンらせん腺腫　61
エプスタイン-バーウイルス　130
塩化ビニル　241
円柱腫　62, 63, 220

## お

横紋筋過誤腫　184
横紋筋腫様間葉系過誤腫　184

## か

外耳道　69
外傷性神経腫　200
海綿状血管腫　160
外毛根鞘腫　100, 226
外毛根鞘性角化　46
外毛根鞘性囊腫　119, 228
外毛根鞘様扁平上皮癌　37
過角化型脂漏性角化症　28
角化型基底細胞癌　115
角化細胞性腫瘍　2, 16, 252
角質層　18
渦形成　112
化膿性肉芽腫　158
顆粒細胞腫　205
顆粒細胞層　18
眼外脂腺癌　226
汗管癌　80, 263
汗管腫　52

桿菌性血管腫症　153
眼瞼　69
汗孔癌　214
汗孔腫　54
管状癌　73, 262
汗腺癌　83, 264, 296
汗腺系腫瘍　49
汗腺腫　59, 83
完全奏功　283
眼内脂腺癌　226
汗囊腫　50
間葉系悪性腫瘍　273
間葉系幹細胞　129
間葉系腫瘍　2, 8, 129
間葉組織　129

## き

偽血管様扁平上皮癌　36
偽上皮腫性過形成　205
基底・扁平上皮癌　115
基底細胞癌　3, 96, 98, 106, 110, 218, 222, 259, 268, 295
基底細胞上皮腫　218
基底細胞層　18
基底細胞母斑症候群　110, 111
基底細胞様細胞　121
偽肉腫性皮膚線維腫　197
木村病　243
境界悪性　132
棘細胞腫　3, 4
棘融解型日光角化症　41, 42
棘融解型扁平上皮癌　35, 37
棘融解性棘細胞腫　25
巨細胞性血管線維腫　194
巨細胞線維芽細胞腫　193, 195
巨大血管腫　239

切り出し 11, 13, 291
筋上皮腫 71
筋線維芽細胞 131

## く

空胞変性 112
クチクラ細胞 47, 54
クチクラ様物質 123
クローナル型 Bowen 病 38
クローン型脂漏性角化症 28

## け

鶏眼 22
血管系腫瘍 8
血管系・リンパ管系腫瘍 8
血管周囲腔 61
血管周皮腫 131
血管性裂隙 176
血管肉腫 168, 241, 245
血管様扁平上皮癌 245
結節型基底細胞癌 111, 112
結節期 175
結節性汗腺腫 59
ケラチノサイト系腫瘍 2
ケラトアカントーマ 4, 30, 212
ケロイド 230
ケロイド瘢痕 188
限局性リンパ管腫 164
原始神経外胚葉性腫瘍 207, 276
原始神経外胚葉性腫瘍の化学療法 277
原始神経外胚葉性腫瘍の放射線療法 277
検体 291
原発性腫瘍 2

## こ

硬化性線維腫 191
効果判定基準 282
抗癌剤 288
孔細胞 47
好酸球 243
好酸球増加随伴性血管類リンパ組織増殖症 149
好酸球増加随伴性血管リンパ組織増殖症 243
好酸性球状構造物 205
好酸性硝子様小球 176
好酸性分泌物 87
岬状徴候 175
光線性角化症 252
光線性口唇炎 43
広範局所切除術 83, 86
合胞体平滑筋腫 182
黒色丘疹状皮膚症 28
黒色棘細胞腫 4
黒色表皮腫 II 型 28
固形癌 282
骨外性 Ewing 肉腫 207, 278
骨髄由来間葉系前駆細胞 129
古典型 KS 175
古典型神経鞘粘液腫 202
コミュニケーション 296
コロイド鉄染色 85
混合腫瘍 45, 71
コンサルテーション 297

## さ

最小偏倚血管肉腫 169
再発リスク部位 268
細胞質内管腔 169
細胞質内空胞 83, 169
柵状被包性神経腫 199
サクランボ様血管腫 140
残存腫瘍分類 289

## し

紫外線 17
色素性基底細胞癌 111
色素性脂漏性角化症 4
色素性隆起性皮膚線維肉腫 195
糸球体様血管腫 146
指趾乳頭状癌 87, 88, 265
指状型脂漏性角化症 28
脂腺 46
脂腺癌 49, 126, 226, 269, 296
脂腺癌の眼瞼型 270

脂腺癌の眼瞼外型 270
脂腺系腫瘍 6, 45
脂腺細胞 48, 121
脂腺腫 123, 224
脂腺上皮腫 123, 227
脂腺腺腫 44, 121, 224
脂腺増生症 224
脂腺分化を伴う基底細胞癌 226
脂腺母斑 67, 128
耳道腺 69
若年性黄色肉芽腫 235
周辺細胞 47
腫瘍性増生 166
硝子球 239
硝子様基底膜物質 89
硝子様小球 175
小児血管周皮腫 190
小囊胞状付属器癌 44, 75, 262
上皮性腫瘍 2
上皮様血管腫 243
上皮様内皮細胞 178
睫毛腺 69
脂漏性角化症 4, 19, 27, 33, 218
脂漏性角化症様 Bowen 病 38
神経莢腫 202
神経系腫瘍 7, 8, 9
神経腫 199
神経鞘粘液腫 202
進行 284
進行性リンパ管腫 166
浸潤型基底細胞癌 113
浸潤性乳管癌 93
尋常性疣贅 19, 100

## せ

切除生検 11
切断神経腫 200
線維上皮型基底細胞癌 114
線維上皮腫 116
線維上皮腫型 BCC 111
線維性丘疹 108
線維性組織球腫 188
線維性，線維組織球性，組織球系腫瘍 8
線維毛包腫 108

## 索引

腺および導管系腫瘍　45
腺癌　69
腺管腺腫　65, 69, 72
腺管乳頭状腺腫　65, 68, 69, 72
浅在型基底細胞癌　112
染色体転座　130, 135
先天性顆粒細胞性エプーリス　205
先天性平滑筋過誤腫　180
腺扁平上皮癌　37
腺様型基底細胞癌　37

### そ

増殖性外毛根鞘性腫瘍　119, 228, 269
足底疣贅　20
組織幹細胞　129
組織球様細胞　205

### た

ターバン腫瘍　63, 220
ダーモスコピー　111
退形成性毛芽上皮腫　112
大細胞性棘細胞腫　30, 33
第VIII因子関連蛋白　173
多形型 MFH/未分化多形肉腫　130
多形性線維腫　192
多型腺腫　71
多発性骨病変　167
断頭分泌　47, 48, 91
単発性被角血管腫　161
淡明細胞性棘細胞腫　29

### ち

中間悪性　132
治療方針　282

### て

摘出生検　11
転移性腫瘍　2

### と

動静脈血管腫　163
動静脈の吻合　163
頭部血管肉腫　273
洞様毛細血管腫　141
特発性血管肉腫　168
トリコヒアリン顆粒　48

### な

内毛根鞘　117
軟骨様汗管腫　71

### に

肉眼的所見　290
日光角化症　3, 4, 5, 16, 19, 41, 218, 252
日光黒子　26, 33, 218
日本病理学会コンサルテーション・システム　297
乳管内乳頭腫　69
乳児筋線維腫症　190
乳児性血管腫　137
乳腺乳頭部腺腫　68
乳頭状汗管嚢胞腺腫　44, 67, 69, 72
乳頭状汗腺腫　66, 68, 69, 72
乳頭状扁平上皮癌　36
乳房 Paget 病　93
乳房外 Paget 病　93, 94, 127, 266, 296
乳房外 Paget 病の化学療法　267
乳房外 Paget 病の放射線療法　267
乳房外 Paget 病のリンパ節の取り扱い　267

### ね

粘液塊　85
粘液癌　85, 264

### の

嚢胞状脂腺系腫瘍　125

### は

薄片生検　10
花むしろ状膠原線維腫　191
斑状期　175
斑状強皮症型 BCC　111
パンチ生検　10
反転性毛包角化腫　100
反応性血管増生　158
反応性血管内皮細胞腫症　155

### ひ

皮下型平滑筋肉腫　275
被角血管腫　161
肥厚型脂漏性角化症　28
肥厚性瘢痕　188, 230
被刺激型脂漏性角化症　28
微小結節型基底細胞癌　112
微小細静脈血管腫　148
微小嚢胞性付属器癌　112
非浸潤性乳管癌　93
砒素角化症　42
肥大型日光角化症　41
ヒト乳頭腫ウイルス　19
ヒトヘルペスウイルス8　130
皮膚型平滑筋肉腫　275
皮膚癌の TNM 分類　295
皮膚筋線維腫　190
皮膚血管肉腫　273
皮膚原発腺様嚢胞癌　265
皮膚原発粘液癌　85
皮膚混合腫瘍　66, 71
皮膚切除材料　10
皮膚線維腫　188, 232
皮膚付属器悪性腫瘍　262, 296
皮膚付属器系腫瘍　2, 44
皮膚平滑筋肉腫　186, 275
皮膚類上皮血管腫性結節　179
びまん性体幹被角血管腫　162
鋲釘血管腫　142
病期の判定　252, 262, 273
表在型 BCC　111
表皮細胞　16
表皮内癌　5

表皮内汗管　47
表皮内黒色腫　216
表皮剝脱性棘細胞腫　25
表皮母斑　19
病理所見の記載方法　292
病理診断の依頼用紙　290
病理診断の記載方法　292
病理診断報告書の記載　290
病理組織学的判定基準　285
病理組織診断報告書　293
病理標本　10

### ふ

富細胞型神経鞘粘液腫　202
付属器系腫瘍　2
付属器分化を示す基底細胞癌　115
部分奏功　283
不変　284

### へ

平滑筋過誤腫　180
平滑筋肉腫　247, 275
平滑筋・横紋筋腫瘍　8
平滑筋・骨格筋系腫瘍　8
変異 p53 蛋白　128
扁平上皮癌　3, 4, 34, 100, 212, 214, 228, 256, 295
扁平上皮内癌　5
扁平苔癬　218
扁平苔癬様角化症　33, 218
扁平疣贅　23

### ほ

放射線照射後血管肉腫　168
放射線照射後の異型血管病変　171
房状血管腫　144
紡錘形細胞血管肉腫　169
紡錘形細胞性血管腫　151
紡錘形細胞扁平上皮癌　35
紡錘細胞型悪性黒色腫　247
紡錘細胞型扁平上皮癌　247
胞巣型脂漏性角化症　28
胞体内管腔　179

胞体内空胞　179
母細胞　47
母斑様限局性被角血管腫　157, 161

### み

ミルメシア　21

### む

ムチカルミン染色　85

### め

明調細胞　47
メラノアカントーマ　29
メラノサイト系腫瘍　2
免疫組織化学　49
免疫抑制剤投与　239

### も

毛芽細胞癌　110
毛芽細胞腫　116
毛芽細胞上皮腫　116
毛芽腫　95, 222
毛球　46
毛孔拡大腫　104
毛細血管　158
網状型脂漏性角化症　28
毛乳頭　46
毛囊癌　296
毛皮質　117
毛母　46
毛包　46
毛包癌（外毛根鞘癌）　226
毛包棘細胞腫　104
毛包系腫瘍　6, 45, 49
毛包腫　102, 104
毛包上皮腫　220
毛包腺腫　97
毛包漏斗部腫瘍　100, 106
毛母基　117
毛母細胞　46
毛母細胞癌　117, 269
毛母腫　98, 117

毛母への分化　117
モザイク疣贅　21

### ゆ

有棘細胞癌　3, 295
有棘細胞層　18
融合遺伝子　135
疣状異角化腫　25
疣状扁平上皮癌　256
疣贅　3, 4, 19
疣贅状癌　36
疣贅状扁平上皮癌　22, 36
疣贅性血管腫　157
指の線維角化腫　192
指の粘液囊胞　191

### ら

らせん腺癌　62, 82, 264
らせん腺腫　48, 61, 220

### り

立毛筋平滑筋腫　180, 182
隆起性局面期　175
隆起性皮膚線維肉腫　130, 195, 232, 235, 275
リンパ管系腫瘍　8
リンパ管腫症　167, 239
リンパ浮腫関連性血管肉腫　168

### る

類上皮血管腫　179
類上皮血管内皮腫　178, 274
類上皮血管肉腫　169, 171
類上皮細胞血管内皮腫　178
類上皮肉腫　179

### ろ

老人性角化腫　41
老人性角化症　252
老人性黒子　27, 218
老人性色素斑　218

検印省略

腫瘍病理鑑別診断アトラス
## 皮膚腫瘍 I
角化細胞性腫瘍，付属器系腫瘍と皮膚特有の間葉系腫瘍

定価（本体 15,000 円＋税）

2010年11月25日　第1版　第1刷発行
2020年 7月15日　同　　第3刷発行

編集者　真鍋　俊明・清水　道生
　　　　　まなべ としあき　しみず みちお
発行者　浅井　麻紀
発行所　株式会社 文光堂
　　　　〒113-0033　東京都文京区本郷7-2-7
　　　　TEL（03）3813-5478（営業）
　　　　　　（03）3813-5411（編集）

ⓒ真鍋俊明，清水道生，2010　　　　　印刷・製本：広研印刷

ISBN978-4-8306-2228-1　　　　　　　Printed in Japan

- 本書の複製権，翻訳権・翻案権，上映権，譲渡権，公衆送信権（送信可能化権を含む），二次的著作物の利用に関する原著作者の権利は，株式会社文光堂が保有します．
- 本書を無断で複製する行為（コピー，スキャン，デジタルデータ化など）は，私的使用のための複製など著作権法上の限られた例外を除き禁じられています．大学，病院，企業などにおいて，業務上使用する目的で上記の行為を行うことは，使用範囲が内部に限られるものであっても私的使用には該当せず，違法です．また私的使用に該当する場合であっても，代行業者等の第三者に依頼して上記の行為を行うことは違法となります．
- JCOPY〈出版者著作権管理機構　委託出版物〉
本書を複製される場合は，そのつど事前に出版者著作権管理機構（電話 03-5244-5088，FAX 03-5244-5089，e-mail：info@jcopy.or.jp）の許諾を得てください．